"十四五"职业教育国家规划教材

全国中医药行业高等职业教育"十四五"规划教材

全国高等医药职业院校规划教材（第六版）

推拿学

（第二版）

（供中医学、中医骨伤、护理、康复治疗技术等专业用）

主　编　涂国卿　张建忠

全国百佳图书出版单位

中国中医药出版社

·北　京·

图书在版编目（CIP）数据

推拿学 / 涂国卿，张建忠主编 . -- 2 版 . -- 北京：
中国中医药出版社，2025. 7. --（全国中医药行业高等
职业教育"十四五"规划教材）.
ISBN 978-7-5132-9652-6

Ⅰ . R244.1

中国国家版本馆 CIP 数据核字第 2025D3F319 号

融合教材服务说明

全国中医药行业职业教育"十四五"规划教材为新形态融合教材，各教材配套数字教材和相关数字化
教学资源（PPT 课件、视频、复习思考题答案等）仅在全国中医药行业教育云平台"医开讲"发布。

资源访问说明

到"医开讲"网站（jh.e-lesson.cn）或扫描教材内任意二维码注册登录后，输入封底"激活码"进行
账号绑定后即可访问相关数字化资源（注意：激活码只可绑定一个账号，为避免不必要的损失，请您
刮开序列号立即进行账号绑定激活）。

联系我们

如您在使用数字资源的过程中遇到问题，请扫描右侧二维码联系我们。

中国中医药出版社出版

北京经济技术开发区科创十三街 31 号院二区 8 号楼

邮政编码　100176

传真　010-64405721

廊坊市佳艺印务有限公司印刷

各地新华书店经销

开本 850×1168　1/16　印张 26　字数 699 千字

2025 年 7 月第 2 版　2025 年 7 月第 1 次印刷

书号　ISBN 978 - 7 - 5132 - 9652 - 6

定价　99.00 元

网址　www.cptcm.com

服 务 热 线　010-64405510

购 书 热 线　010-89535836

维 权 打 假　010-64405753

微信服务号　zgzyycbs

微商城网址　https://kdt.im/LIdUGr

官 方 微 博　http://e.weibo.com/cptcm

天猫旗舰店网址　https://zgzyycbs.tmall.com

如有印装质量问题请与本社出版部联系（010-64405510）

"十四五"职业教育国家规划教材
全国中医药行业高等职业教育"十四五"规划教材
全国高等医药职业院校规划教材（第六版）

《推拿学》编委会

主　编

涂国卿（抚州医药学院）　　　　　　张建忠（重庆三峡医药高等专科学校）

副主编（以姓氏笔画为序）

邓卫华（抚州医药学院）　　　　　　余雪琴（山西卫生健康职业学院）

张贵锋（肇庆医学院）　　　　　　　张晓哲（邢台医学院）

陈秘密（湖南中医药高等专科学校）　罗红柳（重庆三峡医药高等专科学校）

编　委（以姓氏笔画为序）

于雪萍（四川中医药高等专科学校）　王　渊（陕西中医药大学）

师　莉（安阳职业技术学院）　　　　刘凌锋（湖北中医药高等专科学校）

李华南（天津中医药大学）　　　　　杨得光（南阳医学高等专科学校）

周月倾（保山中医药高等专科学校）　潘道友（安徽中医药高等专科学校）

"十四五"职业教育国家规划教材

全国中医药行业高等职业教育"十四五"规划教材

全国高等医药职业院校规划教材(第六版)

《推拿学》
融合出版数字化资源编创委员会

前　言

"全国中医药行业高等职业教育'十四五'规划教材"是为贯彻党的二十大精神和习近平总书记关于职业教育工作和教材工作的重要指示批示精神，落实《中医药发展战略规划纲要（2016—2030 年）》等文件精神，在国家中医药管理局领导和全国中医药职业教育教学指导委员会指导下统一规划建设的，旨在提升中医药职业教育对全民健康和地方经济的贡献度，提高职业技术院校学生的实践操作能力，实现职业教育与产业需求、岗位胜任能力严密对接，突出新时代中医药职业教育的特色。鉴于由中医药行业主管部门主持编写的"全国高等医药职业院校规划教材"（三版以前称"统编教材"）在 2006 年后已陆续出版第三版、第四版、第五版，故本套"十四五"行业规划教材为第六版。

中国中医药出版社是全国中医药行业规划教材唯一出版基地，为国家中医、中西医结合执业（助理）医师资格考试大纲和细则、实践技能指导用书，全国中医药专业技术资格考试大纲和细则唯一授权出版单位，与国家中医药管理局中医师资格认证中心建立了良好的战略伙伴关系。

本套教材由 50 余所开展中医药高等职业教育的院校及相关医院、医药企业等单位，按照教育部公布的《高等职业学校专业教学标准》内容，并结合全国中医药行业高等职业教育"十三五"规划教材建设实际联合组织编写。本套教材供中医学、中药学、针灸推拿、中医骨伤、中医康复技术、中医养生保健、护理、康复治疗技术 8 个专业使用。

本套教材具有以下特点：

1. 坚持立德树人，融入课程思政内容和党的二十大精神。把立德树人贯穿教材建设全过程、各方面，体现课程思政建设新要求，发挥中医药文化的育人优势，推进课程思政与中医药人文的融合，大力培育和践行社会主义核心价值观，健全德技并修、工学结合的育人机制，努力培养德智体美劳全面发展的社会主义建设者和接班人。

2. 加强教材编写顶层设计，科学构建教材的主体框架，打造职业行动能力导向明确的金教材。教材编写落实"三个面向"，始终围绕中医药职业教育技术技能型、应用型中医药人才培养目标，以学生为中心，以岗位胜任力、产业需求为导向，内容设计符合职业院校学生认知特点和职业教育教学实际，体现了先进的职业教育理念，贴近学生、贴近岗位、贴近社会，注重科学性、先进性、针对性、适用性、实用性。

3. 突出理论与实践相结合，强调动手能力、实践能力的培养。鼓励专业课程教材融入中医药特色产业发展的新技术、新工艺、新规范、新标准，满足学生适应项目学习、案例学习、模块化学习等不同学习方式的要求，注重以典型工作任务、案例等为载体组织教学单元，有效地激发学生的学习兴趣和创新潜能。同时，编写队伍积极吸纳了职业教育"双师型"教师。

4.强调质量意识，打造精品示范教材。将质量意识、精品意识贯穿教材编写全过程。教材围绕"十三五"行业规划教材评价调查报告中指出的问题，以问题为导向，有针对性地对上一版教材内容进行修订完善，力求打造适应中医药职业教育人才培养需求的精品示范教材。

5.加强教材数字化建设。适应新形态教材建设需求，打造精品融合教材，探索新型数字教材。将新技术融入教材建设，丰富数字化教学资源，满足中医药职业教育教学需求。

6.与考试接轨。编写内容科学、规范，突出职业教育技术技能人才培养目标，与执业助理医师、药师、护士等执业资格考试大纲一致，与考试接轨，提高学生的执业考试通过率。

本套教材的建设，得到国家中医药管理局领导的指导与大力支持，凝聚了全国中医药行业职业教育工作者的集体智慧，体现了全国中医药行业齐心协力、求真务实的工作作风，代表了全国中医药行业为"十四五"期间中医药事业发展和人才培养所做的共同努力，谨此向有关单位和个人致以衷心的感谢。希望本套教材的出版，能够对全国中医药行业职业教育教学发展和中医药人才培养产生积极的推动作用。需要说明的是，尽管所有组织者与编写者竭尽心智，精益求精，本套教材仍有一定的提升空间，敬请各教学单位、教学人员及广大学生多提宝贵意见和建议，以便修订时进一步提高。

国家中医药管理局教材办公室

全国中医药职业教育教学指导委员会

2024 年 12 月

编写说明

全国中医药行业高等职业教育"十四五"规划教材《推拿学》由全国14所高校联合编写完成。本教材的编写旨在深入贯彻落实党的二十大精神，全面贯彻党的教育方针。在国家中医药管理局人事教育司、全国中医药职业教育教学指导委员会的指导下，教材依据中医药行业人才培养规律和实际需求，遵循全国中医药行业高等职业教育"十四五"规划教材主编会议的精神，旨在全面提高中医药人才的培养质量，努力与中医执业助理医师资格考试大纲及职业技能培训标准接轨，提高职业院校学生的实际操作能力和临床岗位胜任能力。本教材由中国中医药出版社组织建设，突出新时代中医药职业教育的特色，旨在传承精华、守正创新，以满足中医药事业发展对技术技能型、应用型中医药人才的需求。

本教材的编写力求将继承与发展、改革与创新相结合，以更好地适应新时代、新征途的需求。在"十三五"规划教材的基础上，我们重新设计了目录，重塑了教材的结构体系，使其更具系统性。同时，对"推拿学基本知识"模块的部分项目进行了整合，增强了教材结构的逻辑性。此外，增设了"推拿临床基本理论"模块，下设"推拿常用解剖""推拿常用经络""推拿常用腧穴"三个项目，以强调中医基本理论在推拿临床中的指导作用，使教材更具思想性。在"骨伤科病证"模块中，我们删除了"强直性脊柱炎"项目，新增了"胸椎后关节紊乱"项目，使教材更贴近临床实际，更具实用性。同时，对教材中的文字、语句、图片等进行了全面修订，将"儿科病证"模块中的"腹泻"项目名称改为"泄泻"，以与中医执业助理医师资格考试大纲保持一致，进一步提升了教材的科学性。

本教材融入了课程思政内容，旨在发挥中医药文化的育人优势，将知识传授、能力培养与价值塑造三者有机统一，充分展现课程的育人作用。同时，本教材高度重视数字化资源建设，以推拿手法、推拿功法及临床常见病的推拿治疗为核心，精心建设了题库、视频等丰富的数字资源，并完善了教学大纲、教学PPT、复习思考题等融合出版数字化资源体系。这些资源突出职业教育的特点，即以能力培养为中心，强化基本知识、基本理论、基本技能的培养。在题库建设中，我们特别提炼了中医执业助理医师资格考试大纲中的知识点，确保与考试要求紧密接轨。

本教材分为上、中、下三篇及附篇。

上篇为推拿基础，其中模块一"绪论"阐述了推拿学的含义、性质、范围及发展历程，并介绍了推拿学的学习要求与方法，旨在帮助学生掌握此门课程的学习方法，拓宽思路并激发兴趣。模块二"推拿学基本知识"综述了推拿的作用原理、治则与治法、适应证及禁忌证、分类和注意事项、体位、推拿介质与热敷法、推拿异常情况的处置等基本知识。模块三"推拿临床基本理论"介绍了推拿常用解剖、经络、腧穴等基本理论。模块四"推拿学基本技能"介绍了推拿病历书写、诊断技能、治疗技能及常用练功方法等，既综述了基本知识，介绍了基本理论，又强化了基本技能的培养。

中篇为推拿治疗，从模块五至模块七主要介绍了骨伤科、儿科、内科、妇科、五官科等临床常见病、多发病的推拿诊治方法，充分体现了教材的"必需、够用"原则。

下篇为推拿保健，模块八"推拿保健"主要介绍了中式推拿保健、自我推拿保健、小儿推拿保健、港式推拿保健、泰式推拿保健、日式推拿保健等推拿保健技术，顺应了治未病的需求，并突出了中医学的优势。

附篇为推拿基本技能训练，旨在通过技能训练进一步提高学生的技能水平，体现以学生为中心的原则，满足中医药职业教育教学的需要。

本教材由主编涂国卿负责，各编委分工合作，共同编写，具体分工如下：模块一绪论由涂国卿、张建忠编写；模块二推拿学基本知识由张建忠、张晓哲、罗红柳编写；模块三推拿临床基本理论由邓卫华编写；模块四推拿学基本技能由李华南、罗红柳、张晓哲、陈秘密、张贵锋编写；模块五骨伤科病证由涂国卿、王渊、刘凌锋编写；模块六儿科病证由余雪琴、陈秘密、周月倾编写；模块七内科、妇科、五官科等病证由李华南、于雪萍编写；模块八推拿保健由潘道友、杨得光、师莉编写；附篇推拿基本技能训练由潘道友、张贵锋编写。

在教材编写过程中，各编写单位给予了大力支持，各编委也辛勤合作，在此一并表示感谢。

由于参编人员水平所限，教材在编写过程中难免存在不足之处。希望广大读者提出宝贵意见和建议，以便再版时修订完善。

《推拿学》编委会

2024 年 12 月

目 录

上篇　推拿基础

模块一　绪　论

扫一扫，查阅 PPT、视频、知识链接等数字资源

【学习目标】

1. 掌握推拿的含义、应用范围及特点。

2. 熟悉推拿学的学习要求与方法。

3. 了解推拿学的发展简史。

项目一　推拿的含义、应用范围及特点

推拿学是中医学的重要组成部分，是在中医学理论指导下，研究运用推拿技能治疗疾病、预防疾病和保健养生的一门临床学科，是中医学、康复治疗学等专业的临床主干课程之一。推拿古称按摩、按跷、挢引等，是运用手法或借助器械作用于人体体表特定部位，按照特定的技巧和规范性动作在受术者体表进行操作，用于防治疾病和保健养生的一种外治方法。

推拿的临床应用非常广泛，不仅对骨伤科、内科、妇科、儿科、五官科等许多疾病有很好的疗效，而且有预防疾病和养生保健的作用。

推拿具有操作简便、适应证广、疗效显著、经济、安全、容易推广等特点，不仅用于治疗及康复，还可用于预防和养生保健，无须服药，不扰乱人体生理功能，是一种较为理想的祛病强身、养生保健的自然疗法，深受人们喜爱。五千年来推拿对中华民族的繁衍昌盛作出了不可磨灭的贡献。

项目二　推拿学的发展简史

推拿学的发展经历了一个漫长的过程，与人类的生存和发展密切相关，随着人类社会的不断发展而日臻完善。

1. 萌芽阶段（远古时期）　远古时期，人类在生产活动中经常会受到各种伤害，起初人们无意识地用手按压、拍打、抚摸伤害局部，却意外地获得使疼痛减轻或消失的效果，便逐渐地认识了按摩的作用，经过长期的实践及总结便形成了最古老的按摩疗法。

2. 形成阶段（先秦两汉时期）　先秦两汉时期，按摩作为一门学科已经形成，在中医学体系

中占有极其重要的地位。我国现存最早的医学巨著《黄帝内经》中记载了按摩可以治疗痹证、痿证、口眼㖞斜、胃痛、心痛等，并描述有关按摩的工具，如"九针"中的"圆针""镵针"，可见当时按摩和针灸的关系密切，常常结合使用。我国第一部按摩专著《黄帝岐伯按摩十卷》（已佚）也是在秦汉时期成书。《金匮要略》中首次记载了"膏摩"方法。神医扁鹊用按摩、针灸成功抢救了尸厥患者。

3. 鼎盛阶段（魏晋隋唐时期） 这是按摩发展史上的鼎盛阶段，最明显的标志是按摩得到了朝廷的认可，当时的太医署或太医院专门设置按摩专科，还开始了有组织的教学工作。如隋代有按摩博士的职务；唐代在太医院设有按摩科，按摩医生分为按摩博士、按摩师和按摩工 3 个等级，按摩博士在按摩师和按摩工的辅助下，教按摩生"导引之法以除疾，损伤折跌者正之"，这是我国最早的有组织的医学教育之一。唐代蔺道人所著的《仙授理伤续断秘方》一书是我国现存最早的骨伤科专著，记载了用拔伸、揣摸、捺正的方法治疗闭合性骨折，第一次系统地将按摩手法运用到骨伤科治疗之中，对骨伤按摩术的发展作出了重大贡献。另外，按摩不仅用于治疗多种常见疾病，如《大唐六典》记载"按摩可除八疾：风、寒、暑、湿、饥、饱、劳、逸"，还用于急症的抢救，如晋代葛洪在《肘后备急方》中就记载了用按摩治疗"卒腹痛""卒心痛""卒霍乱"等危急病证。

此外，按摩与导引结合用于防病养生。如隋代巢元方在《诸病源候论》中介绍的导引按摩之法；唐代孙思邈在《备急千金要方》中记有以自我按摩为主的"老子按摩法"，尤其是他在《千金翼方》中云"小儿虽无病，早起常以膏摩胸上及手足心，甚避风寒"，说明按摩用于防治儿科疾病已经萌芽。此时膏摩法广泛应用于治疗疾病，也是按摩鼎盛时期的一个显著特点。如我国现存最早的外科学专著《刘涓子鬼遗方》中记载了专治外科病证的膏摩方。

唐代是我国历史上封建社会政治、经济、文化、交通最繁荣昌盛的时期，随着对外经济和文化的交流，按摩也陆续传入朝鲜、日本、印度等国，促进了世界推拿医学的发展。

4. 发展阶段（宋金元时期） 这个时期，虽然国家医学机构中没有设置按摩专科，但按摩的发展依旧令人瞩目。按摩的学术发展体现：按摩作为一种治疗方法，广泛地应用于临床各科，并在此基础上形成了丰富的诊疗理论。如宋代名医庞安时应用按摩法催产获得了"十愈八九"的效果，"有民家妇孕将产，七日而子不下，百术无所效……令其家人以汤温其腰腹，自为上下排摩，孕者觉肠胃微痛，呻吟间生一男子"；宋代《圣济总录》中明确提出对按摩手法要进行具体分析，而后才能正确认识按摩的作用和在临床的应用。该书中记有"可按可摩，时兼而用，通谓之按摩，按之弗摩，摩之弗按，按止以手，摩或兼以药，曰按曰摩，适所用也"，并提出了按摩具有"斡旋气机，周流荣卫，宣摇百关，疏通凝滞"的作用。金代张从正在《儒门事亲》中首次论述了按摩具有汗、吐、下三法的作用，对按摩的治疗作用提出了新的见解。元代危亦林采用以自身体重进行牵引的悬吊复位法治疗脊柱骨折，这是骨伤按摩史上的重大发明，也是中国骨伤科史上的杰出成就。

5. 转折阶段（明清时期） 从明代开始，按摩逐渐改名为推拿，可是在推拿的发展史上，这却是由盛逐渐衰落的转折时期，同时又是小儿推拿日渐发展、自成体系的鼎盛时期。

明代中期以后，推拿逐渐不被重视，推拿科从太医院内被取消，推拿一术流传于民间，治疗范围也逐渐局限于伤科方面。如《香案牍》载："有疾者，手摸之辄愈，人呼为摸先生。"到了清代，推拿更是备受歧视，清代双云集在《保赤推拿》中写道："术者儒之小道也，术者医之小道也。"清代吴谦《医宗金鉴·正骨心法要旨》中把"摸、接、端、提、按、摩、推、拿"列为"正骨八法"，对推拿治疗伤科疾病作了系统总结。

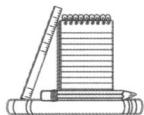

这个时期，小儿推拿形成了独特体系，如明代陈氏著《小儿按摩经》，亦称《按摩经》，为我国现存第一部推拿学专著，被收录于杨继洲的《针灸大成》一书中，还有龚廷贤《小儿推拿方脉活婴秘旨全书》、周于蕃《小儿推拿秘诀》、熊应雄《小儿推拿广意》、骆如龙《幼科推拿秘书》等不少小儿推拿著作问世。

6.危机阶段（民国时期） 这个时期，中医学遭到严重的摧残，推拿更是奄奄一息。但是推拿以它的独特疗效广泛地活跃在民间，涌现了大批地区性的民间推拿流派，其中对近代影响较大的有朱春霆的一指禅推拿、丁季峰的滚法推拿、杜自明的正骨推拿、邓怀贤的点穴推拿、马万龙的内功推拿等。

7.全新阶段（中华人民共和国成立至今） 伴随着中华人民共和国成立，党和政府大力提倡发展中医药事业，推拿疗法也随之获得了新生，推拿学进入了一个全面发展的新时期，推拿临床、教学及科研等得到了全面发展。1956年，我国第一所推拿学校在上海成立，即上海中医学院附属推拿医士学校。1958年，第一所推拿门诊部创立。1979年，上海中医学院成立针灸推拿系、开办推拿专业班，随之北京、浙江、天津、南京、福建等各地相继成立了针灸推拿学院，筹建了全国推拿研究中心。近二十年来，国家还先后组织人员多次对《推拿学》教材进行编写和修订，培养了大批各级推拿专业人才。

如今，随着医学模式和疾病谱的转变，人们治疗和预防疾病越来越倾向于使用自然疗法及非药物疗法，推拿正以其独特的疗效及治未病的优势，逐步受到世界各国人民的喜爱，并越来越引起国际医学界的重视，许多国家都派人来我国学习，邀请我国派遣推拿人员去工作与讲学。可以预见，古老而又神奇的推拿疗法将越来越为人们所推崇，它必将为人类的医疗和保健事业作出更大的贡献，推拿事业进入了一个崭新的发展时代。

项目三　推拿学的学习要求与方法

根据高职高专中医类等专业推拿学教学目标的要求，通过对推拿学的学习，应使学生系统掌握推拿学的基本理论、基本知识、基本技能操作，以及推拿临床常见病及多发病的辨证论治技巧和能力，为今后从事中医推拿临床奠定基础。

推拿学课程分为系统理论学习和临床实践学习两个阶段。系统理论学习包括教学大纲所规定课程中的理论学习。在理论学习阶段，要求学生密切联系推拿专业的前期课程，如经络学、腧穴学、解剖学等，它们是学习推拿学的基础。在学习过程中，要求学生了解推拿的含义、发展简史、作用原理、常见分类、适应证、禁忌证及异常情况处理等，熟悉和掌握推拿诊断技能及治疗技能，尤其要掌握推拿临床常见病、多发病的诊断依据及辨证治疗。应注意重视利用模拟患者示范操作、临床见习和病案讨论的机会增加学生的感性认识，使学生了解中医推拿诊治疾病的全过程及其方法，为学生今后进一步参加推拿临床实践学习打好基础。

临床实践学习是推拿学的重要学习阶段，分两个方面：一是临床见习，二是毕业实习。不论是见习还是实习，其学习方法不外乎"四勤"：①勤动嘴，多向老师提问，多问患者。②勤动眼，多观察老师接诊模拟患者和临床患者及处理病情的过程和方法。③勤动手，多动手进行实践操作，在老师指导下进行病历书写、推拿检查、诊断及手法治疗等。④勤动脑，多动脑筋，善于思考，才能学有所获，学以致用。通过临床实践学习，观摩疾病诊治，巩固和加深学生对理论知识的理解，使学生逐步掌握中医推拿临床基本功，培养学生正确的临床思维方法，增强学生处理推拿临床常见病及多发病的能力，为今后进入推拿临床奠定扎实的基础。

在整个学习过程中，学生还应时刻注意培养自己虚心好学、勤奋上进、精益求精的学习、工作态度，培养自己良好的医德医风，增强中医药文化自信。只有具有高尚的人格、品德和精湛医术的人，才能成为一代名医。

复习思考

1. 何谓推拿？推拿的特点及应用范围是什么？

2. 什么时期设有按摩专科？我国现存最早的推拿学专著是什么？

3. 唐代按摩医生分为哪三个等级（   ）

A. 按摩博士   B. 按摩师   C. 按摩工

D. 按摩士   E. 按摩主任

扫一扫，查阅
复习思考题答案

模块二　推拿学基本知识

扫一扫，查阅
PPT、视频、
知识链接等
数字资源

【学习目标】

1. 掌握推拿适应证、禁忌证、注意事项和异常情况的处置。

2. 熟悉推拿治疗原则、治法、分类、体位、常用介质的种类和热敷的方法。

3. 了解推拿的作用原理。

项目一　推拿的作用原理

推拿主要是通过手法或借助器械作用于人体体表的穴位和特定部位（如软组织、经络、骨关节、肌肉等），对机体的生理、病理产生影响，以达到治病和保健的目的。

一、推拿的中医学作用原理

（一）疏通经络，行气活血

经络内属脏腑，外络肢节，通达表里，贯穿上下，遍布周身，将人体各部联系成一个有机整体。它是人体气血运行的通路，具有"行血气而营阴阳，濡筋骨而利关节"的作用，用以维持人体的正常生理功能。当血气不和、外邪入侵时，经络闭阻，不通则痛，就会产生疼痛、麻木等一系列症状。正如《素问·调经论》所述："血气不和，百病乃变化而生。"

推拿手法直接作用于体表经络腧穴上，可激发和推动气血运行，起到疏导经络的作用。正如《素问·血气形志》中所说："形数惊恐，筋脉不通，病生于不仁，治之以按摩醪药。"这句话提出了按摩具有疏通经络的作用。另外，《证治要诀》云："痛则不通，通则不痛。"经络不通是疼痛发生的根源和基础。依据"经脉所过，主治所及"的理论，推拿疏通经络的作用在临床各科应用广泛，尤其是对疼痛性疾病的治疗效果显著。

推拿的行气活血作用主要体现在两个方面：一方面，通过手法对人体体表的直接刺激促进了气血的运行。正如《修昆仑证验》中所言："不论大小内外病证，果能揉之，使经络气血通畅，则病无不愈者。"另一方面，手法对机体体表做功产生温热效应，从而加速了气血的流动。正如《素问·举痛论》所述："按之则热气至，热气至则痛止矣。"气血作为维持人体生命活动的物质基础，推拿能够有效促进气血运行，因此可用于治疗气滞血瘀引起的多种病证。

（二）理筋整复，滑利关节

筋骨、关节主司人体的运动功能。气血调和、阴阳平衡是确保机体筋骨强健、关节滑利，从而维持正常的生活起居和活动功能的关键。正如《灵枢·本脏》中所言："是故血和则经脉流利，营卫通行，筋骨劲强，关节清利矣。"

筋骨与关节受损常互为因果、相互影响，进而妨碍肢体的正常活动。《医宗金鉴·正骨心法要旨》明确指出："因跌仆闪失，以致骨缝开错，气血郁滞，为肿为痛，宜用按摩法。按其经络，以通郁闭之气；摩其壅聚，以散瘀结之肿，其患可愈。"这说明推拿具有理筋整复、滑利关节的作用，具体表现在以下三个方面：一是推拿手法作用于损伤局部，能够解除或缓解肌肉的紧张与痉挛状态，从而促进气血运行，消肿祛瘀，理气止痛；二是推拿中的整复手法（如牵引、拔伸、弹拨等）可通过力学的直接作用纠正筋出槽、骨错缝的问题，达到理筋整复的目的；三是适当的被动运动手法（如局部弹拨、关节拔伸、摇扳等）能够有效松解粘连，滑利关节。

（三）平衡阴阳，调整脏腑

阴阳是中医学对人体这一既对立又统一，且相对协调稳定的有机体的高度概括。人体只有在阴阳相对动态平衡的状态下才能维持"阴平阳秘"的健康状态。正如《素问·生气通天论》所言："阴阳平秘，精神乃治；阴阳离决，精气乃绝。"当阴阳失去平衡时，就会导致疾病的发生，即《素问·阴阳应象大论》所云："阳盛则阴病，阴盛则阳病。"由于脏腑、经络、气血营卫、表里升降等均可分为阴阳，因此脏腑经络的变化、气血不和、营卫不调等病理变化均属于阴阳失调的范畴。总之，阴阳失调是疾病发生的内在根据，它贯穿一切疾病发生、发展的始终。

推拿平衡阴阳、调整脏腑的作用主要是通过手法刺激人体特定的部位或穴位来实现的。手法对脏腑疾病的治疗主要通过以下三个途径：一是在体表的相应穴位上施以手法，借助经络的传导作用来发挥效用；二是针对脏腑的器质性病变，通过功能调节来发挥作用；三是手法对脏腑功能具有双向调节作用，但手法操作需辨证施治，方能有效。

（四）增强体质，防病保健

人体疾病的发生、发展及转归的整个过程是正邪相争、盛衰消长的结果。当人体正气充足时，邪气难以入侵，正所谓"正气存内，邪不可干"。而当人体正气虚弱时，邪气便会乘虚而入，即"邪之所凑，其气必虚"。推拿在增强体质、防病保健方面的作用主要体现在两个方面：一方面，推拿遵循"虚则补之"的原则，通过手法刺激人体具有补虚作用的穴位，如按揉足三里、摩腹等，从而增强体质，有效防止外邪入侵；另一方面，推拿能促进气血运行，确保"气脉常通"，进而达到强体抗衰的效果。推拿不仅能通过调整脏腑、疏通经络、理筋整复等作用，有效祛除病邪，恢复人体脏腑、经络、肢体关节的正常生理功能，使机体维持良好的功能状态，还具有舒畅筋骨、愉悦心神等功效，使人的身心得以放松，精神焕发。鉴于推拿在调畅身心方面的显著作用，从古至今，人们一直颇为重视运用推拿来养生保健、美容养颜、预防疾病、延缓衰老，进而提升生命质量。

二、推拿的西医学作用原理

推拿是通过手法作用于人体体表的经络、穴位及特定部位，以调节机体的生理与病理状况，从而达到治病防病的目的。从表面上看，推拿手法是一种物理机械力在体表的刺激作用。熟练而高超的手法不仅能直接在人体局部产生治疗作用，还能将作用力转化为各种能量和信息，通过神经、体液等途径对人体产生深远影响，进而实现治病防病的目标。

近年来，随着科学技术的不断进步，人们已广泛采用现代科学手段对推拿在防治疾病方面的作用原理进行了深入的临床与实验研究。

（一）推拿对运动系统的影响

1. 改善肌肉的营养代谢　当肌肉组织因运动过度或劳损导致变性、坏死、结构紊乱等病理改变时，推拿手法能够发挥作用。它能使肌肉中的血管扩张，促进血液循环和淋巴循环，加速组织液中乳酸等代谢产物的吸收或排出，并促使滑液分泌增加。这些效应共同使肌肉组织获得更充分的氧气供应和血液滋养，从而改善肌肉营养状况，调整肌肉弹性，增强肌肉力量，防止肌肉萎缩，并促进肌肉组织早日恢复。例如，在足太阳膀胱经的委中、承山、志室及臀部阿是穴等穴位处施以点、按、揉等手法，能够改善局部组织的新陈代谢，有效缓解腰腿痛。又如，在赛前为运动员进行推拿，能够提升肌肉的耐受力和韧带的柔韧性，进而增大关节的活动范围，增强体力，有助于提高比赛成绩。

2.促进受损组织的修复 临床上，对于肌肉、肌腱、韧带部分断裂的患者，采用适当的推拿手法进行理筋治疗可以将断裂的组织捋顺理直，有助于减轻疼痛，并促进断裂面的生长与吻合。例如，有研究表明，将家兔被切断的跟腱缝合后，约两周开始进行推拿治疗，能明显促进跟腱的修复，使其接近正常肌腱的状态。

3.解除肌肉痉挛 推拿既能通过肌肉牵张反射直接抑制肌痉挛，又能通过消除疼痛病灶间接地解除肌痉挛。人体受伤后，局部神经受到刺激，会反射性地引起肌肉痉挛，这是人体的一种保护性反应，旨在减少肢体活动，防止继续损伤。然而，持续的肌肉痉挛可能挤压穿行于其间的神经、血管，从而形成新的疼痛源，导致肿胀、感觉异常和功能障碍。通过轻柔和缓的手法治疗，可以解除痉挛、缓解疼痛。推拿直接放松肌肉的机理主要体现在三个方面：一是加强局部血液循环，使局部组织温度升高；二是在适当的刺激作用下，提高局部组织的痛阈；三是将紧张或痉挛的肌肉充分拉长，从而解除其肌紧张状态，以消除疼痛。推拿主要是通过强迫伸展相关关节，牵拉紧张痉挛的肌束，使其放松。在临床上治疗腓肠肌痉挛时，医生通常会充分屈曲踝关节，并在小腿后侧进行推拿，这样可以迅速解除肌肉痉挛。

4.剥离、松解软组织粘连 软组织损伤后，组织液渗出且不能被完全吸收，导致组织粘连，进而对神经、血管产生卡压，这是出现疼痛与功能障碍的重要原因。推拿治疗具有松解粘连、解除痉挛的作用。治疗时，用力方向需与挛缩或粘连的组织纤维走向垂直，采用运动关节类手法及按、揉、弹拨等手法，可直接分离筋膜、滑囊的粘连，使肌腱、韧带得以放松，从而起到松解粘连的作用。此外，推拿还能增加关节滑液分泌，改善软骨营养，促进关节功能的恢复。例如，在治疗肩周炎时，可在肩髃、肩髎、肩贞等穴位施以点、按、揉、弹拨等手法，并配合适当的被动运动手法，如扳法等，以促进肩关节功能的恢复。

5.促进水肿、血肿吸收 推拿能够加快静脉血回流，有利于水肿和血肿的吸收，同时促进炎症介质的分解、稀释、排泄及吸收。软组织受损后，毛细血管可能破裂、出血并导致肿胀，血浆及血小板的分解产物会形成多种炎症介质，这些介质具有强烈的致炎和致痛作用。推拿能够促进血液循环，加速瘀血的吸收，排除关节内的积血，并促进关节润滑液的分泌，从而有效消除关节周围的肿胀和积液，达到消肿止痛的效果，恢复关节的活动功能。实验研究表明，在狗的粗大淋巴管内插入套管后，推拿能使其淋巴流动速度比推拿前增快 7 倍。另外，对颈项部施以按、揉、推、拿等手法后，通过检测患者皮肤微循环，发现皮肤微循环有明显改善。

6.纠正解剖位置异常 由急性损伤导致的关节错位或肌腱滑脱，可以运用各种整复手法使关节和肌腱各归其位，从而解除对组织的牵拉、扭转和压迫，使肿胀疼痛减轻或消失，进而解除关节功能障碍。例如，临床上常见的颈椎小关节错位、寰枢关节错位、腰椎小关节错缝及桡骨头半脱位等，通过运用推拿中的旋转、顶扳、牵引等整复手法，往往能取得立竿见影的效果，可矫正关节错缝、错位或畸形，使骨归其位、筋入其槽，关节恢复正常的解剖结构。

7.改变凸出物的位置 大量的临床资料证明，大部分腰椎间盘突出症患者在接受推拿治疗后，可以改变凸出物与神经根之间的空间关系，从而使疼痛得到减轻或消除。此外，尸体解剖研究也证实了推拿可以改变凸出物与神经根的相对位置，这为临床治疗腰椎间盘突出症提供了实验证据。

（二）推拿对神经系统的影响

推拿作为一种良性的物理刺激，其作用是通过神经系统的反射活动来实现的。近年来的研究表明，推拿后神经系统和组织器官通过神经反射释放出具有生物活性的化学介质，从而改善血液循环，加速致炎、致痛物质（如组胺、钾离子、儿茶酚胺等）及酸性代谢产物的清除，进而产生治疗作用。研究还发现，在推拿麻醉过程中，患者血液中的胆碱酯酶活性得到提高，而胆碱酯酶能够水解乙酰胆碱，使其转变为非致痛物质。实验进一步发现，推拿可以提高下丘脑内啡肽的浓度：推拿前，患者血清中内啡肽的含量比正常人低；推拿后，其含量明显增高，疼痛明显缓解。手法操作的时间越长，推拿的次数越多，血清中内啡肽的含量越接近于正常水平。

1. 增强大脑皮层的调节功能　推拿手法可调节大脑皮层的兴奋和抑制过程，维持其相对平衡的状态，确保中枢神经本身及其传导途径的各种神经组织得到充分的营养供给和有效的活动功能锻炼。例如，失眠患者在接受推拿治疗时，常常在推拿过程中就能进入睡眠状态；而嗜睡患者在推拿后则会感到头脑清醒、精力充沛。这一现象与推拿手法对神经系统产生的抑制与兴奋作用是密不可分的。

2. 推拿手法不同，对神经系统的作用也不同　手法不同、用力轻重不同、操作时间长短不同、施治部位和穴位不同，这些因素都会对神经系统产生各种不同的影响。一般来说，轻柔和缓且富有节律的手法，经过反复刺激，可使中枢神经产生抑制作用，使人有一种轻松舒适之感，并具有放松肌肉、缓解痉挛、镇静止痛的作用。而频率快、刺激强、操作时间较短的手法则可使中枢神经产生兴奋作用，使人产生酸麻胀感，精神振奋，肌肉紧张，呼吸、心跳加快，胃肠蠕动减弱等现象。需要指出的是，过强过久的重度手法也易使神经的兴奋状态很快转入抑制，因此在使用过久过重的手法后，患者可能会出现疲劳思睡的现象。例如，提、弹、叩击等手法起兴奋作用，而揉、摩、抹等表面抚摸手法则起抑制作用。

（三）推拿对循环系统的影响

推拿通过对体表的机械性刺激能够扩张血管，调节血液循环，改善心肌供氧状况，加强心脏功能，进而对人体的体温、脉搏、血压等生理指标产生一系列的调节作用。

1. 对血管功能的影响　手法通过按与放的交替动作作用于动脉，能够改变动脉血液的流动状态。沿静脉血流方向的推摩，或由肢体远端向近端的推拿操作，均有利于静脉血和淋巴液的回流。推拿不仅能够使毛细血管的开放数量增加，还能使其直径和容积扩大，从而增加血流量，改善血管的通透性。这一过程中，血管壁上的脂类物质被大量消耗和清除，有助于减缓血管硬化，改善肢体循环，进而显著增强局部组织的供血和营养状况。据报道，推拿后肌肉中毛细血管的开放数可增加40多倍，毛细血管截面积增加70多倍，血管容量更是增加140多倍。

此外，推拿手法对人体体表组织施加的压力和所产生的摩擦力具有扩张毛细血管、促进血管网重建及恢复血管壁弹性的作用。

2. 对血液循环的影响

（1）促进血液流通　促使血液流动的一个主要因素就是动、静脉之间的压力差。如果压力差达不到一定值，血液流动会减慢，甚至停留，从而形成瘀血。推拿手法虽然作用于体表，但其产生的压力却能传递到血管壁，使血管壁有节律地被压瘪和复原。在血管被压瘪时，按压处的近侧端由于心脏的压力和血管壁的弹性，局部压力会急骤增高；而急速放松压迫后，血液会以短暂的、较大的冲击力向远端流去。由于动脉内压力很高，不容易被压瘪，静脉内又有静脉

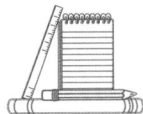

瓣的存在，不能逆流，因此实际上微循环受到的影响最大。微循环是血液与组织进行物质交换的主要部位，在安静情况下，平均仅有 8%～16% 的毛细血管处于开放状态。通过对比推拿前后的变化，可以发现推拿能使局部毛细血管的开放数量增加。例如，对脑动脉硬化患者的脑血流图进行观察发现，推拿后其波幅增加，流入时间缩短，脑动脉搏动性供血得到改善。对颈部采用轻柔手法后，脑血流量显著增加；间歇性多次拔伸颈部可使左右椎动脉、基底动脉、左右小脑后下动脉的收缩峰血流速度和平均血流速度明显提高。在颈项肩背部施行揉、按、拿、捏、摩、弹拨等手法后，左右两侧椎动脉的收缩期、舒张期和平均血流速度都显著提高。

（2）降低血液黏稠度　瘀血与血液的流变性有很大的关系。血液的黏稠度越高，其流动性就越差。实验研究表明，推拿对瘀证患者的血流动力学具有一定的影响。无论是在高切变率下，还是在低切变率下，全血的黏稠度均有一定程度降低，红细胞的变形能力得到增强，血液流速也明显提高。

（3）降低血流阻力　血流阻力是血液流通的一个重要因素，它与小血管的管径有着密切的关系。推拿手法的直接作用在于可以松弛血管的平滑肌，从而扩大管径。推拿一方面能够降低交感神经的兴奋性，另一方面则促进血液中游离的肾上腺素和去甲肾上腺素的分解与排泄，进而促进小动脉管径的扩张，并降低血流阻力。

（4）改变血液成分　推拿后，血液中的白细胞总数会有不同程度增加，这一特性在临床上被应用于治疗白细胞减少症；同时，白细胞分类中淋巴细胞的比例会增高，而中性粒细胞的比例则相对减少；此外，推拿还能提高白细胞的吞噬能力，并使红细胞总数有少量增加。

3. 对心脏功能的影响　推拿手法对心率、心律及心脏功能均具有调节作用。推拿对心脏功能的作用机理主要与降低外周阻力、改善冠状动脉供血、提高心肌供氧量、减轻心脏负担及改善心脏功能等有关。研究证实，推拿可使冠心病患者解除精神紧张，消除疲劳，减缓心率，降低心脏做功，减少耗氧量。同时，推拿还可增强左心室收缩力，改善冠状动脉的灌注情况，从而改善冠心病患者的心肌缺血缺氧状态，产生与口含硝酸甘油相似的疗效。在临床上，只要选择适宜的病例，掌握好相应的推拿强度和方法，就可以使心绞痛的发作逐渐缓解，心功能得到明显改善，促进全身血液循环及心脏冠状动脉侧支循环的形成，增强物质代谢过程。例如，按揉心俞、肺俞、膈俞、内关、足三里等穴位，可以治疗心肌炎后遗症，缓解胸闷、心慌等症状。

4. 对血压的影响　推拿手法对血压的影响及其降压作用的机理，主要与降低周围总阻力、改善血管顺应性，以及通过节段神经传导反射所起的调节作用等因素有关。推拿后，人体肌肉得以放松，肌肉紧张得到缓解，进而引起周围血管扩张，循环阻力降低，从而减轻了心脏负担。同时，推拿还通过对神经、血管、血流改变的调节作用来影响血压。例如，推拿合谷穴具有明显的升压作用，而推桥弓则具有明显的降压作用。

（四）推拿对消化系统的影响

1. 对胃肠蠕动的影响　推拿本身所具有的机械力学性质与消化过程的动态特征相契合，尤其是腹部推拿手法。这些手法通过刺激胃肠壁能够增强平滑肌的张力、弹性和收缩能力，从而加强胃肠的蠕动。例如，按揉中脘穴可以增强胃的蠕动，按揉气海穴则可以增强肠的蠕动，进而使消化、吸收和排泄功能得到加强。推拿对胃肠蠕动的调节作用通常是双向的：当胃肠蠕动亢进时，推拿可以使其减缓并恢复正常；反之，当胃肠蠕动减弱时，推拿则可以使其增强。

2. 对胃肠分泌功能的影响　推拿手法的刺激信号通过自主神经的反射作用能够兴奋支配内脏器官的神经，从而促进胃肠消化液的分泌。同时，由于推拿能够改善胃肠壁血液及淋巴液的循环流动，因此加强了胃肠的吸收功能，对消化系统起到了很好的调节作用。据报道，患有消化系统疾病的患者在接受推拿治疗后，胃液和胃蛋白酶的分泌量有所增加，血清淀粉酶和尿淀粉酶的活性得到回升，胆碱酯酶的活力也有所增强，肠吸收功能得到改善，血中白细胞的吞噬能力得到加强，从而发挥了助消化及抗溃疡的作用。例如，小儿推拿补脾经后，胃液的酸度明显增加，但胃液分泌量的变化并不明显；推拿治疗疳积时，可以提高患儿尿淀粉酶的含量；捏脊疗法则可以提高对蛋白质和淀粉的消化能力，增强小肠的吸收功能，促进食欲，增强脾胃功能，对小儿疳积有很好的治疗效果。

（五）推拿对呼吸系统的影响

推拿对呼吸系统功能具有良好的调整和增强作用。通过临床试验观察发现，对上身、腹部及全身进行推拿可使氧的消耗量增加 10%～15%，二氧化碳的排泄量增加 10%～25%，从而加深呼吸，改善肺功能。例如，按揉肺俞、膈俞、风门、定喘等穴位，能够改善呼吸道的通气功能和换气功能，提高人体的肺活量，起到镇咳平喘、止咳化痰的作用。此外，推拿还能通过提高白细胞的吞噬能力，调整体内免疫物质的水平，促进肺部的血液循环，改善支气管的分泌功能并增强纤毛运动等，从而加速呼吸道炎症的消除。因此，推拿常被用于防治慢性支气管炎和肺气肿等疾病。

（六）推拿对免疫系统的影响

经常接受推拿的人，其机体抵抗力会明显增强。根据"神经 – 内分泌 – 免疫"网络学说，运用推拿手法作用于人体体表能够刺激分布于皮肤、肌肉、关节、骨骼及内脏等处的神经感受器。这些感受器通过神经与免疫系统之间特有的"神经 – 内分泌 – 胸腺"轴对免疫系统功能进行调节。实验证明，推拿过程中，组织中会产生组织胺、类组织胺及乙酰胆碱等物质。这些物质的产生会使血管扩张、血流加快，从而改善血流量。血流量的增加使得携带氧气和养料的血红蛋白数量增多，进而加速营养的补给。与此同时，单位时间内的白细胞总数相比原有总数可提高 10%，白细胞的噬菌能力亦能提高 20%。例如，推鼻旁、摩面、按揉风池、擦四肢等手法都有很好的防治感冒效果。此外，捏脊疗法也可提高儿童的身体素质，增强人体的免疫能力。

（七）推拿对泌尿系统的影响

推拿可调节膀胱张力和括约肌功能。例如，按揉肾俞、丹田、龟尾、三阴交等穴位既可治疗小儿遗尿症，又可治疗尿潴留。全身或腹部推拿可使尿量增加；而在下肢或大腿内侧进行推拿则可引起膀胱收缩，促进排尿，从而治疗尿潴留，改善肾功能。

（八）推拿对内分泌系统的影响

推拿能够提升血清钙水平，因此可用于治疗因血钙过低而引发的肌肉痉挛。对佝偻病患者施用掐揉四缝穴、捏脊等手法后，其血清钙、磷水平均有上升，这有利于患儿骨骼的生长和发育。对于甲状腺功能亢进患者，在颈 3～5 棘突旁的敏感点施用一指禅推法，可以使其心率明显减慢，同时其他症状和体征也会有相应的改善。此外，按揉脾俞、膈俞、足三里，以及擦背部足太阳膀胱经，能够提高部分糖尿病患者的胰岛功能，使血糖得到不同程度的降低，并且"三多一少"（即多饮、多食、多尿、体重减少）的症状也会有明显的改善。

（九）推拿对皮肤及皮下组织的影响

推拿手法作用于人体皮肤时，能够强化皮肤的防护作用，有效防止水分蒸发，进而增强保温效果。在推拿过程中，皮肤温度和生物电阻会发生变化，产生一定的热电磁效应，导致皮下毛细血管扩张充血，使皮肤发热。研究证实，在面部施用推拿手法可以消除衰老的上皮细胞，改善皮肤呼吸功能，促进汗腺和皮脂腺的分泌，增加皮肤的弹性和组织吸氧量，同时促进皮下脂肪的消耗和肌肉的运动，从而改善皮肤组织的新陈代谢，达到润泽皮肤、美容的效果。此外，

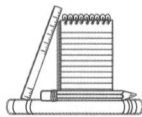

推拿还具有减少皮下脂肪沉积的作用，常被用于减肥和美容。

（十）推拿对疼痛的影响

推拿对体内止痛物质和致痛物质的调节是其镇痛的重要内在机制。国内外的大量研究资料表明，推拿能够促使体内止痛物质内啡肽增加，同时减少或失活体内致痛物质，如5-羟色胺、儿茶酚胺等。这一作用会影响体内与疼痛相关的神经介质、激素的分泌代谢，以及化学物质的衍化释放过程，进而提高痛阈，达到镇痛的效果。由于肿胀和瘀血的压迫刺激，局部会产生疼痛感。推拿能够扩张毛细血管，加速血液循环，从而改善局部的营养供给，并促进有害物质的吸收和排泄。这一作用有助于血肿和水肿的吸收与消散，最终达到止痛的目的。例如，点压阿是穴就可以起到局部镇痛的作用。

（十一）推拿对体温的影响

推拿对体温的影响和调节主要通过扩张血管、增加血液灌流等途径实现，同时也涉及神经反射和中枢神经的参与。实验结果显示，推拿后局部温度会有明显的升高，而其他相关部位的温度也会有一定程度的升高。推拿导致机体局部深层温度的升高具有普遍性，但对整体体温并无显著影响。不同部位经过推拿后产生的热效应各不相同，且不同推拿手法所产生的热效应也有所差异。上海中医药大学采用向幼兔体内注入大肠杆菌内毒素的方法制作发热模型，以观察"退六腑"手法对发热的影响。结果表明，"退六腑"手法能明显抑制幼兔的发热反应，并具有显著的穴位特异性。

项目二　推拿的治则与治法

一、推拿的治则

推拿的治疗原则是在中医学整体观念和辨证论治的基本精神指导下形成的对推拿临床病证具有普遍指导意义的治疗规则。这些原则与中医学的治疗原则相似，如"急则治其标，缓则治其本"，以及"标本兼治""三因制宜"等，但同时推拿治疗也展现出自身的特点。现将推拿的主要治疗原则介绍如下。

（一）整体观念

整体观念是中医治病的根本原则。整体观念强调人体是一个有机整体，既注重人体内部环境的统一性，又强调人体与外界环境的和谐统一。这里所说的外界环境是指人类赖以生存的自然和社会环境。机体整体性、机体与自然界和谐统一性的思想贯穿于中医学生理、病理、诊断、辨证、治疗等各个层面。在推拿临床实践中，整体观念的具体体现：在分析局部症状时，要充分考虑机体整体对局部的影响；而在处理局部症状时，则要高度重视机体整体的调整。这样的治疗思路，旨在实现人体内外环境的和谐统一，促进患者康复。

（二）辨证施术

辨证论治是中医学的精华所在。它基于望、闻、问、切四诊所收集的资料、症状和体征，通过深入地分析与综合，辨明疾病的原因、性质，以及邪正之间的关系，从而概括判断为某种性质的证候。随后，根据这种辨证的结果确定相应的治疗原则、方法和药物。在推拿临床工作中，辨证论治的具体实践表现为辨证施术。也就是说，根据辨证的结果来确立推拿治疗的原则，选择相应的推拿穴位、部位和手法，以实施推拿治疗。

同时，在推拿治疗中，辨证施术还体现了同病异治和异病同治的原则。同病异治指的是对于同一疾病，因其具体的病机不同，所以在治疗方法上采用的推拿手法、穴位及部位就有所差异。例如，腰痛可能由腰肌劳损、腰椎关节突出等多种原因引起，此时不能简单地采取对症止痛治疗，而应根据病因、病证进行综合分析、判断，并采取针对性的推拿治疗才能奏效。异病同治则是指对于不同的疾病，若其主要病机相同，则在治疗方法上可以选用相同的推拿手法、穴位及部位进行推拿治疗。这种治疗原则体现了中医对于疾病本质的认识，即抓住了疾病的主要病机，就能找到有效的治疗方法。

（三）治病求本

任何疾病的发生、发展总是通过一系列症状表现出来。从复杂多变的疾病表现中抓住病变的本质，这正是"治病必求其本"的精髓所在。"求本"，即深入了解疾病的本质，明确疾病的主要矛盾，并针对其最根本的病因病机进行治疗。推拿学作为一门独特的医学体系，在遵循"治病求本"的原则时，还需注重标本同治、缓急兼顾。这意味着在推拿治疗中，既要针对疾病的主要矛盾进行治疗，也不能忽视次要矛盾的处理；既要积极应对疾病的急性发作，也要兼顾慢性症状的管理。同时，在推拿临床实践中，正确地应用标本同治、缓急兼顾的治疗原则，不仅要求制定推拿本身具体而有效的治疗方法，还应依据这一原则，与其他治疗方法合理结合使用，以达到最佳的治疗效果。一般来说，对于病情急、症状重的疾病，治疗时宜先治标，待病情有所缓解后，再着手治其本。而对于慢性病，治疗时则应当先治其本。当然，也存在标本俱急的情况，此时则需采取标本兼治的方法。

知识链接

《理瀹骈文》云："外治之理即内治之理。""外治必如内治者，先求其本，本者何？明阴阳，识脏腑也。"

（四）扶正祛邪

扶正祛邪是指导推拿临床治疗的一条基本原则。扶正即扶助正气，旨在增强机体的抗病能力，从而有助于抗御和祛除病邪；祛邪则是祛除体内的病邪，使邪去正安，这有利于保存正气并促进正气的恢复。扶正与祛邪二者相辅相成，相互为用，共同的目的在于战胜疾病、恢复健康。

《素问·通评虚实论》云："邪气胜则实，精气夺则虚。"疾病的虚实由邪正的盛衰所决定。《灵枢·经脉》云："盛则泻之，虚则补之。"补虚泻实正是扶正祛邪这一原则在临床中的具体应用。补虚即扶正。一般而言，那些能兴奋生理功能、作用时间长且手法轻柔的刺激具有温热滋补的作用。例如，摩腹、按揉足三里、擦涌泉、擦肾俞和命门等手法常用于补虚。泻实即祛邪。通常来说，那些能抑制生理功能、作用时间短且手法较重的刺激具有寒凉泻下的作用。如退六腑、清天河水、海底捞月等手法常用于泻实。

总体来说，通过运用扶助正气的穴位和相应的操作手法，并配合功能锻炼等措施，可以增强体魄，促进邪气外泄，从而达到防病治病的目的。此外，在推拿临床中运用扶正祛邪这一原则时，还需仔细辨清正邪双方消长盛衰的具体情况。依据"扶正不留邪，祛邪不伤正"的原则，需要灵活决定扶正与祛邪的主次和先后顺序。若患者正虚为主，则应以扶正为主；若邪实占据主导，则应以祛邪为主；若虚实并存，则需扶正与祛邪并举。同时，还需分清主次及病情的缓急，有时需要先扶正后祛邪，有时则需先祛邪后扶正。

（五）调整阴阳

阴阳是中医学辨证的总纲，疾病的各种病机变化均可用阴阳失调来概括。疾病的发生与发展，从根本上说是由于阴阳的相对平衡遭到破坏，即阴阳的偏盛偏衰取代了正常的阴阳消长关系。

阴阳偏盛指的是阴邪或阳邪的过盛有余。正如古人所言，"阳盛则阴病，阴盛则阳病"，治疗时应采用"损其有余"的方法，以恢复阴阳的相对平衡。例如，对于阴不制阳、肝阳上亢所致的头痛患者，治疗时常采用推桥弓、扫散胆经、按揉太冲、擦涌泉等手法，以达到平肝潜阳的效果。

阴阳偏衰则是指阴或阳的虚损不足。古人有云，"阴虚则热，阳虚则寒"，治疗时应采用"补其不足"的方法。例如，对于年老肾阳虚衰导致的腰膝酸软、小便清长的患者，推拿临床上常采用横擦八髎、命门、肾俞等手法，以温补肾阳进行治疗。

（六）三因制宜

三因制宜即因时、因地、因人制宜，是指在治疗疾病时，要根据季节、气候、地区，以及患者的体质、年龄等不同情况制定相应的治疗方法。推拿的临床治疗以手法治疗为主，应根据患者的年龄、性别、体质、生活习惯的不同，选择不同的推拿治疗手法。

因时制宜是指推拿治疗时要考虑时间和季节因素。如春夏季节，腠理开泄，患者多汗，手法宜轻，可用滑石粉、薄荷水等介质，并注意少用摩擦类手法；秋冬季节，手法宜稍重，可选用葱姜水、麻油等介质。

因地制宜是指根据患者所处的地理环境不同而选用相应的手法、穴位及部位。如南方气候炎热潮湿，南方人腠理疏松，体型偏瘦者相对较多，操作时手法宜轻柔；北方天气干旱多燥，北方人腠理致密，体格偏壮实者稍多，操作时手法宜稍重。

因人制宜是指临证时应根据患者的年龄、性别、体质、胖瘦等不同情况，选择不同的治疗方法。一般情况下，如患者体质较弱、年老体衰或从事脑力劳动等，手法宜轻；反之，如患者体质较强、年轻力壮或从事体力劳动等，手法可稍重。

（七）动静结合

推拿是一种运动疗法。不论是手法对机体的作用方式，还是指导患者所进行的功法训练等，都应在因时、因地、因人制宜的原则指导下进行，并且在选择手法和功法作用力的强弱、节奏的快慢、动作的徐疾及活动幅度的大小等方面都应适宜。适宜的操作和运动方式是取得推拿理想疗效的关键。在进行推拿治疗时，必须注意动静结合：一是在手法操作时，要求医者和患者双方都要保持情志安宁，思想集中，做到动中有静。二是推拿治疗及功法锻炼后，患者应该注意适当安静休息，使机体有一个自我调整恢复的过程。医者在制订治疗方案时，动和静一定要合理结合，应当根据具体病证掌握好治疗后患者动与静的相对时间和程度。例如，肩周炎、落枕等病证宜较早进行功能锻炼；而急性腰扭伤、腰椎间盘突出症等病证的初期，则要注意让患者睡硬板床、系腰围制动等。这些都是动静结合原则的具体和灵活运用。

（八）病治异同

病治异同，涵盖同病异治与异病同治两个方面。同病异治指的是同一种疾病，由于发病的时间、地区、患者的体质或疾病所处的阶段不同，所表现出来的证候各异，因此推拿治疗方法也各不相同。以感冒为例，由于感受外邪或内伤等原因的不同，临床表现可分为风寒型、风热型、暑湿型、气虚型、血虚型、阴虚型、阳虚型等不同证型。证型不同，所采用的推拿手法也就有所区别。异病同治则是指不同的疾病在出现相同证候时，应采用相同的推拿治疗方法。比如冈上肌肌腱炎和冈上肌肌腱钙化症，尽管是两种不同的疾病，但临床表现相似，因此推拿方法也相同。再如，脾胃虚寒导致的胃脘痛、脾肾阳虚引起的泄泻及中气下陷所致的胃下垂等不同疾病，由于它们的病机都有脾虚气陷这一共同点，因此推拿治疗时均可采用健脾和胃、补中益气的手法。总之，病相同而证不同，则推拿治法各异；病不同而证相同，则推拿治法相同。也就是说，推拿治疗中的病治异同是以病机为依据的治疗原则。

二、推拿的治法

根据手法的性质和作用量，结合治疗的部位，推拿治疗可分为温、通、补、泻、汗、和、散、清八法。

（一）温法

温法即温通治法，具有温经散寒、通络止痛的功效，适用于虚寒证及寒证，遵循"劳者温之，损者温之，寒者温之"的原则。常采用的推拿手法包括摆动类、摩擦类、挤压类等，如擦法、一指禅推法、按法、揉法、摩法、擦法、推法、抹法等。这些手法要求轻快柔和且有节律，需在特定部位与穴位上操作，且操作时间应适当延长。

在推拿临床实践中，运用按法、摩法或揉法作用于中脘、气海、关元，并擦肾俞、命门，可起到补肾阳、健脾和胃、散寒止痛、扶助正气的作用，用于治疗虚寒证。对于腰部受寒引起的疼痛，可采用擦法、点法、按法、揉法、弹拨法等手法在腰部进行操作，以缓解腰部肌肉痉挛，达到温经散寒、舒筋活络、解痉止痛的效果。

（二）通法

通法即疏通之法，具有祛除病邪、消散壅滞的功效。正如古语所言，"通则不痛，痛则不通"，通法在临床上常用于治疗经络不通所引起的疼痛病证。在应用通法时，手法要求刚柔并济，常用的手法包括按、揉、推、拿、弹拨等。例如，当肩部粘连导致肩部疼痛及功能受限时，可在肩部先使用弹拨法以松解粘连，随后再用揉法以滑利关节，促进恢复。

（三）补法

补法即补益之法，旨在滋补气血、补充津液、调理脏腑功能低下，通常主要运用摆动类、摩擦类手法。这些手法要求轻柔，不宜施加过重的刺激，如擦法、一指禅推法、揉法、摩法、擦法、振法等。这些手法需在人体特定部位或穴位上进行较长时间的操作，以达到"补益正气""补虚祛邪"的目的。本法适用于功能衰弱及体虚者。例如，临床上常用推三关配合补脾经、补肾经、揉丹田、摩腹等手法治疗体虚气血不足、虚人外感等病证。

（四）泻法

泻法即泻实之法，旨在攻逐结滞、通泻大便，通常用于下焦实证的治疗。在推拿临床上，挤压类、摩擦类、摆动类推拿手法较为常用。操作时，要求手法力量稍重，刺激性稍强，或者手法由慢逐渐加快。例如，顺时针摩腹、推下七节骨、揉长强穴等手法均可用于通腑泻实，治疗便秘等实证。

（五）汗法

汗法即发汗之法，具有开泄腠理、祛除表邪的功效。此法适用于外感风寒或风热之证。在推拿临床中，常采用拿法、按法、推法、揉法及一指禅推法等手法。治疗外感风寒时，手法宜先轻后重，如拿风池、拿风府等；而治疗外感风热时，则手法应轻快柔和，如拿合谷穴等。此外，拿按肩井穴可开通全身气血。汗法是小儿推拿中常用的方法之一。

（六）和法

和法即和解之法，是一种以调和气血、调整阴阳为主要作用的治疗方法。凡病在半表半里者宜采用此法，手法应平稳而柔和。在推拿临床上，振动类和摩擦类手法较为常用。和法可分为和气血、和脾胃及疏肝理气三个方面。和气血的方法包括在四肢及背部运用一指禅推法、滚法、按法、揉法、搓法等手法，或轻拿肩井穴。和脾胃、疏肝理气则可用一指禅推法、摩法、揉法、搓法等手法，在腹部的上脘、中脘，两胁部的章门、期门，以及背部的肝俞、胃俞、脾俞等穴位进行手法操作。

（七）散法

散法即消散之法，遵循"摩而散之""结者散之"的原则。在推拿临床上，常用摆动类和摩擦类手法，如摩法、搓法、揉法、推法、一指禅推法、滚法、擦法等。这些手法轻快柔和，需在特定穴位或部位上进行操作，以达到疏通结聚、消瘀散结的目的。因此，不论是有形还是无形的积滞，均可使用散法进行治疗。例如，在外科乳痈初期，采用一指禅推法、揉法、搓法、摩法等轻柔的手法进行治疗，可起到散结消痈的作用。

（八）清法

清法即清热之法，是刚中带柔的手法，在推拿临床上通常采用摩法、擦法、推法等摩擦类手法在人体的特定穴位或部位上进行操作，以达到清热除烦的目的。其关键在于辨清是实热还是虚热，并根据不同情况采取相应的手法。对于实热，需清泄实热；对于虚热，则需滋阴清火。例如，推下七节骨以清热通便，轻擦腰俞以养阴清火。本法在小儿推拿中应用尤为广泛。

上述八法是内科、妇科、儿科、五官科、伤科等各科推拿临床中治疗常见病的基本方法，尤其在内科、妇科、儿科常见病的治疗中更为重要。

项目三　推拿的适应证及禁忌证

一、推拿的适应证

推拿疗法的适应证极为广泛，涵盖了骨伤科、内科、外科、妇科、儿科、五官科及皮肤科等多种疾病的治疗，同时还适用于美容、减肥及亚健康状态的调理。

1.骨伤科疾病　包括各种扭挫伤、慢性劳损性病证，如腰肌劳损、腰椎间盘突出症、颈椎病、肩周炎及骨折后遗症等。

2.内科疾病　如中风后遗症、胃脘痛、头痛、失眠、高血压病等。

3.外科疾病　如乳痈初期、褥疮、手术后肠粘连等。

4.妇科疾病　如痛经、闭经、月经不调、盆腔炎、产后耻骨联合分离症等。

5.儿科疾病　如发热、咳嗽、泄泻、呕吐、疳积、便秘、夜啼、遗尿、惊风及小儿肌性斜颈等。

6.五官科疾病　如近视、面瘫等。

7.亚健康状态　如疲劳乏力、抵抗力差等。

二、推拿的禁忌证

推拿疗法虽适应证广泛，但也存在一定的局限性。在某些病理情况下使用推拿疗法可能会

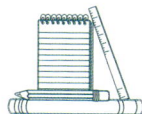

导致病情加重或恶化。因此，当出现下列情况时，应慎重考虑或禁止推拿，以防意外情况发生。

1. 各种感染性疾病　如骨结核、骨髓炎、化脓性关节炎等。

2. 各种传染性疾病　如肝炎、肺结核等。

3. 出血症或有出血倾向者　如外伤性出血、血液病患者等。

4. 皮肤病或皮肤破损　如开放性的软组织损伤、烫伤、溃疡性皮炎，这些情况会影响推拿操作。

5. 内科危重患者　如患有严重心脏病、急腹症、恶性肿瘤等。

6. 骨折及初期康复患者　如肿瘤、截瘫初期、各种类型骨折的早期等。

7. 诊断未明的损伤患者　如怀疑或诊断未明的脑部、脊柱及内脏损伤患者不宜推拿。

8. 体质虚弱或特殊状态者　如年老久病、体质虚弱、过度疲劳、过饱过饥、醉酒者，以及不能安静的精神病患者，均不宜接受推拿。

9. 妊娠期妇女　腹部和腰骶部禁用推拿。

项目四　推拿的分类和注意事项

一、推拿的分类

推拿疗法历史悠久。在其漫长的发展过程中，由于学术渊源、师承关系、地域差异、治疗对象不同等诸多因素的影响，其分类方法繁多，尚无定论。迄今为止，学术界仍未形成统一分类。目前，推拿比较常用的分类方法有以下几种。

1. 根据应用目的分类　根据推拿应用目的可将推拿分为医疗推拿、保健推拿、运动推拿、康复推拿四类：以治疗疾病为主要目的的推拿称为医疗推拿；以保健养生为主要目的的推拿称为保健推拿；运用推拿帮助运动员克服情绪紧张、消除疲劳、调整竞技状态的推拿称为运动推拿；用推拿方法促进疾病康复的推拿称为康复推拿。

2. 根据治疗对象分类　根据推拿治疗对象的不同可将推拿分为成人推拿和小儿推拿两类：成人推拿主要是运用推拿疗法治疗成人疾病的疗法；小儿推拿主要是应用特定手法和特定穴位治疗小儿疾病的疗法。

3. 根据术者主客体特征分类　根据术者主客体特征可将推拿分为他人推拿和自我推拿两类：他人推拿是术者为受术者进行推拿，以达到治疗和保健作用的一种推拿方法；自我推拿是自己给自己推拿，以达到强身保健及治疗作用的一种推拿方法。

4. 根据治疗病种分类　根据治疗病种的不同可将推拿分为正骨推拿、眼科推拿、急救推拿、运动推拿等。正骨推拿又称伤科推拿，是以推拿手法和功能锻炼来防治骨伤科疾病的推拿疗法；眼科推拿是以推拿方法来治疗眼科疾病的推拿疗法；急救推拿是以手法治疗急性病证的推拿疗法；运动推拿是以推拿手法作用于运动员，以预防运动创伤、加强体能恢复、提高竞技成绩为目的的推拿疗法。

5. 根据推拿手法特点分类　根据推拿手法的不同可将其分为一指禅推拿、内功推拿、点穴推拿等。一指禅推拿是以一指禅推法为主治疗疾病的一种推拿疗法；内功推拿是以擦法为主要治疗手法，并要求受术者配合习练少林内功以防治疾病的一种推拿疗法；点穴推拿又称"指针疗法""指压推拿"，是以手指点、按、压人体经络、腧穴来防治疾病的一种推拿疗法。

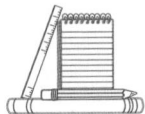

6. 根据推拿部位分类 根据推拿的部位特点可分为脏腑推拿和经穴推拿两类：脏腑推拿是指以脏腑理论为指导，以腹部推拿为主，通过调理脏腑功能失调来促使机体保持阴阳气血相对平衡，从而治疗内科、妇科、儿科等疾病的推拿疗法；经穴推拿是以经络理论为指导，通过推拿人体经络、腧穴来治疗疾病的推拿疗法。

7. 根据推拿时使用器械或介质分类 根据推拿时使用不同的器械或特殊的介质等情况可将推拿分为一般推拿与棒击推拿、膏摩、药摩等。凡是不借助器械、不使用介质，只使用推拿手法的治疗都称为一般推拿；而借助器械和使用不同介质的推拿疗法又有不同的名称，这里就不一一罗列。

二、推拿的注意事项

推拿属于中医外治法之一，它利用外力作用于人体以达到治疗目的。然而，若操作不当或存在错误等因素就有可能导致意外情况。因此，术者必须熟悉推拿的注意事项，并严格规范操作，以减少和避免推拿意外情况的发生。

1. 术者双手应温暖而清洁，需经常修剪指甲，且不佩戴装饰品，以免在操作时伤及受术者皮肤。

2. 术者应熟练掌握推拿技能，并具备中医、西医知识，从而确保诊断准确、操作得当。

3. 操作时，术者的注意力须高度集中，细心体会手下感觉，并随时观察受术者对手法的反应。若受术者有不适，术者应及时进行调整或停止操作，以防止意外事故的发生。

4. 除擦、推、掐等少数直接接触皮肤的手法外，其他手法治疗时应覆盖治疗巾。小儿推拿时，应使用介质以保护皮肤。

5. 在治疗过程中，术者要调整呼吸，确保手法的合理性及连贯性，并保持刺激的连续性，不能中途停止。

6. 应嘱受术者在治疗过程中保持肌肉放松，自然呼吸。对首次接受治疗者，要进行详细检查，特别注意是否存在推拿禁忌证。

7. 治疗室应保持整洁干净、光线充足、通风保暖。推拿床椅应坚固安全且高度适宜。

8. 每次推拿的时间一般在 5 ～ 30 分钟，可隔日或每日进行 1 次，7 ～ 10 次为 1 个疗程。每个疗程之间应间隔 3 ～ 5 天。

项目五 推拿的体位

在推拿临床治疗中，无论受术者与术者都应选择一个最佳的体位，以利于手法治疗。选择推拿体位时应以受术者感到舒适、安全，被操作的肢体尽可能得到放松，术者在施行各种手法时感到发力自如、操作方便为原则。

一、受术者的体位

1. 仰卧位 受术者仰面朝上，两下肢伸直，上肢自然放于身体两旁，或根据治疗需要，令一侧上肢或下肢外展、内收、高举、屈曲等。在颜面、胸腹及四肢前侧等部位操作时常采用此体位（图 2-1）。

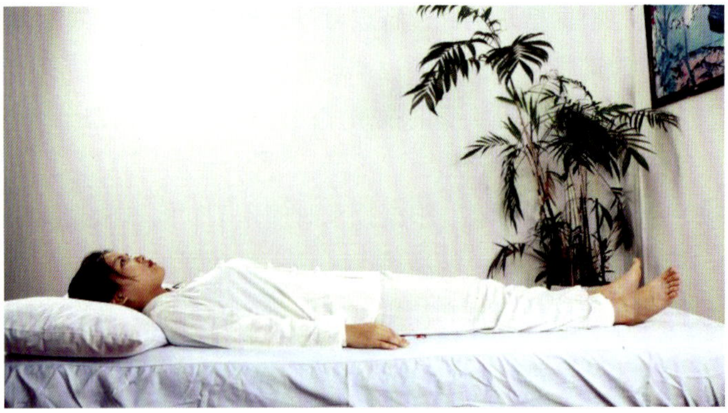

图 2-1   仰卧位

2. 俯卧位   受术者背面朝上，两下肢伸直，上肢自然放于身体两旁，或屈肘上放于头部两侧，或根据治疗需要，令一侧上肢或下肢后伸、外展、屈曲等。在肩背部、腰臀部及下肢后侧等部位操作时常采用此体位（图 2-2）。

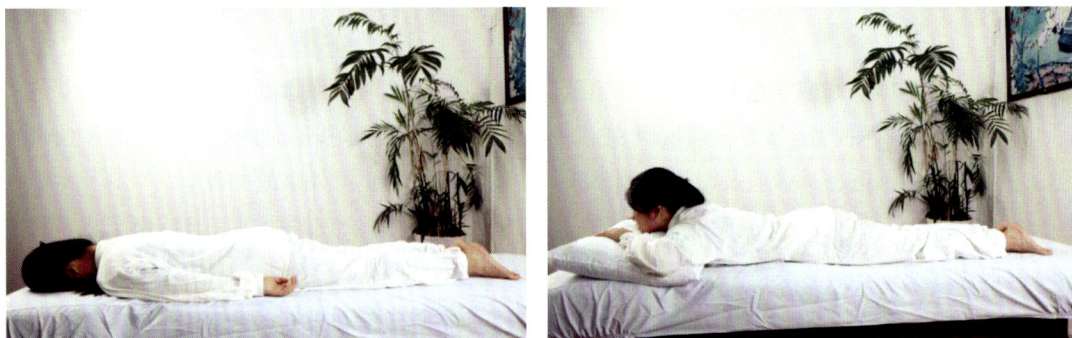

图 2-2   俯卧位

3. 侧卧位   受术者面朝左或右，两下肢自然屈曲或一屈一伸，在上的一侧上肢自然屈曲，靠床面一侧的上肢前屈，放于床面或枕于头下。在臀部、下肢外侧操作时及做侧卧位腰部斜扳法操作时常采用此体位（图 2-3）。

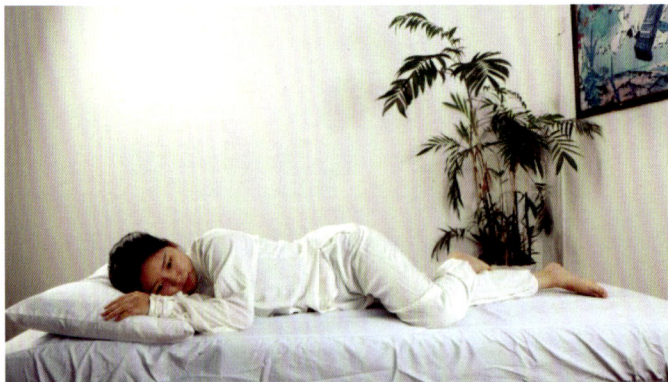

图 2-3   侧卧位

4. 端坐位   受术者端正而坐，大腿与地面平行，两上肢自然下垂，两手置于两膝上。在头面、颈项、肩部及上背部操作时常采用此体位（图 2-4）。

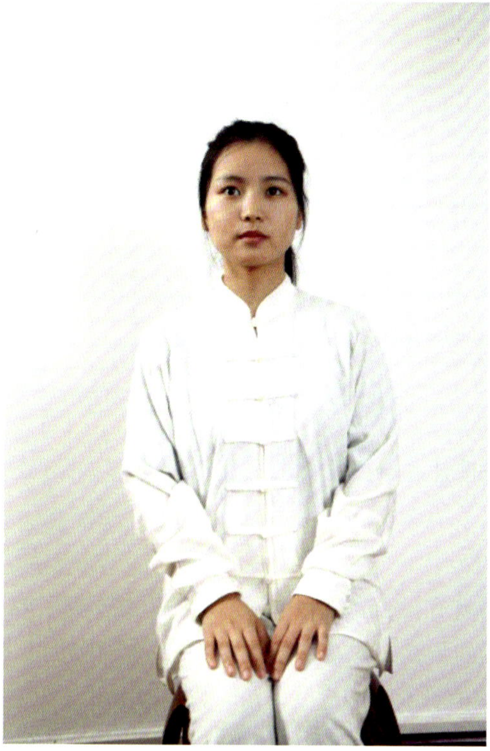

图 2-4　端坐位

5. 俯坐位　受术者端坐后上身前倾、略低头，双肘屈曲支撑于两膝或桌面（椅背）上，肩背肌肉自然放松。在颈项、肩部及上背部操作时常采用此体位（图 2-5）。

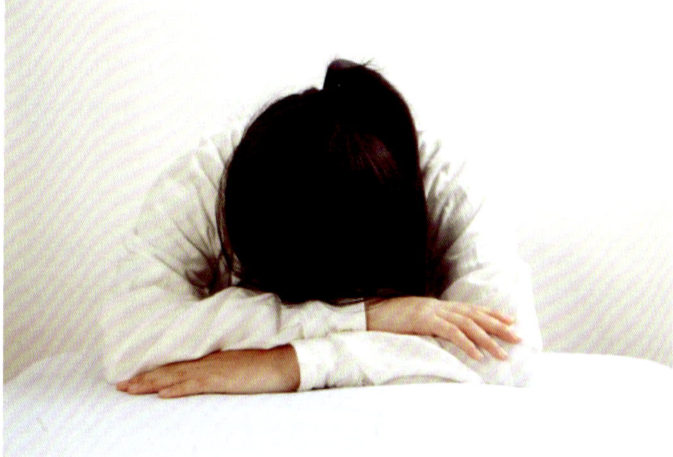

图 2-5　俯坐位

二、术者的体位

根据受术者的体位和被操作的肢体部位，一般除胸腹部操作取坐位外（头面部操作有时也取坐位），术者常取站立位操作。小儿推拿操作时，受术者多取仰坐位或卧位，术者一般取坐位。

项目六　推拿介质与热敷法

一、推拿介质

在手法操作前，为了保护皮肤或增加疗效而涂搽在施术部位上的润滑剂或药物制剂统称为推拿介质，或称推拿递质。应用介质的推拿方法称膏摩法。

知识链接

医圣张仲景在《金匮要略》中首次记载了用"膏摩"的方法治疗邪中经络、四肢重滞等疾患。

早在《五十二病方》中就有关于介质制作和运用的记载，到了隋唐，出现了名目繁多的膏摩方，被广泛地用于预防和治疗疾病，尤其是在小儿推拿中应用更加广泛。介质的作用体现在两个方面：一是润滑的作用，保护受术者的皮肤，防止操作过程中皮肤破损，同时也便于手法操作，增强手法的治疗作用。二是利用介质中药物的作用，进而加强手法的作用，提高推拿治疗效果。

（一）介质的种类

1. 活血化瘀类

（1）红花油　由松节油、红花、血竭等药物组成，具有活血化瘀、消肿止痛的作用，常用于治疗关节酸痛、跌打损伤等。

（2）药水（酒）　将中药用75%酒精或白酒浸泡数日，过滤取液而成。因浸泡药物不同而功效不同，如红花木瓜酒、舒筋活络药水等，多用于治疗急慢性软组织损伤和风湿类疾病等。

（3）白酒　即食用白酒，具有温通活络、活血化瘀的作用，主要用于成人推拿，治疗急性扭挫伤等，发热时可用于物理降温。

2. 温热类

（1）葱、姜汁（水）　取新鲜的葱白或鲜姜捣碎取汁，或将葱白、鲜姜切片，浸泡在75%酒精中备用。本品具有散寒解表、温通发散的作用，一般用于秋冬季，多用于治疗风寒表证等。

（2）冬青膏　以凡士林为赋形剂，加入冬青油、薄荷脑、麝香等药物配制而成，具有润滑和温经散寒的作用，多用于治疗小儿虚寒性腹泻及软组织损伤等。

（3）麻油　即食用芝麻油，具有润滑、补虚健脾的作用，可加强擦法透热的作用。

（4）温经通络膏　以蜂蜜或凡士林为赋形剂，加入麻黄、马钱子、乳香、没药等药物配制而成，具有祛风散寒、通络止痛的作用，可用于治疗软组织损伤或风湿痹痛等。

3. 寒凉类

（1）薄荷汁（水）　取鲜薄荷，捣碎取汁，或取薄荷脑5g，加入75%酒精100mL配制而成，具有疏风解表、退热的作用，一般用于春夏季，多用于治疗发热或外感风热等。

（2）蛋清　即蛋白，具有散瘀止痛、消食化积、清热的作用，多用于治疗小儿食积或外感发热等。

（3）凉水　即洁净冷水，最好是凉开水，具有清凉肌肤和退热的作用，常用于小儿外感热病等。

4. 中性介质

（1）滑石粉　即医用滑石粉，儿童爽身粉亦可，具有吸汗、润滑皮肤的作用，临床应用广泛，一般在夏季使用，小儿推拿中应用较多。

（2）传导油　由甘油、玉树油、松节油、酒精、蒸馏水等药物制成，具有祛风散寒、消肿止痛的作用，多用于治疗慢性劳损和风湿痹证等。

（3）石蜡油和甘油　有润滑皮肤和增强于法透热的作用。

其他如按摩乳、蛤蜊油、凡士林、茶油、菜油等均能用作推拿介质，可润滑皮肤，避免皮肤破损。

（二）介质的选择

1. 辨证选择　依据中医理论进行辨证，主要辨寒热与虚实，根据证型的不同选择不同的介质。寒证选用能够散寒、温经通络的介质，如葱姜水、冬青膏等；热证选用能够清凉退热的介质，如凉水、薄荷水等。虚证选用能够补益的介质，如药酒、冬青膏等；实证选用具有清、泻作用的介质，如红花油、传导油等。寒热虚实不明显的可用一些中性介质，如滑石粉、甘油等，以达到润滑皮肤的目的。

2. 辨病选择　根据病情的不同选择不同的介质。软组织损伤多选用能够消肿止痛、活血化瘀的介质，如红花油、传导油、冬青膏等；小儿肌性斜颈选用润滑性能较强的滑石粉、爽身粉等；小儿发热选用清热性能较强的凉水、75% 酒精等。

3. 根据年龄选择　介质的选择还受年龄因素的影响，小儿推拿选用滑石粉、凉水、酒精、薄荷水、葱姜汁、蛋清等；成人推拿则不论水剂、油剂、粉剂、酒剂均可使用；老年人多用油剂和酒剂。

4. 根据季节选择　介质的选择也受季节的影响。如春夏季节常用具有清凉性质的介质，如薄荷水、凉水、75% 酒精等；秋冬季节常用具有温热性质的介质，如红花油、冬青膏、药酒等。

（三）介质的使用方法

使用介质推拿，不论是单方还是复方，不论何种剂型，其根本原则有三：一是要有利于手法的施行，二是不能伤害皮肤，三要确保取得疗效。具体有以下几个方面。

1. 施术部位要充分暴露，选取好适宜的体位。既要让受术者感觉舒适，又要利于手法的操作。受术者如果有皮肤破损或有严重的皮肤病不能使用介质。

2. 介质要适量且均匀涂抹在施术部位。过多则太湿，使手法浮而无力；过少则太燥，使手法滞涩且容易损伤皮肤。

3. 介质常用于摩擦类手法。进行摩法、擦法、推法、揉法、抹法等手法时常使用介质。无论选用何种手法，均要求轻快柔和、平稳着实，不可使用蛮力。

4. 介质使用后要注意防寒保暖。操作后要防止腠理开，邪气乘虚而入，加重病情。

二、热敷法

热敷法在我国有 2000 多年的历史，《黄帝内经》称之为"熨法"。其方法很多，有汤熨、酒熨、药熨、葱熨、土熨、铁熨等。

知识链接

《厘正按摩要术·熨法》曰："每遇病者食积痰滞，结于胃脘，宜辛开苦降以治之。设误投攻下大剂，正气已伤，积滞未去，此时邪实正虚，无论攻下不可，即消导破耗

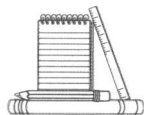

之剂，并不敢施，惟有用熨法外治。"

热敷的主要作用是"透热"，即通过热能和药物所产生的共同作用来温热肌肤，由经入脏，起到温经散寒、活血祛瘀、通络止痛的功效，从而达到调和脏腑、平衡阴阳的治疗目的。临床上热敷法分为干热敷和湿热敷两种，操作时间一般 20～30 分钟为宜。热敷法简单经济、方便实用、疗效显著，可在医院门诊或病房中应用，也可由受术者或家属在家自行应用。如使用不当可能造成一定的副作用，临床应用热敷法时须知以下几点。

（一）热敷法的治疗原理

1. 温热作用　通过温热刺激肌肤后，可使皮肤层血管和毛细血管充血扩张，促进血液循环，改善周围组织的营养，机体新陈代谢加快，从而促进水肿及炎症的消散及吸收，以达到缓解肌肉痉挛、消除疲劳的目的。

2. 药理作用　利用具有一定刺激作用的药物，如运用制川乌、制草乌等祛风散寒的药物，借助温热之力，使药物通过皮毛腠理由表达里，渗入肌肤，直达病所，有类似灸法的效应，具有温经通络、行气活血、除湿散寒的效果，从而达到调整脏腑功能、防治疾病、恢复健康的目的。

3. 经络作用　使用不同的药物在体表给药，借助热能，通过经络气血的运行，由经脉入脏腑，输布全身，直达病所，从而实现补虚泻实、平衡阴阳等功效，用来防治疾病。

（二）热敷法的操作

1. 热熨法　热熨法又称干热敷，将所用药物研成粉末，装入布袋中，放入锅内炒热，也可加用白酒、醋等佐料拌炒，或隔水蒸热后，取药袋趁热熨于特定部位或患处，用来治疗疾病。

2. 外洗法　外洗法是针对病情，辨证选用中药，加水煎熬后，待药温适宜时，将毛巾浸湿后擦洗全身或局部，从而达到温经散寒、活血化瘀、消肿止痛、平衡阴阳、治疗疾病的目的。

3. 浸渍法　浸就是将受术者肢体浸泡在药液中。渍就是先外洗受术者肢体，然后再用毛巾浸药液，稍拧干并折成方形或长条形，趁热敷于局部，并施以轻拍法，可使热更易透入肌肤，以促进血行，增强疗效。

（三）热敷法常用的药物

1. 活血化瘀类　当归、桃仁、川芎、鸡血藤、红花、三七、乳香、没药、血竭、赤芍、泽兰等。

2. 祛风除湿类　独活、豨莶草、寻骨风、海风藤、钻地风、防风、防己、木瓜、徐长卿、威灵仙、秦艽、海桐皮、千年健、油松节、伸筋草、透骨草、桑枝等。

3. 散寒止痛类　制川乌、制草乌、番木鳖、半夏、天南星、附子、肉桂、生姜、荆芥、桂枝、麻黄、羌活、干姜、吴茱萸、花椒、艾叶、苍术等。

4. 行气通经类　苏木、香樟木、沉香、檀香、木香、丁香、橘皮、路路通、香附、全蝎、地龙、乳香、没药等。

5. 补益肝肾类　五加皮、骨碎补、续断、桑寄生、杜仲、川牛膝、狗脊、千年健等。

配制热敷方时，可在上述各类药物中，每类药物选取 2～3 味，一剂方药由 10～15 味药物组成，每味药用量大小可以根据具体需要而定，一般为 10～30g。如下例方：海风藤 15g，寻骨风 15g，当归 15g，鸡血藤 30g，千年健 15g，五加皮 10g，苏木 15g，乳香 15g，没药 15g，红花 10g，川牛膝 30g，桑枝 30g，桑寄生 20g，制草乌 30g，制川乌 30g。临床运用时，将上述药物碾末装入布袋，可煎水热敷、外洗或热熨患处。

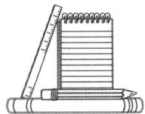

（四）热敷法常用的方剂

1. 传统热敷方

（1）药物组成　红花10g、桂枝15g、乳香10g、没药10g、苏木50g、香樟木50g、宣木瓜10g、老紫草15g、伸筋草15g、钻地风10g、路路通15g、千年健15g。

加减：手部加桑枝、桂枝；足部加独活、桑寄生；腿部加牛膝、木瓜；腰部加杜仲、狗脊；胸部加柴胡、郁金；胁肋部加枳壳、川楝子；肩部加羌活、姜黄；骨折加白及、地鳖虫。

兼风寒加附子、干姜；理气加陈皮、木香；活血加泽兰、三七；舒筋加威灵仙、海桐皮。

（2）功效　祛风、散寒、除湿、行气活血、通络止痛。

（3）主治　用于扭伤、挫伤、局部怕冷、关节酸楚、风湿痹痛等。

2. 四肢损伤洗方

（1）药物组成　羌活、独活、透骨草、红花、桑枝、桂枝、淫羊藿、积雪草、萆薢、伸筋草、补骨脂、牛膝、乳香、没药、木瓜。

（2）功效　活血祛风、温经通络。

（3）主治　用于四肢骨折、脱位、扭挫伤后筋络挛缩酸痛。

3. 上肢损伤洗方

（1）药物组成　川芎9g、威灵仙9g、透骨草15g、防风9g、红花9g、千年健12g、刘寄奴9g、桂枝12g、苏木9g、伸筋草15g。

（2）功效　祛风定痛、舒筋活血。

（3）主治　用于上肢损伤之筋脉拘挛、风湿痹痛，上肢骨折、脱位所致筋伤。

4. 下肢损伤洗方

（1）药物组成　红花10g、苏木10g、三棱12g、莪术12g、秦艽12g、海桐皮12g、牛膝10g、木瓜10g、透骨草15g、伸筋草15g、五加皮12g。

（2）功效　舒筋活血。

（3）主治　用于下肢损伤后筋脉拘挛疼痛、屈伸不利。

5. 腰伤一方（《伤科学》经验方）

（1）药物组成　枳壳10g、当归12g、厚朴10g、续断12g、木通10g、延胡索10g、赤芍12g、秦艽15g、桑枝30g、木香5g（后下）。

（2）功效　行气活血、通络止痛。

（3）主治　用于腰部损伤初期，瘀血肿痛，或兼小便不利者。

6. 腰伤二方（《伤科学》经验方）

（1）药物组成　狗脊12g、独活10g、熟地黄12g、当归12g、牛膝10g、威灵仙10g、白芍15g、桑寄生30g、钩藤12g、续断12g、炙甘草6g。

（2）功效　补养肝肾、舒筋活络。

（3）主治　用于腰部损伤中、后期，腰部酸软疼痛。

7. 骨刺外洗方

（1）药物组成　生川乌、生草乌、生天南星、生半夏各10g，透骨草、羌活、独活、伸筋草、刘寄奴、威灵仙、海风藤、鸡血藤、红花、桃仁、白芷、归尾、骨碎补、白芥子、乳香、没药各12g，冰片、樟脑、细辛各3g。

（2）功效　祛风除湿、温经通络、祛瘀化痰。

（3）主治　用于骨质增生症。

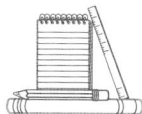

8. 蠲痹外洗方

（1）药物组成　生草乌、生天南星各 30g，干姜、白芷、姜黄、独活、苍术、路路通、皂角刺各 50g，松节、葱白各 100g。

（2）功效　蠲痹通络、活血止痛。

（3）主治　用于风寒湿痹证。

（五）热敷法的注意事项

1. 肿瘤、结核、传染病、孕妇、严重心脏病、重症高血压、实热证、年老体虚者、局部疮疡及破损者等禁用热敷。

2. 热敷均应在手法操作后使用，以防伤害皮肤。

3. 因受术者要暴露局部，故室内要保持温暖，以防感受风寒。

4. 毛巾需折平整，以使热量均匀渗透到肌肤，并防止烫伤。

5. 热敷时可隔着毛巾使用拍法，使热量渗透肌肤，但切勿按揉，否则容易破皮。热敷后患部不可再用其他手法。

6. 热敷的温度应以受术者能耐受为度，要防止烫伤及晕厥，尤其是对温度感觉迟钝的受术者。若受术者感觉太热，可在药袋下垫干毛巾或铺数层干布。

7. 每次热敷结束后，用毛巾揩干局部。

项目七　推拿异常情况的处置

推拿疗法虽然适应证广泛，安全度较高，但在临床上，如果手法粗暴、使用蛮力，一味追求以力取胜，甚至超越关节正常生理活动范围进行盲目治疗，就会给受术者带来不必要的痛苦，甚至可能造成医疗事故。因此，在运用推拿手法进行临床治疗时，应明确诊断，严格掌握适应证和禁忌证，操作要得当，以预防意外的发生。如果遇到紧急或异常情况，应及时、准确地进行处理。

知识链接

　　明代张介宾在《类经》中说："今见按摩之流，不知利害，专用刚强手法，极力困人，开人关节，走人元气，莫此为甚。病者亦以谓法所当然，即有不堪，勉强忍受。多见强者致弱，弱者不起，非唯不能去病，而适以增害。用若辈者，不可不为知慎。"

一、常见异常情况的处置

推拿临床上常见的异常情况及处理方法如下。

（一）瘀斑

1. 原因　手法过重，或操作时间过长，或受术者有血小板减少症，或老年性毛细血管脆性增加等。

2. 表现　推拿后局部出现肿胀疼痛，皮肤呈青紫色，功能活动受限等。

3. 处理　局部应立即停止手法操作。轻者一般无须特殊处理，局部青紫严重者，可先冷敷以止血，后热敷或轻轻按揉，以促进瘀血吸收。若受术者患有血液病，出现皮下或关节内出血，应进行相应的局部和全身治疗。

4.预防　①对初诊者，要注意手法的力度，力量应由轻到重，以受术者能耐受为度。同时，要特别注意推拿操作的禁忌证。②术者应加强手法训练，正确掌握手法操作规范与要领。

（二）疼痛

1.原因　手法过重，或初次接受推拿治疗时，受术者对手法产生的外力不适应。

2.表现　局部疼痛加重。

3.处理　一般不需要做特殊处理，1～3日后多能自行消除。疼痛严重者，可配合使用活血化瘀药物。

4.预防　在操作时，手法应轻柔和缓，用力以受术者能耐受为度，尤其是首次接受推拿治疗者。

（三）破皮

1.原因　手法操作不熟练、手法过重等。如擦法操作时短距离快速摩擦而未使用介质，掐法力度过大，揉法在单一部位操作时间过长，局部皮肤有轻度皮疹，指甲未修剪而进行手法操作，均可导致皮肤损伤。

2.表现　局部皮肤出现发红、疼痛、不同程度的破损等。

3.处理　应立即停止手法治疗，一般无须特殊处理，但是一定要保持损伤部位的清洁，以防继发感染。

4.预防　术者应加强手法基本功训练，正确掌握各种手法的动作要领，以提高手法的熟练程度。在使用擦法、推法、指揉法等手法时，可加用油膏、滑石粉等推拿介质以保护皮肤。对于破皮者，在接受治疗的过程中，应严格做好皮肤的消毒和保护工作，以防止感染。

二、复杂异常情况的处置

（一）晕厥

1.原因　受术者精神紧张、体质虚弱、过饥过饱、过度疲劳，术者手法过重、操作时间过长等因素，都可能造成某种不良后果。

2.表现　受术者在治疗过程中可能会出现头晕目眩、烦躁不安、表情淡漠、反应迟钝、嗜睡、意识模糊、心慌气短、恶心欲吐、面色苍白、四肢发凉、出冷汗，甚至昏倒等现象。

3.处理　立即停止手法刺激，让受术者去枕仰卧，头部呈稍低位。症状较轻者，休息片刻，饮用温开水或糖水，或静脉注射50%葡萄糖注射液后即可恢复；症状较重者，可配合掐人中或其他疗法，如立即进行抗休克治疗，补充血容量，维持水、电解质和酸碱平衡，使用扩血管药物，以保障心、脑、肾等重要器官的正常功能。必要时，应立即请内科会诊并进行相应治疗。

4.预防　对于精神过度紧张的受术者，治疗前应做好思想工作，消除其对推拿的恐惧感。对体质虚弱和初次接受推拿的受术者，治疗时手法不宜过重，时间不宜过长。被动运动手法应以受术者能耐受为度。对于空腹、剧烈活动后或过度劳累的患者，一般不宜做推拿治疗；必要时，手法应轻柔。

（二）骨与关节损伤

1.原因　手法操作不当，如过于粗暴猛烈，或对于关节解剖结构和活动度认识不足，导致操作时手法欠准确。另外，当局部存在肿瘤、结核等病变时，由于对疾病本身或在某阶段的认识不足，也可能造成病理性或医源性骨与关节损伤。

2.表现　骨折、关节脱位、关节疼痛、关节活动障碍等。

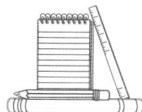

3. 处理   应立即停止手法治疗，按骨与关节损伤进行处理，及时整复并固定。对于疑似骨折的受术者，需明确诊断。

4. 预防   ①做关节活动时，手法应由轻到重，活动范围由小到大，同时密切注意受术者的耐受情况，以免造成骨与关节损伤。②需排除其他病变，如肿瘤、骨质疏松等。③对小儿和年老受术者进行按压、屈伸、扳、摇等手法时，手法不宜过重。

（三）脊髓损伤

1. 原因   手法不当，如操作幅度过大或方向失误，可能导致脊髓受损。

2. 表现   疼痛、晕厥，伴有大小便障碍、下肢萎缩，严重时可能出现麻痹、截瘫。

3. 处理   需密切观察病情变化，进行对症治疗。必要时，可考虑进行手术治疗。

4. 预防   应掌握手法的适应证，避免使用剧烈手法和进行大幅度扳动。

扫一扫，查阅
复习思考题答案

复习思考

1. 推拿常用介质的种类有哪些（   ）

    A. 温热类　　　　　　　　B. 寒凉类　　　　　　　　C. 活血类

    D. 中性类　　　　　　　　E. 油类

2. 叙述推拿异常情况的处理。

3. 概述推拿的适应证和禁忌证。

4. 简述推拿的治法有哪些。

模块三　推拿临床基本理论

项目一　推拿常用解剖

【学习目标】
1. 熟悉上肢部、下肢部及躯干部的主要肌性和骨性标志及其神经和主要血管体表投影。
2. 了解上肢部、下肢部及躯干部的主要肌肉的功能。

一、上肢部解剖

1. 上肢主要肌性及腱性标志

（1）三角肌　位于肩部，构成肩部圆隆状外形，从前侧、外侧、后侧三方面包绕肱骨的上端。主要功能：外展肩关节。前部肌束使肩前屈、内收和旋内；后部肌束使肩旋外、后伸。

（2）肱二头肌　位于上臂前面，呈梭形。肱二头肌腱可于肘窝中央摸到。主要功能：屈肘关节，长头协助屈肩关节。

（3）肱三头肌　位于上臂后面，包括长头、内侧头、外侧头。三角肌后缘的下方可摸到肱三头肌长头。主要功能：伸肘关节，长头可使臂后伸。

（4）前臂屈肌群浅肌　自桡侧向尺侧依次为肱桡肌、旋前圆肌、桡侧腕屈肌、掌长肌、尺侧腕屈肌和指浅屈肌。

（5）前臂伸肌群浅肌　由桡侧向尺侧依次为桡侧腕长伸肌、桡侧腕短伸肌、指伸肌、小指伸肌、尺侧腕伸肌。

（6）腕掌侧横纹　屈腕时，腕掌侧出现2～3条横纹的皮肤皱纹，即近侧横纹、中间横纹和远侧横纹。

（7）手肌　外侧有大鱼际肌，主要功能：维持屈、收、对掌拇指等动作；内侧有小鱼际肌，主要功能：维持屈、外展和对掌小指等动作；中间有蚓状肌，主要功能：屈第2～5掌指关节，伸指间关节。

（8）指伸肌腱　位于手背，浅层可见此肌至2～5指的肌腱，主要功能：伸直手指。

2. 上肢主要骨性标志

（1）锁骨　位于颈根皮下，全长均可触及。内端粗大，与胸骨柄相关节；外端扁平，与肩胛骨相关节。

（2）肩胛骨　位于背外上方，易在皮下触及内侧缘、肩下角、肩胛冈和肩峰。肩峰点为测量上肢长和上臂长的体表标志。

（3）肱骨　位于上臂，其大结节可在肩部最外侧三角肌下触及，前臂内上髁、外上髁位于肱骨下端两侧皮下。

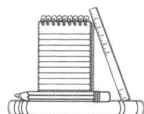

（4）尺骨　位于前臂内侧，从鹰嘴到茎突全长位于前臂后面内侧皮下。

（5）桡骨　位于前臂外侧，下端茎突易在外侧皮下触及，是测量前臂长度的体表标志。

（6）手骨　位于桡腕关节掌侧面，两侧可摸到大多角骨、豌豆骨；握拳或伸掌时，可摸到各掌骨及指骨。

（7）鼻烟窝　在腕背侧面，当拇指伸直外展时，自桡侧向尺侧可见拇长展肌、拇短伸肌和拇长伸肌等肌腱。窝底为手舟骨和大多角骨。

3. 上肢主要神经和血管体表投影

（1）正中神经　将上肢外展90°并稍旋后，由锁骨中点到肘窝中点做一连线，肱二头肌内侧缘以下的部分为正中神经上臂部体表投影；肱骨内上髁与肱二头肌腱连线的中点，向下到腕部桡侧腕屈肌腱与掌长肌腱之间的连线为正中神经前臂部体表投影。

（2）尺神经　从腋窝顶至肱骨内上髁与鹰嘴连线中点（肘后内侧沟）的连线为尺神经上臂部体表投影；从肱骨内上髁与鹰嘴连线中点至豌豆骨外侧缘的连线为尺神经前臂部体表投影。

（3）桡神经　自腋后皱襞的下方经上臂部后方至上臂部外侧中、下1/3处，至肱骨外上髁的连线为桡神经上臂部体表投影；自肱骨外上髁至桡骨茎突的连线为桡神经浅支前臂部的体表投影；自肱骨外上髁至前臂背侧中线的中、下1/3交界处的连线为桡神经深支的体表投影。

（4）肱动脉　将上肢外展90°并稍旋后，由锁骨中点到肘窝中点做一连线，连线与肱二头肌内侧缘交点以下的部分为肱动脉的体表投影。

（5）尺动脉　由肘窝中点稍下方到豌豆骨桡侧的连线为尺动脉的体表投影。

（6）桡动脉　由肘窝中点稍下方到桡骨远端掌侧面桡动脉搏动处的连线为桡动脉的体表投影。

二、下肢部解剖

1. 下肢主要肌性及腱性标志

（1）髂腰肌　髂肌起自髂窝，腰大肌主要起自腰椎体侧面和横突；髂腰肌经腹股沟韧带深面和髋关节的前内侧，止于股骨小转子。主要功能：使髋关节前屈和旋外，下肢固定时，可使躯干及骨盆前屈。

（2）臀大肌　位于臀部皮下。主要功能：臀大肌是髋关节有力的伸肌，还可使髋关节旋外。

（3）股四头肌　位于大腿前面，是全身体积最大的肌。主要功能：股四头肌是膝关节强有力的伸肌，股直肌还有屈髋关节的作用。

（4）缝匠肌　位于大腿前面，是全身最长的肌。主要功能：屈髋关节和膝关节，并使小腿旋内。

（5）大腿后群肌　半腱肌腱、半膜肌腱位于大腿的后面内侧，构成腘窝的上内界；股二头肌腱位于大腿的后面外侧，构成腘窝的上外界。主要功能：屈膝关节和伸髋关节。

（6）大腿内侧群肌　位于大腿内侧，浅层有耻骨肌、长收肌和股薄肌；中层有短收肌；深层有大收肌。主要功能：内收大腿，故又称内收肌群。

（7）小腿前群肌　位于小腿骨前方，主要有3块肌，自胫侧向腓侧依次为胫骨前肌、长伸肌和趾长伸肌。主要功能：是足的伸肌，可背屈踝关节。胫骨前肌可使足内翻，长伸肌和趾长伸肌能伸趾。

（8）小腿外侧群肌　位于腓骨的外侧，包括腓骨长肌和腓骨短肌。主要功能：使足外翻。

（9）小腿三头肌　位于小腿后面，腓肠肌两个头构成腘窝的下界。主要功能：屈小腿和上提足跟。

2. 下肢主要骨性标志

（1）髋骨　位于腰腹部侧面，其髂嵴全长易在皮下触及；前端为髂前上棘，是测量下肢长度的体表标志；后端为髂后上棘；坐骨结节位于臀部后下方。

（2）股骨　位于大腿部，是人体骨骼中最大的长骨。其大转子易在皮下触及，是测量下肢长度的体表标志。内侧髁、外侧髁位于大腿下端两侧皮下。

（3）髌骨　位于膝关节前面，可在膝关节前面皮下触及，是人体最大的籽骨。

（4）胫骨　位于小腿内侧，胫骨粗隆在膝关节前面下方皮下易触及；内、外侧髁位于上端两侧皮下；在小腿前内侧皮下可触摸胫骨前缘的全长；在胫骨下端内侧皮下的隆凸处可触摸到内踝。

（5）腓骨　位于小腿外侧，在胫骨外侧髁下方皮下可触摸到腓骨头，腓骨外踝可在下端外侧皮下隆凸触及，外踝比内踝略低。

（6）跟骨跟结节　位于足后部，皮下能触及，为直立时足跟最向后突出的一点。

（7）跖骨点　外侧跖骨点为第5跖骨小头向外侧最突出的点；内侧跖骨点为第1跖骨小头向内侧最突出的点。

3. 下肢主要神经及血管体表投影

（1）股神经　位于股鞘外侧，下行约3cm即分为多支，其中股神经前皮支分布于股前面下2/3的皮肤，隐神经在缝匠肌与股薄肌之间，出现于膝关节内后方，肌支支配缝匠肌、股四头肌与耻骨肌。

（2）坐骨神经　位于股骨大转子与坐骨结节连线中点稍内侧至股骨两髁中点的连线上，此线上2/3为坐骨神经干，向下分为胫神经和腓总神经。

（3）胫神经　为坐骨神经在腘窝上角处的粗大分支，沿中线下行至腘肌下缘，穿比目鱼肌腱弓深面进入小腿后区；其皮支为腓肠内侧皮神经，分布于小腿后侧皮肤。

（4）腓总神经　沿腘窝外上界斜向至腓骨头前下方，绕腓骨颈，穿腓骨长肌分为腓深神经和腓浅神经。腓深神经穿腓骨长肌和趾长伸肌起始部，至小腿前部与胫前动脉伴行，先在胫骨前肌和趾长伸肌间，后在胫骨前肌与长伸肌间下行至足背；分布于小腿肌前群、足背肌及第1、2趾相对面的背面皮肤。腓浅神经穿腓骨长肌起始部，在腓骨长、短肌和趾长伸肌间下行，分出肌支支配腓骨长、短肌，在小腿下1/3处浅出为皮支，分布于小腿外侧、足背和趾背的皮肤。

（5）股动脉　屈髋并稍外展、外旋，由髂前上棘至耻骨联合连线中点画一直线至股骨内收肌结节，此线的上2/3为股动脉体表投影。

（6）胫前动脉　自胫骨粗隆和腓骨小头的中点与两踝的中点画一连线，此为胫前动脉体表投影。

（7）胫后动脉　自腘窝中点正下方7～8cm处至内踝与跟腱的中点的连线为胫后动脉的体表定位。

（8）足背动脉　是胫前动脉的延续，在伸肌支持带下缘后方出现于姆长伸肌肌腱及趾长伸肌肌腱之间，行至第1跖骨间隙分为足底深支和第1跖背动脉两终支。

三、躯干部解剖

1. 躯干部主要肌性及腱性标志

（1）胸锁乳突肌　位于颈部两侧，转头向对侧时，可见位于颈前外侧呈长条状的肌性隆起。主要功能：两侧收缩，头向后仰；单侧收缩，使头歪向同侧，面转向对侧。

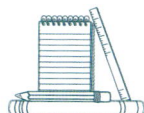

（2）胸大肌　覆盖胸廓前壁的大部。主要功能：使肱骨内收和旋内；如上肢上举并固定，能牵引躯干向上，并上提肋骨，协助吸气。

（3）背阔肌　位于背下部和胸侧部，为全身最大的阔肌。主要功能：使肱骨内收、旋内和后伸；当上肢上举并固定时，能上提躯干，如引体向上。

（4）斜方肌　位于项部和背上部的浅层。主要功能：全肌收缩牵引肩胛骨向脊柱靠拢；上部肌束可上提肩胛骨；下部肌束可使肩胛骨下降。

（5）前锯肌　位于胸廓侧面，以肌齿起自上8或9个肋骨外面，肌束向后内行，经肩胛骨前面止于肩胛骨内侧缘。主要功能：可拉肩胛骨向前，并使肩胛骨紧贴胸廓；如肩胛骨固定，则可提肋，助吸气。前锯肌瘫痪时，肩胛骨内侧缘翘起，称为"翼状肩胛"。

（6）竖脊肌　在脊柱两侧，呈纵形肌性隆起。主要功能：使脊柱后伸和仰头，是强有力的伸肌，对保持人体直立姿势有重要作用。

2. 躯干部主要骨性标志

（1）椎骨棘突　位于背部正中，皮下能触及，特别是第7颈椎棘突，低头时更明显。两侧肩胛冈内侧缘连线平第3胸椎棘突。两髂嵴最高点连线平第4腰椎棘突，易于在体表扪及。

（2）肋骨　位于胸两侧，除第1肋骨外，其余肋骨都可扪及。第2肋位于锁骨下方皮下。肩胛骨下角平第7肋或第7肋间隙。

（3）胸骨　位于胸前，全长位于胸正中部皮下，其中胸骨角两侧平第2肋，是计数肋骨的重要标志。

3. 躯干部主要神经丛体表投影

（1）颈丛　由第1～4颈神经的前支组成，位于胸锁乳突肌上部的深方、中斜角肌和肩胛提肌起端的前方。

（2）臂丛　由第5～8颈神经前支和第1胸神经前支的大部分组成，经斜角肌间隙走出，行于锁骨下动脉后上方，经锁骨后方进入腋窝。臂丛在锁骨中点后方比较集中，位置浅表，容易摸到，常作为臂丛阻滞麻醉的部位。

（3）腰丛　由第12胸神经前支的一部分、第1～3腰神经前支和第4腰神经前支的一部分组成，位于腰大肌深面，除发出分支支配髂腰肌和腰方肌外，还发出分支分布于腹股沟区及大腿的前部和内侧部。

（4）骶丛　由腰4～5、全部骶神经和尾神经的前支组成，位于盆腔内，在梨状肌前面、髂内动脉的后方。

项目二　推拿常用经络

【学习目标】

1. 熟悉十四经脉的循行路线。

2. 了解十五络脉和经筋的含义及作用。

一、经络概论

1. 经络的作用　经络是人体结构的重要组成部分，具有联络脏腑器官、沟通上下内外、运行气血、协调阴阳、调节功能活动的作用。

知识链接

"经络"一词首先见于《黄帝内经》，《灵枢·邪气脏腑病形》说："阴之与阳也，异名同类，上下相会，经络之相贯，如环无端。"《灵枢·脉经》曰："经脉者，所以能决死生，处百病，调虚实，不可不通。"

---

2. 经络的主要组成　十二经脉包括手三阴经（手太阴肺经、手厥阴心包经、手少阴心经）、手三阳经（手阳明大肠经、手少阳三焦经、手太阳小肠经）、足三阳经（足阳明胃经、足少阳胆经、足太阳膀胱经）、足三阴经（足太阴脾经、足厥阴肝经、足少阴肾经），也称为"十二正经"。十二正经和任、督二脉合称十四经脉，是经络系统的主体。

二、十四经脉体表主要循行路线

1. 手太阴肺经　横出腋下→沿上臂内侧之前→下行到肘窝中→沿着前臂掌面桡侧入桡动脉搏动处→过鱼际→沿鱼际的边缘→出拇指的桡侧端，与手阳明大肠经相接。

2. 手少阴心经　横出于腋窝→沿上臂内侧后缘、肱二头肌内侧沟走行→至肘窝内侧→沿前臂内侧后缘、尺侧腕屈肌腱之侧→到掌后豌豆骨部→入掌→经小指桡侧至末端，与手太阳小肠经相接。

3. 手厥阴心包经　腋窝中→沿上臂内侧正中→进入肘窝中→向下行于前臂掌长肌腱与桡侧腕屈肌腱之间→进入掌中→沿着中指到指端。支脉：从劳宫分出→沿着无名指尺侧到指端，与手少阳三焦经相接。

4. 手阳明大肠经　起于食指桡侧端→沿食指桡侧→通过第1、2掌骨之间→向上进入拇长伸肌腱与拇短伸肌腱之间的凹陷中→沿前臂背面桡侧缘→至肘部外侧→沿上臂外侧上行→至肩端→沿肩峰前缘→向上会于督脉大椎穴→进入缺盆。支脉：上走颈部→经过面颊→进入下齿龈→回绕口唇→交叉于水沟→分布在鼻旁，与足阳明胃经相接。

5. 手太阳小肠经　起于手小指尺侧端→沿手背尺侧至腕部→出于尺骨茎突→直上前臂外侧尺骨后缘→经尺骨鹰嘴与肱骨内上髁之间→循上臂外侧后缘出肩关节→绕行肩胛部→交会于大椎穴→入缺盆。支脉一：沿颈部上面颊→至目外眦→转入耳中。支脉二：上行目眶下→抵于鼻旁→至目内眦，与足太阳膀胱经相接。

6. 手少阳三焦经　起于无名指尺侧端→向上出于手背第4、5掌骨之间→沿着腕背出于前臂伸侧尺、桡骨之间→向上过肘尖→过上臂外侧三角肌后缘→达肩部→向前入缺盆。支脉一：出缺盆→上行项部→沿耳后直上→出耳上到额角→下行至面颊→到达目眶下。支脉二：从耳后入耳中→出走耳前→交叉于面颊部→到目外眦，与足少阳胆经相接。

7. 足太阴脾经　起于足大趾末端→沿着大趾内侧赤白肉际→过大趾本节后→上行至内踝前→再上腿肚→沿胫骨后交出足厥阴肝经之前→经膝、股部内侧前缘入腹→挟食管两旁→连系舌根→分散于舌下，与手少阴心经相接。

8. 足少阴肾经　起于足小趾下→斜走足心→出于舟骨粗隆下→沿内踝后→进入足跟→再向

上行于腿肚内侧→出于腘窝内侧半腱肌腱与半膜肌之间→上经大腿内侧后缘→通向脊柱→还出于前，沿腹中线旁开 0.5 寸及胸中线旁开 2 寸→到达锁骨下缘→沿着喉咙→挟于舌根两侧，与手厥阴心包经相接。

9. 足厥阴肝经　起于足大趾外侧部→经内踝前→向上至内踝上八寸外处→交出于足太阴脾经之后→上行沿股内侧→进入阴毛中→绕阴器→上达小腹→过膈→分布于胁肋→沿喉咙后面→向上入鼻咽部→连接于目系→上出于前额→与督脉会合于颠顶。支脉：下行颊里→环绕唇内，与手太阴肺经相接。

10. 足阳明胃经　起于鼻翼两侧→上行到鼻根部→向下沿着鼻的外侧→入上齿龈→回出环绕口唇→向下交会于颏唇沟内承浆穴→再向后沿着口腮后下方→出于下颌大迎处→沿着下颌角颊车→上行耳前→经过上关→沿发际至额。支脉一：从大迎前下走人迎→沿着喉咙→会大椎→入缺盆。支脉二：由髀关直抵伏兔部→下至膝膑→沿着胫骨前嵴外侧→下经足背→进入足第 2 趾外侧端。支脉三：从足三里处分出→进入足中趾外侧。支脉四：从足背上分出→进入足大趾内侧端，与足太阴脾经相接。

11. 足太阳膀胱经　起于目内眦→上额交会于颠顶→下行项后→沿肩胛部内侧→挟脊柱→到达腰部→从脊旁肌肉进入体腔。颠顶部支脉：从头顶到颞颥部。支脉一：向下通过臀部→进入腘窝内。支脉二：通过肩胛骨内缘直下→经过臀部下行→沿大腿后外侧→下行至腘窝中→下行穿过腓肠肌→出于外踝后→过第 5 跖骨粗隆→至小趾外侧端，与足少阴肾经相接。

12. 足少阳胆经　起于目外眦→向上到额角返回下行至耳后→沿颈部向后交会大椎穴→向前入缺盆→出于腹股沟→经外阴毛际→横行入髋关节。支脉一：从耳后入耳中→出走耳前→到目外眦处后向下→经颊部会于缺盆部。支脉二：下行腋部→沿胸侧→经季胁会于髋关节后→再向下沿大腿外侧→行于足阳明和足太阴经之间→经腓骨前直下到外踝前→进入足第 4 趾外侧端。支脉三：从足临泣处分出→沿第 1、2 跖骨之间→至大趾端，与足厥阴肝经相接。

13. 任脉　起于小腹内→下出会阴部→向上行于阴毛部→沿着腹内向上经过关元等穴→到达咽喉部→再上行环绕口唇→经过面部→进入目眶下。

14. 督脉　起于小腹内→下出会阴部→向后行于脊柱的内部→上达项后风府→进入脑内→上行颠顶→沿前额下行至鼻柱。

三、十五络脉

十五络脉是指十二经脉和任、督二脉各自别出一络，加上脾之大络。十二经脉的别络均从本经四肢肘膝以下的络穴分出，走向其相表里的经脉，即阴经别络于阳经，阳经别络于阴经。任脉的别络从鸠尾分出以后散布于腹部；督脉的别络从长强分出经背部向上散布于头；脾之大络从大包分出以后散布于胸胁。十二经别络具有加强十二正经中表里两经的联系，沟通表里两经的经气，补充十二经脉循行的不足之作用。任脉络、督脉络与脾之大络具有沟通全身经气、输布气血以濡养全身组织的功效。

四、经筋

经筋是十二经脉之气结、聚、散、络于筋肉、关节的附属体系，包括经络、神经、血管、淋巴等系统。十二经筋均起于四肢末端，上行于头面胸腹部，每遇骨节部位则结于或聚于此，遇胸腹壁或入胸腹腔散于或布于该部而成片，但与脏腑无属络关系。三阳经筋分布于项背和四肢外侧，三阴经筋分布于胸腹和四肢内侧。足三阳经筋起于足趾，循股外上行结于顺（面）；

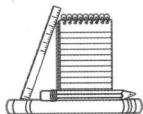

足三阴经筋起于足趾，循股内上行结于阴器（腹）；手三阳经筋起于手指，循臑外上行结于角（头）；手三阴经筋起于手指，循臑内上行结于贲（胸）。经筋具有通行气血、沟通上下、联络四肢、主司运动的作用。

知识链接

明代张介宾提出："十二经脉之外而复有经筋者，何也？盖经脉营行表里，故出入脏腑，以次相传；经筋联缀百骸，故维络周身，各有定位。虽经筋所盛之处，则唯四肢溪谷之间为最，以筋会于节也。筋属木，其华在爪，故十二经筋皆起于四肢指爪之间，而后盛于辅骨，结于肘腕，系于关节，联于肌肉，上于颈项，终于头面，此人身经筋之大略也。"

项目三　推拿常用腧穴

【学习目标】

1. 掌握成人推拿常用穴位的位置。

2. 了解成人推拿穴位的主治。

一、成人推拿常用腧穴

推拿穴位选择的正确与否直接影响推拿临床疗效，故必须熟练掌握（表 3-1，图 3-1～图 3-5）。

表 3-1　推拿常用腧穴

部位	穴名	定位	主治	常用手法
头部	百会	后发际直上 7 寸，或两耳尖直上头顶正中	颈椎病、头晕、目眩等	推、揉法
	印堂	两眉中连线的中点	颈痛、头痛、腰痛等	一指禅推法
	人中	人中沟上 1/3 与下 2/3 交点处	急性腰扭伤、休克、昏迷等	掐、按法
	承浆	下唇正中凹陷处	颈痛、项强等	揉、按法
	太阳	眉梢与目外眦之间，向后约 1 寸处凹陷中	头痛、头晕、恶心、呕吐等	揉、按法
	风池	项后枕骨下，两侧凹陷中	头痛、眩晕、项痛等	勾揉法
	风府	后发际正中直上 1 寸处	头痛、眩晕等	点、揉法
	天柱	后发际正中直上 0.5 寸，旁开 1.3 寸	颈痛、项强等	按、揉法
肩臂部	肩井	大椎穴与肩峰连线中点处	颈椎病、肩周炎等	拿、擦法
	臂臑	肱骨外侧三角肌下端凹陷中	肩痛、臂痛、上肢瘫痪等	按、揉、点法
	肩髃	肩峰前下方，上臂外展平举时凹陷处	肩关节痛、上肢疾病等	按、揉、压法
	巨骨	锁骨肩峰端与肩胛冈结合部的凹陷中	肩臂痛不得屈伸等	按、揉、点法
	肩髎	肩峰后下方的凹陷中	肩关节痛、上肢疼痛麻木等	按、揉、点法
	肩前	肩峰与腋前纹头之间连线中点	肩关节前侧痛、上肢疾病等	按、揉、擦法

续表

部位	穴名	定位	主治	常用手法
肩臂部	肩中俞	第7颈椎棘突下旁开2寸	肩背痛等	按、揉法
	肩外俞	第1胸椎棘突下旁开3寸	颈肩背部痛等	按、揉法
	臑俞	肩贞穴直上，肩胛冈下缘凹陷中	肩关节痛、上肢瘫痛等	按、㨰法
	天宗	肩胛骨冈下窝的中央	颈痛、背痛等	点、按法
	曲垣	肩胛骨冈上窝内侧凹陷中	肩痛、背痛等	按、揉法
上肢部	合谷	手背第1、2掌骨间，第2掌骨桡侧中点	头面部疼痛等	按、揉、点法
	曲池	肘横纹外端与肱骨外上髁连线中点	网球肘、上肢疼痛麻木等	按、揉法
	尺泽	肘横纹中，肱二头肌腱桡侧凹陷处	肘臂挛痛、胸痛、惊风等	按、揉、拿法
	孔最	前臂掌面桡侧，尺泽与太渊连线上，腕横纹上7寸	肘臂痛、小儿咳喘等	按、揉、拿法
	手三里	在阳溪与曲池穴连线上，曲池穴下2寸	肘关节疼痛、腰背痛等	一指禅推法
	肘髎	曲池穴外上方1寸，肱骨边缘凹陷中	网球肘、肘关节痛等	按、揉法
	支沟	腕背横纹上3寸，桡骨与尺骨之间	胸胁部疼痛、项强、便秘等	按、揉法
	外关	腕背横纹上2寸，桡骨与尺骨之间	胸胁痛、颈椎病等	按、揉、㨰法
	内关	腕掌横纹上2寸两筋间凹陷中	心绞痛、胸胁部疼痛等	按、揉、㨰法
	养老	掌心向胸，尺骨茎突桡侧缘的凹陷中	颈椎病、落枕、肩臂痛等	按、揉、点法
	列缺	桡骨茎突上方，腕横纹上1.5寸	颈项痛、头痛等	按、揉法
	大陵	腕掌横纹正中央，两筋间	踝痛、胸痛、手麻等	按、揉法
	太渊	腕掌侧横纹桡侧，桡动脉搏动处	手腕痛、咳喘等	按、揉、掐法
	神门	尺侧腕屈肌腱的桡侧缘，腕掌横纹尺侧端	心悸、失眠、盗汗、耳鸣等	按、揉、掐法
	落枕	手背第2、3指掌关节间后约0.5寸凹陷中	落枕、颈项强痛、急性腰扭伤等	揉、掐法
	腰痛穴	手指指总伸肌腱的两侧，腕背横纹下1寸	急性腰扭伤、手指麻木等	按、揉法
	后溪	屈小指，第5掌骨小头后缘赤白肉际处	腰痛、颈项强痛等	点、按法
	腕骨	第5掌骨基底后端与钩骨、豌豆骨之间凹陷中	踝关节扭伤、腕部疼痛麻木等	揉、按法
腰背部	夹脊	第1胸椎至第5腰椎各椎棘突下旁开0.5寸	各种腰腿痛等	压、㨰法
	大杼	第1胸椎棘突下，旁开1.5寸	项背强痛、发热、咳嗽等	按、揉、压法
	风门	第2胸椎棘突下，旁开1.5寸	头痛、项背强痛等	压、揉法
	肺俞	第3胸椎棘突下，旁开1.5寸	咳嗽气喘、胸满、皮肤病等	按、揉、弹拨
	心俞	第5胸椎棘突下，旁开1.5寸	心悸、失眠等	㨰、按、揉法
	膈俞	第7胸椎棘突下，旁开1.5寸	呕吐、胃脘痛等	㨰、按、揉法
	肝俞	第9胸椎棘突下，旁开1.5寸	胸胁痛、肝炎等	压、按、揉法
	胆俞	第10胸椎棘突下，旁开1.5寸	胁肋痛、口苦、胆囊炎等	点、按、揉法
	脾俞	第11胸椎棘突下，旁开1.5寸	胃脘痛、惊风等	点、按、揉法
	胃俞	第12胸椎棘突下，旁开1.5寸	胃痛、小儿消化不良等	点、按、揉法
	肾俞	第2腰椎棘突下，旁开1.5寸	肾虚腰痛等	压、按、揉法
	命门	第2腰椎棘突下凹陷中	肾虚腰背痛等	压、按、揉法

续表

部位	穴名	定位	主治	常用手法
腰背部	志室	第2腰椎棘突下旁开3寸	肾虚腰痛等	按、揉法
	气海俞	第3腰椎棘突下旁开1.5寸	肾虚腰痛、膝软无力等	按、揉法
	大肠俞	第4腰椎棘突下旁开1.5寸	腰痛、腿痛等	压、揉法
	腰眼	第4腰椎棘突下旁开3～4寸凹陷处	两侧腰痛等	压、点法
	腰阳关	第4腰椎棘突下凹陷中，约与髂嵴相平	腰痛、坐骨神经痛等	压、按揉法
	小肠俞	在骶部，当骶正中嵴旁1.5寸，平第1骶后孔	腰痛、尾骶痛等	一指禅推法
	居髎	髂前上棘与大转子高点连线的中点	腰痛、臀痛等	擦、按、揉法
髋及下肢部	环跳	股骨大转子高点与骶管裂孔连线的外1/3凹陷处	腰腿痛、下肢麻木等	压、点法
	秩边	第4骶椎棘突下旁开3寸	腰痛、腿痛等	压、按、揉法
	风市	直立垂手时，中指尖下，位于大腿外侧正中	下肢痿痹、麻木无力等	擦、按、揉法
	殷门	承扶穴与委中穴的连线上，承扶穴下6寸	腰腿痛等	擦、按、揉法
	梁丘	髂前上棘与髌骨外缘连线，膝髌外上缘外上2寸	膝痛、下肢关节痹痛等	一指禅推法
	伏兔	髂前上棘与髌骨外缘连线，膝髌外上缘上6寸	下肢麻木、膝关节痛等	擦、按、揉法
	委中	腘窝横纹中央	腰痛、膝关节痛等	点、按、揉法
	承山	腓肠肌两肌腹之间，人字纹凹陷中	腰腿痛等	擦、压法
	膝眼	髌韧带两侧与股骨和胫骨内、外侧髁构成的凹陷	膝关节病变等	点、按、揉法
	足三里	犊鼻穴直下3寸，胫骨前嵴外一横指	腰膝酸痛等	按、揉、点法
	条口	犊鼻穴直下8寸，胫骨前嵴外一横指	肩痛、小腿病证等	按、揉法
	解溪	足背踝关节前横纹的中央，与外踝尖平齐	足部及踝关节伤痛等	一指禅推法
	太冲	第1、2跖骨结合部之前凹陷中	足部疼痛、头痛等	按、揉法
	丘墟	外踝前下缘，当趾长伸肌腱的外侧凹陷中	足部疼痛	一指禅推法
	悬钟	外踝尖上3寸，腓骨后缘	踝关节痛、项强、腰腿痛	擦、按、揉法
	昆仑	外踝高点与跟腱之间的凹陷中	肾虚腰痛、落枕、项强	按、揉法
	太溪	内踝高点与跟腱后缘连线的中点凹陷处	肾虚、腰痛、遗精等	拿、按、揉法
	涌泉	足底部，第2、3趾趾缝纹头端与足跟连线的前1/3处	高血压、小儿发热等	推、擦、揉法

图 3-1   成人头部穴位

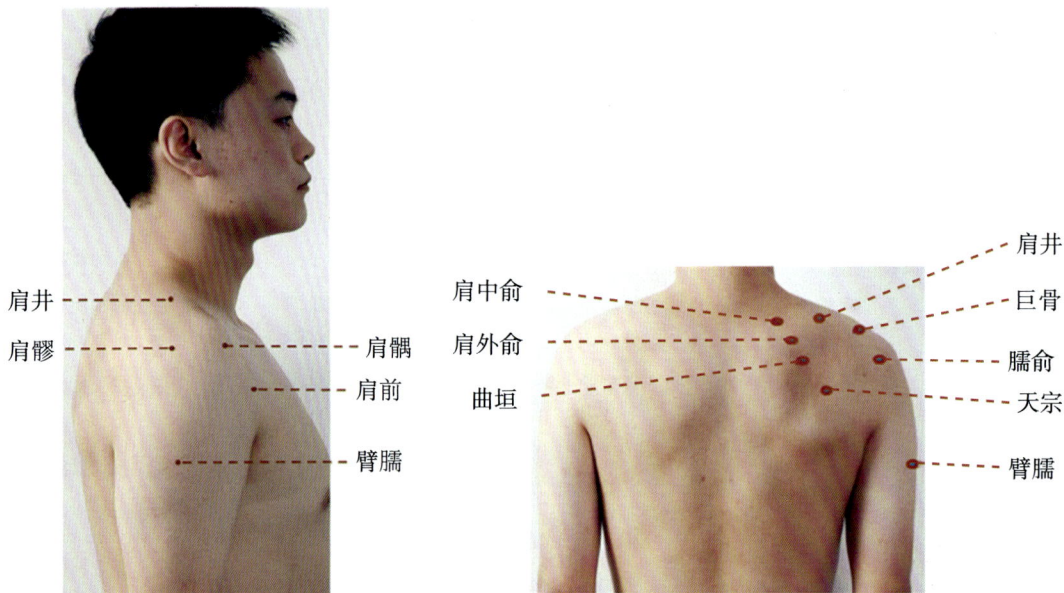

百会
太阳
风府
天柱
风池

印堂
人中
承浆

图 3-2   成人肩臂部穴位

肩井
肩髎

肩髃
肩前
臂臑

肩中俞
肩外俞
曲垣

肩井
巨骨
臑俞
天宗
臂臑

图 3-3   成人上肢部穴位

肘髎
曲池
手三里

支沟
外关
合谷

腕骨
养老
腰痛穴

腰痛穴
落枕
后溪

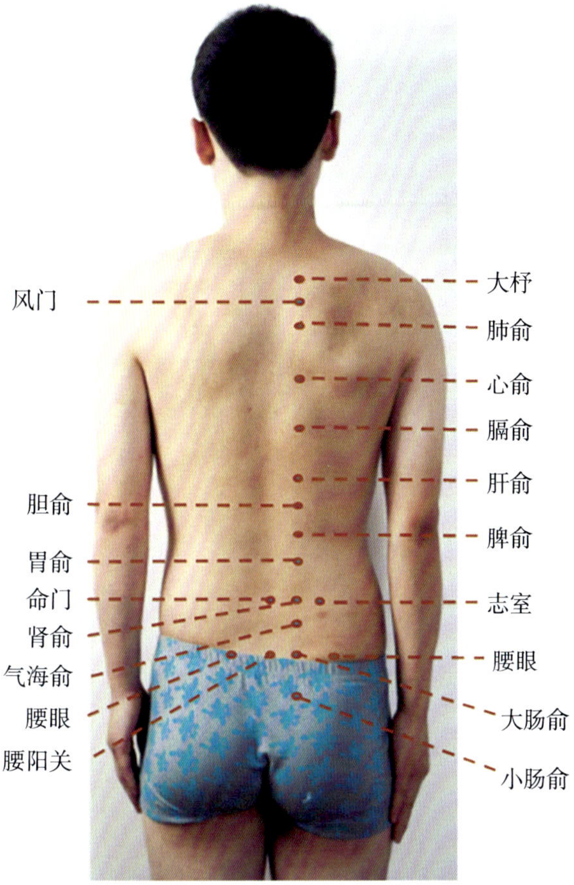

图 3-4　成人腰背部穴位

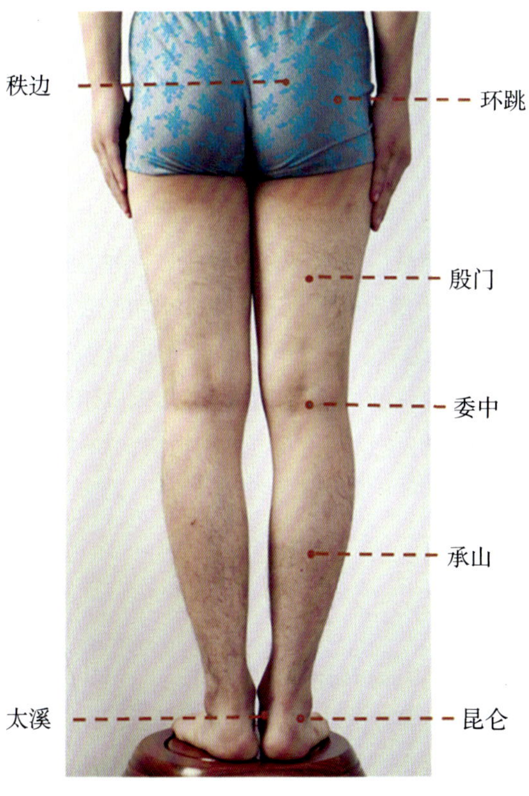

风门　大杼　肺俞　心俞　膈俞　肝俞　脾俞　胆俞　胃俞　志室　命门　肾俞　腰眼　气海俞　大肠俞　腰眼　腰阳关　小肠俞

秩边　环跳　殷门　委中　承山　太溪　昆仑

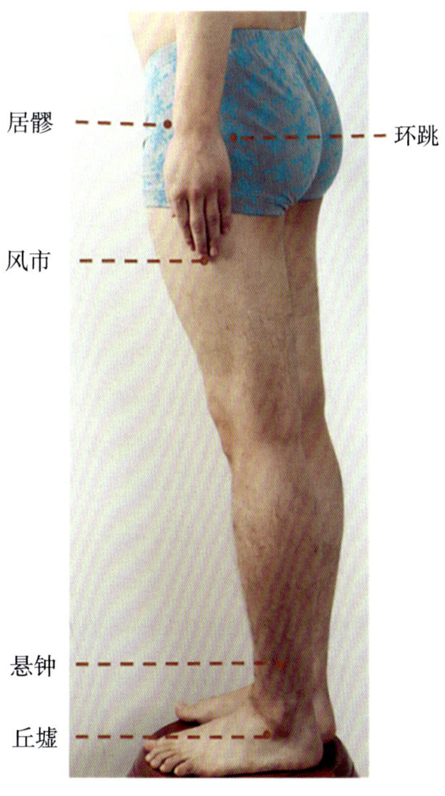

居髎　环跳　风市　悬钟　丘墟

图 3-5　成人髋及下肢部穴位（1）

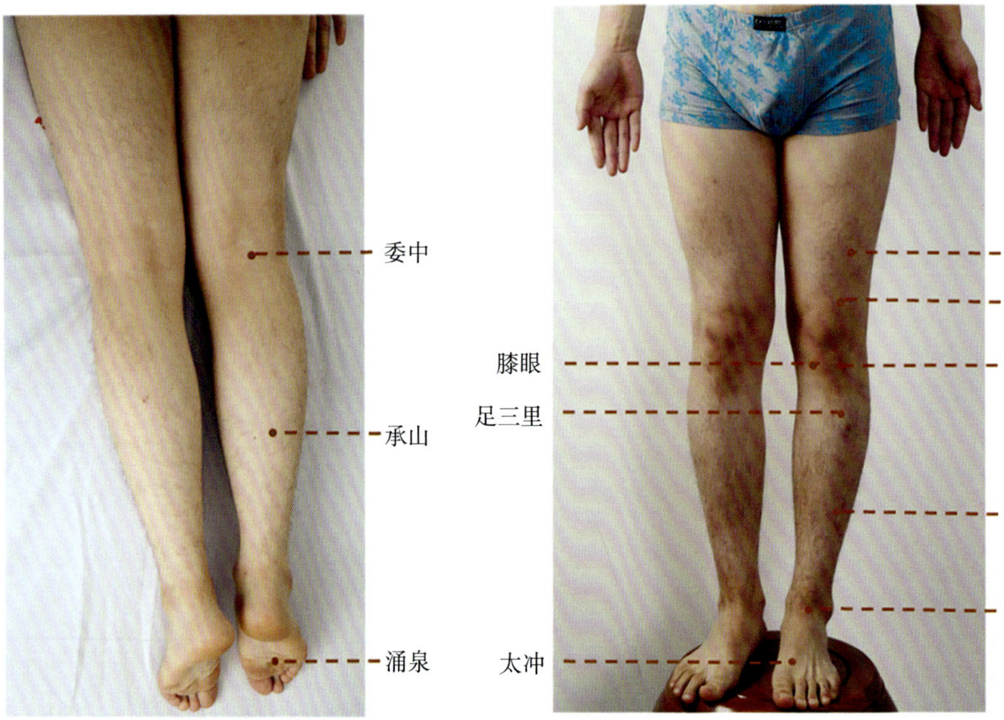

图 3-5 成人髋及下肢部穴位（2）

扫一扫，查阅PPT、视频、知识链接等数字资源

二、小儿推拿常用腧穴

【学习目标】

1. 掌握小儿推拿常用腧穴的操作位置及操作方法。
2. 熟悉小儿推拿常用腧穴的临床应用。

小儿推拿常用腧穴，除了采用十四经部分腧穴及经外奇穴、阿是穴、经验穴外，多数腧穴为小儿推拿特定穴位。这些穴位在分布、形态等方面具有鲜明的特点：一是穴位的形状不仅有“点”状，还有“线”状和“面”状。如天门穴等为“线”状，一窝风穴等为“点”状，板门穴等为“面”状。二是穴位大多分布在人体头面和四肢，以两手、上肢居多，如心经、脾经等穴，正所谓小儿“百脉汇于两掌”。三是小儿推拿穴位散在分布，不像成人十四经穴那样有线路相连。四是小儿推拿常用穴位中有部分穴位虽属十四经穴，但受小儿生理、病理特点的影响，其作用与成人经穴有所不同。五是小儿推拿穴位有其特殊的位置和作用，在临床应用时有特殊的操作方法。一般“线”状穴位多用推法，如推七节骨，“点”状穴位多用揉法，如揉小天心，“面”状穴位多用摩法，如摩腹。

小儿头面部穴位（图 3-6）

1. 天门（攒竹）

【操作位置】自两眉中间至前发际呈一直线。

【操作方法】两拇指自两眉间向上交替直推，称开天门，又称推攒竹。推 30 ～ 60 次。

【临床运用】此穴具有发汗解表、镇静安神、开窍醒神的功效，为发汗解表、止头痛之要穴，常用于治疗外感发热、头痛、无汗等症，多与推坎宫、揉太阳等合用；若惊惕不安、烦躁不宁，多与清肝经、揉百会、掐揉五指节等合用。

2. 坎宫

【操作位置】自眉头沿眉弓至眉梢呈一横线。

【操作方法】两拇指自眉心向眉梢做分推，称推坎宫，又称推眉弓，推 30 ～ 60 次。

【临床运用】此穴具有疏风解表、醒脑明目、止头痛的功效，常用于外感发热、头痛，多与推攒竹、揉太阳等合用；若用于治疗目赤痛，多与清肝经、掐揉小天心、清天河水等合用。

3. 太阳

【操作位置】两眉外端的后方凹陷处，又有左为太阳、右为太阴之说。

【操作方法】用指端揉或运法，称揉太阳或运太阳，向眼方向为补，向耳方向为泻。两拇指桡侧自太阳穴向耳后方推，称推太阳（推太阴太阳）。推或揉 30 ～ 60 次。

【临床运用】此穴具有疏风解表、明目止痛的功效，常用于感冒、发热、头痛、惊风、目赤痛。外感头痛属实者用泻法，内伤头痛属虚者用补法。推太阳主要用于外感发热。

4. 山根

【操作位置】两目内眦连线中点，鼻梁上低凹处。

【操作方法】用拇指甲掐之，称掐山根。掐 3 ～ 5 次。

【临床运用】此穴具有开窍、醒神的功效，常用于治疗惊风、抽搐、昏迷等，多与掐人中、掐老龙等合用。望山根还可用于诊断疾病，如见山根穴有青筋暴露，多为惊风或脾胃虚寒。

5. 囟门

【操作位置】前发际正中直上，百会前凹陷中。

【操作方法】用拇指指腹轻揉，称揉囟门；用两拇指指腹自前发际向上轮换推至囟门（囟门未闭合时，仅推至边缘），再自囟门向两边分推，称推囟门。推或揉 30 ～ 60 次。

【临床运用】此穴具有镇惊安神、通窍的功效，常用于头痛、惊风、鼻塞等症。治惊风时常与掐精宁、威灵等穴合用；用于鼻衄、鼻塞时，多与黄蜂入洞等合用。正常小儿在出生后 12 ～ 18 个月囟门闭合，操作时手法宜轻柔，不可用力按压。

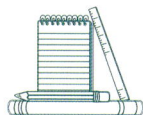

图 3-6 小儿头面部穴位

6. 耳后高骨

【操作位置】耳后入发际高骨下凹陷中。

【操作方法】两拇指或中指端揉，称揉耳后高骨或运耳后高骨。揉或运 30 ～ 60 次。

【临床运用】此穴具有疏风解表、镇惊除烦的功效。治感冒头痛，多与推攒竹、推坎宫、揉太阳等合用；治神昏烦躁，多与清肝经、清心经等合用。另外，揉此穴与开天门、推坎宫、运太阳合用称为"四大手法"。

小儿躯干部穴位（图 3-7）

1. 乳旁

【操作位置】乳头旁开 2 分。

【操作方法】用中指或食指揉，称揉乳旁。揉 30 ～ 60 次。

【临床运用】此穴具有宽胸理气、止咳化痰的功效，用于治疗胸闷、咳嗽、痰鸣、呕吐等。临床上多与揉乳根合用，以食、中两指同时操作，以加强其疗效。

2. 乳根

【操作位置】乳头直下 2 分。

【操作方法】用指端揉，称揉乳根。揉 30 ～ 60 次。

【临床运用】此穴具有宽胸理气、止咳化痰的功效，用于治疗胸闷、咳嗽、痰鸣、呕吐等。临床上揉乳根与揉乳旁多合用，以食、中两指同时操作。

3. 腹

【操作位置】整个腹部。

【操作方法】用掌面或四指在腹部做顺时针方向或逆时针方向抚摩称摩腹，顺时针为泻法，逆时针为补法，摩 3 ～ 5 分钟。两手沿肋弓边缘或自中脘至脐向两旁分推称分推腹阴阳，分推 100 ～ 300 次。

【临床运用】摩腹和分推腹阴阳具有理气消食、健脾和胃的功效，用于治疗小儿腹胀、腹痛、呕吐、厌食、腹泻、疳积等。补法多用于治疗脾虚、寒湿的腹泻及疳积等；泻法多用于治疗胀痛、便秘、厌食、伤食泻等，可与分推腹阴阳同用。摩腹常与揉脐、捏脊、按揉足三里等合用，作为小儿推拿保健手法。

4. 脐（神阙）

【操作位置】肚脐正中。

【操作方法】以掌心或中指端在脐中揉称揉脐，顺时针方向揉为泻，逆时针方向揉为补，顺逆各半为平补平泻，揉 100 ～ 300 次。用食指和中指抓住肚脐抖揉，亦称为揉脐。以拇指、食指捏挤肚脐周围，至轻度充血为止，称为捏脐。用掌或指摩称为摩脐，摩 3 ～ 5 分钟。

【临床运用】此穴具有温阳散寒、补益气血、健脾和胃、消食导滞的功效，主治腹泻、便秘、腹痛、疳积等。临床上揉脐、摩腹、推七节、揉龟尾常配合应用，简称"揉脐、摩腹、七节、龟尾"，治疗腹泻效果较好。

5. 丹田

【操作位置】小腹部（脐下 2 寸与 3 寸之间）。

【操作方法】用拇指或中指指腹，或用四指，或揉或摩，称揉丹田或摩丹田，逆时针方向揉、摩为补，顺时针方向揉、摩为泻；以拇指或掌心自脐向下直推，称推丹田；以拇指指腹或掌按丹田部，呼气时轻压慢按，吸气时略随腹壁而起，称按丹田。揉 100 ～ 300 次，摩 3 ～ 5 分钟，按数次。

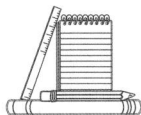

【临床运用】此穴具有培肾固本、温补下元、分清别浊的功效，常用于治疗小儿先天不足、寒凝少腹所致诸症，如腹痛、疝气、遗尿、脱肛等，常与补脾经、补肾经、推三关、揉二人上马、揉外劳等合用。揉丹田对治疗尿潴留有一定效果，临床上常与推箕门、清小肠等合用。按丹田主要用于治疗尿频、遗尿等。

6. 肚角

【操作位置】脐下 2 寸（石门），旁开 2 寸的大筋。

【操作方法】用拇、食、中三指做拿法，称拿肚角，拿 3 ~ 5 次；或用中指端按，称按肚角，按 3 ~ 5 次。

【临床运用】此穴具有温中止痛的功效，是止腹痛的要穴。对各种原因引起的腹痛，不论虚实均可应用，尤其是对寒湿腹痛和食积腹痛，效果更佳，若配揉一窝风，能加强止痛的效果。本穴用拿法，因刺激性较强，为防止患儿哭闹影响手法的进行，可在诸手法推毕，再拿此穴，一般拿 3 ~ 5 次即可，不可多拿。

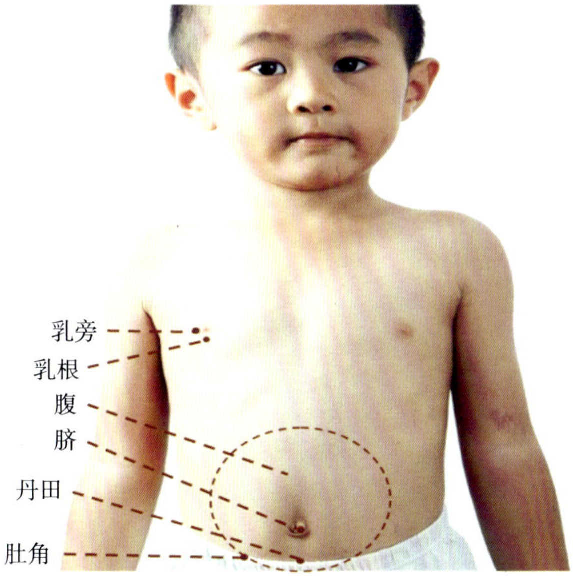

乳旁
乳根
腹
脐
丹田
肚角

图 3-7　小儿躯干部穴位

小儿背部穴位（图 3-8）

1. 天柱骨

【操作位置】自颈后发际正中至大椎穴呈一直线。

【操作方法】用拇指或食指自上而下直推，称推天柱骨，推 100 ~ 300 次。或用汤匙边蘸水自上而下刮，称刮天柱骨，刮至皮下轻度瘀血即可。

【临床运用】此穴有降逆止呕、祛风散寒的功效，主要用于治疗恶心、呕吐、外感发热、项强等。治疗呕恶多与横纹推向板门、揉中脘等合用；治疗外感发热、颈项强痛等多与拿风池、掐揉二扇门等同用；治暑热、发痧等用刮法，多以汤匙边蘸姜汁或凉水自上而下刮至皮下轻度瘀血即可。

2. 七节骨

【操作位置】自第 4 腰椎（腰阳关）至尾椎骨端（长强）呈一直线。

【操作方法】用拇指桡侧面或食指、中指指腹自尾椎骨端向上直推至第 4 腰椎，称推上七节骨；用食指、中指指腹自第 4 腰椎向下直推至尾椎骨端，称推下七节骨。推 100 ~ 300 次。

【临床运用】此穴具有温阳止泻、泄热通便的功效。另外，此穴属督脉，督脉主一身之阳气，向上推之为补，能温阳止泻，多用于虚寒腹泻、久痢等，与揉百会合用，上下配穴，一升一补，治气虚下陷之脱肛、遗尿最为适宜；向下推之为泻，能泄热通便，治肠热便秘、痢疾等。

3. 龟尾

【操作位置】尾椎骨端。

【操作方法】用拇指或中指端揉，称揉龟尾。揉 100 ~ 300 次。

【临床运用】龟尾穴即督脉经之长强穴，揉之能通调督脉之经气，调理大肠之功能，主治腹泻、便秘、脱肛、遗尿等。本穴性平和，能止泻，也能通便，常与揉脐、推上七节骨等配用，治腹泻、痢疾效果较佳；与摩腹、推下七节骨等配用治便秘。

4. 脊

【操作位置】自大椎至长强呈一直线。

【操作方法】用食、中二指面自上而下做直推称推脊，推 100 ~ 300 次。沿脊柱自下而上做捏法称为捏脊疗法，每捏三下再将脊背提一下称为捏三提一法，捏 3 ~ 5 次。

【临床运用】捏脊具有调阴阳、理气血、和脏腑、通经络、培元气、强壮身体的功效。捏脊是小儿保健的主要手法之一，常与补脾经、补肾经、推三关、揉脐、摩腹、按揉足三里等配合使用，对治疗先后天不足的一些慢性疾病均有一定效果。本法单用名捏脊疗法，临床上常用于治疗小儿疳积、腹泻等，还可用于成人失眠、胃肠病、月经不调等。推脊具有清热的功效，多与清天河水、退六腑、揉涌泉等合用。

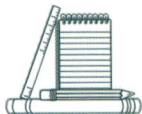

图 3-8　小儿背部穴位

小儿上肢部穴位（图 3-9）

1. 脾经

【操作位置】拇指末节罗纹面或拇指桡侧自指端至指根处。

【操作方法】术者用拇指罗纹面旋推患儿拇指罗纹面。将患儿拇指屈曲，以拇指端循患儿拇指指端桡侧缘向指根方向直推为补，称为补脾经；由指根向指端方向直推为清，称清脾经；从指端到指根来回推为平补平泻，称清补脾经。补脾经、清脾经统称推脾经。推 100 ~ 300 次。

总筋
阴池
小天心
内八卦
内劳宫
掌小横纹
小横纹
小肠
肾纹
肾经
肾顶
肺经
四横纹
三关
天河水
六腑
阳池
板门
胃经
脾经
大肠
肝经
心经

膊阳池
一窝风
外八卦
威灵
外劳宫
精宁
二人上马
二扇门
五指节
老龙
端正
十王

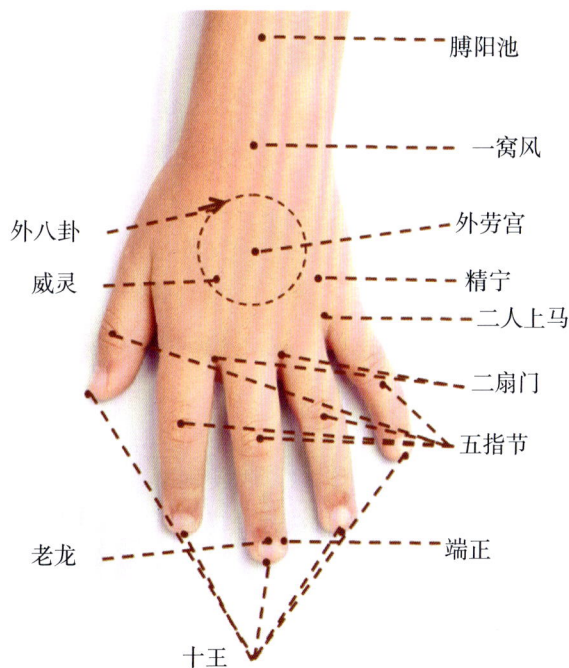

图 3-9 小儿上肢部穴位

【临床运用】补脾经具有健脾胃、补气血的功效，清脾经具有清热利湿、化痰止呕的功效，主治体质虚弱、肌肉消瘦、精神萎靡、食欲不振、伤食、呕吐、腹泻、便秘、痢疾、黄疸、咳嗽、便血等。补脾经用于脾胃虚弱、气血不足而引起的食欲不振、营养不良等，常与推三关、捏脊、摩腹、按揉足三里等法合用。清脾经用于湿热熏蒸、皮肤发黄、恶心呕吐、腹泻下痢等，多与清天河水、清胃经、清大肠等法合用。小儿脾胃虚弱，不宜攻伐太甚，在一般情况下脾经多用补法，体壮实、邪甚者方可用清法。

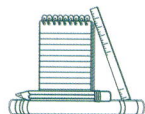

2. 胃经

【操作位置】拇指掌面近掌端第 1 节，或大鱼际桡侧赤白肉际处。

【操作方法】自拇指根向掌根方向直推为补，称补胃经；自掌根向拇指根方向直推为清，称清胃经。补胃经和清胃经统称推胃经。推 100～300 次。

【临床运用】补胃经具有健脾和胃、降逆止呕的功效，治疗脾胃虚弱、消化不良、纳呆腹胀等，临床多与补脾经、揉中脘、摩腹、按揉足三里、捏脊等合用。清胃经具有清中焦湿热、和胃降逆、泻胃火、除烦止渴的功效，主治胃肠实热、脘腹胀满、发热烦渴、便秘、纳呆、恶心呕吐等，临床上多与清脾经、清大肠、推天柱骨、揉天枢、横纹推向板门、推下七节骨等合用。

3. 肝经

【操作位置】食指末节罗纹面。

【操作方法】自食指掌面末节指纹起推向指尖为清，称清肝经，亦称平肝；自指尖向食指掌面末节指纹方向直推为补，称补肝经。清肝经和补肝经统称推肝经。推 100～300 次。

【临床运用】清肝经具有平肝泻火、息风镇惊、解郁除烦的功效。补肝经具有养血柔肝的功效。清肝经多用于惊风、抽搐、烦躁不安、五心烦热等，常与清心经、掐揉小天心、退六腑等合用。肝经宜清不宜补，若肝虚应补时，则补后加清，或以补肾经代之，为滋肾养肝法，以防因补而动肝火。

4. 心经

【操作位置】中指末节罗纹面。

【操作方法】自指尖向中指掌面末节指纹方向直推为补，称补心经；自中指掌面末节指纹向指尖方向直推为清，称清心经。补心经和清心经统称推心经。推 100～300 次。

【临床运用】清心经具有清心泻火的功效。补心经具有养心安神的功效。清心经用于心火旺盛而引起的高热神昏、面赤口疮、小便短赤等，多与退六腑、清天河水、清小肠等法合用。补心经用于治疗气血虚弱、心烦不安、睡卧露睛等，多与补脾经、推三关、揉二人上马等法合用。心经穴宜清不宜补，故补心经不宜久用，需补时，可补后加清，以防动心火。

5. 肺经

【操作位置】无名指末节罗纹面。

【操作方法】自指尖向无名指掌面末节指纹方向直推为补，称补肺经；自无名指掌面末节指纹向指尖方向直推为清，称清肺经。补肺经和清肺经统称推肺经。推 100～300 次。

【临床运用】补肺经具有补益肺气的功效。清肺经具有宣肺清热、疏风解表、化痰止咳的功效。补肺经用于治疗肺气虚损、咳嗽气喘、虚汗、畏寒等，多与推脾经、推三关、揉二马等法合用。清肺经用于治疗肺热咳喘、痰鸣等肺经实热证，常与清天河水、退六腑、推揉膻中、运八卦等法合用。

6. 肾经

【操作位置】小指末节罗纹面。

【操作方法】自小指指根向指尖方向直推为补，称补肾经；自指尖向指根方向直推为清，称清肾经。补肾经和清肾经统称为推肾经。推 100～300 次。

【临床运用】补肾经具有补肾益脑、强筋健骨的功效，常用于治疗先天不足、肾虚久泻、多尿、虚汗、喘息等，常与补脾经、揉二马、推三关等法合用。清肾经具有清利下焦湿热的功效，常用于治疗膀胱蕴热所致小便赤涩疼痛、腹泻等，多与清小肠、推箕门、掐揉小天心等法合用。临床上本穴一般不用清法，常以清小肠代之。推脾经、推肝经、推心经、推肺经、推肾经统称推五经，专治五脏病变。

7. 肾顶

【操作位置】小指顶端。

【操作方法】以中指端或拇指端按揉，称揉肾顶。揉100～300次。

【临床运用】此穴具有固表止汗、收敛元气的功效，治自汗、盗汗、大汗淋漓。治阴虚盗汗常配揉二马，治阳虚自汗常配补脾经。用于治疗解颅、佝偻病等，常与补脾经、补肾经、捏脊、揉足三里等配用。

8. 肾纹

【操作位置】小指掌面第2指间关节横纹处。

【操作方法】以中指端或拇指端按揉，称揉肾纹。揉100～300次。

【临床运用】此穴具有祛风明目、清热散结的功效，临床主要用于目赤肿痛，热毒内陷及瘀热不散所致的高热、呼吸气凉、四肢逆冷等，多与揉小天心、退六腑、清天河水等法合用。

9. 大肠

【操作位置】食指桡侧缘，由指尖向虎口呈一直线。

【操作方法】从食指尖直推向虎口为补，称补大肠；从虎口直推向食指尖为清，称清大肠。补大肠和清大肠统称推大肠。推100～300次。

【临床运用】补大肠具有涩肠固脱、温中止泻的功效，常用于虚寒腹泻、脱肛等，多与补脾经、摩腹、揉脐、推七节骨、分推腹阴阳等法合用。清大肠能清利肠腑、除湿热、导积滞，用于湿热滞留肠道所致身热腹痛、痢下赤白、饮食积滞、大便秘结等，常与清天河水、清脾经、清肺经、分推腹阴阳等法合用。

10. 小肠

【操作位置】小指尺侧边缘，自指尖到指根呈一直线。

【操作方法】自小指尖到指根直推为补，称补小肠；自指根到小指尖直推为清，称清小肠。补小肠和清小肠统称推小肠。推100～300次。

【临床运用】清小肠具有清利下焦湿热的功效，多用于治疗小便赤涩疼痛、尿闭、泄泻等，常与清天河水、清心经、推箕门等法合用。补小肠具有温补下焦的功效，常用于治疗下焦虚寒、多尿、遗尿，多与补脾经、补肾经、揉丹田、擦腰骶部等合用。

11. 十王（十宣）

【操作位置】十指尖指甲内赤白肉际处。

【操作方法】以拇指指甲依次掐之，称掐十王，各掐3～5次。

【临床运用】此穴具有清热、醒神、开窍的功效，临床主要用于急救，主治高热惊风、神昏、烦躁不安、两目上视等，多与掐人中、掐老龙、掐小天心等法合用。

12. 老龙

【操作位置】中指背，距指甲根中点1分许。

【操作方法】以拇指甲掐之，继而揉之，称掐老龙，掐3～5次。

【临床运用】此穴具有息风镇惊、醒神开窍的功效，临床主要用于急救，治疗小儿急惊风、昏厥等。若急惊暴死，或高热抽搐，掐之知痛有声音者可治，不知痛而无声音者难治。

13. 端正

【操作位置】中指指甲根旁两侧1分许，赤白肉际处，桡侧称左端正，尺侧称右端正。

【操作方法】用拇指指甲掐之，称掐端正。用拇指端揉之，称揉端正。掐3～5次，揉

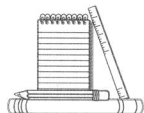

30～60 次。

【临床运用】左端正具有升提中气的功效，右端正具有降逆止呕的功效。临床上揉左端正主要用于治疗水泻、痢疾等，常与推脾经、推大肠等法合用。揉右端正主要用于胃气上逆所致恶心、呕吐等，多与运八卦、推脾经、横纹推向板门等法合用。掐端正临床主要用于治疗惊风、目斜视，常与掐老龙、清肝经等法合用。若目左斜视，重掐右端正；目右斜视，则重掐左端正。

本穴对鼻衄有奇效，用细绳自中指第 3 节横纹起扎至指端（不可太紧），扎好后患儿静卧即可。

14. 五指节

【操作位置】掌背五指第 1 指间关节。

【操作方法】以拇指指甲依次掐之，继而揉之，称掐揉五指节，各掐揉 3～5 次；用拇指端揉之，称揉五指节，各揉 30～60 次。

【临床运用】掐揉五指节具有安神镇惊、祛风痰、通关窍的功效。掐五指节主要用于惊惕不安、惊吓、惊风等，多与清肝经、清心经、掐老龙、掐揉小天心等法合用。揉五指节多用于胸闷、痰喘等，多与运内八卦、推揉膻中等合用。

15. 威灵

【操作位置】手背第 2、3 掌骨歧缝间。

【操作方法】用拇指指甲掐，掐后即揉，称掐威灵，掐 3～5 次。

【临床运用】此穴具有开窍醒神的功效，临床主要用于急惊暴死、昏迷不醒时的急救，一般掐后即醒。若遇患儿急惊暴死，掐本穴后，有声者易治，无声者难治。

16. 精宁

【操作位置】手背第 4、5 掌骨歧缝间。

【操作方法】用拇指甲掐之，掐后即揉，称掐精宁，掐 3～5 次。

【临床运用】本穴具有行气、破结、化痰的功效，临床多用于治疗急惊昏厥、痰食积聚、气吼痰喘、干呕、疳积等，多与掐威灵合用，可加强治疗效果。体虚者慎用，如必须应用，则多与补脾经、补肾经、推三关、捏脊等法合用，以免克削太甚，以防元气受损。

17. 四横纹

【操作位置】手掌面，食指、中指、无名指、小指四指第 1 指间关节横纹处。

【操作方法】以拇指指甲依次掐之并揉，称掐四横纹，掐 3～5 次。以拇指侧自食指横纹推向小指横纹，称推四横纹，推 100～300 次。

【临床运用】掐四横纹可退热除烦、散瘀结，推四横纹能调中消胀、行气和血。临床上用于治疗胸闷、喘咳，多与推肺经、补脾经、运八卦、揉膻中、按揉足三里等法合用；用于治疗伤乳食所致腹胀、消化不良、疳积、泄泻等，多与捏脊、推脾经、运板门、分推腹阴阳等法合用。在临床上常用毫针或三棱针点刺本穴，效果较好。

18. 小横纹

【操作位置】掌面食指、中指、无名指、小指四指掌指关节横纹处。

【操作方法】以拇指指甲依次掐之并揉，称掐小横纹，掐 3～5 次。以拇指桡侧从食指侧推至小指侧，称推小横纹，推 100～300 次。

【临床运用】此穴具有清热除烦、消肿散结的功效，临床主要用于治疗脾胃热结所致腹胀、烦躁及口唇破裂等，常配清脾经、清胃经、清小肠、清天河水等。治疗因脾虚作胀者，配补脾经、按揉足三里，治疗伤食者，配揉脐、摩腹、运八卦。推小横纹配合揉肺俞治疗肺部干啰音

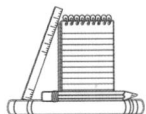

有一定疗效。

19. 掌小横纹

【操作位置】掌面小指根下，尺侧掌纹头。

【操作方法】用拇指或中指指端按揉之，称按揉掌小横纹。按揉 100 ～ 300 次。

【临床运用】此穴具有清热散结、宽胸宣肺、化痰止咳的功效，为治疗口舌生疮、肺炎、百日咳的要穴，可治疗肺部湿啰音。临床上用于治疗口舌生疮，常与清心经、清胃经、清天河水、推六腑合用；用于治疗咳喘，常与揉肺俞、清肺经、揉膻中、分推肩胛骨等法合用。本穴对婴儿流口水严重者有良效，此外对肝区疼痛者，揉之亦有效果。

四横纹、小横纹、掌小横纹均能清热散结。四横纹善于和气血、消食积，治体虚消化不良所致疳积等；小横纹善清脾胃之热、调中消胀，治气结、痰结所致腹胀；掌小横纹善清心肺之郁热，治口舌生疮、喘咳等。

20. 天门入虎口

【操作位置】拇指尺侧自指尖至虎口呈一直线。

【操作方法】用拇指桡侧由指尖推至虎口，称推天门入虎口。推 100 ～ 300 次。

【临床运用】此穴顺气止痢，常用于治疗腹痛、泻痢，多与推脾经、推大肠、拿肚角、揉一窝风等合用。

21. 内劳宫

【操作位置】手掌面掌心正中。

【操作方法】以中指指端揉之，称揉内劳宫。自小指根掐运起，经掌小横纹、小天心至内劳宫，称为水底捞明月。揉 100 ～ 300 次，运 30 ～ 60 次。

【临床运用】此穴为清热除烦之要穴，用于治疗五心烦热、口舌生疮、便血等，多与清天河水、清心经、掐揉小天心等合用。运内劳宫为运掌小横纹、揉小天心、运内劳宫的复合手法，对心、肾两经虚热最为适宜。

22. 小天心

【操作位置】手掌大、小鱼际交界之中点凹陷处。

【操作方法】用中指端揉之，称揉小天心；用拇指指甲掐揉之，称掐揉小天心；以食指或中指指尖，或中指屈曲，以第 2 指间关节突起处捣之，称捣小天心。揉 100 ～ 300 次，掐 3 ～ 5 次，捣 30 ～ 60 次。

【临床运用】本穴具有清热、镇惊、利尿、明目的功效，为清心安神之要穴。用于治疗心经有热所致的目赤肿痛、口舌生疮、夜寐不安、惊风等，以掐揉小天心为主，常与清肝经、清心经、清天河水、揉二马等法合用。治疗惊风抽搐、夜啼、惊惕不安，宜以捣小天心为主。若见惊风眼翻、目斜视，可配合清肝经、掐老龙、掐人中。如心经热盛，移热于小肠，导致小便赤涩、口舌生疮等，可与揉小天心、清天河水、揉二马、清小肠等法合用。

本穴与内劳宫同属心包络，均能清心经之热、镇惊安神。内劳宫清热力强，小天心安神效佳，并能利尿、透疹。

23. 内八卦

【操作位置】手掌面，以掌心为圆心，以圆心至中指根横纹的2/3处为半径画圆，八卦穴即在此圆周上，依次分为乾、坎、艮、震、巽、离、坤、兑（对小天心者为坎，对中指者为离，在拇指侧离至坎半圆的中心为震，在小指侧半圆的中心为兑）。运 100 ～ 300 次。

【操作方法】自乾向坎经震运至兑为一遍，称顺运八卦，但在运至离时要轻轻而过；自兑向

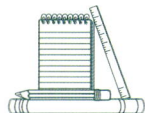

坤经坎运至乾为一遍，称逆运八卦，在运到离时，也要轻轻而过。每四卦一运，如自乾向坎经艮至震，或自巽向离经坤至兑等分运，称分运八卦。运 100～300 次。

【临床运用】此穴具有宽胸理气、止咳化痰、行滞消食的功效，主治胸闷、咳嗽、气喘、呕吐、腹胀、腹泻、食欲不振等。顺运八卦性平和，善开胸膈、除气闷、消胀满，治疗胸闷不舒、伤乳食、腹胀等，常与推揉膻中、按弦走搓摩、推脾经、掐揉四横纹、运板门、分推腹阴阳等合用；用于治疗痰鸣、咳嗽等，多与揉膻中、推肺经、推脾经等合用，以止咳化痰。逆运八卦能降气平喘，用于痰喘、呕吐等，多与推天柱、推揉膻中、推肺经、补脾经等合用。分运八卦则根据分运卦的部位不同而治疗作用各异。

24. 板门

【操作位置】手掌大鱼际平面。

【操作方法】指端揉之，称揉板门或运板门；用推法自指根推向腕横纹，称板门推向横纹，反之自腕横纹推向指根，称横纹推向板门；来回推称清板门。运 100～300 次。

【临床运用】此穴具有健脾和胃、消食化滞、止泻、止呕的功效。揉板门能运达上下之气、健脾和胃、消食化滞，临床用于治疗乳食积滞所致腹胀、食欲不振、嗳气、呕吐、腹泻等，常与推脾经、运内八卦、分推腹阴阳等合用，亦可单用运板门治腹泻、呕吐，但次数宜多。板门推向横纹功专止泻，用于治疗脾阳不振、乳食停积所致的泄泻，多与推大肠、推脾经、推上七节骨等合用。横纹推向板门功专止呕，用于治疗胃气上逆所致的呕吐，多与推脾经、清胃经、分推腹阴阳、运八卦等法合用。

25. 腕阴阳

【操作位置】手掌根，小天心穴两侧，近拇指侧为阳池，近小指侧为阴池。

【操作方法】用两手拇指指腹从小天心穴向两侧分推，称分腕阴阳；以两手拇指指腹从阴池、阳池向小天心合推，称合腕阴阳。推 100～300 次。

【临床运用】此穴具有平衡阴阳、调和气血、消除食积的功效。分腕阴阳功在平衡阴阳、调和气血，临床用于阴阳失调、气血不和所致寒热往来、烦躁不安、腹胀、泄泻、痢疾等。实热证应重分阴池，而虚寒证则重分阳池，配合清心经、清肝经、捏脊等。合腕阴阳功专祛痰散结，用于痰结咳喘、胸闷等，常与揉天突、推揉膻中、按弦走搓摩、揉二人上马等合用。

26. 总筋

【操作位置】手腕掌侧横纹中点。

【操作方法】用拇指端按揉之称揉总筋；用拇指甲掐之称掐总筋；以拇指尖与食指对合拿之，称拿总筋。揉 100～300 次，掐、拿 3～5 次。

【临床运用】本穴具有清心经热、散结止痉、通调周身气机的功效。揉总筋时，操作宜快而稍用力，临床上对实热、潮热、夜啼、口舌生疮等均有疗效，常与掐揉小天心、清心经、清天河水等合用。治疗惊风多用拿总筋，常与掐揉总筋、掐人中、掐左右端正及掐老龙合用。

27. 二扇门

【操作位置】掌背中指掌指关节两侧凹陷处。

【操作方法】拇指甲掐之，继而揉之，称掐二扇门；用拇指偏峰按揉之，称揉二扇门。掐3～5 次，揉 100～300 次。

【临床运用】本穴具有发汗解表、退热平喘的功效，为发汗效穴。揉时要稍用力，速度宜快，多用于风寒外感。本法与揉肾顶、补脾经、补肾经等配合应用，适宜于平素体虚外感者。

28. 外劳宫

【操作位置】手掌背中央，第 3、4 掌骨间，与内劳宫穴相对。

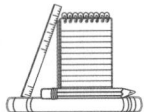

【操作方法】用拇指指端或中指指端揉之，称揉外劳宫；用拇指甲先掐之，后揉之，称掐外劳宫。揉100～300次，掐3～5次。

【临床运用】临床上以揉法多用。揉外劳宫具有温阳散寒、升阳举陷的功效，兼能发汗解表，不论外感风寒引起的鼻塞流涕，还是脏腑虚寒所致完谷不化、肠鸣腹泻、寒痢腹痛、疝气、脱肛、遗尿等，均可应用。治疗外感风寒引起的鼻塞流涕，常与开天门、推坎宫、揉太阳、揉耳后高骨等合用；治疗脏腑积寒所致的完谷不化、肠鸣腹泻、寒痢腹痛等，常与推三关、补脾经、补肾经、摩腹等合用；治疗脱肛、遗尿、疝气等，常与补肾经、推三关、揉丹田、揉百会等合用。

29. 二人上马

【操作位置】手背无名指及小指掌指关节后陷中。

【操作方法】用拇指指端或中指指端揉之，称揉二人上马，亦称揉上马；用拇指指甲掐之，称掐二人上马。揉100～300次，掐3～5次。

【临床运用】本穴具有滋阴补肾、顺气散结、利水通淋的功效，为补肾滋阴之要穴，临床主要用于阴虚阳亢、潮热烦躁、久病体虚、消化不良、小便赤涩、牙痛、脱肛、遗尿等，多与补肾经、补肺经、补脾经等合用。揉二人上马对小便闭塞疗效明显。对体质虚弱、肺部感染有干啰音、久不消失者，配揉小横纹；而对有湿性啰音者，配揉掌小横纹，多揉有效。

30. 外八卦

【操作位置】手掌背外劳宫周围，与内八卦相对处。

【操作方法】顺运外八卦与逆运外八卦，均同内八卦操作。运100～300次。

【临床运用】此穴具有宽胸理气、通滞散结的功效，临床用于胸闷、腹胀、便结等症的治疗。运外八卦能通一身之气血，开五脏六腑之闭结，常与摩腹、揉脐、推揉膻中等法合用。

31. 一窝风

【操作位置】手背腕横纹正中之凹陷中。

【操作方法】用拇指或中指指端揉之，称揉一窝风。揉100～300次。

【临床运用】此穴具有发散风寒、温中行气、止痹痛、利关节的功效。揉一窝风善止腹痛，一切腹痛均可用之，尤其对因受风寒、食积等所致的腹痛，其效更佳，多与拿肚角、推三关、揉中脘等合用。本穴还能通经络而散寒，对感冒风寒及风湿性关节炎亦有一定疗效。

本穴与外劳宫、二扇门都能温阳散寒，一窝风主要用于腹痛，兼驱经络之寒以治痹痛；外劳宫主要用于脏腑积寒、气虚下陷所致的肠鸣腹泻、脱肛、遗尿等症；二扇门主要用于外感风寒无汗。

32. 膊阳池

【操作位置】手背一窝风后3寸处。

【操作方法】用拇指指端揉之，称揉膊阳池；用拇指甲掐之，称掐膊阳池。揉100～300次，掐3～5次。

【临床运用】本穴具有止头痛、通大便、利小便的功效，特别对大便秘结，揉之有显效，但大便滑泻或虚脱者禁用。如用于感冒头痛、小便赤涩等症，多与其他利尿、解表、止头痛的穴位合用。

33. 三关

【操作位置】前臂桡侧，自腕横纹至肘横纹呈一直线。

【操作方法】用拇指桡侧面或食、中二指指面自腕推向肘，称推三关；屈患儿拇指，自拇指外侧端推向肘称为大推三关。推 100 ～ 300 次。

【临床运用】本穴具有温阳散寒、益气活血的功效。本穴性温热,主治一切虚寒病证,对非虚寒病证者慎用。临床上治疗气血虚弱、命门火衰、下元虚冷、阳气不足引起的四肢厥冷、面色无华、食欲不振、疳积、吐泻等,多与补脾经、补肾经、揉丹田、捏脊、摩腹等合用。本穴亦能温阳散寒、解表发汗,用于感冒风寒、怕冷无汗、疹毒内陷疹出不透、黄疸、阴疽等,多与清肺经、推攒竹、掐揉二扇门等合用。本穴用于实证时,手法操作宜轻而有力。

34. 天河水

【操作位置】前臂掌侧正中线,自腕横纹的总筋穴至肘横纹的洪池穴(即曲泽)呈一直线。

【操作方法】用食、中二指指腹自腕横纹推至肘横纹,称清天河水,亦称推天河水;用食、中二指指腹自内劳宫穴推至肘横纹,称大推天河水;用食、中二指沾水自总筋处一起一落弹打如弹琴状,直至洪池,同时用口吹气随之,称打马过天河。推 100 ～ 300 次。

【临床运用】此穴性微凉,具有清热解表、泻火除烦的功效,临床上用于感冒、发热、头痛、恶风、汗出、咽痛等外感风热证,常与开天门、推坎宫、运太阳、运耳后高骨四大治感冒手法合用。清天河水较平和,清热而不伤阴,善清心经热,用于阴虚发热、五心烦热、烦躁不安、口燥咽干、口舌生疮、惊风、夜啼等,可单用之,亦可配清心经、清肝经、退六腑等法。

本穴由于操作方法不同,其清热作用的大小亦不同。大推天河水的清热作用大于清天河水,打马过天河的清热作用大于大推天河水,多用于实热、高热等。

35. 六腑

【操作位置】前臂尺侧,自肘横纹至腕横纹呈一直线。

【操作方法】用食、中二指指腹,或用拇指罗纹面的桡侧,自肘横纹推至腕横纹,称退六腑,亦称退下六腑,或推六腑。推 100 ～ 300 次。

【临床运用】本穴性寒大凉,具有清热、凉血、解毒的功效,对脏腑郁热、积滞、壮热、烦渴、咽干而痛、痄腮、热痢及无名肿毒等一切实热证均可用之。本穴与补脾经同用止汗效果较好,但对脾虚腹泻者慎用。

退六腑与推三关为大凉大热要穴,可单用,亦可两穴合用。若患儿体虚气弱,畏寒怕冷,需培补元气、温煦阳气,可用推三关;如高热烦渴,可用退六腑。两穴合用,一凉一热,能平衡阴阳,但需防止大凉大热伤其正气,可用"推三抑一法":如寒热夹杂,以热为主,则以退六腑三数、推三关一数之比推之;若以寒为主,则以推三关三数、退六腑一数之比推之。如两穴推数相等,则有调和之意。

小儿下肢部穴位(图 3-10)

1. 箕门

【操作位置】大腿内侧,自膝盖内上缘至腹股沟呈一直线。

【操作方法】用食、中二指自膝盖内上缘至腹股沟部做直推法,称推箕门。直推 100 ～ 300 次。

【临床运用】此穴性平和,具有较好的利尿功效。临床上用于小便赤涩不利,多与清小肠合用;用于尿闭(尿潴留),多与按揉丹田、按揉三阴交合用;用于水泻,多与补脾经、推大肠、清小肠等法合用,取其利尿之功效,即所谓"利小便实大便"之意。

2. 百虫

【操作位置】又名血海,在膝上内侧肌肉丰厚处,当髌骨内上缘 2.5 寸处,为足太阴脾经的经穴。

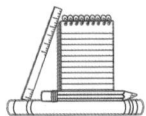

【操作方法】用拇指指端或罗纹面按揉之，称按揉百虫；用拇指、食指、中指指端着力对称提拿之，称拿百虫。按揉 30～60 次，拿 3～5 次。

【临床运用】此穴具有通经络、止抽搐功效。临床用于治疗下肢瘫痪、痹痛等症，多与按揉足三里、拿委中、揉膝眼等合用；如用于止抽搐，则手法宜重，常配掐五指节及左右端正。

3. 前承山

【操作位置】又名条口穴，在小腿胫骨旁，与后承山穴相对处，约当膝下 8 寸，上巨虚穴下 2 寸。在足阳明胃经的循行线上，为小儿推拿的特定穴位。

【操作方法】以拇指爪甲掐之，称掐前承山；用拇指罗纹面揉，称揉前承山。掐 3～5 次，揉 30～60 次。

【临床应用】此穴具有镇惊止抽的功效。掐揉前承山，临床上常用于治疗惊风抽搐、角弓反张等症，多与拿委中、按百虫、掐解溪等合用；若惊风偏于急速者，宜先拿威灵、精宁二穴，然后再拿本穴。揉前承山能通经络、行气血、纠正畸形，治疗下肢痿软无力、肌肉萎缩、足下垂等，常与揉解溪等相配合。

4. 涌泉

【操作位置】在足掌心前 1/3 与后 2/3 交界处的凹陷中，为足少阴肾经的起始经穴。

【操作方法】用拇指指腹着力，自足根向趾部方向直推，称推涌泉；用拇指面揉之，称揉涌泉；用拇指甲掐之，称为掐涌泉。推 100～300 次，揉 30～60 次。

【临床运用】本穴具有滋阴退热、引火归原的功效，临床用于治疗五心烦热、烦躁不安、夜啼、发热等。如配揉二马、推肾经、运内劳宫、分腕阴阳等能退虚热；配退六腑、清天河水等能退实热；揉涌泉能止吐泻，左揉止吐，右揉止泻；掐涌泉能治惊风，常配掐十宣及左右端正。

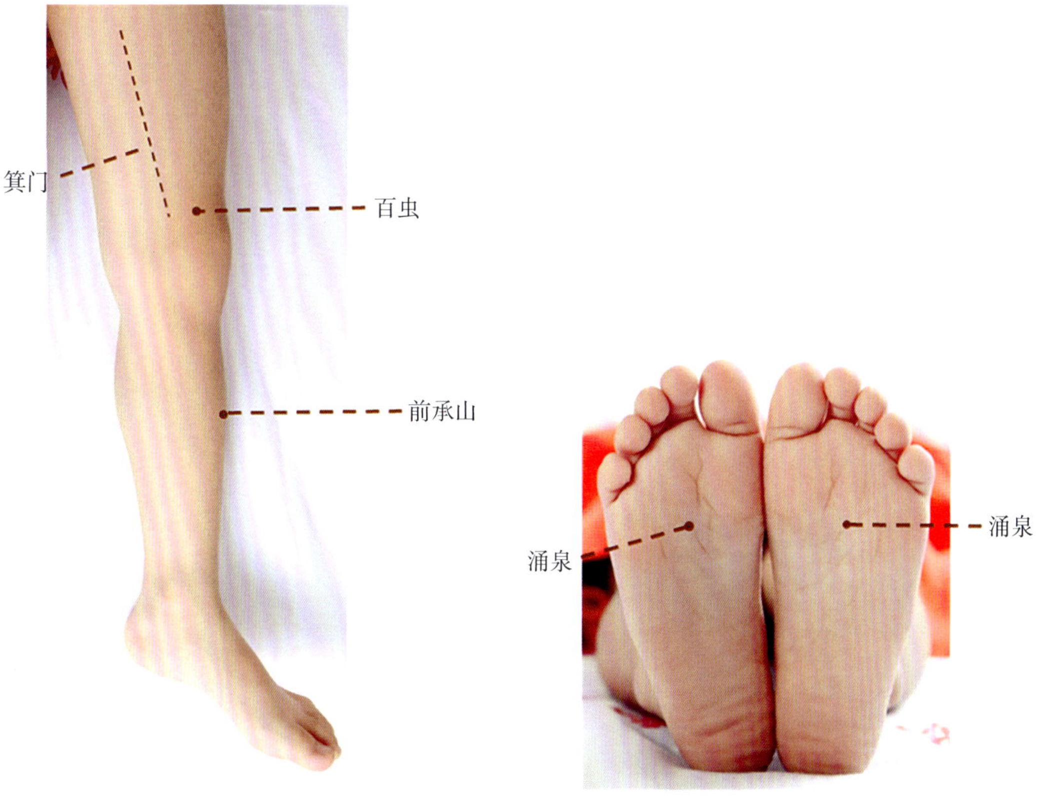

图 3-10 小儿下肢部穴位

复习思考

1. 人体骨骼中最大的长骨是（   ）

　　A. 股骨　　　　　　　　　B. 胫骨　　　　　　　　　C. 腓骨

　　D. 肱骨　　　　　　　　　E. 桡骨

2. 叙述前臂伸肌群浅肌有哪些。

3. 简述经络的作用有哪些。

模块四　推拿学基本技能

项目一　推拿病历书写

【学习目标】

　　1. 熟悉推拿门诊病历及住院病历的书写。

　　2. 了解推拿病历示例。

扫一扫，查阅PPT、视频、知识链接等数字资源

一、推拿门诊病历书写要求及格式

1. 门诊病历书写要求

（1）门诊病历内容包括门诊病历首页、病历记录、检验报告、医学影像检查资料等。

（2）门诊病历记录分为初诊病历记录和复诊病历记录。

（3）门诊病历记录应当由接诊医师在患者就诊时及时完成。

2. 门诊病历格式

（1）门诊病历首页（门诊手册）

门诊病历首页内容包括患者姓名、性别、出生年月、民族、婚姻状况、职业、工作单位、住址、药物过敏史等项目。

（2）初诊病历

就诊时间：　　　年　　月　　日　　科别：

问诊：

主诉：患者就诊时最痛苦的主要症状（或体征）及持续时间。

现病史：主症发生的时间、病情发展变化的情况、诊治经过等。

既往史：重要的既往病史、个人史和过敏史等。

体格检查：记录生命体征、阳性体征及具有鉴别意义的阴性体征。特别要注意舌象、脉象。

辅助检查：记录已获得的各种检查结果。

诊断：

中医诊断：包括疾病诊断及证候诊断。

西医诊断：包括主要疾病和其他疾病，可写疑似诊断。

治疗处理意见：

1）推拿治疗：记录治疗原则、治疗部位、常用推拿手法等。

2）进一步的检查项目。

3）饮食起居宜忌、随诊要求、注意事项等。

医师签全名：

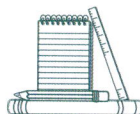

（3）门诊复诊病历

时间：   年   月   日   科别：

主诉：记录患者本次就诊的主要症状或体征及其持续时间。

现病史：记录前次诊疗后病情变化情况。

必要的体格检查结果：

必要的辅助检查结果：

诊断：记录格式和内容同初诊病历中的"诊断"。

治疗处理意见：记录格式和内容同初诊病历中的"治疗处理意见"。

二、推拿住院病历书写要求及格式

住院病历内容包括住院病案首页、入院记录、病程记录、手术同意书、麻醉同意书、输血治疗知情同意书、特殊检查（特殊治疗）同意书、病危（重）通知书、医嘱单、辅助检查报告单、体温单、医学影像检查资料、病理资料等。

1. 住院病历书写要求

（1）入院记录 入院记录是指患者入院后，由经治医师通过望、闻、问、切及查体、辅助检查获得有关资料，并对这些资料归纳分析书写而成的记录，可分为入院记录、再次或多次入院记录、24小时内入出院记录、24小时内入院死亡记录。

1）一般情况 包括姓名、性别、年龄、民族、婚姻状况、出生地、职业、入院时间、记录时间、发病节气、病史陈述者。

2）主诉 是指促使患者就诊的主要症状或体征及持续时间。

3）现病史 是指患者本次疾病的发生、演变、诊疗等方面的详细情况，应当按时间顺序书写，并结合中医问诊，记录目前情况。内容包括发病情况、主要症状特点及其发展变化情况、伴随症状、发病后诊疗经过及结果、睡眠和饮食等一般情况的变化，以及与鉴别诊断有关的阳性或阴性资料等。

4）既往史 是指患者过去的健康和疾病情况。内容包括既往一般健康状况、疾病史、传染病史、预防接种史、手术外伤史、输血史、食物或药物过敏史等。

5）个人史、婚育史、月经史、家族疾病史。

6）中医望、闻、切诊 应当记录神色、形态、语声、气息、舌象、脉象等。

7）体格检查 应当按照系统循序进行书写。内容包括体温、脉搏、呼吸、血压、一般情况、皮肤、黏膜、全身浅表淋巴结、头部及其器官、颈部、胸部（胸廓、肺部、心脏、血管）、腹部（肝、脾等）、肛门、外生殖器、脊柱、四肢、神经系统等。

8）推拿专科情况 应当根据专科需要记录专科特殊情况。如臂丛神经牵拉试验、椎间孔挤压试验、直腿抬高及加强试验、麦氏征试验等推拿临床特殊检查法。

9）辅助检查 指入院前所做的与本次疾病相关的主要检查及其结果。应分类并按检查时间顺序记录检查结果，如系在其他医疗机构所做检查，应当写明该机构名称及检查号。

10）初步诊断 是指经治医师根据患者入院时情况，综合分析所作出的诊断。如初步诊断为多项时，应当主次分明。对待查病例应列出可能性较大的诊断。

11）书写入院记录的医师签全名。

（2）病程记录 病程记录是指继入院记录之后，对患者病情和诊疗过程所进行的连续性记录。内容包括患者的病情变化情况及证候演变情况、重要的辅助检查结果及临床意义、上级医

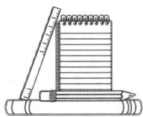

师查房意见、会诊意见、医师分析讨论意见、所采取的诊疗措施及效果、医嘱更改及理由、向患者及其近亲属告知的重要事项等。

1）首次病程记录　是指患者入院后由经治医师或值班医师书写的第一次病程记录；应当在患者入院 8 小时内完成。首次病程记录的内容包括病例特点、拟诊讨论（诊断依据及鉴别诊断）、诊疗计划等。

2）日常病程记录　是指对患者住院期间诊疗过程的经常性、连续性记录，由经治医师书写。书写日常病程记录时，首先标明记录时间，另起一行记录具体内容。对病危患者应当根据病情变化随时书写病程记录，每天至少 1 次，记录时间应当具体到分钟。对病重患者，至少 2 天记录一次病程记录。对病情稳定的患者，至少 3 天记录一次病程记录。日常病程记录应反映四诊情况和推拿治法、推拿治疗变化及其变化依据等。

3）再次或多次住院记录　是指患者因同一种疾病再次或多次入住本院时书写的记录。要求及内容基本同住院记录，其特点：主诉是记录患者本次入院的主要症状或体征及持续时间；要求首先对本次住院前历次有关住院诊疗经过进行小结，然后再书写本次入院的现病史。

4）上级医师查房记录　是指上级医师查房时对患者病情、证候、诊断、鉴别诊断、当前治疗措施、疗效的分析及下一步诊疗意见等的记录。主治医师首次查房记录应当于患者入院 48 小时内完成，内容包括查房医师的姓名、专业技术职务、补充的病史和体征、诊断依据与鉴别诊断的分析、诊疗计划等。上级医师日常查房记录间隔时间视病情和诊疗情况确定，但主治医师至少 5 天一次，副主任医师及以上对疑难危重病例至少每周一次，内容包括查房医师的姓名、专业技术职务、对病情的分析和诊疗意见等。

5）疑难病例讨论记录　是指由科主任或具有副主任医师及以上专业技术职务的医师主持，召集有关医务人员对确诊困难或疗效不确切病例讨论的记录。内容包括讨论日期、主持人及参加人员姓名、专业技术职务、讨论意见等。

6）转科记录　是指住院期间需要转科时，经转入科室医师会诊并同意接收后，由转出科室医师和转入科室医师分别书写的记录，包括转出记录和转入记录。转出记录由转出科室医师在患者转出科室前书写完成（紧急情况除外）；转入记录由转入科室医师于患者转入后 24 小时内完成。转入记录应另立专页。转入科如修正原诊断或增加新诊断，不需要在入院记录上修改，只在转入记录、出院记录、病案首页上书写即可。

7）阶段小结　是指患者入院时间较长，由经治医师每月对病情及诊疗情况进行的总结。阶段小结的内容包括入院日期、小结日期、患者姓名、性别、年龄、入院诊断、诊疗经过、目前情况、目前诊断、诊疗计划、医师签名等。交（接）记录、转科记录可代替阶段小结。

8）会诊记录　是指患者在住院期间需要其他科室或者其他医疗机构协助诊疗时，分别由申请医师和会诊医师书写的记录。内容包括申请会诊记录和会诊记录。申请会诊记录应当简要说明患者病情及诊疗情况、申请他科会诊的理由和目的，申请医师签名。会诊记录应当有会诊意见、会诊医师的科别、会诊时间及会诊医师签名。

9）特殊检查、治疗同意书　是指在进行有创性或较大风险的特殊检查、特殊治疗前，经治医师向患者或其法定代理人告知此项检查、治疗的相关情况，并由患者或其法定代理人签署同意检查、治疗的医学文书。内容包括特殊检查、特殊治疗的项目名称和目的，可能出现的并发症及风险、患者签名、医师签名等。

10）病危（重）通知书　是指因患者病情危重时，由经治医师或值班医师向患者家属告知病情，并由患方签名的医疗文书。内容包括患者姓名、性别、年龄、科别，目前诊断及病情危

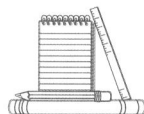

重情况，患方签名、医师签名并填写日期。一式两份，一份交患方保存，另一份归病历中保存。

11）抢救记录　具体内容包括病情变化情况、抢救时间及采取的措施、参加抢救的医务人员姓名及专业技术职务等。记录抢救时间应当具体到分钟。抢救记录应当在抢救结束后 6 小时内完成，并加以注明。

12）死亡记录　是指经治医师对死亡患者住院期间诊疗和抢救经过的记录，应当在患者死亡后 24 小时内完成。内容包括入院日期、死亡时间、入院情况、入院诊断、诊疗经过（重点记录病情演变、抢救经过）、死亡原因、死亡诊断、死亡病例讨论记录等。记录死亡时间应当具体到分钟。

13）出院记录　是指经治医师对患者此次住院期间诊疗情况的总结。内容主要包括入院日期、出院日期、入院情况、入院诊断、诊疗经过、出院诊断、出院情况、出院医嘱、中医调护、医师签全名等。

2. 住院病历书写格式

（1）住院病历

科室：　　　　　　　病案号：

姓名：　　　性别：　　　年龄：　　　民族：

婚况：　　　职业：　　　出生地：　　　家庭地址：

邮政编码：　　　　国籍：　　　入院时间：　　　病史采集时间：

病史陈述者：　　　　　　可靠程度：

发病节气：记录急性疾患发病或慢性疾患急性发作时的节气。

主诉：简要记录患者感觉最痛苦的主要症状（部位、性质）或体征、持续时间。一般不宜用诊断或检查结果来代替。多项主诉者，应按发生顺序分别列出。

现病史：围绕主诉详细询问疾病发生发展及诊治过程，重点写明起病诱因、时间、形式、始发症状，主要症状和伴随症状（部位、性质），病情发展与演变过程，检查、诊断、治疗经过，所用药物的名称、剂量、用法和用药时间及其他特殊疗法，治疗反应及症状、体征等病情变化情况，发病以来精神、饮食、睡眠、二便等变化及现在症状（结合"十问"加以记录），对有鉴别诊断意义的阴性表现也应列入。

既往史：记录既往健康情况，按时间顺序系统回顾过去曾患疾病的情况、传染病接触史等。

个人史：记录出生地、居留地、居住环境和条件、生活和工作情况、饮食习惯、情志状态、特殊嗜好等。

月经婚育史：女性患者要记录经带胎产情况，月经史包括初潮年龄、行经期 / 周期、绝经年龄；生育史包括孕、胎、产情况，配偶及子女的健康状况。

过敏史：记载药物、食物及其他过敏情况。

家族史：记录直系亲属和与本人生活密切相关亲属的健康状况，如亲属已死亡则应记录其死因、死亡时间及年龄。

体格检查：记录查体的阳性体征及有鉴别诊断意义的阴性体征，包括以下内容。

体温（T）、脉搏（P）、呼吸（R）、血压（BP）

望、闻、切诊：神色形态，包括神志、精神、体态及气色。声息气味，包括语言、呼吸、咳喘、呕恶、太息、呻吟、肠鸣及各种气味。皮肤毛发，包括毛发的疏密、色泽、分布；肌肤温度、湿度、弹性及有无斑疹、疮疡、瘰疬、肿块、浮肿等。舌象，包括舌苔（苔形、苔色、津液）、舌质（舌色、瘀点、瘀斑）、舌体（形、态）、舌底脉络（颜色、形态）。脉象，切寸口脉，必要时切人迎、趺阳脉，两周岁以下小儿可写指纹情况。

头面、五官、颈项的望、闻、切诊：

胸腹部的望、闻、切诊：

腰背、四肢、爪甲的望、闻、切诊：

前后二阴及排泄物的望、闻、切诊：

专科检查：记录推拿专科特殊检查阳性体征及有鉴别诊断意义的阴性体征。

辅助检查：记录入院时已取得的各种实验室检查结果及特殊检查结果，如血、尿、大便常规、肝功能、胸透、心电图、内窥镜、CT等。

辨证分析：要求从四诊、病因病机、证候分析、病证鉴别、病势演变等方面进行书写。

西医诊断依据：指主要疾病的诊断依据，并非所有疾病。

入院诊断：

中医诊断：病（症）名

证　　　名

西医诊断：病　　　名

治疗原则、治法：治疗原则是推拿治疗的指导原则，治法指具体的推拿治疗操作方法。

方药：运用成方要写出方名及加减，自拟方可不写方名。处方药物要求每行写4味药，药物名称右上角注明特殊煎服法，右下角写剂量，必要时写明煎法与服法。

辨证调护：指医师对调养、给药及食疗、护理等方面的要求。

住院医师签全名：

主治医师签全名：

（2）住院记录

姓名：　　　性别：　　　病案号：

年龄：　　　婚况：

职业：　　　出生地：

民族：　　　国籍：

家庭地址：　　　　　　邮政编码：

入院时间：　　　　　　病史采集时间：

病史陈述者：　　　　　可靠程度：

发病节气：同住院病历。

主诉：同住院病历。

现病史：同住院病历。

既往史：按住院病历要求书写，但可不系统回顾。

其他情况：记录重要个人史、婚育史、过敏史和家族史。

望、闻、切诊：阳性所见及有鉴别诊断意义的阴性所见。

体格检查：记录西医查体的阳性体征及有鉴别诊断意义的阴性体征。

专科检查：推拿专科特殊检查阳性体征及有鉴别诊断意义的阴性体征。

辅助检查：已有的各种实验室检查结果。

辨证分析：按住院病历要求简明书写。

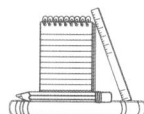

入院诊断：

中医诊断：病（症）名

证　　名

西医诊断：病　　名

诊疗计划

医师签全名：

（3）病程记录

1）首次病程记录

年　月　日

患者姓名、性别、年龄、因（主症和时间）于（某年某月某日某时）经（门诊、急诊、转院）收入我病区或科。

重要病史、四诊及体格检查摘要、实验室检查和特殊检查已取得的结果。

入院诊断：

中医诊断：病（症）名

证　　名

西医诊断：病　　名

诊疗方案：包括治疗计划的安排，进一步明确诊断的检查计划，治疗原则、手法处方及对调摄、宜忌、护理等的要求。

医师签全名：

2）日常病程记录

年　月　日

患者四诊所见，症状、体征的变化，各项检查的报告结果，分析病情及病势发展顺逆，进一步检查、治疗的设计，治疗原则、治法及推拿治疗调整，以及随着病情变化对护理的要求等。如遇上级医师查房或会诊，要详细记录上级医师查房及会诊意见，执行情况要在以后的病程记录中加以描述。如遇危急重症需抢救时，应随时记录。若有与患者家属及单位谈话，要详细记录。病例讨论另有记录，所涉及的诊疗方案要在病程记录中显示出来。

医师签全名：

三、推拿门诊及住院病历示例

1. 门诊病历示例

姓名：杨某　　　性别：男　　年龄：36 岁

科别：推拿科　　就诊时间：2017 年 2 月 8 日

主诉：颈痛伴右上肢麻木刺痛 3 年，加重 1 个月。

现病史：患者从事文秘工作，数年前起颈肩部开始有酸胀感，自贴膏药可减轻；2014 年颈部过劳后又出现疼痛，伴右上肢麻木刺痛，到当地医院就诊，诊断：颈椎间盘突出症，入院治疗，给予静滴甘露醇、川芎注射液等药，且推拿手法治疗，颈部基本解除疼痛，但颈肩仍有不适，出院。近一月来，由于连续加班，出现颈痛伴右上肢麻木刺痛，颈部活动明显受限，夜不能寐，无法正常上班，遂到我院推拿科门诊治疗。一般情况尚可。

既往史：否认有结核等传染病史及密切接触史。否认有药物、食物过敏史。预防接种史不详。

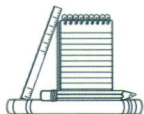

体格检查：颈椎生理前突消失，颈部 $C_4 \sim C_5$、$C_5 \sim C_6$、$C_6 \sim C_7$ 椎旁右侧压痛明显。颈椎臂丛神经牵拉试验、椎间孔挤压试验及分离试验均为阳性。

辅助检查：MRI 检查提示 $C_4 \sim C_5$、$C_5 \sim C_6$、$C_6 \sim C_7$ 椎间盘向右突出，硬膜囊受压明显、右侧椎管狭窄、神经根明显受压。

诊断：

中医诊断：项痹（气滞血瘀型）

西医诊断：神经根型颈椎病

治疗处理意见：

1）手法治疗

①治疗原则：舒筋通络、活血止痛、理筋整复。

②治疗部位：颈部及风池、天柱、颈部夹脊穴、阿是穴等穴。

③操作方法：医者首先用轻柔的按揉、捏拿、弹筋、拍打、叩击、点穴等手法在患者颈项两侧及肩部治疗，以病变部操作为主，使紧张痉挛的肌肉放松。然后拔伸牵引颈部，采用旋转定位扳法扳颈，整复时不可追求关节弹响声而使用暴力。最后按揉颈椎两侧，用直擦法擦颈椎两侧，以透热为度，拿肩井、搓理抖上肢而结束颈部治疗。

2）中药治疗：桂枝加葛根汤加减。

葛根 20g　白芍 15g　川芎 12g　赤芍 12g

三七粉 3g（另包）　丹参 30g　延胡索 12g　羌活 12g

制川乌 6g　炙甘草 6g

3）针灸疗法：取风池、天柱、大椎、百劳、颈部华佗夹脊穴、阿是穴等穴。

4）练功疗法：疼痛剧烈时应注意颈部休息，疼痛缓解后注意颈项活动功能锻炼，如前屈、后伸、左右旋转及左右侧屈等。

5）注意事项：保持良好坐姿，长期伏案工作时应注意定期活动颈部，避免卧床看手机、电视等，保持良好的睡眠体位。

医师签全名：刘某

2. 住院病历示例

入院记录

姓名：赵某　　　性别：男　　病案号：1855173

年龄：37 岁　　婚况：已婚

职业：搬运工　　出生地：江西赣州

民族：汉族　　　国籍：中国

家庭地址：赣州市章贡区某小区　　邮政编码：341000

入院时间：2016 年 8 月 18 日　　病史采集时间：2016 年 8 月 18 日

病史陈述者：患者本人　　可靠程度：可靠

发病节气：处暑

主诉：腰部酸痛 2 年，加重伴左下肢放射性疼痛 5 天。

现病史：患者搬运工，长期弯腰负重工作，自述 2 年前出现腰部酸痛，劳累后加重，休息后减轻。5 天前，由于劳累过度致腰痛加剧，左下肢呈放射性疼痛，夜间疼痛较盛，有时疼痛如刀割，并以蚁行感沿左下肢放射，在私人诊所予"腰痛宁胶囊，VitB$_1$、VitB$_{12}$ 肌内注射"，未见好转。今日来我院推拿科就诊，行 CT 检查：$L_4 \sim L_5$、$L_5 \sim S_1$ 椎间盘突出。门诊以"腰椎间盘

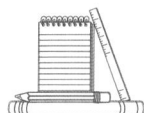

突出症 $L_4 \sim L_5$、$L_5 \sim S_1$"收入住院。

既往史：患者既往体健，否认有结核、肝炎等传染病史；无外伤及手术史；预防接种史不详；未发现药物及食物过敏史。

个人史：生于原籍，无异地长期居住史，居住条件可，无阴冷潮湿之弊，生活上无特殊嗜好。

婚育史：已婚，育一男，配偶及儿子健康。

家族史：无家族遗传性疾病史。

体格检查：T：36.1℃　P：72次/分　R：18次/分　BP：120/70mmHg　身高：168cm　体重：63kg

发育正常，营养一般，表情痛苦，神志清楚，查体合作，自动体位。舌质淡，苔白腻，脉沉细。全身皮肤黏膜无黄染，各浅表淋巴结无肿大。头颅大小、形态正常，眼睑无浮肿，双侧瞳孔等大等圆，对光反射灵敏，耳鼻无异常，口唇无发绀，咽部无充血，扁桃体无肿大。颈软无抵抗，气管居中，甲状腺无肿大，未触及包块，颈静脉无怒张。胸廓对称，呼吸运动均等，语音震颤正常，双侧叩诊清音，双肺呼吸音清晰，未闻及干、湿性啰音及病理性呼吸音。心尖搏动位置正常，心浊音界不大，心率72次/分，律齐，各瓣膜听诊区未闻及病理性杂音。腹平坦，无肠型及蠕动波，未触及包块，无压痛及反跳痛，未触及肝脾，墨菲征阴性，双肾区无叩击痛。双下肢无凹陷性水肿，脊柱、四肢详见专科情况。前后二阴未查。生理反射存在，病理反射未引出。

专科检查：腰椎生理前突消失，腰椎轻度向右侧弯畸形；L_4、L_5、S_1 棘间及左侧椎旁压痛（+），左环跳穴压痛（+），用力按压时诱发左下肢放射疼痛、麻木；左下肢直腿抬高试验30°（+），右侧（-）；挺腹试验（+）；左膝腱反射减弱，左跟腱反射消失，左下肢外后侧及足底痛觉减退；腰椎活动受限：前屈50°、后伸20°、右侧屈30°、左侧屈10°；左踇趾背伸及跖屈肌力减弱；双侧"4"字试验（-），双侧梨状肌紧张试验（-）。其余四肢关节形态、功能均正常。

辅助检查：CT检查显示 $L_4 \sim L_5$、$L_5 \sim S_1$ 椎间盘突出。

辨证分析：该患者腰痛伴左下肢放射性疼痛，证属中医"腰痛"之范畴，由于患者为搬运工，长期重体力劳动，致腰部经脉失养，气血运行不畅，不通则痛而见上述症状。舌质淡、苔白腻、脉沉细均为肾阳虚之象。四诊合参，属肾虚（肾阳虚）之证。

入院诊断：

中医诊断：腰痹（肾阳虚型）

西医诊断：腰椎间盘突出症（$L_4 \sim L_5$、$L_5 \sim S_1$）

诊疗计划：

1）中医推拿科二级护理常规。

2）普食。

3）避风寒，卧硬板床。

4）完善入院各相关检查，进一步明确诊断。

5）中医治疗如下。

①手法治疗：推拿手法1次/日。

治疗原则：舒筋通络、活血止痛及理筋整复。

采用㨰法、按揉、捏拿、点压、弹拨、擦腰部痛点等手法以疏通经络、活血止痛，最后用腰部斜扳法以理筋整复，结束手法治疗。

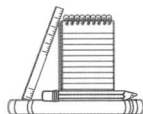

②针灸、红外线理疗：1次／日。

辨证选穴：肾俞、腰阳关、命门、华佗夹脊穴、关元、环跳、秩边、承扶、委中、昆仑等穴。

③腰部牵引治疗：1次／日。

④飞燕式、拱桥式等腰部功能锻炼：1次／日。

⑤中医予温补肾阳之法，方用右归丸加减。

独活 12g　桑寄生 12g　续断 15g　当归 15g

川牛膝 15g　菟丝子 15g　鹿角胶 15g（烊服）　三七粉 3g（另包）

熟地黄 30g　怀山药 12g　山茱萸 12g　杜仲 12g

蜈蚣 1 条　甘草 3g　制附片 12g（久煎）　制川乌、制草乌各 5g（久煎）

煎服方法：上药第一次煎加水 500mL，制附片、制川乌、制草乌文火先煎约 60 分钟后，再入其余药物，煎至 200mL 取汁；第二次煎加水约 300mL，煎至 100mL 取汁，两次药汁混匀，饭后热服，一日 1 剂，分两次服。

6）西医治疗：采用甘油果糖及丹参注射液扩张血管，以消除炎症为主，静脉输液，1次／日。

医师签全名：刘某

首次病程记录

2016 年 8 月 18 日 10：00 am

赵某，男，37 岁。因腰部酸痛 2 年，加重伴左下肢放射性疼痛 5 天。2016 年 8 月 18 日 9：30 am 由家人护送入院。

病例特点：

搬运工。

症见：腰部酸痛 2 年，加重伴左下肢放射性疼痛 5 天。

专科检查：腰椎生理前突消失，腰椎轻度向右侧弯畸形；L_4、L_5、S_1 棘间及左侧椎旁压痛（＋），左环跳穴压痛（＋），用力按压时诱发左下肢放射性疼痛、麻木；左下肢直腿抬高试验 30°（＋），右侧（－）；挺腹试验（＋）；左膝腱反射减弱，左跟腱反射消失，左下肢外后侧及足底感觉减弱；腰椎活动受限：前屈 50°、后伸 20°、右侧屈 30°、左侧屈 10°；左蹑趾背伸及跖屈肌力减弱；双侧"4"字试验（－），双侧梨状肌紧张试验（－）；双下肢末梢血液循环正常。其余功能均正常。

辅助检查：CT 检查显示 $L_4 \sim L_5$、$L_5 \sim S_1$ 椎间盘突出。

中医辨病辨证依据：该患者腰部酸痛伴左下肢放射性疼痛，证属中医学"腰痛"之范畴，由于患者为搬运工，长期重体力劳动，致腰部经脉失养，气血运行不畅，经脉不通，不通则痛而见上述症状。舌质淡、苔白腻、脉沉细均为肾阳虚之象。四诊合参，属肾虚（肾阳虚）之证。

中医鉴别诊断：本病当与背痛相鉴别。腰痛是指腰背及其两侧部位的疼痛，背痛为背臀以上部位疼痛。

西医诊断依据：腰部酸痛伴左下肢放射性疼痛。专科检查情况为腰椎生理前突消失，腰椎轻度向右侧弯畸形；L_4、L_5、S_1 棘间及左侧椎旁压痛（＋），左环跳穴压痛（＋），用力按压时诱发下肢放射性疼痛、麻木；左下肢直腿抬高试验 30°（＋），右侧（－）；腹压增高则左下肢麻木加重；左跟腱反射消失，左下肢外后侧及足底感觉减弱；腰椎活动受限：前屈 50°、后伸 20°、右侧屈 30°、左侧屈 10°；左蹑趾背伸及跖屈肌力减弱；双侧"4"字试验（－），双侧梨状肌紧张试验（－）；双下肢末梢血液循环正常。其余功能均正常。CT 检查显示 $L_4 \sim L_5$、$L_5 \sim S_1$ 椎间盘

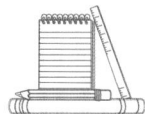

突出。

西医鉴别诊断：凡可出现腰痛、腿痛或腰腿痛并存的疾病都应注意鉴别，其中较为常见的有下列疾病。

①强直性脊柱炎：本病多见于青年男性，有明显家族遗传特征。早期髋部疼痛，初发关节常是骶髂关节。腰部呈僵直状，以晨起为甚，活动后减轻。渐见腰背及骶髂关节疼痛，病程进行性向上发展，脊柱强直，各方向活动均受限。当侵及肋椎关节时，可出现呼吸困难，后期可出现脊柱后突畸形。X 线片早期可见骶髂关节边缘模糊或消失，椎旁韧带钙化；后期脊柱呈"竹节样"改变。患者化验较快，HLA-B27 阳性，血清 RF 多为阴性。

②腰椎转移性肿瘤：腰椎肿瘤有以下特点：腰痛剧烈，呈进行性加重，夜间尤甚，可出现全身消耗性表现，常常需用镇痛药物。脊髓内占位性病变常出现病灶平面下的感觉和运动障碍，甚至大小便功能丧失。

入院诊断：

中医诊断：腰痹（肾阳虚型）

西医诊断：腰椎间盘突出症（$L_4 \sim L_5$、$L_5 \sim S_1$）

诊疗计划：

1）中医推拿科二级护理常规。

2）普食。

3）避风寒，防外感，睡硬板床。

4）完善入院各项相关检查，进一步明确诊断。

5）推拿治疗如下。

①手法治疗：推拿手法 1 次 / 日。

治疗原则：舒筋通络、活血止痛及理筋整复。

采用滚法、按揉、捏拿、点压、弹拨、擦腰部痛点等手法以疏通经络、活血止痛，最后用腰部斜扳法以理筋整复，结束手法治疗。

②针灸、红外线理疗：1 次 / 日。

辨证选穴：肾俞、腰阳关、命门、华佗夹脊穴、关元、环跳、秩边、承扶、委中、昆仑等穴。

③腰部牵引治疗：1 次 / 日。

④飞燕式、拱桥式等腰部功能锻炼：1 次 / 日。

⑤中医予温补肾阳之法，方用右归丸加减。

独活 12g   桑寄生 12g   续断 15g   当归 15g

川牛膝 15g   菟丝子 15g   鹿角胶 15g（烊服）   三七粉 3g（另包）

熟地黄 30g   怀山药 12g   山茱萸 12g   杜仲 12g

蜈蚣 1 条   甘草 3g   制附片 12g（久煎）   制川乌、制草乌各 5g（久煎）

煎服方法：上药第一次煎加水 500mL，制附片、制川乌、制草乌文火先煎约 60 分钟后，再入其余药物，煎至 200mL 取汁；第二次煎加水约 300mL，煎至 100mL 取汁，两次药汁混匀，饭后热服，一日 1 剂，分两次服。

⑥西医治疗：采用甘油果糖及丹参注射液扩张血管，以消除炎症为主，静脉输液，1 次 / 日。

医师签全名：刘某

科主任查房记录

2016 年 8 月 19 日 9：30 am　科室主任王某查房记录

患者赵某，男，37 岁。昨天患者因腰部酸痛 2 年，加重伴左下肢放射性疼痛 5 天住院，住院后依据症状、体征、病史分析，中医学诊断为腰痹（肾阳虚型），西医学诊断为腰椎间盘突出症（L_4~L_5、L_5~S_1），以中医腰椎病专科常规诊疗方案及护理方案处理。今日查房，见患者神清，表情痛苦、纳差、二便调、舌质淡，苔薄白，脉沉细。查体：腰部活动轻度受限，L_4、L_5、S_1 椎旁左侧及棘间压痛明显（＋），左臀部环跳穴压痛，并可诱发左下肢放射性疼痛、麻木，左下肢直腿抬高试验 40°（＋），直腿抬高加强试验右（－）、左侧（＋）；双侧"4"字试验（－），双侧梨状肌紧张试验（－），左侧膝腱反射减弱。

科主任王某查房详细询问患者病史及检查患者后指示：

1）尽快完善各项实验室相关检查，进一步明确诊断，以便制定出合理有效的治疗方案。

2）嘱患者调整好情绪，明确医院各项制度，积极配合医师的治疗。

医师签全名：刘某

副主任医师查房记录

2016 年 8 月 20 日 9：10 am　赵某副主任医师查房记录

今日查房，该患者各项理化检查均已汇报。CT 检查：L_4~L_5、L_5~S_1 椎间盘突出。症见：左下肢放射性疼痛较前有明显减轻，余无明显不适症状，纳可，夜寐安，二便调。查体：神志清楚，各生命体征均平稳，舌质淡，苔薄白，脉弦。胸廓对称，心肺均正常，腹平软，肝脾均未触及肿大。腰椎轻度向右侧弯，腰部活动轻度受限，L_4、L_5、S_1 椎旁左侧及棘间压痛（＋），左臀部环跳穴压痛，并可诱发左下肢放射性疼痛、麻木，左下肢直腿抬高试验 60°（＋），直腿抬高加强试验右侧（－）、左侧（＋）。双侧"4"字试验（－），双侧梨状肌紧张试验（－）。左侧膝腱反射较弱，左足底感觉减弱，双下肢无浮肿。

赵某副主任医师查房后指示：

1）根据其病史、症状体征及各项检查，中医诊断：腰痹（肾阳虚型）；西医诊断：腰椎间盘突出症（L_4~L_5、L_5~S_1）。

2）搬运工，长期重体力劳动，致腰部经脉失养，气血运行不畅，经脉不通则痛，而见上述症状。舌质淡、苔白腻、脉沉细均为肾阳虚之象，参合四诊，属肾虚（肾阳虚）之证。

3）本病可与强直性脊柱炎相鉴别，后者中年男子多见，身体瘦弱，腰背及骶髂关节疼痛，脊柱强直，各方向活动均受限。症状多与气候变化有关，血沉较快，病程进行性向上发展。X 线片早期可见骶髂关节及腰椎小关节模糊，后期脊柱呈竹节样改变。

4）本病临床上应以推拿手法治疗为主，配合药物对症处理。

5）嘱患者调整情绪，注意休息，适当配合功能锻炼。

医师签全名：刘某

病程记录

2016 年 8 月 24 日 9：15 am

今日查房，患者症见：轻度腰腿疼，其余无任何不适症状，腰部功能活动轻度受限，纳可，夜寐安，二便调。查体：L_4、L_5、S_1 椎旁及棘间轻度压痛，左下肢直腿抬高试验 70°（＋），直腿抬高加强试验右侧（－）、左侧（＋）；双侧"4"字试验（－），双侧梨状肌紧张试验（－）；左侧膝腱反射较弱，左足底痛觉恢复。主治医师查房，详细询问患者病史及检查患者后指示：患者病情明显改善，继续前治疗方案不变，继观。

医师签全名：刘某

2016 年 8 月 27 日 10：10 am

今日查房，患者症见：腰腿疼基本消失，其余无任何不适感，腰部转动灵活，活动基本正常，纳可，夜寐安，二便调。查体：L₄、L₅、S₁椎旁及棘间压痛消失，余体征（−）。主治医师查房，详细询问患者病史及检查患者后指示：患者病情进一步改善，继续巩固治疗，方案不变，准备出院。

医师签全名：刘某

2016 年 8 月 31 日 9：00 am

今晨查房，患者神清，精神可，腰痛症状消失，纳可，夜寐安，二便调，舌淡苔白，脉弦，查体：L₄、L₅、S₁椎旁左侧及棘突间压痛消失，左臀部及臀大肌附着处压痛（−），直腿抬高试验（−），直腿抬高加强试验（−）。各项生命体征均正常，故今日带药出院，回家继续治疗。

医师签全名：刘某

出院记录

姓名：赵某　　　性别：男　　　年龄：37 岁

职业：搬运工　　　住院号：1855173

入院日期 2016 年 8 月 18 日 10：00 am　　　第 1 次住院

出院日期 2016 年 8 月 31 日 10：30 am　　　共住院 13 天

入院情况：症见患者腰痛及左下肢放射性疼痛较盛，有时痛如刀割，夜寐不安，纳差，二便调。查体：神志清楚，精神差，表情痛苦，强迫体位，发育正常，营养状况良好，四大生命体征均正常，心、肺功能正常。专科情况：腰椎轻度向右侧弯，腰部活动受限，L₄、L₅、S₁椎体左侧及棘间压痛（＋），左臀部环跳穴压痛明显，并可诱发左下肢放射性疼痛、麻木，左下肢直腿抬高试验30°（＋），直腿抬高加强试验左侧（＋），右侧（−）。双侧"4"字试验（−），双侧梨状肌紧张试验（−）。左侧膝腱反射减弱，左足底痛觉减弱，末梢血液循环正常。

辅助检查：CT 检查显示 L₄～L₅、L₅～S₁椎间盘突出。

入院诊断：

中医诊断：腰痹（肾阳虚型）

西医诊断：腰椎间盘突出症（L₄～L₅、L₅～S₁）

入院后诊疗经过（包括检查结果）：入院后尽快完善各相关实验室检查，进一步明确诊断后，以专科治疗为主，采用中医推拿按摩手法、针灸、红外线理疗等，配合西医消炎、扩血管药对症处理（详见首次病程记录）。

出院时情况：患者腰部酸痛及左下肢放射性疼痛消失。查体：患者神清，精神可，心肺正常。专科情况：平腰，腰椎无侧弯畸形，腰部活动功能正常，L₄～L₅、L₅～S₁椎旁左侧及棘间压痛（−），左臀部环跳穴压痛（−），无左下肢放射性疼痛、麻木，左右下肢直腿抬高试验85°（−），直腿抬高加强试验左侧（−）、右侧（−）。双侧"4"字试验（−），双侧梨状肌紧张试验（−）。双膝腱反射正常，末梢血液循环正常。双下肢肌力正常。

出院诊断：

中医诊断：腰痹（肾阳虚型）

西医诊断：腰椎间盘突出症（L₄～L₅、L₅～S₁）

出院医嘱：

1）按时服用出院的带药。

2）加强腰部功能锻炼。

3）防寒保暖。

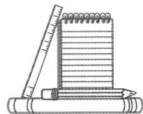

4）定期复诊。

医师签名：刘某

项目二　推拿诊断技能

【学习目标】
1. 掌握推拿临床常用试验检查法和特殊检查法。
2. 熟悉四诊检查法。
3. 了解实验室检查法和影像学检查。

扫一扫，查阅
PPT、视频、
知识链接等
数字资源

一、临床常用体格检查

（一）四诊检查法

1. 问诊　是医者通过询问患者或陪诊者，了解疾病的发生、发展、治疗经过、目前情况和其他与疾病有关一切情况的一种诊察疾病的方法。问诊在四诊中占有重要地位，历代医家对问诊都非常重视。如明代张景岳认为问诊是"诊治之要领，临证之首务"，并列出"十问歌"，即"一问寒热二问汗，三问头身四问便，五问饮食六问胸，七聋八渴俱当辨，九因脉色察阴阳，十从气味章神见"。由此可见问诊在诊病过程中的重要性。问诊的内容主要包括以下方面。

（1）主诉　指患者最主要的症状及其持续时间。这是提示病变性质和促使患者前来就医的主要原因，也是患者最需要解决的问题。主诉是辨证中的主要依据，记录主诉应简明扼要。

（2）受伤时间　问患者何时受伤，要问清楚受伤的具体时间，以判断是急性损伤还是慢性劳损。若患者在就医之前接受过其他治疗，还要问清治疗的时间和经过。

（3）受伤原因及体位　造成损伤的原因多种多样，因此要问清楚受伤的具体原因，包括受伤时外来暴力的性质、方向、强度和当时患者所处的体位。若为慢性损伤，还要询问患者的职业工种，生活场所的环境是否寒冷、潮湿等。

（4）伤处及伤势　对损伤的部位和局部情况要仔细询问，如疼痛、肿胀情况，伤肢活动程度，有无异常活动等。同时，较严重损伤还要问受伤过程中是否昏厥、昏厥的时间，以及醒后有无再昏厥、昏厥的抢救措施等，以了解患者伤势的轻重。

（5）疼痛　对于疼痛症状，应详细询问疼痛的起始时间、部位、性质、程度等，这些对诊断有十分重要的意义。要分清是剧痛、胀痛、刀割样痛还是钝痛；是否有麻木、酸胀及放射样疼痛；疼痛是持续性还是间歇性；是多发性还是游走性；是加重还是减轻；疼痛是否与行走、负重、咳嗽、喷嚏等有关，是否与天气变化有关等；是否昼轻夜重。一般来说，剧痛者伤重，一般性疼痛伤势较轻，隐痛者多属慢性损伤，胀痛多为气滞，刺痛多为血瘀，酸痛多属慢性软组织损伤，游走性疼痛多属风邪侵袭，神经受损多有麻木感或电灼样放射性疼痛等。

（6）肢体功能情况　如有功能障碍者，应询问功能障碍发生的时间、程度及与损伤的关系。一般急性损伤后患者活动功能可立即丧失，且大多随肿胀发展而症状加重。长期持续性功能障碍多为损伤后组织粘连；间歇性功能障碍多提示某些障碍因素存在，如关节内游离体卡在关节腔内时常可引起关节交锁。

（7）寒热　问清恶寒、发热的时间和程度，以及与损伤的关系。损伤初期发热，多属血瘀

化热，体温一般不超过 38℃；而创口化脓则为邪毒感染，热盛肉腐煨脓，体温常达 38℃以上。

除上述的问诊内容外，对患者本人情况及家族情况，如患者姓名、年龄、性别、职业、婚否、民族、籍贯、住址，以及个人家族史、过敏史、生育史等情况均应详细询问，这些内容有助于诊断时的参考和建立完整的病历，便于查询、联系和随访。

知识链接

《素问·征四失论》说："诊病不问其始，忧患饮食之失节，起居之过度，或伤于毒，不先言此，卒持寸口，何病能中……"

---

2. 望诊   是医者运用视觉对患者全身和局部的一般情况及其排泄物进行有目的的观察的一种诊断方法。其内容包括观察人体的神、色、形、态等，以推断体内的变化。

（1）望全身

1）望神色：神色是指精神和气色。《素问·移精变气论》指出"得神者昌，失神者亡"，强调神在疾病转归中的作用。一般软组织损伤对神色影响不大，但较严重的软组织损伤或损伤日久、体质虚弱者可出现精神萎靡、色泽晦暗、面容憔悴等征象。如出现神志不清，呼吸微促，面色苍白或发绀，四肢厥冷，汗出如油，则表明精气已衰，属危证。

损伤五色所主：白色主失血、虚寒证；青色主血瘀气闭，气血运行受阻；赤色主损伤发热；黄色主脾虚湿重，湿热阻滞；黑色主肾虚，或经脉失于温养。

2）望形态：主要是观察患者的胖瘦、体质强弱、肢体的姿势和体位。尤其是患者的姿势与体位，对损伤性疾病的诊断意义较大。如急性腰扭伤患者出现身体多向患侧倾斜，常以手扶腰部等姿势。落枕患者颈部僵直，活动不利，转头时常连同身体一起转动等。

（2）望局部

1）望肤色：是指通过观察皮肤的色泽来辨别疾病。新鲜出血者，肤色青紫；陈伤瘀血开始吸收时，肤色变黄，范围扩大。肤色发红且皮温增高，提示可能为继发感染；肤色苍白而发凉，说明血液循环障碍；局部肤色变黑，则显示组织坏死。

2）望肿胀：肿胀是常见症状之一，临床必须认真观察其出现部位、程度和变化。新伤肿胀常为局限性，陈伤肿胀不明显；如肿胀伴波动感，则提示有积血或积液等。

3）望畸形：软组织损伤可以引起肢体畸形，但畸形往往没有骨折、脱位畸形明显，因此需要仔细观察、两侧对比。如桡神经损伤时出现腕下垂畸形。

（3）望舌   亦称舌诊，即观察舌质、舌苔。它能客观反映人体气血的盛衰、病情进展及伤后机体变化，可用以判断疾病的转归和预后。

1）望舌质：正常舌质为淡红色，色泽鲜明滋润。舌质淡白，提示气血不足或气血耗伤。舌质胖嫩、边有齿痕者，为阳虚寒湿滞留。舌质红可见于实热或阴虚内热，严重损伤早期血瘀化热亦常见红舌。舌色中带青紫色，称青紫舌，主瘀血寒凝。舌的两侧边缘有红色或黑色瘀点，表明有损伤。

2）望苔色：正常人的舌苔薄白而润滑。苔少或无苔表示脾胃虚弱。苔厚腻为湿浊内盛；苔厚白而滑为寒痰内阻；苔薄白干燥提示寒邪化热，津液不足；苔厚白干燥提示湿邪化燥，白如积粉为热毒内蕴。苔黄主热证，薄黄而干主热邪伤津；苔老黄为实热积聚；苔黄腻为湿热。黑苔主里证，主热极而又主寒盛，多由灰苔或焦黄苔发展而来，提示病邪较盛，病情恶化，多见于严重创伤。

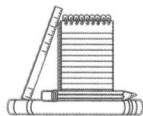

3. 闻诊　包括耳闻和鼻嗅两方面。耳闻是指诊察患者的声音、呼吸、语言、咳嗽、呕吐、嗳气、叹息、肠鸣等各种声音；鼻嗅是指嗅患者的气味、分泌物、排出物等气味。另外，在检查中还应注意以下特殊的摩擦音。

（1）肌腱与腱鞘摩擦音　肌腱周围炎在检查时多可闻及捻发音，常见于有渗出的腱鞘周围，好发于前臂的伸肌群、大腿的股四头肌和小腿的跟腱部。屈指肌腱腱鞘炎可在手指做屈伸动作时闻到弹响声，称为扳机指。

（2）关节摩擦音　退行性关节炎患者在活动关节时，常可闻及关节摩擦音。如退行性膝关节炎在关节活动时可闻及摩擦音。

（3）关节弹响声　关节内有游离体的患者，活动关节时可听到弹响声。如膝关节半月板损伤的患者在做膝关节旋转伸屈活动时，可听到较清脆的弹响。

4. 切诊　切诊包括脉诊和摸诊两部分内容，是指医者通过运用双手对患者体表进行触、摸、按、压，从而获得临床资料以了解病情的一种诊察方法。

（1）脉诊　又称切脉。推拿临床中常见的脉象如下。

1）浮脉：轻按应指，重按稍减而不空。多见于新伤瘀肿疼痛剧烈。若为大出血或长期慢性劳损患者，说明正气不足。

2）沉脉：轻按不应，重按始得，主里证。多见于内伤气血、腰脊损伤疼痛。

3）迟脉：脉搏缓慢，每息脉来不足 4 次。一般迟脉主寒、主阳虚。多见于关节肌肉挛缩、瘀血凝滞。

4）数脉：脉搏每息超过 5 次。数而有力多为热证，细数无力属阴虚火旺。多见于损伤发热期。

5）滑脉：往来流利，如盘走珠，应指圆滑。多见于急性损伤、挫伤导致血实气壅，妊娠期可见。

6）涩脉：脉形细而迟，往来艰涩，如轻刀刮竹。主血虚、血瘀、气滞。

7）弦脉：脉形端直以上，如按琴弦，寸、关、尺三部直起直下。主诸痛、肝胆疾病、阴虚阳亢。常见于胸部损伤、各种损伤剧烈疼痛、肝胆疾病、高血压和动脉硬化等患者。有力者属紧脉，多见于外感风寒性腰痛者。

8）濡脉：浮而细软，脉气无力，与弦脉相对。多见于劳损、气血两虚。

9）洪脉：脉来如汹涌波涛，来盛去衰。多见于伤后血瘀化热者。

10）细脉：脉细如线，应指显然。多见于气血不足、诸虚劳损或久病体弱者。

11）芤脉：浮大中空，如按葱管。多见于损伤后的各种大出血。

12）结代脉：间歇脉的总称。脉来缓慢，时而一止，止无定数为结脉；脉来动而中止，不能自还，良久复动，止有定数为代脉。多见于疼痛剧烈，脉气不相接时。

损伤性疾患中的脉法要领可归纳为以下几点：瘀血停积者多属实证，脉宜坚强而实，不宜虚细而涩，洪大则顺，沉细则恶；出血过多系虚证，脉宜虚而涩，不宜坚强而实，沉小则顺，洪大者恶；六脉模糊者，证虽轻，而预后差；外证虽重，而脉来缓和有神者，预后良好；重伤痛极时，脉多弦紧，偶出现结代脉，多为疼痛引起的暂时脉象，并非恶候。

（2）摸诊　亦称摸法。《医宗金鉴·正骨心法要旨》说"以手扪之，自悉其情"。通过摸诊可以对损伤局部情况有较明确的了解，尤其在缺少检查设备时更有重要意义。摸诊的主要内容和方法可概括如下。

1）主要内容

①摸痛点：根据疼痛的部位、范围、程度来鉴别其损伤的性质。如直接压痛可能是局部损

伤，若压之疼痛并伴有放射性疼痛则可能病变与神经损伤有关。

②摸畸形：触摸体表骨突变化，判断畸形的性质、位置。如腰椎间盘突出症多有脊柱侧弯及腰肌紧张等症状。

③摸肤温：通过局部皮肤温度的改变对寒证和热证进行辨别。肤温高，表示新伤或局部瘀血化热。肤温低，表示为寒性疾患、气血虚弱或血运障碍。摸肤温时一般以手背测试为宜。

④摸异常活动：在肢体关节处出现超出正常范围的活动则常提示韧带断裂。

⑤摸肿块：应明确肿块的质地、性质、大小，了解其形态、边界、活动度等。

2）摸诊方法

①触摸法：用手指仔细触摸伤处，以了解损伤部位的情况（图4-1）。

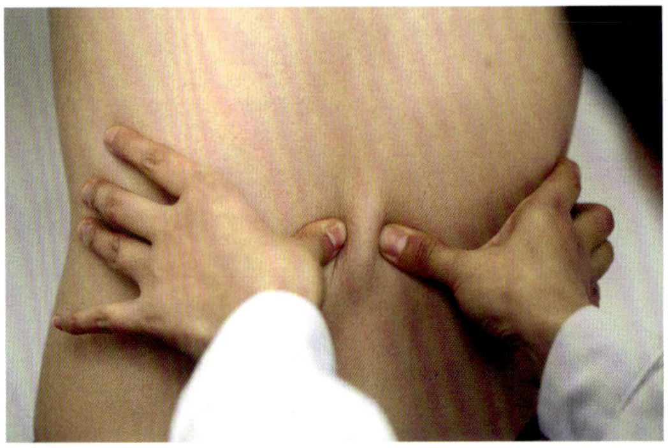

（1）检查腰部

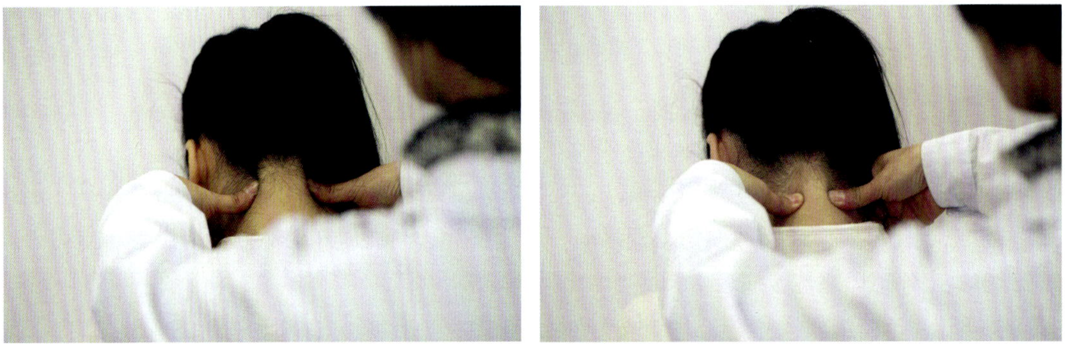

（2）检查颈部

图4-1　触摸法

②挤压法：用手沿患处上下、左右、前后进行挤压，根据力的传导作用来诊断是否存在骨折（图4-2）。

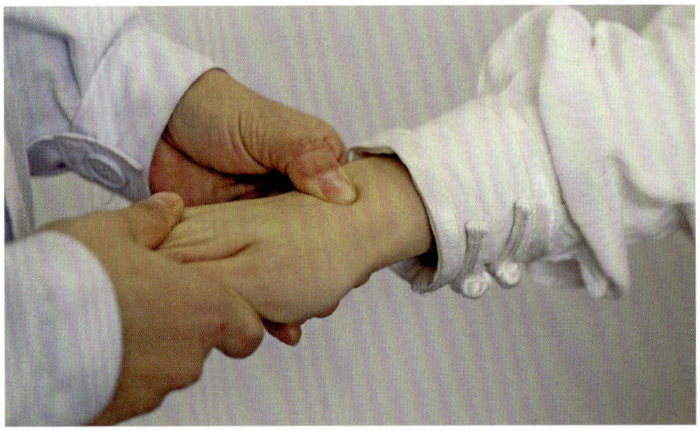

图4-2　挤压法

③叩击法：利用掌根或拳头对肢体远端的纵向叩击所产生的冲击力来检查有无骨折（图4-3）。

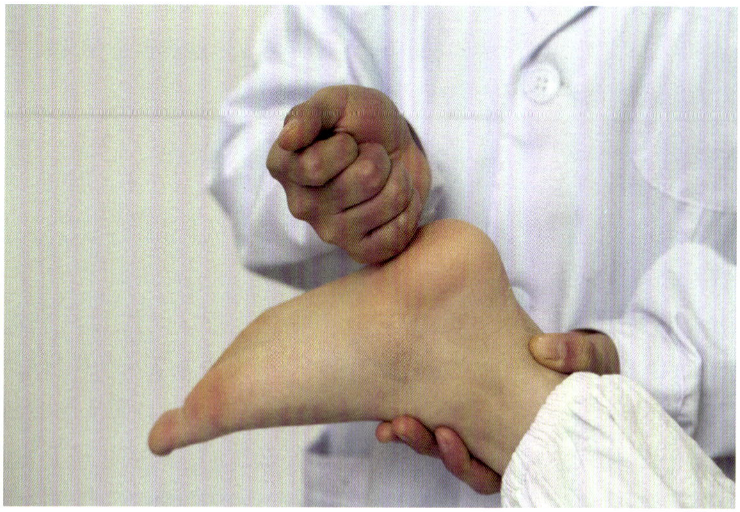

图 4-3　叩击法

④旋转法：用手握住伤肢下端，做轻轻的旋转动作，观察伤处有无疼痛、活动功能障碍及特殊响声（图 4-4）。

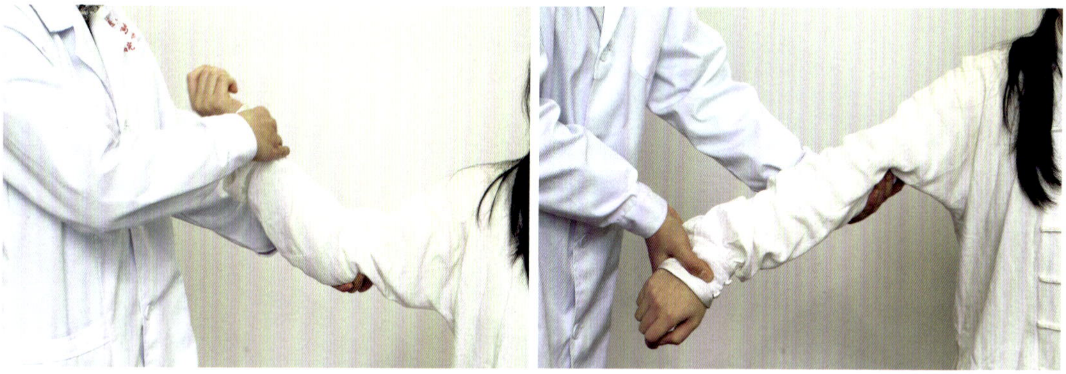

图 4-4　旋转法

⑤屈伸法：用手握住邻近的关节做屈伸运动，根据屈伸的度数来测量关节活动功能。屈伸法常与旋转法配合应用（图 4-5）。

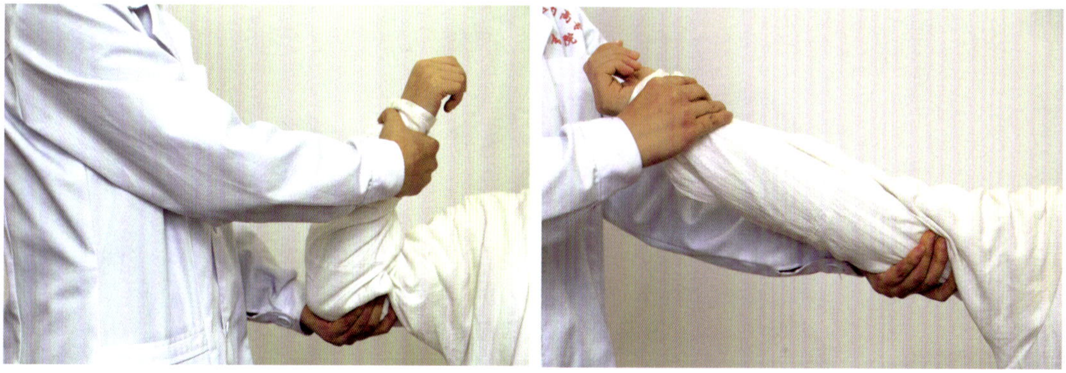

图 4-5　屈伸法

摸诊检查时必须注意与健侧比较，否则一些先天畸形因素可能影响诊断的正确性，同时治疗前后也应当与健侧进行对比。

临床表现差异性较大，病因较复杂。损伤外力的大小、性质和程度不同，临床表现也不相同，因此通过望、闻、问、切四诊所收集的临床资料应与现代检查所得结果相结合，进行归纳、综合和分析，才能作出符合病情的正确诊断。

（二）常用试验检查法

1.肢体关节活动范围测量法　肢体关节的运动主要是依靠关节及其周围肌肉相互协调来完成的。通过对关节活动范围、肢体长度及肢体周径的测量，分析和了解肢体损伤程度，对于诊断治疗和疗效观察是必不可少的。

（1）关节活动范围的测量　全身各关节都有其正常的生理活动范围，当肢体发生疾患或损伤时，其活动范围可发生变化，也可出现超越生理活动范围的异常活动。目前临床上较常用的测量方法是以中立位 0° 计算，简称为中立位 0° 法。在测量时应注意除去关节周围的附加活动，如测量肩关节活动度时，应固定肩胛骨；测量髋关节活动度时，应固定骨盆。同时还应注意正常人关节活动的范围差异，必要时应进行双侧关节对比。对不易精确测量角度的部位，可用测量长度的方法以记录各骨的相对活动范围。如颈椎前屈可测量下颏至胸骨柄的距离，腰椎前屈时测量下垂的中指尖与地面的距离等。

人体各关节活动的正常范围如下。

1）颈部：中立位为面向前，眼平视，下颌内收为 0°。

前屈 35°～45°，后伸 35°～45°，左、右侧屈各 45°，左、右旋转各 60°～80°（图 4-6）。

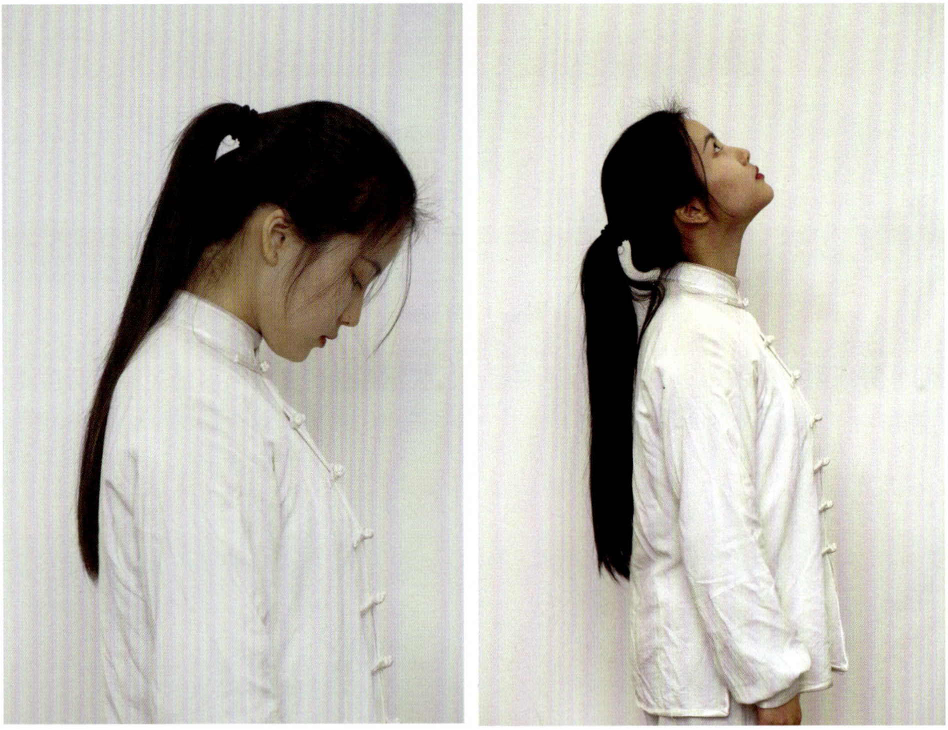

前屈、后伸

图 4-6　颈部活动范围（1）

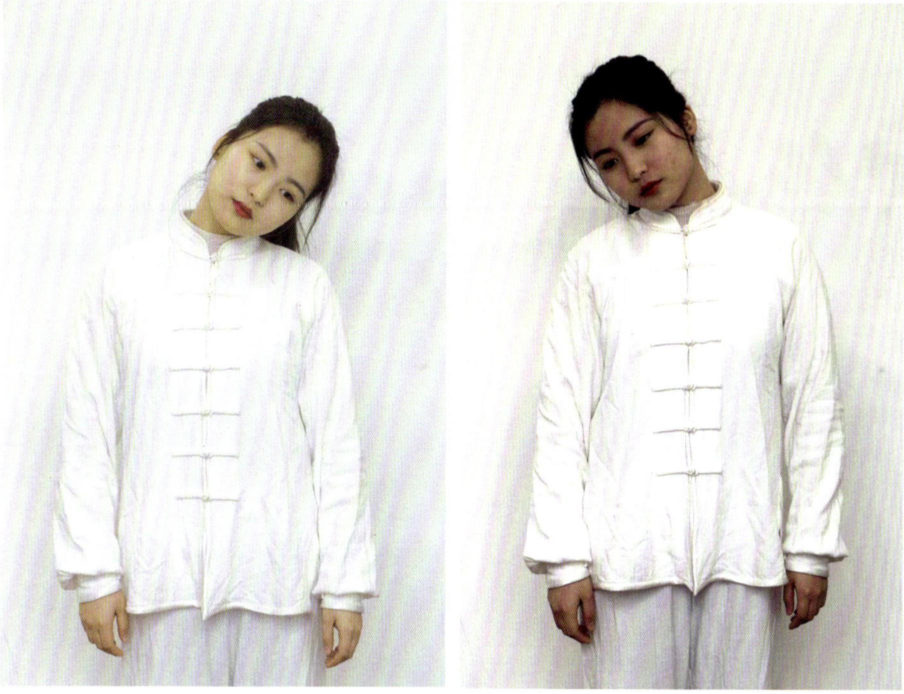

左、右侧屈

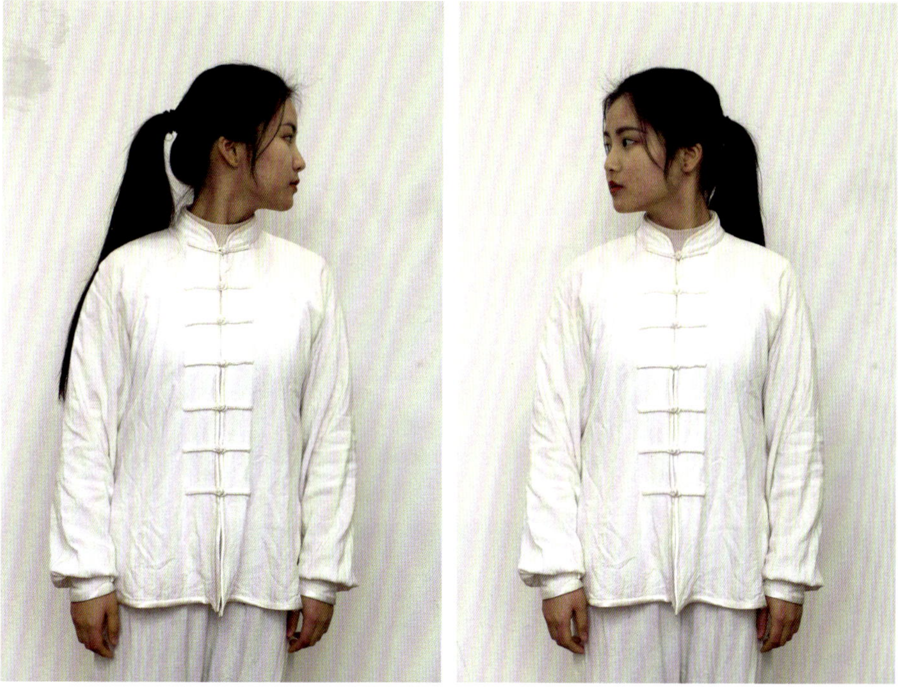

左、右旋转

图 4-6　颈部活动范围（2）

2）腰部：中立位一般认为挺直站立即可。

前屈 90°，后伸 30°，左、右侧屈各 30°，左、右旋转各 30°（图 4-7）。

前屈、后伸

左、右侧屈

图4-7 腰部活动范围（1）

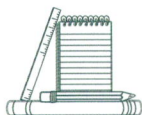

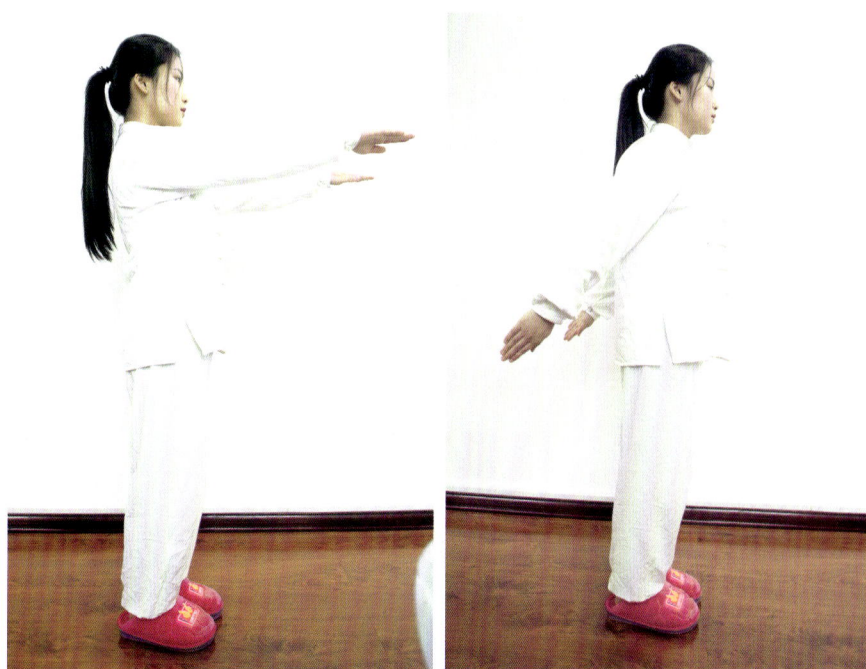

左、右旋转

图 4-7　腰部活动范围（2）

3）肩关节：中立位为上臂下垂，前臂指向前方。

前屈 90°，后伸 45°，外展 90°，内收 40°～45°，内旋 80°，外旋 30°，上举 90°（图 4-8）。

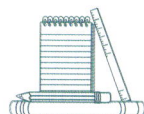

前屈、后伸

图 4-8　肩关节活动范围（1）

外展、内收

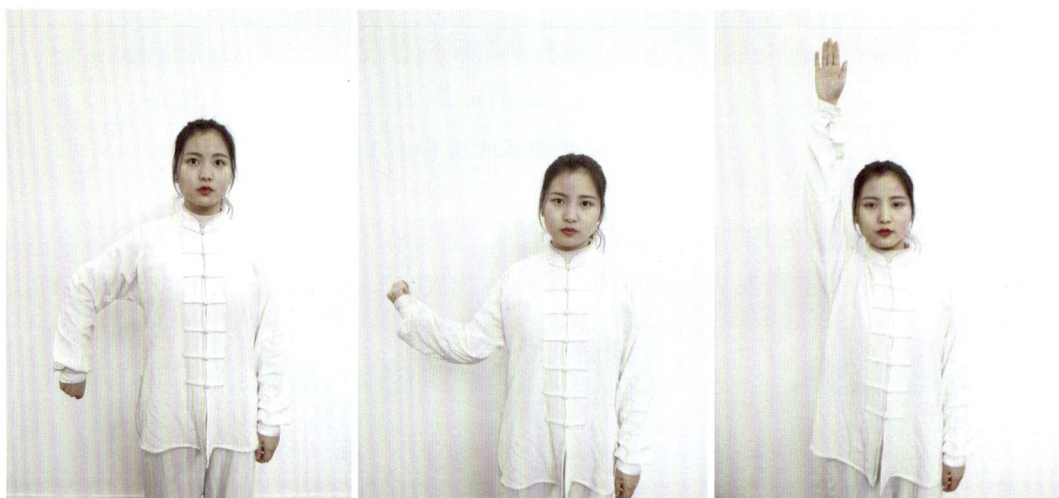

内旋、外旋、上举

图 4-8　肩关节活动范围（2）

4）肘关节：中立位为前臂伸直。

屈曲 130°～150°，过伸 0°～10°，旋前 80°～90°，旋后 80°～90°（图 4-9）。

屈曲、过伸

图 4-9　肘关节活动范围（1）

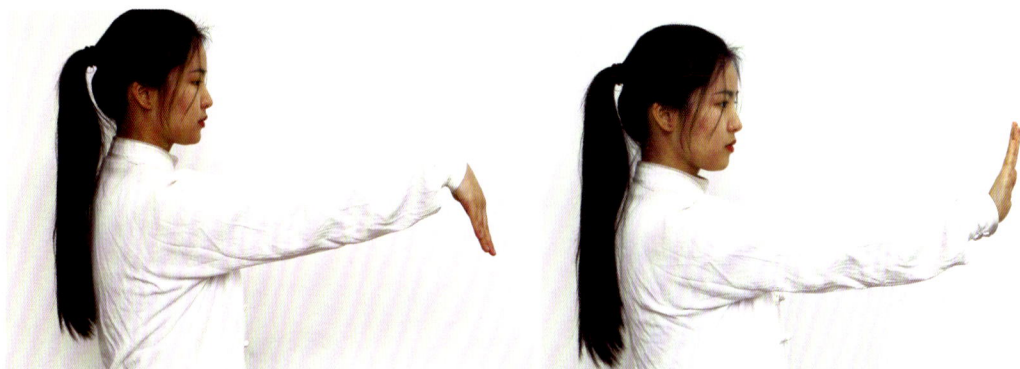

旋前、旋后

图 4-9　肘关节活动范围（2）

5）腕关节：中立位为手与前臂呈直线，手掌向下。

掌屈 50°～60°，背伸 30°～60°，外展 25°～30°，内收 30°～40°（图 4-10）。

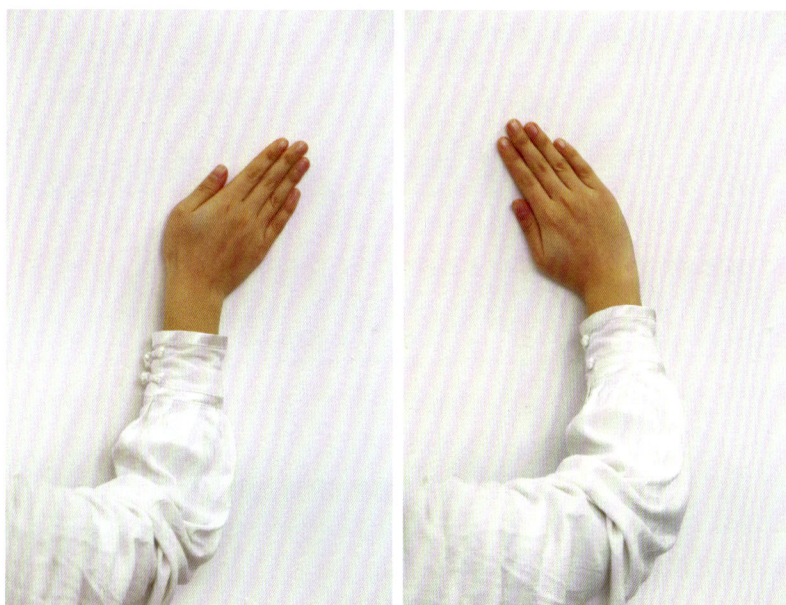

掌屈、背伸

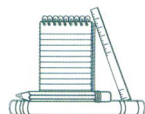

外展、内收

图 4-10　腕关节活动范围

6）掌指及指间关节：中立位为手指伸直。

掌指关节屈曲90°，近侧指间关节屈曲90°，远侧指间关节屈曲60°，掌指关节过伸30°（图4–11）。

掌指关节、近侧指间关节、远侧指间关节

掌指关节过伸

图4–11 掌指及指间关节活动范围

7）第一掌指关节：中立位为拇指沿食指方向伸直。

外展60°，内收60°（图4–12）。

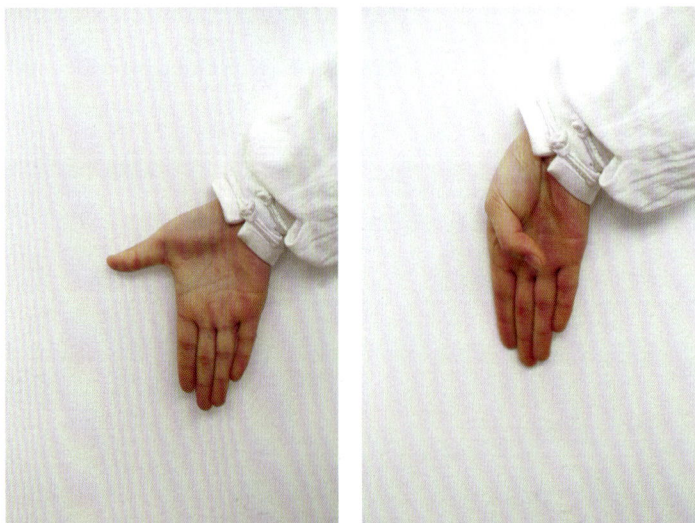

外展、内收

图4–12 第一掌指关节活动范围

8）髋关节：中立位为髋关节伸直，髌骨向上。

前屈90°，当膝关节屈曲时可达100°，后伸40°，内收25°，外展45°，内旋40°，外旋40°（图4–13）。

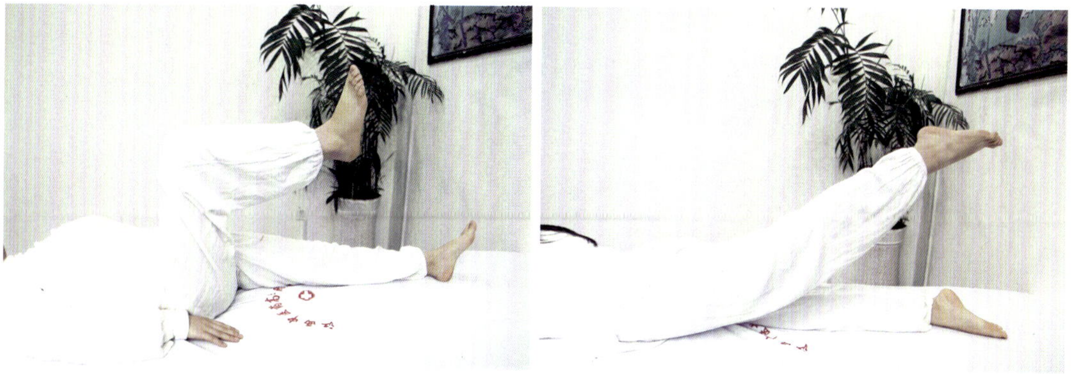

前屈、后伸

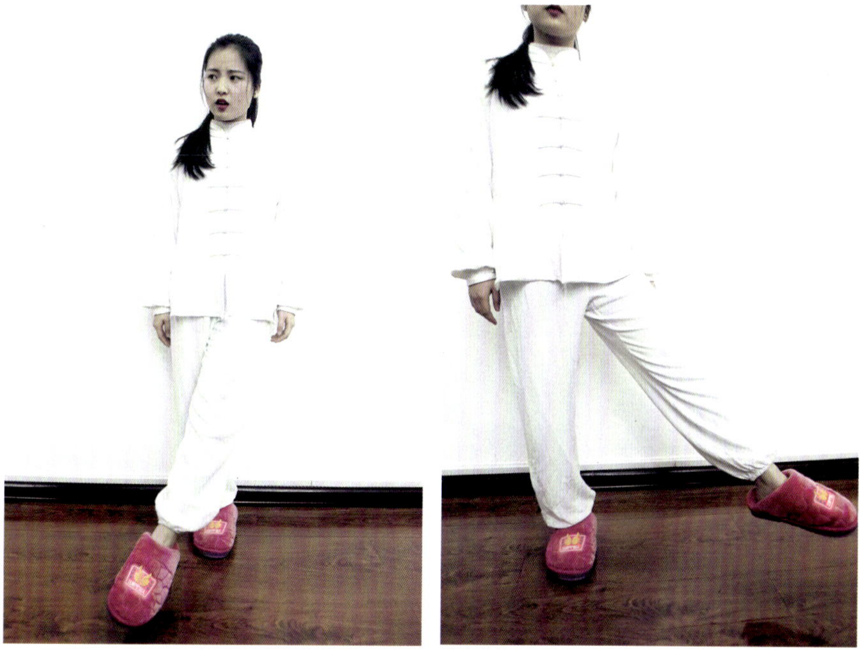

内收、外展

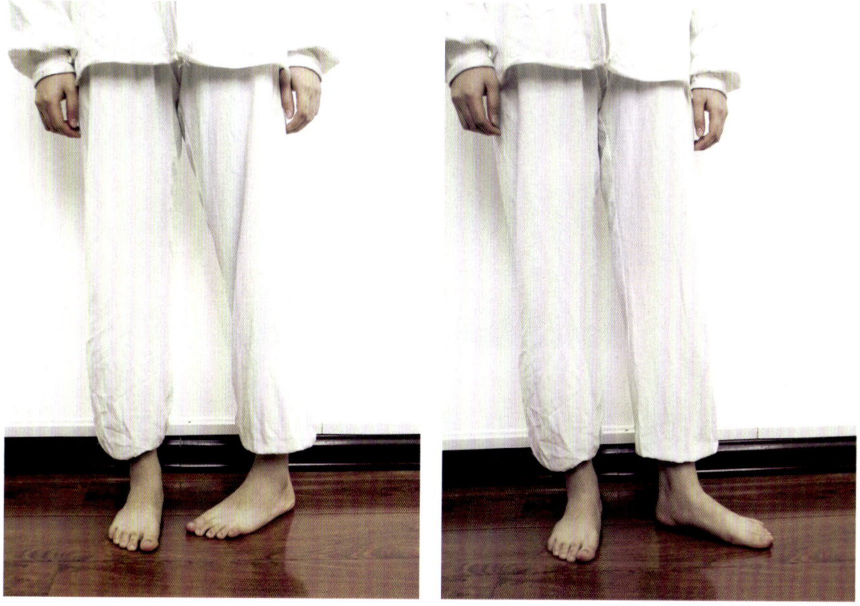

内旋、外旋

图 4-13　髋关节活动范围

9）膝关节：中立位为膝关节伸直。

屈曲 145°，过伸 15º，当膝关节屈曲 90º 时，小腿可有轻度旋转活动（图 4-14）。

屈曲、过伸

轻度旋转

图 4-14　膝关节活动范围

10）踝关节：中立位为足与小腿间呈 90° 角，而无足外翻或足内翻。

背伸 45°，跖屈 35°（图 4-15）。

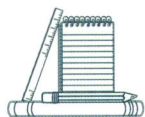

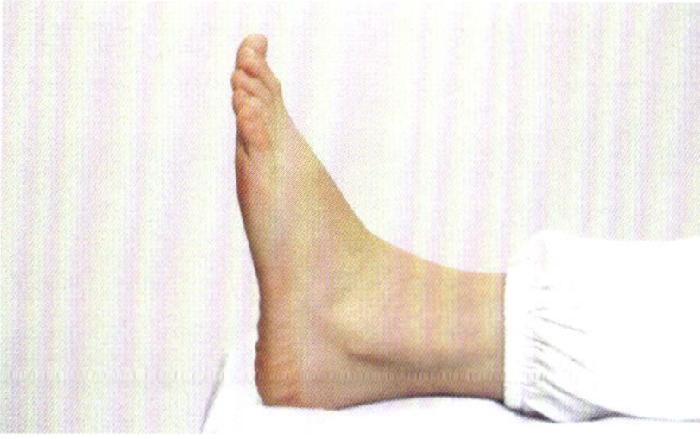

中立位

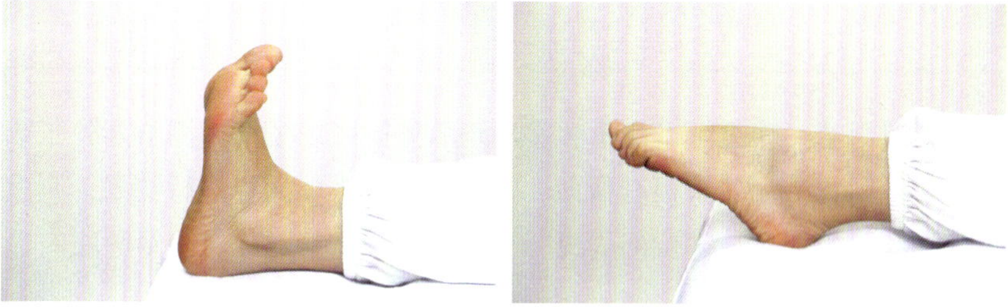

背伸、跖屈

图 4-15 踝关节活动范围

（2）肢体长度的测量　肢体长度的测量主要用于软组织损伤与骨折、脱位、先天性畸形、继发性畸形等的鉴别诊断。常用的肢体长度测量部位和固定标记如下（图 4-16、表 4-1）。

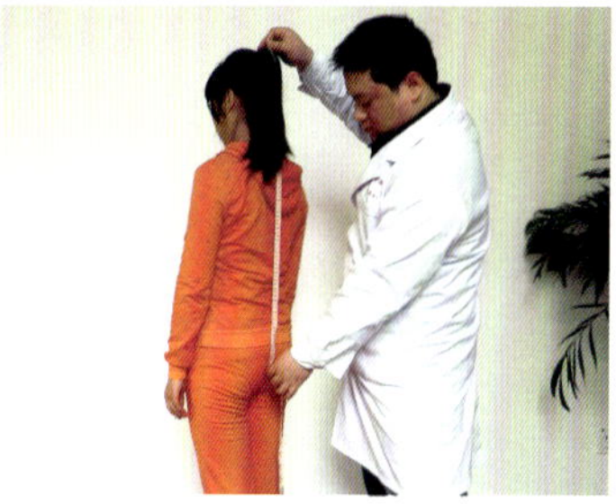

躯干全长

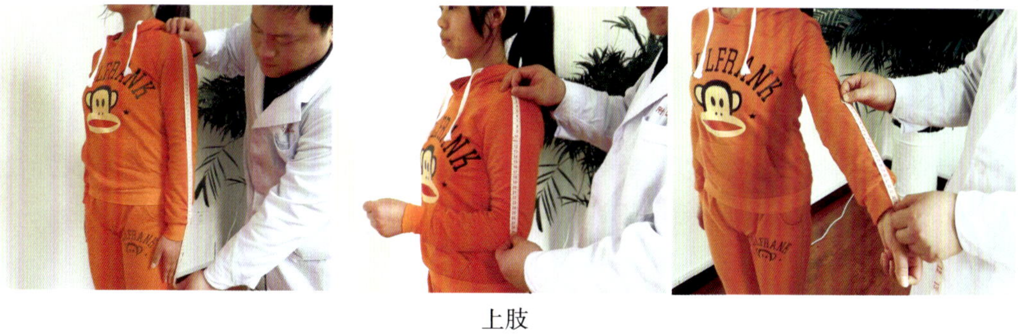

上肢

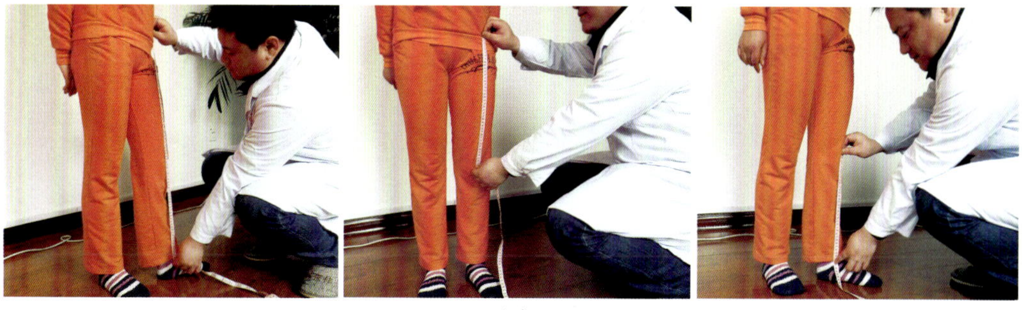

下肢

图 4-16 肢体长度的测量

表 4-1　常用的肢体长度测量部位和固定标记

部位	测量长度	标志（起、止）	
躯干	躯干全长	颅顶	尾端
上肢	上肢全长	肩峰	中指末端
	上臂全长	肩峰	肱骨外上髁
	前臂全长	桡骨头	桡骨茎突
下肢	下肢全长	髂前上棘	内踝
	大腿全长	髂前上棘	髌骨中心
	小腿全长	髌骨中心	内踝

（3）肢体周径的测量　软组织损伤患者常出现肢体肿胀或萎缩，测量其肿胀或萎缩的程度对于了解病情轻重、评定治疗效果很有帮助。常用软尺对肢体周径进行测量，测量时取肿胀或萎缩最明显处，并测量健侧对称部位的周径，分别记录，进行对比。测量肿块时以其直径或体积记录（图 4-17）。

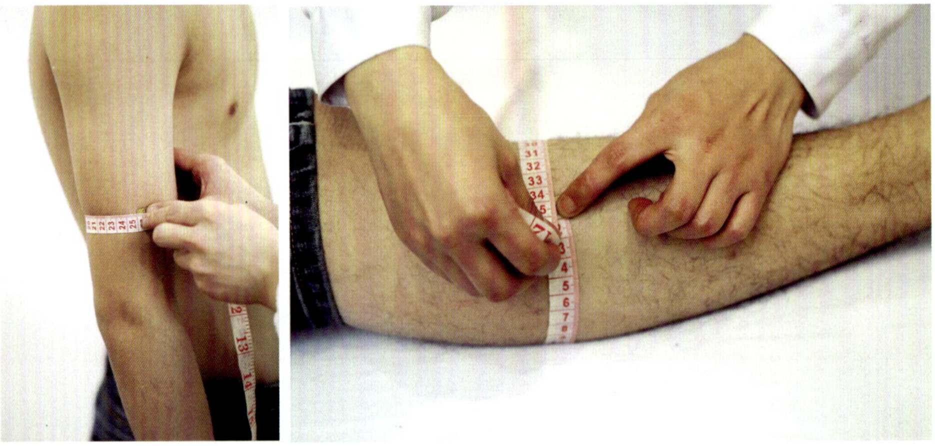

图 4-17　肢体周径的测量

2. 神经系统检查法　神经系统的检查是软组织损伤诊断中的重要组成部分，对于了解治疗后病情转变情况也有重要价值。神经系统的检查包括感觉检查、运动检查及反射检查等方面。

（1）感觉检查

1）触觉：患者闭目，医者以棉签或捻成细条的棉花轻轻触及皮肤，并比较不同部位的触觉变化，触觉强度可分为正常、敏感、迟钝和消失 4 级（图 4-18）。

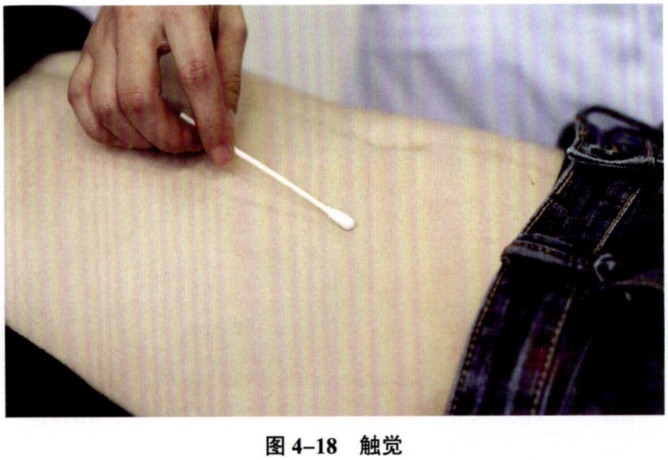

图 4-18　触觉

2）痛觉：用针刺皮肤检查痛觉，应掌握刺激强度，可从无感觉区向正常区检查。检查要有系统，自上而下，注意两侧对比。痛觉亦分为正常、敏感、迟钝和消失 4 级（图 4-19）。

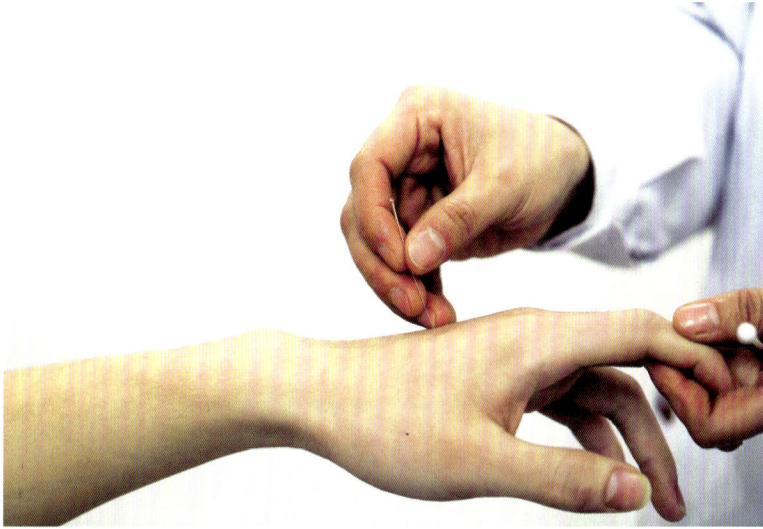

图 4-19　痛觉

3）温度觉：用玻璃试管盛冷水或热水检查皮肤温度觉（图 4-20）。

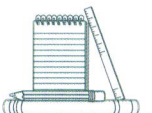

图 4-20　温度觉

4）位置觉：患者闭目，医者将患者末节指（趾）关节做被动活动，并询问其所处位置（图 4-21）。

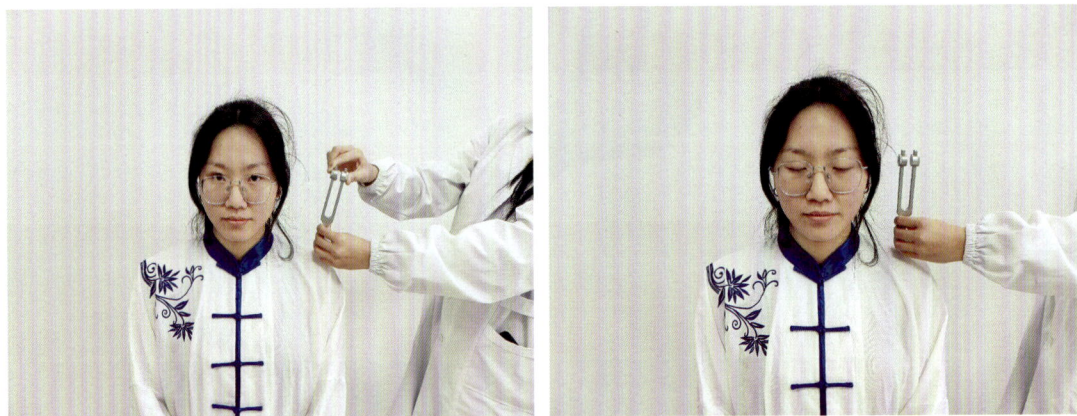

图 4-21   位置觉

5）振动觉：振动音叉后将其柄端放在骨突或骨面上，如踝端、髌骨、棘突等，检查振动感觉。检查时患者应闭目，检查出的感觉改变应做详细记录，并以图示其区域（图 4-22）。

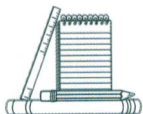

图 4-22   振动觉

（2）运动检查   包括肌容积、肌力、肌张力检查三方面。

1）肌容积：注意肌肉的外形，有无萎缩及肿胀，应采用测周径的方法记录。

2）肌力：检查肌力时，必须将神经损害水平以下的主要肌肉逐一检查，且与健侧或正常人作对比，以估计其肌力（图 4-23）。通常将完全麻痹至正常的肌力分为六级。

①0 级：肌肉完全麻痹，肌肉动力完全消失。

②Ⅰ级：肌肉动力微小，不能带动关节活动。

③Ⅱ级：肌肉动力可带动水平方向关节活动，但不能对抗地心引力。

④Ⅲ级：仅在抗肢体重力而无抗阻力的情况下可使关节活动。

⑤Ⅳ级：能抗较大阻力，但比正常者弱。

⑥Ⅴ级：正常肌力。

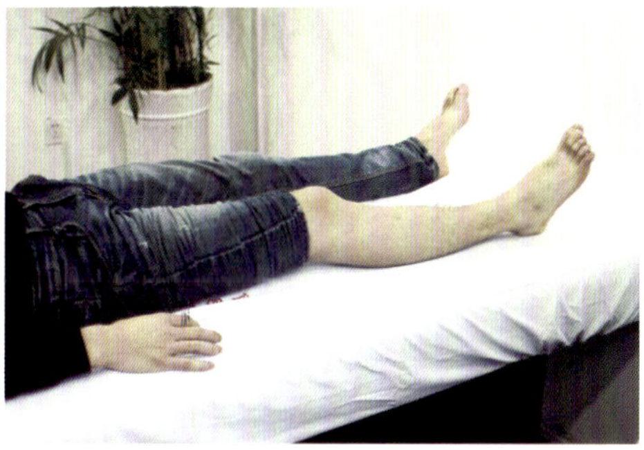

0 级

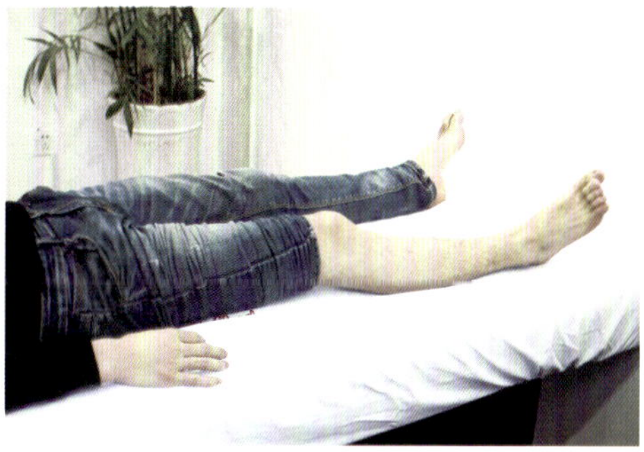

Ⅰ级

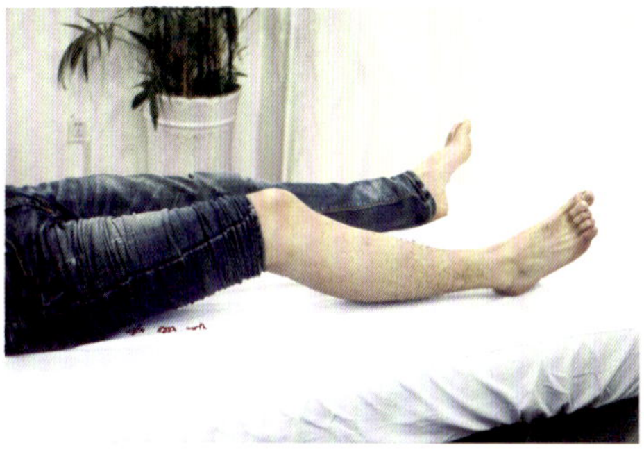

Ⅱ级

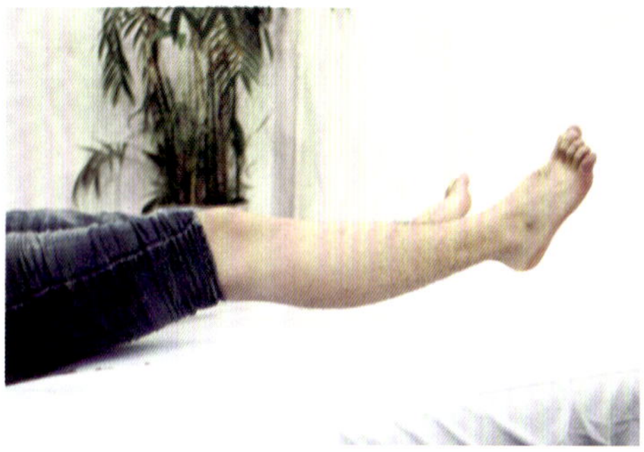

Ⅲ级

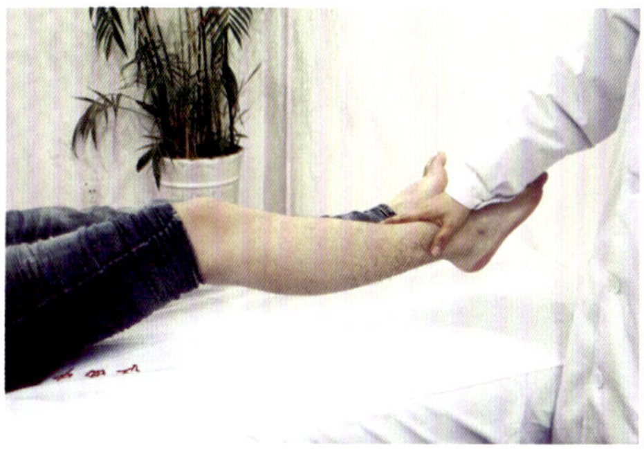

Ⅳ级

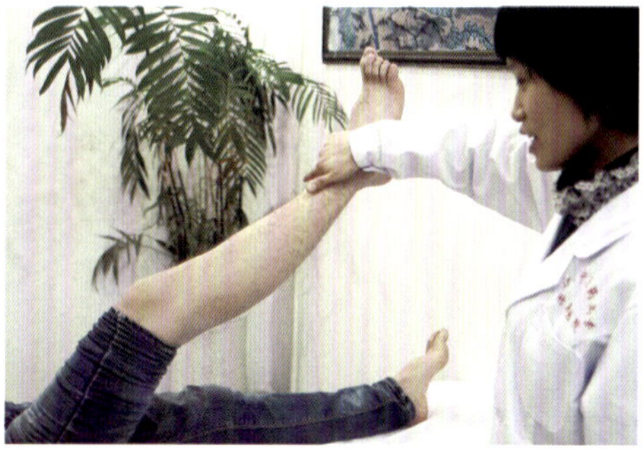

Ⅴ级

图 4–23　肌力检查

3）肌张力：是指肌肉静止时的紧张度。张力增强的肌肉，静止时肌肉紧张，被动活动关节有阻力，见于上运动神经元损害。张力降低，肌肉松弛，肌力减退或消失，见于下运动神经元损害。

（3）反射检查　其内容包括浅反射、深反射和病理反射三种。检查时患者应采取适当体位，肌肉放松，避免紧张。检查者叩击位置要准确，用力均匀，并注意两侧的对比。

1）浅反射：即刺激体表感受器所引起的反射。反射消失则表明体表感受器至中枢的反射弧中断。临床上常用的浅反射及相应的神经节段如下。

①腹壁反射：用钝器或手指甲轻划腹壁两侧上、中、下部皮肤，可见该部腹肌有收缩反应。上腹壁反射消失提示胸 7 ～ 9 神经损害；中腹壁反射消失提示胸 9 ～ 11 神经损害；下腹壁反射消失提示胸 11 ～腰 1 神经损害（图 4–24）。

图 4-24　腹壁反射

②提睾反射：用钝器轻划大腿上部内侧皮肤，引起提睾肌收缩，睾丸上升，反射消失提示腰 1 神经损害（图 4-25）。

图 4-25　提睾反射

③肛门反射：用钝器轻划肛门周围皮肤，引起括约肌收缩，反射消失提示骶 1 神经损害（图 4-26）。

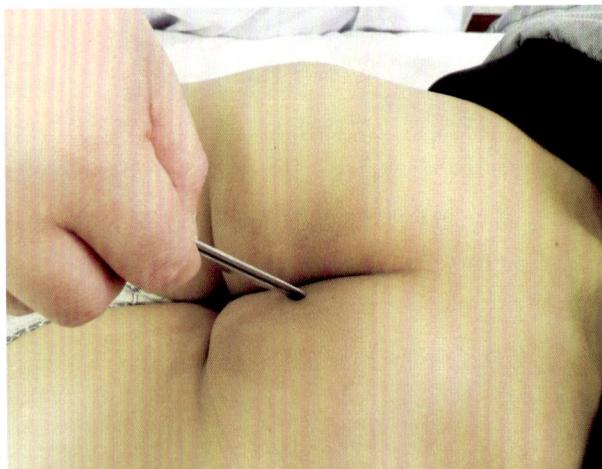

图 4-26　肛门反射

④臀反射：用钝器轻划臀部皮肤，引起臀肌收缩，反射消失提示骶 1 神经损害（图 4-27）。

图 4-27　臀反射

2）深反射：即刺激肌肉、肌腱、关节内的本体感受器所产生的反射。临床上常见的深反射及其相应的神经节段如下。

①肱二头肌反射：患者前臂置于旋前半屈位。医者将拇指放在肱二头肌腱上，用叩诊锤叩击拇指，引起肱二头肌收缩，此反射由颈 5 ～ 6 神经支配（图 4-28）。

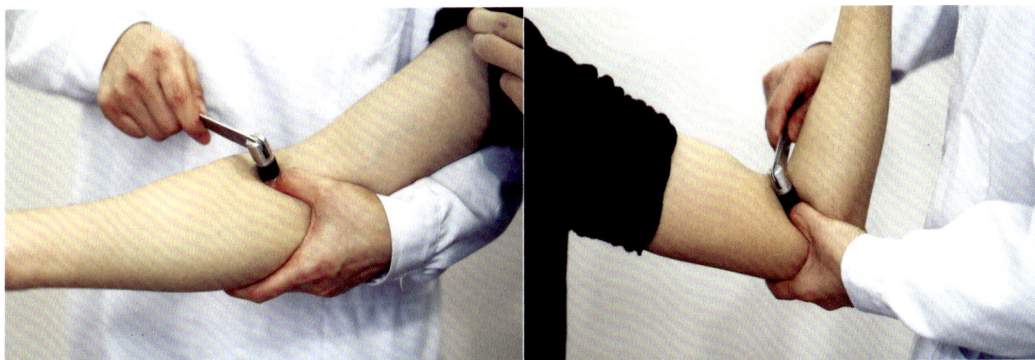

图 4-28　肱二头肌反射

②肱三头肌反射：患者前臂置于旋前半屈位。医者以手握住前臂，用叩诊锤叩击肘后的肱三头肌腱部，引起肱三头肌收缩，此反射由颈 6 ～ 7 神经支配（图 4-29）。

图 4-29　肱三头肌反射

③桡骨膜反射：患者肘关节半屈，前臂旋前，医者用叩诊锤叩击桡骨茎突部，引起肘关节的屈曲及前臂的旋前动作，此反射由颈 7～8 神经支配（图 4-30）。

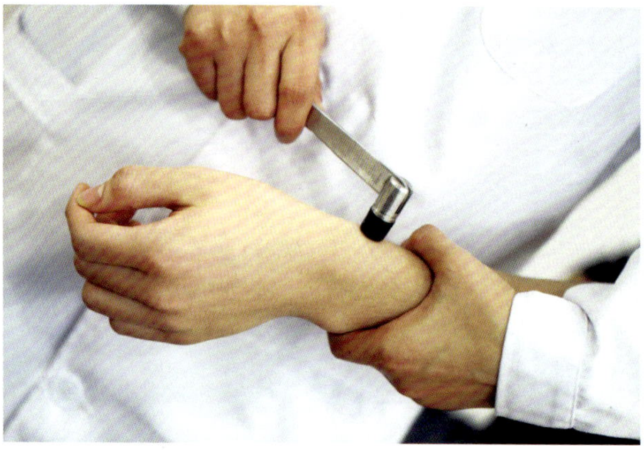

图 4-30   桡骨膜反射

④膝腱反射：检查时抬起患肢，并使足离地，患者放松肌肉，医者用叩诊锤叩击髌韧带，引起伸膝动作，此反射由腰 2～4 神经支配（图 4-31）。

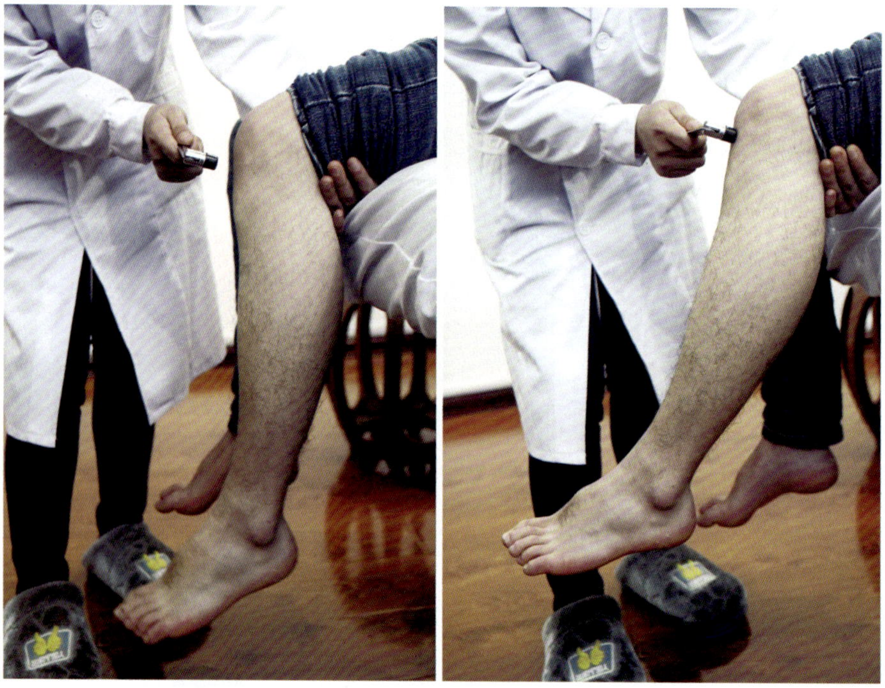

图 4-31   膝腱反射

⑤跟腱反射：抬起患肢，使患足离地，患者放松肌肉，医者用叩诊锤叩击跟腱，引起足的跖屈；或患者仰卧，膝外展，足跟向内，医者一手持握足掌，一手叩击跟腱引起小腿三头肌的收缩和足的跖屈，此反射由骶 1～2 神经支配（图 4-32）。

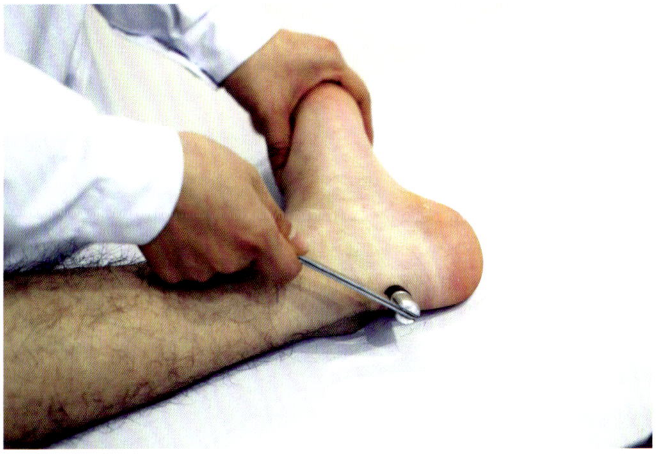

图 4-32　跟腱反射

3）病理反射

①霍夫曼征：医者左手托住患者手部，右手的食指和中指夹住患者的中指，再用拇指轻弹患者中指指甲，若引起拇指及其余各指出现屈曲动作为阳性反应，提示上运动神经损害（图4-33）。

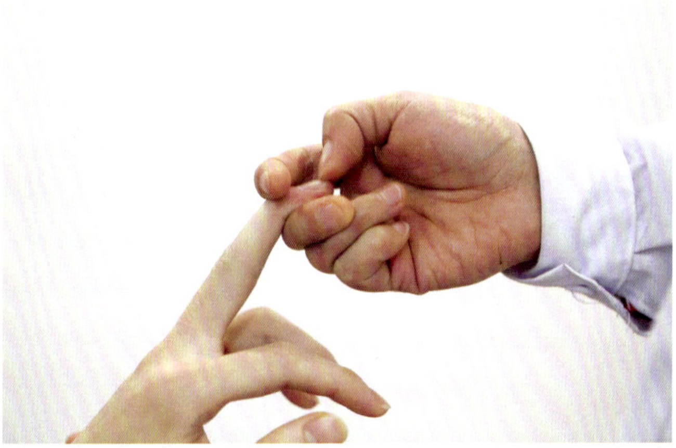

图 4-33　霍夫曼征

②巴宾斯基征：以钝器划足底外侧，引起踇趾背伸，其他四趾扇形分开为阳性反应，提示锥体束病变（图4-34）。

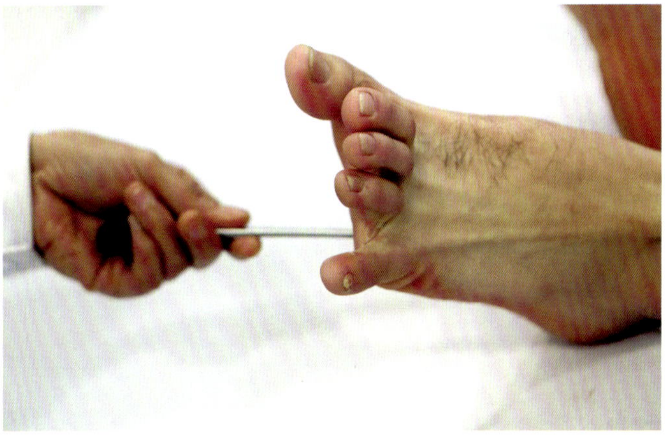

图 4-34　巴宾斯基征

③戈登征：又称捏腓肠肌试验。用手挤压腓肠肌，若出现与巴宾斯基征相同的体征为阳性（图4-35）。

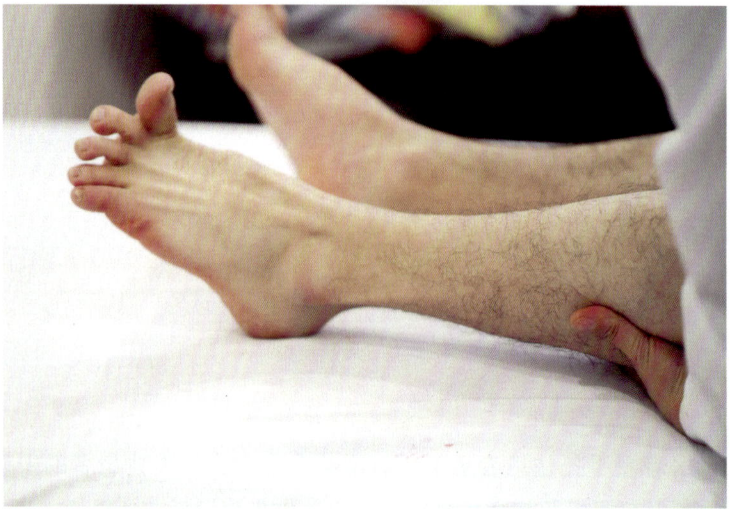

图4-35　戈登征

④奥本海姆征：又称压擦胫试验。用拇指、食指二指沿着胫骨嵴由上向下推挤，正常情况下无任何反应，若患者自诉疼痛，出现与巴宾斯基征阳性相同的症状为阳性反应（图4-36）。

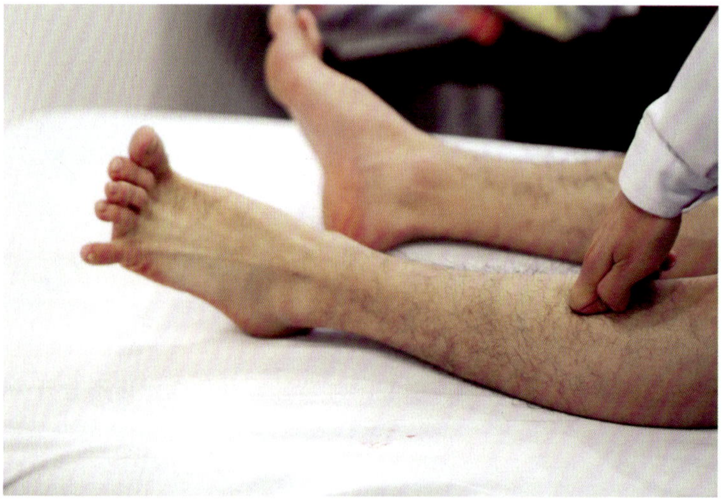

图4-36　奥本海姆征

⑤髌阵挛：患者仰卧，下肢伸直，医者以拇指、食指按住髌骨上缘，骤然向下推动髌骨，并将推下的髌骨继续维持在此位置，若股四头肌腱出现节律性收缩，使髌骨急速上下跳动则称为阳性反应，提示中枢神经损伤（图4-37）。

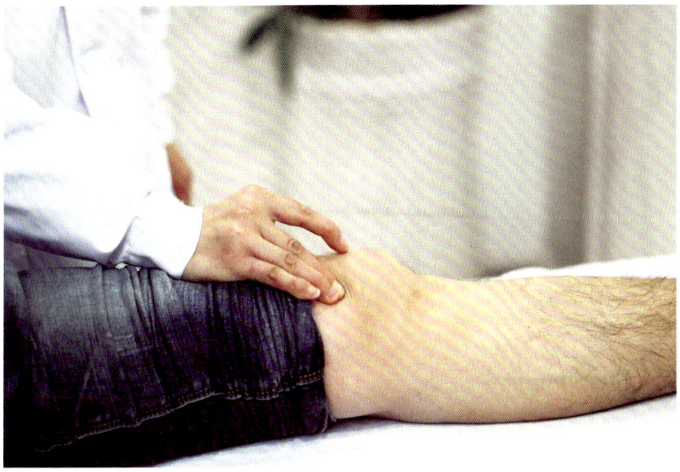

图 4-37　髌阵挛

⑥踝阵挛：患者仰卧，医者用左手握住其足掌部，使膝和髋关节处于半屈曲位，猛力推足使踝关节背屈，若引起踝关节有节律地出现屈伸动作称为阳性反应，提示中枢神经损伤（图 4-38）。

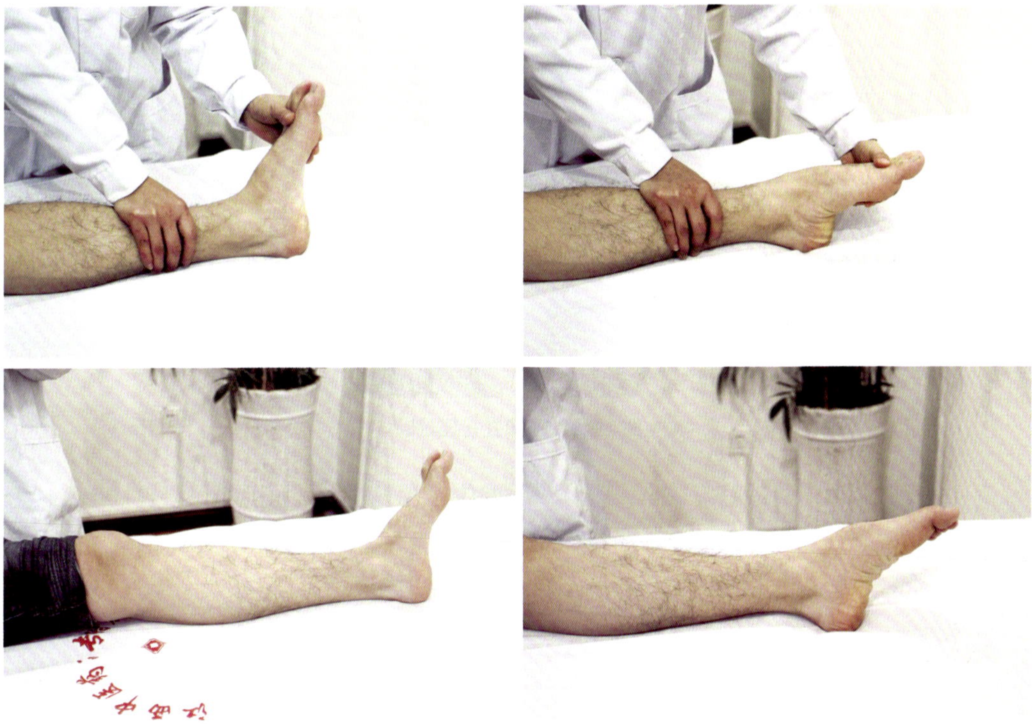

图 4-38　踝阵挛

（三）特殊检查法

1.躯干部检查

（1）头顶叩击试验　患者端坐，医者一手置于患者头顶，另一手握拳叩击置于头顶之手背，若患者感颈部疼痛不适或向上肢窜痛、麻木即为阳性反应，提示颈椎病或脊柱损伤（图 4-39）。

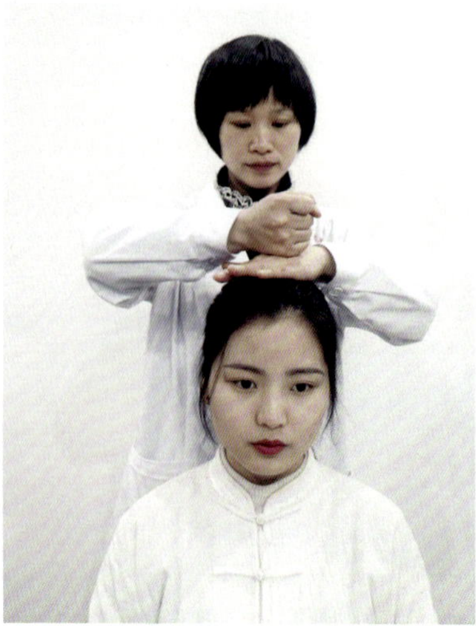

图 4-39 头顶叩击试验

（2）椎间孔挤压试验 患者端坐，头部略向患侧的侧后方偏歪，医者双手交叉，按住头顶向下施加压力，若患者感到颈痛并向上肢放射即为阳性反应，提示神经根型颈椎病（图 4-40）。

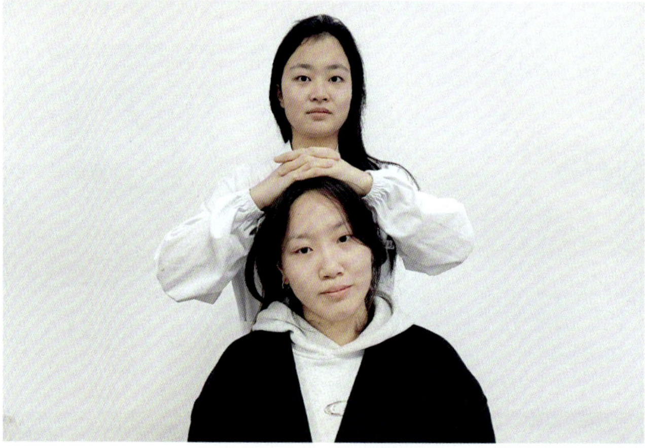

图 4-40 椎间孔挤压试验

（3）椎间孔分离试验 患者端坐，医者一手握住患者下颌，另一手托住患者枕部，向上端托牵引，若患者感觉颈痛和上肢放射痛减轻即为阳性反应，提示神经根型颈椎病、臂丛神经损伤或前斜角肌综合征（图 4-41）。

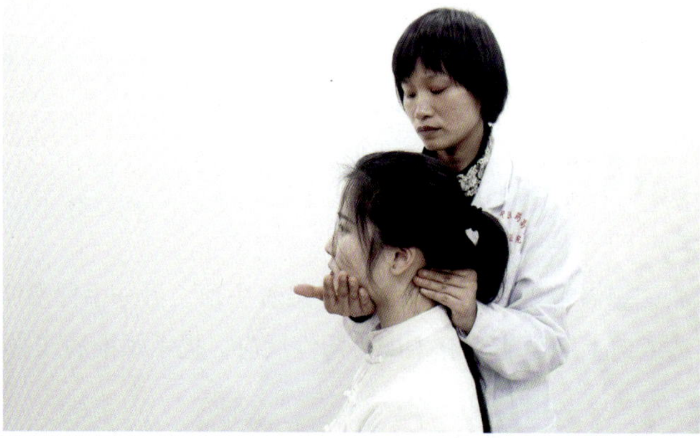

图 4-41 椎间孔分离试验

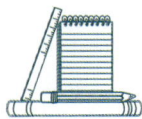

（4）臂丛神经牵拉试验　患者端坐，医者一手握住患者患侧手腕，另一手放在患者患侧头部颞侧，双手向相反方向推拉，若患者感到颈部疼痛并向患侧上肢放射痛及麻木即为阳性反应，提示颈椎病（图4-42）。

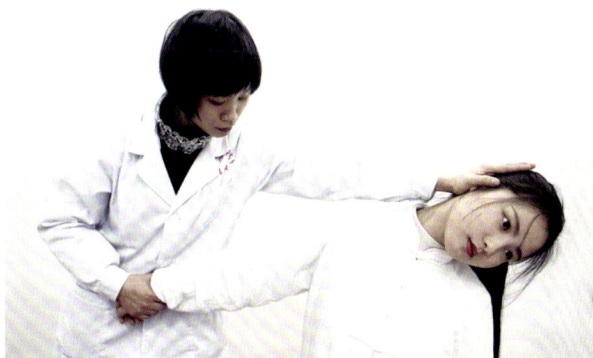

图4-42　臂丛神经牵拉试验

（5）深呼吸试验　又称Addison征。患者端坐，两手置于膝部，先比较两侧桡动脉搏动力量，然后令患者尽力抬头做深吸气，并将头转向健侧，使患侧前斜角肌紧张，再比较两侧桡动脉，减弱或消失及疼痛加重者为阳性；或将患侧上肢外展、后伸并外旋，嘱患者吸气并把头部转向健侧，桡动脉明显减弱或不能触及者为阳性，说明血管受到挤压，提示前斜角肌综合征或颈肋（图4-43）。

图4-43　深呼吸试验

（6）椎动脉扭转试验　嘱患者头向后仰，并侧向转动，若出现头晕、恶心、呕吐等症状者为阳性，提示椎动脉型颈椎病（图4-44）。

图4-44　椎动脉扭转试验

（7）屈颈试验　又名 Linder 试验。患者仰卧，医者一手按其胸部，另一手抬患者枕部，使患者屈颈，若出现腰痛伴下肢放射痛者为阳性，提示腰椎间盘突出症或坐骨神经受压（图 4-45）。

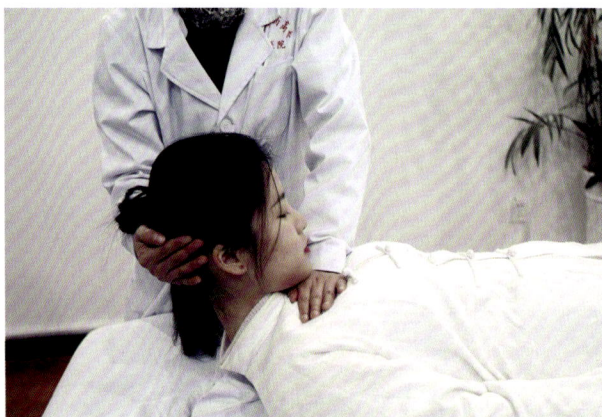

图 4-45　屈颈试验

（8）鞠躬试验　患者站立，做鞠躬动作，若出现腰痛伴下肢放射痛者为阳性，提示腰椎间盘突出症或坐骨神经受压（图 4-46）。

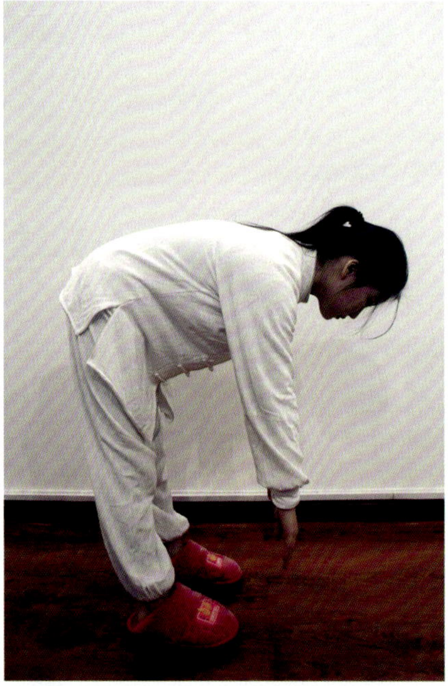

图 4-46　鞠躬试验

（9）仰卧挺腹试验　患者仰卧，以头或足跟为着力点，腹部用力向上鼓起，若患者感腰痛及患侧传导性腿痛者为阳性，提示腰椎间盘突出症或坐骨神经受压。若传导性腿痛不明显，则进行下一步检查。令患者保持挺腹姿势，先深吸气后闭气，直至不能憋住时，若有传导性腿痛即为阳性。如无传导性腿痛时，则令患者在仰卧挺腹姿势下用力咳嗽，若有传导性腿痛即为阳性。也可在仰卧挺腹姿势下，医者用手压双侧颈内静脉，若出现患侧传导性腿痛即为阳性，提示腰椎间盘突出症或坐骨神经受压（图 4-47）。

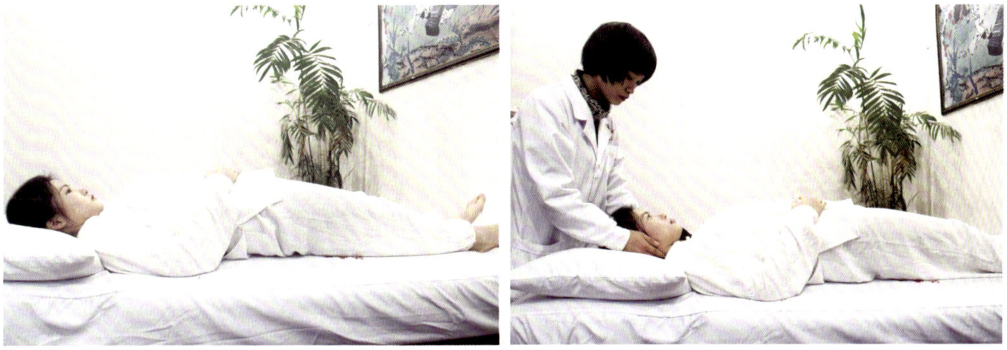

图 4-47　仰卧挺腹试验

（10）股神经牵拉试验　患者俯卧、屈膝，医者提患者小腿向上或用力屈小腿，若出现大腿前侧疼痛者为阳性，为股神经受压，提示腰 3 ～ 4 椎间盘突出症（图 4-48）。

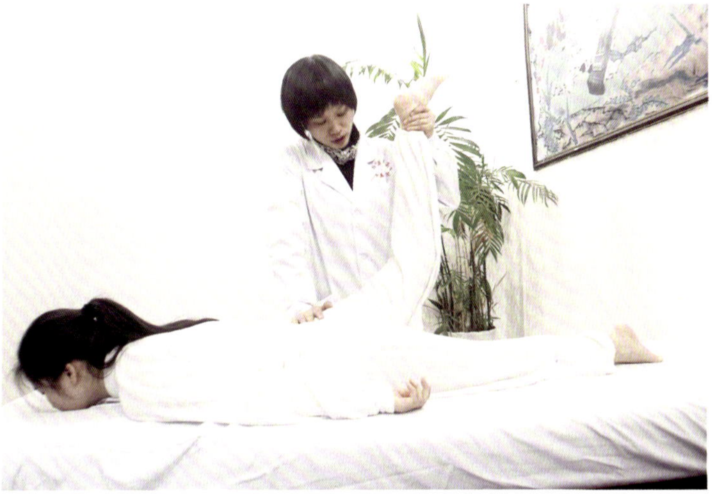

图 4-48　股神经牵拉试验

（11）直腿抬高试验及加强试验　患者仰卧、伸膝，医者一手扶踝部，另一手扶膝部，逐渐抬起下肢，记录患肢出现疼痛的度数，于 30º ～ 70º 出现疼痛者有意义，此为直腿抬高试验阳性，提示腰椎间盘突出症或坐骨神经痛，但需排除腘绳肌及膝关节后囊疾患的影响。若在直腿抬高到疼痛时，稍降低患肢，使足背伸，患者突然疼痛加剧或出现患肢后侧的放射性疼痛，即为阳性，其临床意义更大。此为直腿抬高加强试验，又称足背屈试验（图 4-49）。

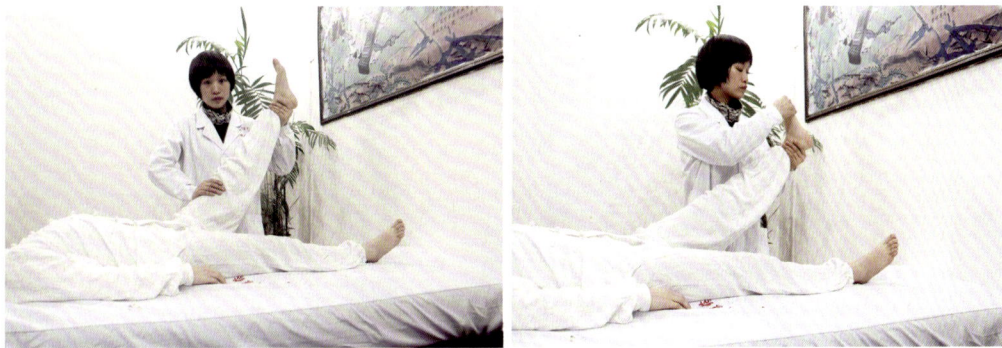

图 4-49　直腿抬高试验及加强试验

（12）健侧直腿抬高试验　方法同直腿抬高试验，只是抬高健侧下肢，阳性者多为椎间盘突出物较大或中央型腰椎间盘突出症（图4-50）。

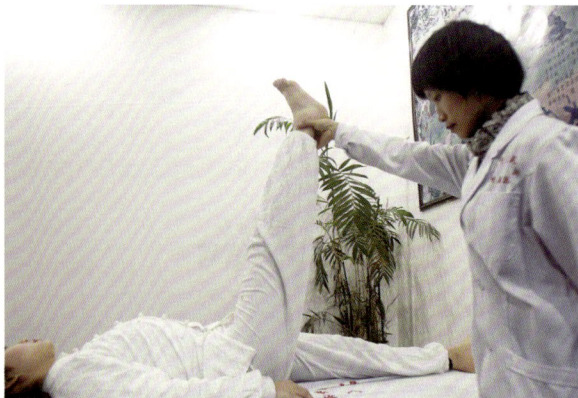

图 4-50　健侧直腿抬高试验

（13）屈髋伸膝试验　患者仰卧位，医者使患者下肢尽量屈髋屈膝，然后逐渐伸直膝关节，若在伸膝时出现下肢放射痛即为阳性，提示腰椎间盘突出症或坐骨神经痛（图4-51）。

图 4-51　屈髋伸膝试验

（14）屈髋屈膝试验　患者仰卧位，医者用双手握住患者双膝部使其髋、膝关节尽量屈曲，并向头部推压，使臀部离开床面，若腰骶部发生疼痛，即为阳性。如果腰部筋伤、劳损，或腰椎椎间关节、腰骶关节、骶髂关节有病变，或腰椎结核等均可为阳性，但腰椎间盘突出症此试验常为阴性（图4-52）。

图 4-52　屈髋屈膝试验

（15）骶髂关节分离试验　又称"4"字试验。患者仰卧位，医者将患者伤肢屈膝后做盘腿状放于对侧膝上，然后一手扶住对侧髂嵴部，另一手将患膝向外侧按压，若骶髂关节发生疼痛，即为阳性，提示骶髂关节病变，但事先应排除髋关节本身病变（图4-53）。

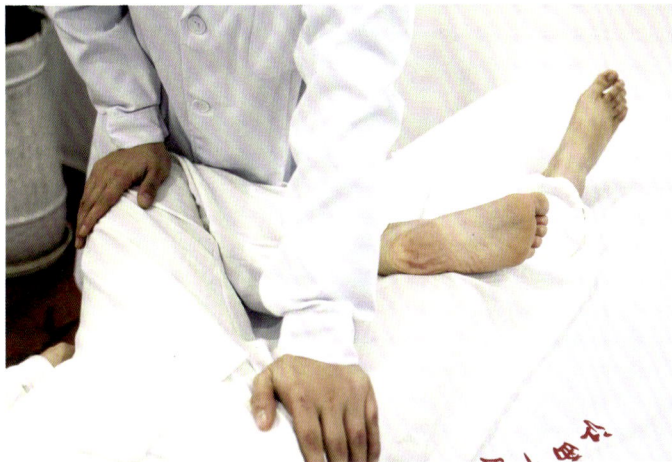

图 4-53　骶髂关节分离试验

（16）骶髂关节扭转试验　又称床边试验。患者仰卧于床边，健侧在床上，患侧垂于床边，医者一手握住健侧膝部使其屈膝屈髋，另一手扶住患侧大腿用力下压，使髋关节尽量后伸，若骶髂关节发生疼痛，即为阳性，提示骶髂关节有疾患（图4-54）。

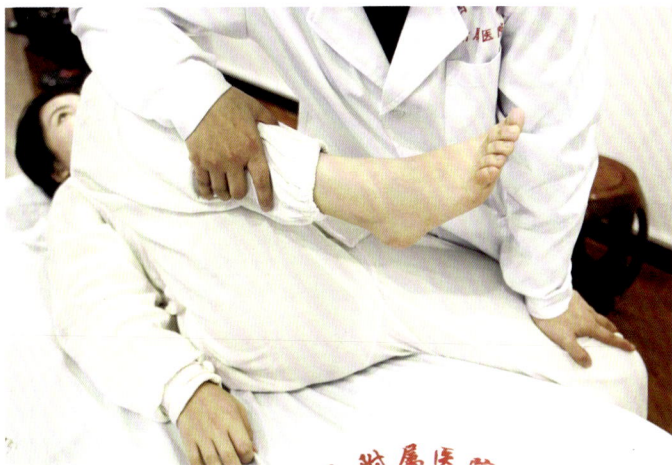

图 4-54　骶髂关节扭转试验

2. 上肢部检查

（1）肩关节外展上举试验　又称疼痛弧试验。患者肩关节外展60°～120°发生疼痛，小于60°或超过120°时反而不痛，即为阳性，提示冈上肌肌腱炎（图4-55）。

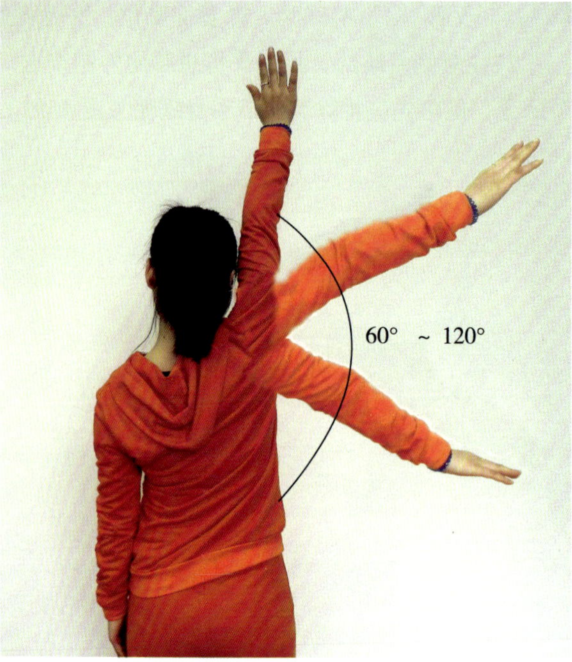

图 4-55　肩关节外展上举试验

（2）冈上肌肌腱断裂试验　冈上肌肌腱断裂后，上肢不能维持良好外展位，患侧越用力外展，肩越高耸（图 4-56）。

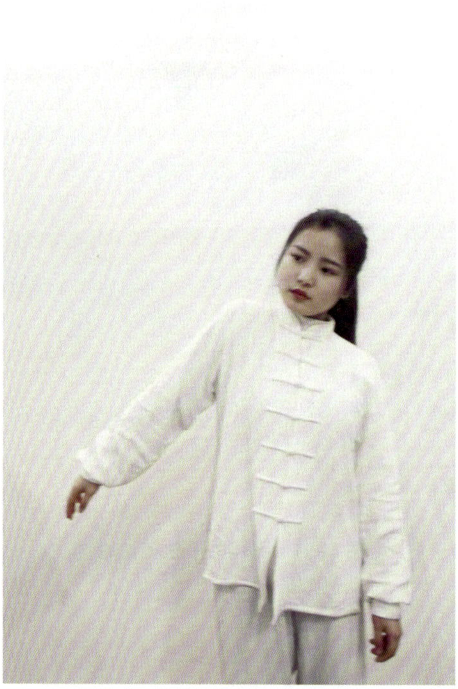

图 4-56　冈上肌肌腱断裂试验

（3）网球肘试验　患者前臂旋后位时伸直肘关节，肘部不痛，如前臂在旋前位并将腕关节屈曲再伸肘时，由于桡侧腕伸肌张力增大，引起肱骨外上髁处疼痛，即为阳性，提示肱骨外上髁炎（图 4-57）。

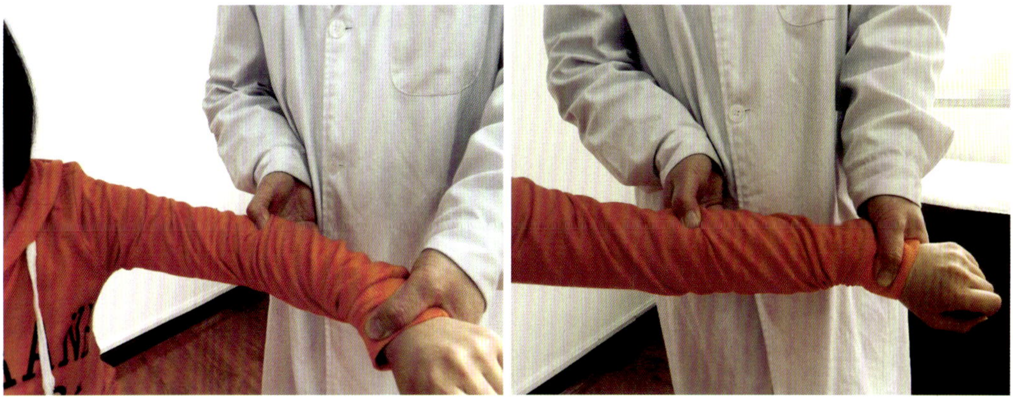

图 4-57　网球肘试验

（4）握拳尺偏试验　患者握拳，拇指握于掌心内，医者一手握患者腕上，一手将患腕向尺侧倾斜，如患者桡骨茎突部疼痛，即为阳性，提示桡骨茎突狭窄性腱鞘炎（图 4-58）。

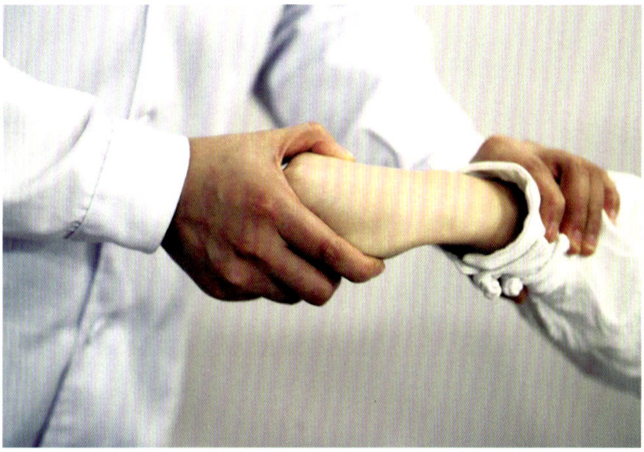

图 4-58　握拳尺偏试验

（5）腕三角软骨挤压试验　医者一手握住患侧前臂下端，另一手握住患侧手掌部，使患手向尺侧被动偏斜，然后屈伸腕关节，使尺腕关节部发生挤压和研磨，如有明显疼痛者为阳性，提示腕三角软骨损伤（图 4-59）。

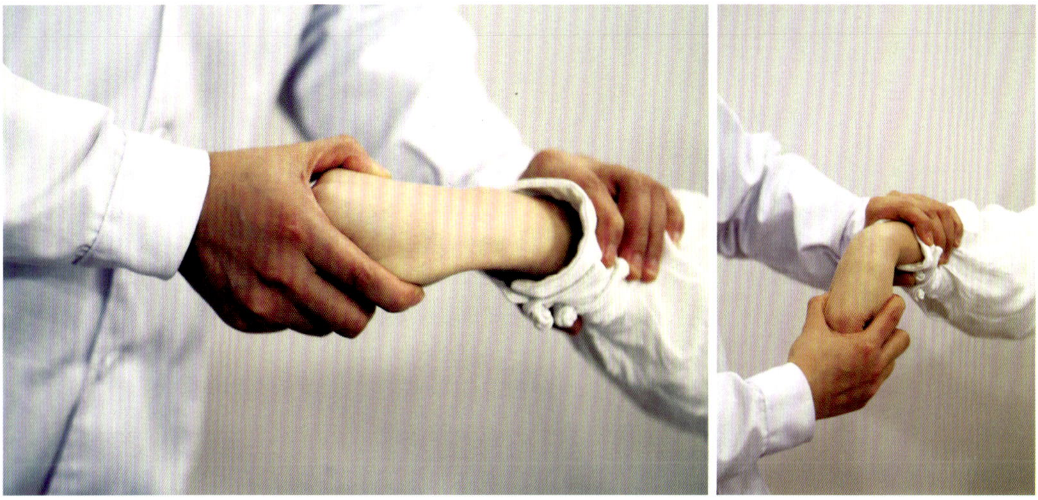

图 4-59　腕三角软骨挤压试验

（6）屈腕试验　医者将患者患侧手腕屈曲，同时压迫正中神经1～2分钟，若手掌侧麻木感加重，疼痛可放射至食指、中指，即为阳性，提示腕管综合征（图4-60）。

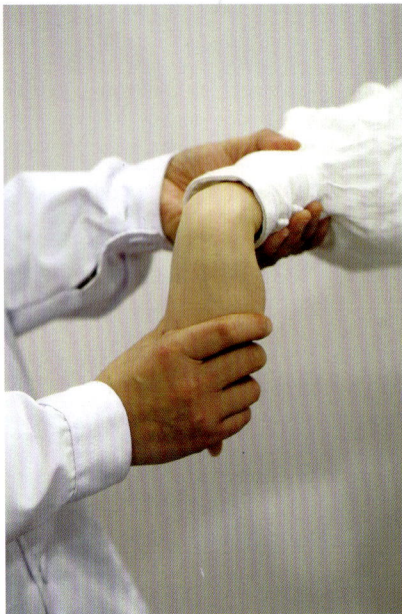

图4-60　屈腕试验

3. 下肢部检查

（1）髋关节屈曲挛缩试验　又称托马斯征。患者仰卧位，尽量屈曲健侧大腿贴近腹壁，使腰部紧贴床面，克服腰前凸增加的代偿作用，再伸直患肢，如果患肢不能伸直平放于床面或伸直时腰部离开床面，即为阳性，提示该髋关节有屈曲挛缩畸形。临床上髋关节结核、髋关节炎或强直、类风湿关节炎及髂腰肌炎等病中常见此征（图4-61）。

图4-61　髋关节屈曲挛缩试验

（2）单腿独立试验　又称臀中肌试验。患者健侧单腿独立，患侧腿抬起，骨盆向上提，该侧臀皱襞上升，即为阴性。然后使患侧腿独立，健侧腿抬起，则健侧骨盆及臀皱襞下降，即为阳性，提示臀中肌麻痹无力。临床上小儿麻痹后遗症、先天性髋关节脱位、成人陈旧性髋关节脱位、股骨颈骨折后遗症髋内翻畸形、股骨头缺血性坏死等病常见此体征（图4-62）。

图 4-62　单腿独立试验

（3）浮髌试验　患者膝关节伸直，医者一手在髌骨上方压挤，将髌上囊区的液体压挤到髌骨下方，另一手食指向下压髌骨，若出现髌骨有浮动感即为阳性（图 4-63），提示膝关节内积液，常见于膝部滑囊炎（图 4-64）。

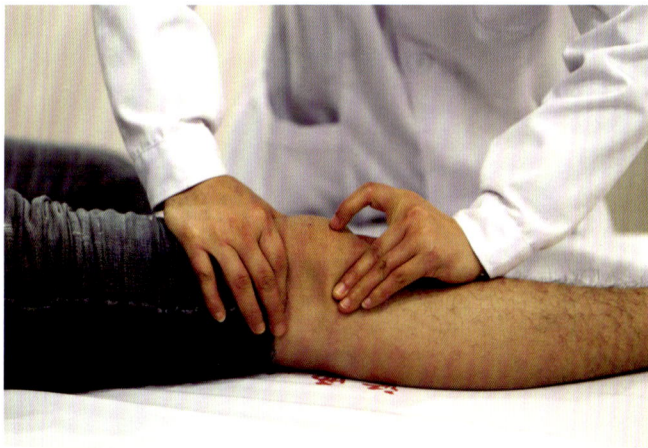

图 4-63　浮髌试验

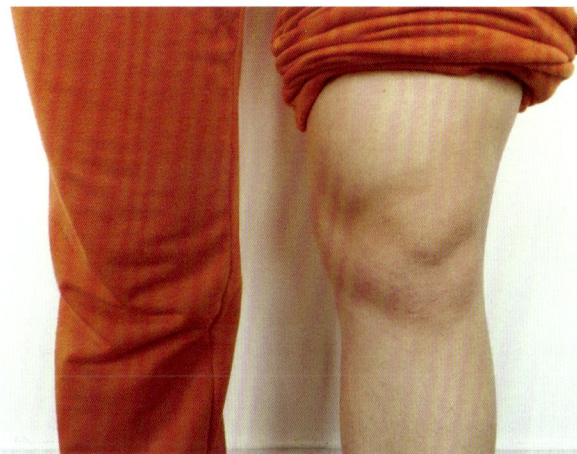

图 4-64　膝关节内积液

（4）膝关节侧副韧带牵拉试验　又称膝关节分离试验。患者膝关节伸直，医者一手握住患侧小腿下端，将小腿外展，另一手握住患侧膝上外侧同时向内推，如膝内侧发生疼痛和异常活动即为阳性，提示内侧副韧带损伤或断裂。检查外侧副韧带时，方法与此相反（图4-65）。

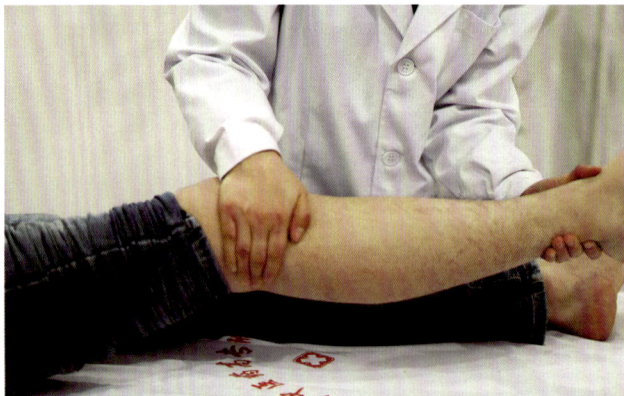

图4-65　膝关节侧副韧带牵拉试验

（5）抽屉试验　又称推拉试验。患者仰卧位，患肢屈曲，医者双手握住膝部下方，向前后推拉，若小腿有过度前移，提示前十字韧带断裂或松弛，反之提示后十字韧带松弛或断裂（图4-66）。

图4-66　抽屉试验

（6）回旋挤压试验　又称麦氏征试验。患者仰卧位，医者一手握膝，另一手握足，先使患肢尽量屈膝屈髋，然后使小腿充分外展内旋或内收外旋，并逐渐伸直，在伸直过程中患者膝部出现疼痛和弹响者，即为阳性。检查时小腿外展、旋内伸膝时出现疼痛和弹响者，多提示外侧半月板损伤；小腿内收、旋外伸膝时出现疼痛和弹响者，多提示内侧半月板损伤。但临床上也可能有与之相反的结果（图4-67）。

图4-67　回旋挤压试验

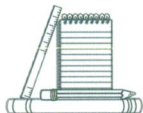

（7）研磨提拉试验　患者俯卧位，医者双手握住患者伤肢的足部并屈膝90°，然后医者用小腿压在患者大腿下端后侧做固定，双手用力沿小腿纵轴向下挤压旋转研磨，并做外展外旋或内收内旋活动，如患者膝关节内有疼痛，即为阳性，提示外侧或内侧的半月板损伤。如将小腿向上牵拉，做外展外旋或内收内旋活动引起疼痛，则提示外侧副韧带或内侧副韧带有损伤（图4-68）。

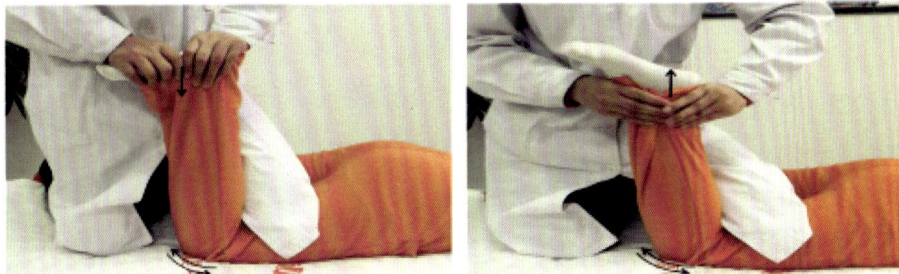

图4-68　研磨提拉试验

（8）交锁征　患者取坐位或仰卧位，嘱其做患肢膝关节屈伸活动数遍，若突然出现疼痛不能屈伸为阳性，提示半月板损伤或关节内游离体存在（图4-69）。

图4-69　交锁征

二、临床常用辅助检查

1. X 线　为推拿学临床辅助检查重要方法之一。临床上常用的 X 线检查方法有透视和摄片两种。透视经济、方便，且可随意变动检查部位并做多方面的观察，但缺点是不能留下客观记录，且不易分辨细节。摄片主要用于骨折、脱位和骨病的鉴别诊断，为损伤性疾病的常规检查方法之一，一般拍正、侧位片，必要时可加拍左、右斜位等不同角度的平片（图4-70）。

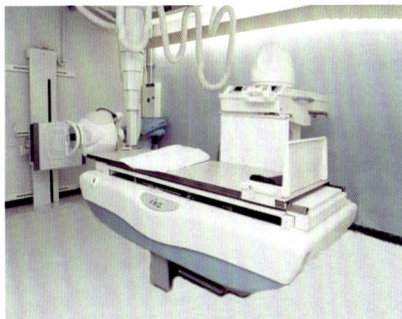

图4-70　X 线检查仪器

2. CT　是电子计算机 X 射线断层扫描技术的简称，是以一束 X 线对受术者检查部位进行扫描，并通过电子计算机转换成横断面图像的一种检查方法。它具有良好的密度分辨率，可多平面重建图像，用于骨骼和软组织损伤情况观察，能对人体各部进行检查，及早发现病情，是一种病情探测仪器，有着 X 线摄片无可比拟的优势（图 4-71）。

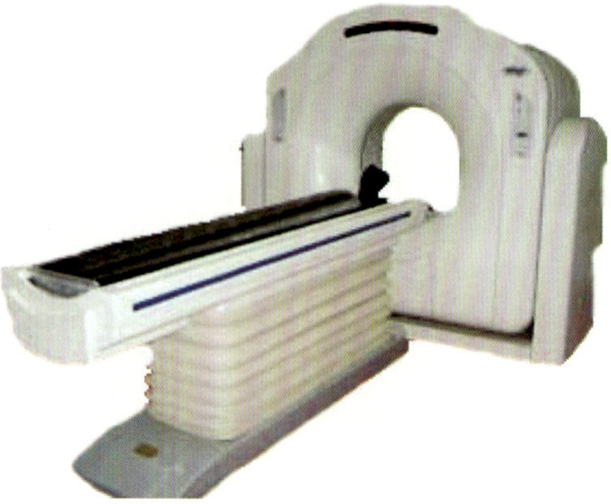

图 4-71　CT 检查仪器

3. MRI　简称核磁共振检查，是利用磁共振现象从人体获得电磁信号，并重建出人体信息，进行断层成像的一种技术，是继 CT 后医学影像学的又一重大进步。它可以根据需要直接显示人体任意角度的切面像，直接做出横断面、矢状面、冠状面和各种斜面的体层图像，不会产生 CT 检测中的伪影；不需注射造影剂就可得到很好的软组织对比度；无电离辐射，对人体没有不良影响，甚至孕妇接受核磁共振检查时对胎儿也无任何不良影响。MRI 已应用于全身各系统的成像诊断，效果最佳的是颅脑，以及脊髓、心脏大血管、关节、骨骼、软组织及盆腔等，较 CT 更具有优势（图 4-72）。

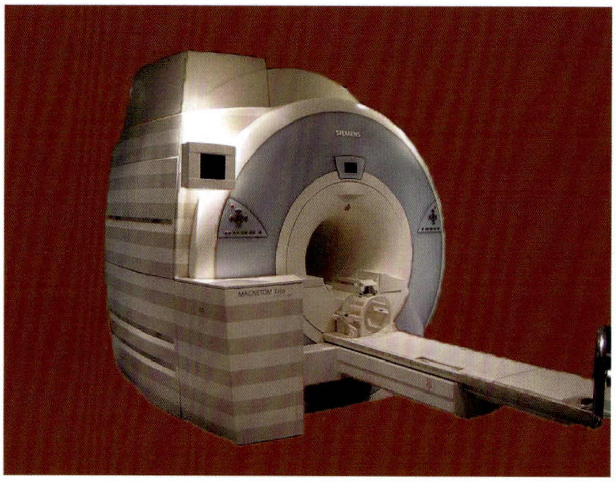

图 4-72　MRI 检查仪器

4. 放射性核素检查　是利用放射性核素及其标记化合物对疾病进行诊断和研究的一类方法，临床上广泛应用于各种肿瘤和转移灶的探测和性质鉴别。

5. 肌电图检查　是应用电子学仪器记录肌肉静止或收缩时的电活动，以及应用电刺激检查神经、肌肉兴奋及传导功能，从而对疾病进行辅助检查的一种方法。它是一种临床电生理学检查法，依据病理肌电图的形态、分布以确定神经损伤的部位，判断神经、肌肉损伤程度和预后。肌电图主要用来检查神经与肌肉疾患，对神经系统的诊断及治疗有一定参考价值。

6. 关节镜检查　是使用关节镜对关节内部进行检查的一种诊疗方法。目前主要用于膝关节检查，随着机械的改进，正在逐步应用于其他关节，如肩、肘、腕、髋等。此外，还可用于某些治疗，如膝关节腔冲洗、摘除关节内游离体、切除损伤的半月板和修复交叉韧带等。

7. 实验室检查法

（1）血沉　临床上以红细胞在第一小时末下沉的距离表示红细胞的沉降速度，称为红细胞沉降率，即血沉（ESR）。血沉可以反映身体内部的某些疾病，如风湿热、损伤、恶性肿瘤等可见血沉加快。

（2）抗"O"　人受溶血性链球菌感染后，体内便产生链球菌溶血素"O"的抗体，即抗"O"。测定这种能中和链球菌溶血素"O"的抗体含量就称为抗链球菌溶血素"O"试验，简称ASO测定，用以辅助诊断风湿热、肾小球肾炎等病患。

（3）类风湿因子　是一种以变性 IgG 为靶抗原的自身抗体（RF）。RF 阳性主要出现在类风湿性关节炎患者，70%～90% 的血清中和约 60% 的滑膜液中可检出 IgG 类 RF 阳性。除见于类风湿性关节炎外，还可见于病毒感染、肿瘤、慢性感染（如肺结核）及其他自身免疫性疾病等。

复习思考

1. 直腿抬高试验阳性见于下列哪种疾病（　　　）

　　A. 颈椎病　　　　　　　B. 腰椎间盘突出症　　　　C. 梨状肌综合征

　　D. 落枕　　　　　　　　E. 慢性腰肌劳损

2. 论述颈椎病常用检查法有哪些。

3. 综述肌力的等级。

4. 什么是交锁征?

扫一扫，查阅复习思考题答案

项目三　推拿治疗技能

【学习目标】

1. 掌握成人、小儿推拿手法的操作方法。

2. 熟悉成人、小儿推拿手法的操作要点。

3. 了解成人、小儿推拿手法的临床运用。

一、成人推拿手法

（一）摆动类手法

1. 揉法　以手指面、掌面、前臂、肘等部位着力，吸定一定部位或穴位上，带动该处的皮下组织一起做轻柔缓和的环旋运动称为揉法，分为掌揉法（掌根揉法、大鱼际揉法、全掌揉法、叠掌揉法）、指揉法（单指揉法、双指揉法、三指揉法）、前臂揉法和肘揉法等。

【操作方法】

（1）掌揉法　用掌面着力于治疗部位，做轻柔缓和的环旋运动，可分为大鱼际揉、掌根揉、全掌揉、叠掌揉。

扫一扫，查阅PPT、视频、知识链接等数字资源

1）大鱼际揉法：沉肩垂肘，腕关节放松，呈微屈或水平状，以大鱼际着力于施术部位上，大拇指内收，四指自然伸直，以肘关节为支点，前臂做主动运动，带动腕关节摆动，使大鱼际在治疗部位上做轻缓柔和的上下、左右或轻度环旋揉动，并带动该处的皮下组织（图4-73）。

2）掌根揉法：肘关节微屈，腕关节放松并略背伸，手指自然弯曲，以掌根部着力于施术部位，以肘关节为支点，前臂做主动运动，带动腕及手掌连同前臂做小幅度的回旋揉动，并带动该处的皮下组织（图4-74）。

3）全掌揉法：肘关节微屈，腕关节放松并略背伸，手指自然弯曲，以全掌面着力于施术部位，操作术式同掌根揉法（图4-75）。

4）叠掌揉法：肘关节微屈，腕关节放松并略背伸，手指自然弯曲，以一手全掌面着力于施术部位，另一手掌放在其上，操作术式同掌根揉法（图4-76）。

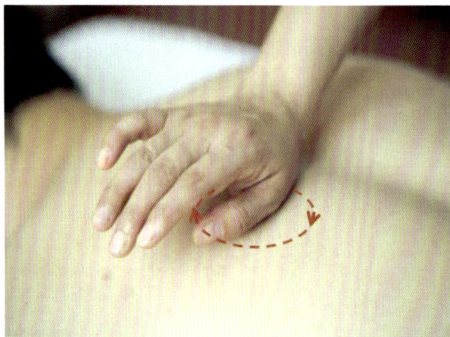

图4-73　大鱼际揉法

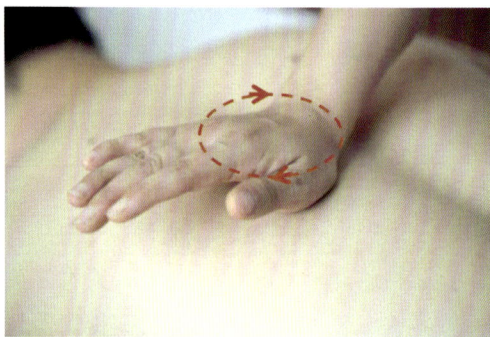

图4-74　掌根揉法

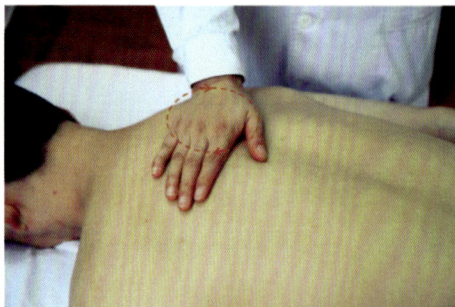

图4-75　全掌揉法

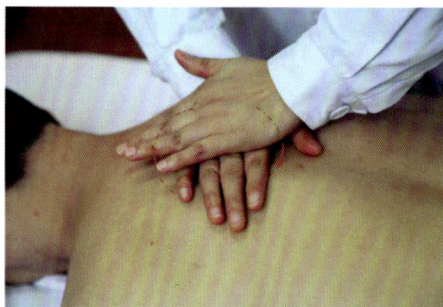

图4-76　叠掌揉法

（2）指揉法　用手指着力于治疗部位，做轻柔缓和的环旋运动，可分为单指揉法（拇指揉法、中指揉法等）、双指揉法（食、中指揉法）、三指揉法（食、中、无名指揉法）。

1）单指揉法：分为拇指揉法和中指揉法。

①拇指揉法：以拇指罗纹面着力于施术部位，余四指置于相应的位置以支撑助力，腕关节微悬。拇指及前臂部主动施力，使拇指罗纹面在施术部位上做轻柔的环旋运动，并带动该处的皮下组织（图4-77）。

②中指揉法：中指伸直，食指搭于中指远端指间关节背侧，腕关节微屈，用中指罗纹面着力于一定的治疗部位或穴位。以肘关节为支点，前臂做主动运动，通过腕关节使中指罗纹面在施术部位上做轻柔的小幅度环旋或上下、左右运动，并带动该处的皮下组织（图4-78）。

2）双指揉法：食、中指并拢，双指罗纹面着力，操作术式同中指揉法（图4-79）。

3）三指揉法：食、中、无名指并拢，三指罗纹面着力，操作术式同中指揉法（图4-80）。

图 4-77　拇指揉法

图 4-78　中指揉法

图 4-79　双指揉法

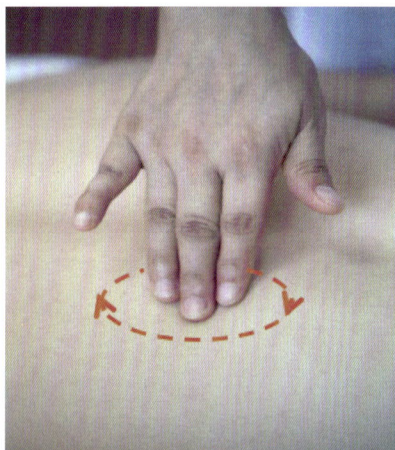

图 4-80　三指揉法

（3）前臂揉法　用前臂的尺侧着力于治疗部位，做环旋运动，并带动该处的皮下组织（图4-81）。

（4）肘揉法　用肘部着力于治疗部位，做环旋运动，并带动该处的皮下组织（图4-82）。

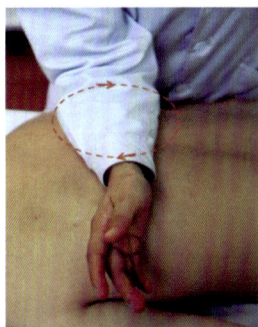

图 4-81　前臂揉法

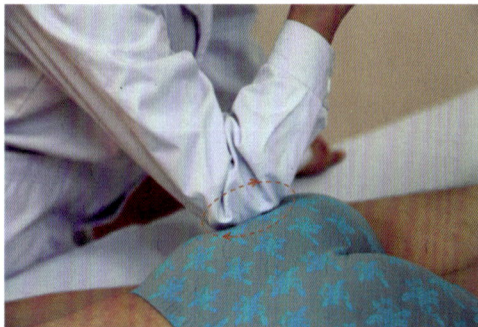

图 4-82　肘揉法

【操作要点】

（1）着力点要吸定于治疗部位，所施压力要适度，并带动深层组织，不能在体表有摩擦运动。

（2）动作要灵活、协调而有节律，频率每分钟120～160次。

（3）揉动的幅度要适中，不宜过大或过小，往返移动时应在吸定的基础上进行。

【临床运用】揉法用于全身各部位，老幼皆宜，为临床上最常用的手法，且常与其他手法配

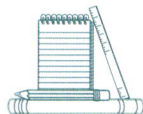

合使用，用于缓解强刺激手法带来的不良反应。揉法具有疏通经络、行气活血、消肿止痛、宽胸理气、消积导滞等功效，用于治疗全身关节肌肉疼痛、胸闷胁痛、脘腹胀痛、腹泻、便秘等。

指揉法由于接触面小，主要用于穴位、压痛点和小儿推拿；掌揉法由于接触面较大，主要用于颜面、胸腹、腰背、四肢关节等；前臂揉、肘揉法着力面较大，刺激性较强，主要用于腰背部、臀部等肌肉发达处。

2. 擦法　以手掌的背侧部吸附于施术部位，通过前臂的旋转运动和腕关节的屈伸运动，使手背在施术部位上做持续不断来回滚动的手法称为擦法。擦法分为掌背擦法、拳擦法、掌指关节擦法、小鱼际擦法、前臂擦法。

【操作方法】

（1）掌背擦法　即通常所说的擦法。五指微屈，手背呈半球面状，以小指掌指关节及小鱼际的外侧缘着力于治疗部位，通过前臂的旋转运动带动腕关节的屈伸活动，使掌背近小鱼际侧做持续不断的来回滚动（图4-83）。

（2）拳擦法　即小擦法。拇指自然伸直，余指半握空拳状，以食指、中指、无名指和小指第1指间关节背侧着力于施术部位上，前臂主动施力，通过腕关节屈伸活动，使拳面在施术部位上进行持续不断的滚动（图4-84）。

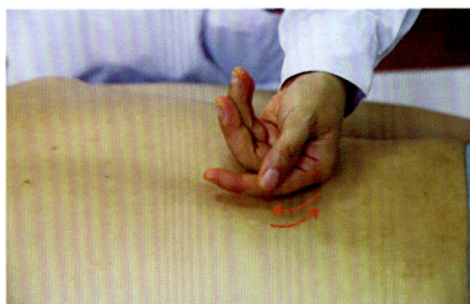

图4-83　掌背擦法　　　　　　　　　　　　图4-84　拳擦法

（3）掌指关节擦法　即直擦法。五指微屈，使手背呈半球面状，以第5掌指关节背侧为吸定点，以小指、无名指、中指及食指的掌指关节背侧为着力面，前臂主动施力，通过腕关节屈伸活动，使掌指关节面在施术部位上进行持续不断的滚动（图4-85）。

（4）小鱼际擦法　即平擦法。拇指自然伸直，余指自然屈曲，呈半握拳状，以小鱼际尺侧缘吸定于施术部位上。前臂主动做运动，带动腕关节做较大幅度的屈伸活动，使小鱼际尺侧部做持续不断的来回滚动（图4-86）。

图4-85　掌指关节擦法　　　　　　　　　　图4-86　小鱼际擦法

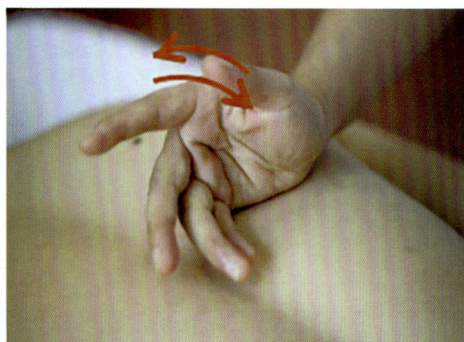

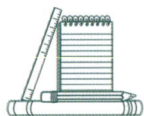

（5）前臂㨰法　是以前臂尺侧着力于治疗部位，以肩关节为支点，上臂做主动摆动，带动前臂做内外旋转运动（图4-87）。

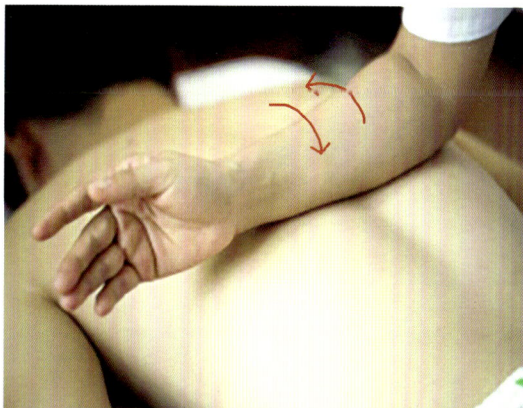

图4-87　前臂㨰法

【操作要点】

（1）肩关节要自然放松下垂，肘关节自然屈曲140°左右，上臂中段距胸壁一拳左右，腕关节放松，手指自然弯曲，不能过度屈曲或挺直。

（2）在操作时着力部位应始终紧贴于治疗部位上滚动，不宜在治疗部位上来回拖擦或滑移，同时应尽量避免掌指关节的骨突部与治疗部位骨突处猛烈撞击。

（3）操作过程中，腕关节屈伸幅度应达到120°，即前㨰至极限时屈腕约80°，回㨰至极限时伸腕约40°，使手背部1/2的面积（尺侧）依次接触治疗部位。

（4）㨰法对体表应产生轻重交替的滚动刺激，前㨰和回㨰的着力轻重之比为3∶1，即㨰三回一。

（5）动作要协调，手法频率为120～160次/分。

【临床运用】㨰法为摆动类的主要手法，其接触面积大，刺激力可强可弱，临床上除头面、胸腹外，全身各部位均可使用。㨰法具有疏通经络、活血化瘀、解痉止痛、滑利关节等功效。临床上广泛运用于伤科、内科、妇科等多种疾病的治疗。主要用于治疗颈椎病、肩周炎、腰肌劳损、腰椎间盘突出症、半身不遂等。其中，掌背㨰法一般用于腰背、四肢等部位，掌指关节㨰法及拳㨰法一般用于肌肉丰厚的部位；小鱼际㨰法一般用于骨性突起部位或柔软部位，如颈项、肘、腕、膝、踝等；前臂㨰法接触面积大，常用于较肥胖的受术者或施治部位范围较大的腰背及下肢部位。

3. 一指禅推法　用大拇指指端、指面或偏峰着力于施术部位或穴位上，通过前臂的主动摆动带动腕部往返摆动，使所产生的力通过拇指持续地作用于治疗部位，称为一指禅推法，分为一指禅指端推法、一指禅偏峰推法、一指禅罗纹面推法、跪推法。

【操作方法】

（1）一指禅指端推法　拇指自然伸直，余指的掌指关节和指间关节自然屈曲，以拇指端着力于治疗部位，沉肩、垂肘、悬腕、指实、掌虚、紧推、慢移，通过前臂、腕关节的摆动和指间关节的屈伸活动，使产生的力持续地作用在治疗部位上（图4-88）。

（2）一指禅偏峰推法　以拇指偏峰部着力于治疗部位，其操作术式同一指禅指端推法（图4-89）。

扫一扫，查阅PPT、视频、知识链接等数字资源

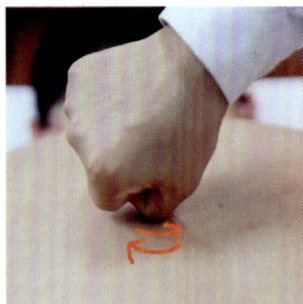

图 4-88   一指禅指端推法

图 4-89   一指禅偏峰推法

（3）一指禅罗纹面推法   以拇指罗纹面着力于治疗部位，其操作术式同一指禅指端推法（图 4-90）。

（4）跪推法   以拇指指间关节的背侧着力于治疗部位，通过腕关节的摆动，使产生的力持续作用于治疗部位（图 4-91）。

图 4-90   一指禅罗纹面推法

【操作要点】

（1）沉肩   肩关节放松，肩部自然下沉，不要耸肩用力，不要外展。

（2）垂肘   肘部自然下垂，略低于腕关节。肘关节不要向外支起，亦不宜过度夹紧内收。

（3）悬腕   腕关节自然放松屈曲，使拇指垂直于治疗部位。

（4）指实   拇指着力部位要吸定在治疗部位上，注意不要用力下压。

图 4-91   跪推法

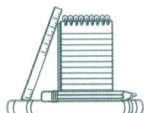

（5）掌虚　手握空拳，四指及掌部均应放松，如握鸡蛋。

（6）紧推慢移　紧推是指腕部的摆动频率要快，可达 120 ～ 160 次 / 分；慢移是指拇指在治疗部位上移动的速度要慢，指下不可出现滑动或摩擦。

【临床运用】一指禅推法适用于全身各部腧穴，以头面、胸腹等应用较多。本法具有健脾和胃、宽胸理气、镇静安神、舒筋通络等功效，可治疗头痛、失眠、面瘫、脘腹痛、冠心病、颈椎病、关节炎等病证，尤其适用于内科、妇科、儿科等病证。

一指禅推法如以指端操作，接触面最小，易于施力，刺激相对较强。如以罗纹面操作，接触面相对较大，刺激亦相对平和。以上两者多用于躯干部、四肢部的经络腧穴。如以偏峰操作，接触面小而窄，轻快柔和，多用于颜面部。跪推法接触面亦小，刺激却刚劲有力，多用于颈项、四肢部。

（二）摩擦类手法

1.摩法　用指或掌在体表做环形或直线有节律的往返摩动称为摩法，分为指摩法、掌摩法两种。古代应用摩法还常配以药膏，以加强手法的治疗效果，称为膏摩。

【操作方法】

（1）指摩法　指掌自然伸直，食指、中指、无名指与小指并拢，腕关节略屈并放松，以指面附着于治疗部位，以肘关节为支点，前臂做主动运动，通过腕掌使指面做环形或直线有节律的往返抚摩运动，为四指摩。还有三指摩、两指摩等，操作术式同前（图 4-92）。

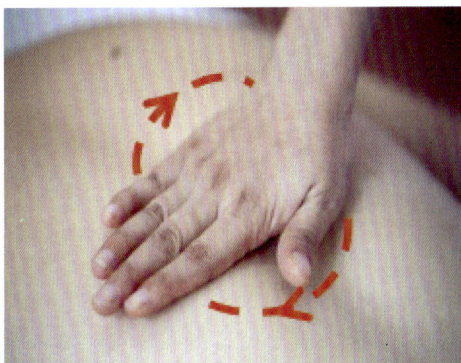

图 4-92　指摩法

（2）掌摩法　手掌自然伸直，腕关节略背伸，将手掌平放于施术部位上，以肘关节为支点，前臂做主动运动，通过腕部使掌面做环形或直线有节律的往返抚摩运动（图 4-93）。

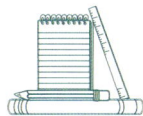

图 4-93　掌摩法

【操作要点】

（1）指摩法在操作时腕部要保持一定的紧张度，掌摩法则腕部要放松。

扫一扫，查阅PPT、视频、知识链接等数字资源

（2）指摩法宜稍轻快，掌摩法宜稍重缓，操作时不带动皮下组织。

（3）动作要缓和协调，用力宜轻不宜重，速度宜缓不宜急。

【临床运用】摩法可用于全身各部位，以腹部应用较多，具有消积导滞、和中理气、健脾和胃、行气活血、散瘀消肿等功效。临床上常用于治疗脘腹胀痛、消化不良、泄泻、便秘、遗精、痛经、外伤肿痛等病证，还常用于保健推拿。

指摩法适用于颈项、面部、四肢等部位；掌摩法多适用于腹部。临床上以环摩运用为多，直摩较少。顺摩为补，逆摩为泻，故虚证时常用顺时针摩法，实证时常用逆时针摩法，且常配合介质使用，可提高疗效。

2. 擦法   用指、掌贴附于体表施术部位，做较快速的往返直线运动，使之摩擦生热，称为擦法。擦法包括指擦法和掌擦法，其中掌擦法又分为全掌擦法、大鱼际擦法和小鱼际擦法。

【操作方法】

（1）指擦法   以食指、中指、无名指和小指指面为着力部，贴附于体表治疗部位，腕关节伸直，使前臂与手掌相平，以肘或肩关节为支点，前臂或上臂做主动运动，使手的着力部分在体表做适度均匀的上下或左右直线往返快速摩擦运动（图4-94）。

（2）掌擦法   以手掌的全掌、大鱼际、小鱼际尺侧着力于治疗部位，腕关节伸直，使前臂与手掌相平，以肘或肩关节为支点，前臂或上臂做主动运动，使手的着力部分在体表做适度均匀的上下或左右直线往返快速摩擦运动。其中，以全掌面为着力部位为全掌擦法（图4-95），以大鱼际为着力部位为大鱼际擦法（图4-96），以小鱼际尺侧为着力部位为小鱼际擦法（图4-97）。

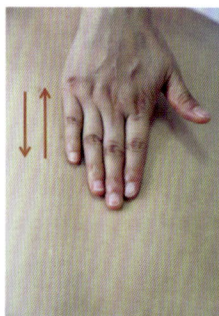

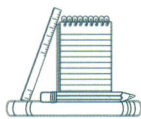

图4-94   指擦法

图4-95   全掌擦法

图4-96   大鱼际擦法

图4-97   小鱼际擦法

【操作要点】

（1）着力部位要紧贴体表，压力适中，不可屏息操作。

（2）沿直线往返操作，不可歪斜。

（3）往返的距离要尽量拉长，动作要连续不断，速度要均匀且快。

（4）常需使用介质以保护皮肤，不可擦破皮肤。

（5）当操作完毕不能在该处使用其他手法，但擦后常可配合热敷法。

【临床运用】擦法可用于全身各部位，具有宽胸理气、止咳平喘、健脾和胃、温肾壮阳、行气活血、消肿止痛的功效，治疗胸闷、咳嗽、气喘、胃脘痛、小腹冷痛、不孕不育、阳痿早泄、外伤肿痛等各种病证。

指擦法接触面小，适用于颈项、胁肋等部位；掌擦法接触面积大，产热低且慢，主要适用于腰骶、四肢部；大鱼际擦法接触面积小，产热较快，主要用于上肢及颈肩部；小鱼际擦法接触面积小，产热高且快，主要用于肩背及腰骶、四肢部。临床中根据治疗部位的不同要求，可分别选择全掌擦法、大鱼际擦法和小鱼际擦法。

3. 推法   以指、掌、肘着力于施术部位上，做单方向直线推动，称推法，又名平推法。推法分为指推法（拇指端推法、拇指平推法、三指推法）、掌推法、拳推法和肘推法 4 种。

【操作方法】

（1）指推法   包括拇指端推法、拇指平推法和三指推法。

1）拇指端推法：以拇指端着力于施术部位上，余四指置于对侧或相应的位置以固定，腕关节略屈，拇指及腕部主动施力，向前做短距离、单方向直线推动（图 4-98）。

2）拇指平推法：以拇指罗纹面着力于施术部位上，余四指置于其前外方以助力，腕关节略屈，拇指及腕部主动施力，向前做短距离、单方向直线推动（图 4-99）。

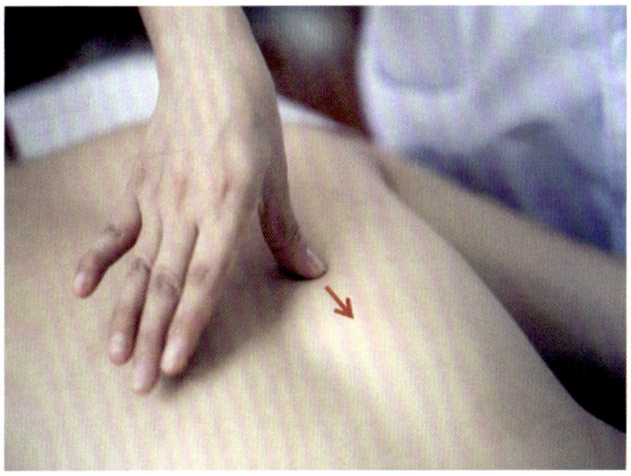

扫一扫，查阅 PPT、视频、知识链接等数字资源

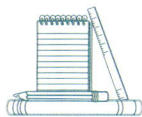

图 4-98 拇指端推法 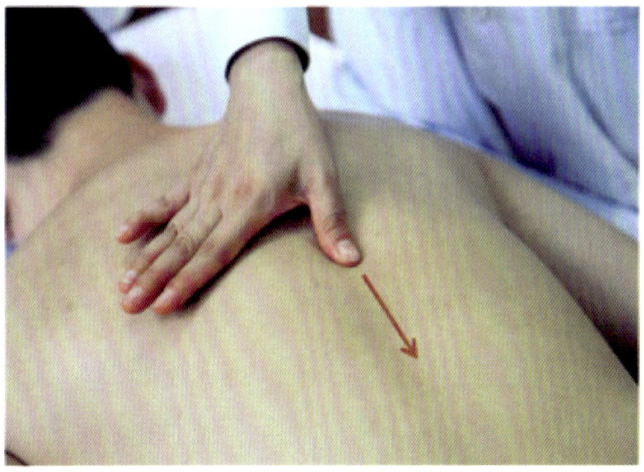   图 4-99 拇指平推法

3）三指推法：食、中、无名三指自然并拢，以指端部着力于治疗部位，腕关节略屈，前臂施力，通过腕关节及掌部使食、中及无名三指向前做单方向直线推动（图 4-100）。

（2）掌推法   以掌根着力于施术部位，腕关节略背伸，肘关节伸直，以肩关节为支点，上臂部主动施力，通过肘、前臂、腕使掌根部向前做单方向直线推动（图 4-101）。

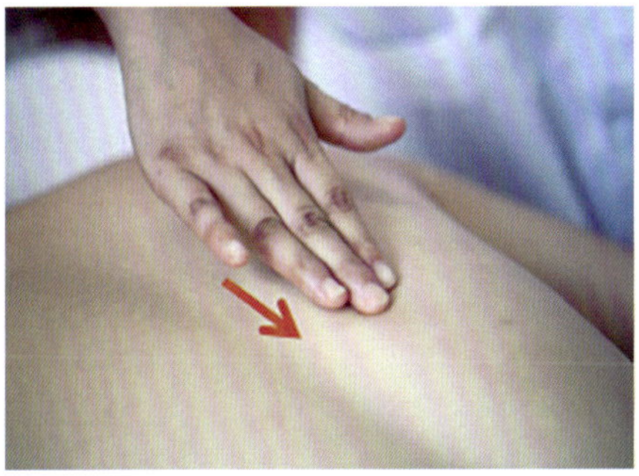

图 4-100 三指推法 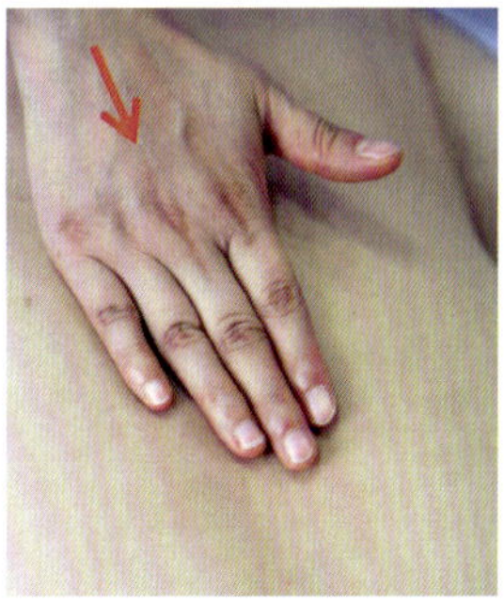   图 4-101 掌推法

（3）拳推法　手握实拳，以食指、中指、无名指及小指四指的近侧指间关节的突起部着力于施术部位，腕关节挺紧伸直，肘关节略屈，以肘关节为支点，前臂主动施力，使拳指面向前做单方向直线推动（图 4-102）。

（4）肘推法　屈肘，以肘部尺骨鹰嘴着力于施术部位，另一手臂抬起以手掌部扶住其肘侧拳顶部以固定助力，以肩关节为支点，上臂主动施力，使肘尖向前做缓慢的单方向直线推动（图 4-103）。

图 4-102　拳推法　　　　　图 4-103　肘推法

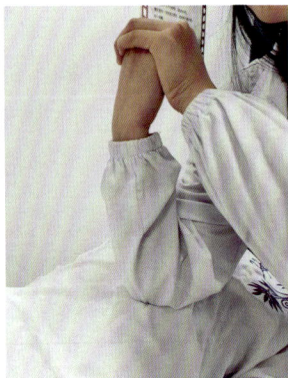

【操作要点】

（1）着力部要紧贴体表，压力均匀适中，做到轻而不浮、重而不滞。

（2）要单方向直线推动，不可歪斜，速度宜缓慢、均匀。

（3）拇指端推与拇指平推移动距离宜短，掌推、拳推、肘推移动距离宜长。

（4）应按经络走行、气血运行，以及肌纤维的方向推动。

（5）不可推破皮肤，常使用冬青膏、红花油等介质。

【临床运用】推法可用于全身各部位，具有疏通经络、行气活血、消肿止痛、宽胸理气、平肝潜阳、调和营卫等功效，治疗全身各种疾患，如高血压、头痛、失眠、腹胀、便秘、风湿痹痛、腰腿痛、软组织损伤疼痛等。

指推法接触面积小，推动距离短，适用于面部、项部、手部和足部；掌推法接触面积大，推动距离长，多用于胸腹、腰背及四肢部；拳推法接触面积大，刺激较强，适用于腰背及四肢部；肘推法刺激强，多用于肌肉丰厚处，如腰背脊柱两侧及下肢后侧等部位。

4.搓法　用双手掌面对称地夹住肢体，或以单手、双手掌面着力于施术部位，做快速的交替搓动或往返搓动，称为搓法，包括夹搓法和推搓法两种。

【操作方法】

（1）夹搓法　以双手掌面对称性夹住施术部位，嘱受术者肢体放松，以肩关节和肘关节为支点，前臂与上臂部施力，带动双手做相反方向的快速搓动，并同时沿施术部位缓慢地由上向下往返移动（图 4-104）。

（2）推搓法　以单手或双手掌面着力于施术部位，以肘关节为支点，前臂主动施力，做较快速的搓动（图 4-105）。

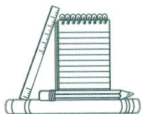

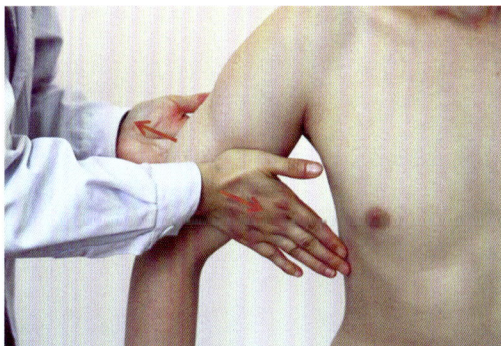

图 4-104　夹搓法

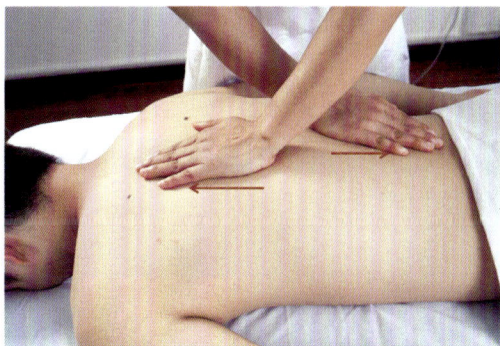

图 4-105　推搓法

【操作要点】

（1）操作部位要松紧适宜，两手用力要对称。

（2）操作时动作要协调连贯，搓法中含有擦、揉、摩、推等多种动作，操作后受术者肢体有明显的松动感。

（3）搓动要快，移动要慢，紧搓慢移。

【临床运用】搓法轻快柔和，主要适用于四肢部、胁肋部及腰背部，以上肢及胸胁最为常用，常作为推拿治疗结束手法，具有舒松肌筋、解痉止痛、调和气血、宽胸理气、平喘降逆等功效，治疗肢体酸痛、关节活动不利及胸胁胀痛、满闷等。夹搓法适用于上肢、下肢及胸胁两侧等部位，推搓法适用于腰背部及下肢后侧。

5. 抹法　用双手或单手拇指面、掌面为着力部，紧贴于一定部位或穴位上，做上下或左右往返移动的一种手法，分为指抹法、掌抹法。

【操作方法】

（1）指抹法　以单手或双手拇指罗纹面着力于施术部位，余指置于相应的位置以固定助力，以拇指的掌指关节为支点，拇指主动用力，做上下或左右、直线或曲线的移动（图 4-106）。

（2）掌抹法　以单手或双手掌面置于施术部位，腕关节放松，前臂与上臂部协调用力，做上下或左右、直线或曲线的移动（图 4-107）。

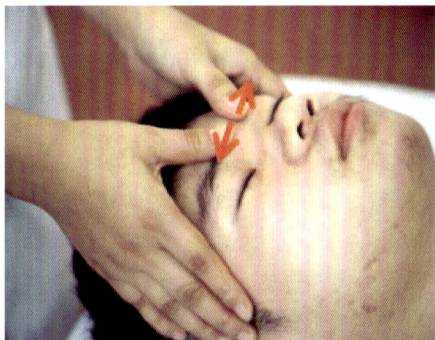

扫一扫，查阅 PPT、视频、知识链接等数字资源

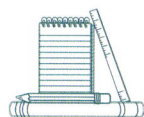

图 4-106　指抹法

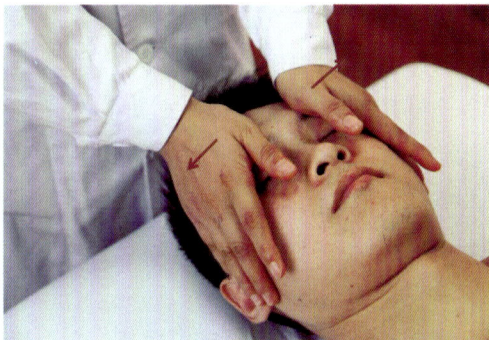

图 4-107　掌抹法

【操作要点】

（1）指掌面要紧贴施术部位，不宜带动深部组织。

（2）用力要均匀适中，即重而不滞、轻而不浮，抹动时不要带动深层皮下组织。

（3）动作要连贯、和缓、灵活。

（4）注意抹法同推法的区别，推法是单向、直线运动；而抹法则是或上或下，或左或右，或直线往来，或曲线运转，可根据不同的部位灵活变化运用。

【临床运用】抹法常用作治疗的开始或结束手法，适用于头面、颈项、胸腹部。具有镇静安神、提神醒脑、宽胸理气、舒筋活血、通络止痛等功效，治疗头痛、眩晕、失眠、胸闷、咳喘、面瘫及肢体酸痛等。指抹法着力面积小，多用于面部、颈项部、手足；掌抹法着力面积较大，一般多用于腰背部及四肢部。

6. 按法　以指或掌着力于施术部位，逐渐用力下压，按而留之的方法，称为按法，分为指按法和掌按法两种。

【操作方法】

（1）指按法　以拇指端或罗纹面着力于施术部位，拇指伸直，余四指屈曲握拳，垂直向下按压，按而留之，然后逐渐松劲撤力；也可双拇指重叠垂直向下按压（图4-108）。

（2）掌按法　以单手或双手掌面置于施术部位，注意手指要自然伸直，掌面自然伸平，以肩关节为支点，利用身体上半部的重量，通过上臂、前臂传至手掌部，垂直向下按压。用力原则同指按法（图4-109）。

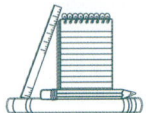

图 4-108　指按法　　　　　　　　　　图 4-109　掌按法

【操作要点】

（1）着力部位要紧贴体表，不可移动。

（2）用力由轻到重，按而留之，再由重到轻，稳而持续，使刺激充分到达机体组织的深层。

（3）按压的方向应垂直于施术部位。

（4）操作应缓慢且有节律性。

（5）不可突施暴力，以免造成骨折等。

【临床运用】按法适用于全身各部位。指按法接触面积较小，尤以经络、穴位常用；掌按法接触面积较大，适用于腰背部、下肢后侧及胸部等面积较大而又较为平坦的部位。按法具有放松肌肉、开通闭塞、活血止痛等功效，治疗头痛、颈椎病、肩周炎、腰痛、胃脘痛、肢体酸痛麻木、偏瘫等。

按法因刺激强，常与揉法结合运用，组成按揉复合手法。临床上有"按一揉三"之说，即重按一下、轻揉三下，形成有规律的按后即揉的连续手法操作。

7. 点法　术者以指端或关节突起部着力于施术部位，持续地进行点压的手法，称为点法，临床分为拇指端点法、屈拇指点法、屈食指点法等。

【操作方法】

（1）拇指端点法　手握空拳，拇指伸直并紧靠于食指中节的外侧，以拇指端着力于施术部位上，前臂与拇指主动发力，进行持续点压（图4-110）。

（2）屈拇指点法　拇指屈曲，以拇指指间关节桡侧或背侧着力于施术部位，拇指端可抵于食指中节桡侧缘以助力，前臂与拇指主动施力，进行持续点压（图4-111）。

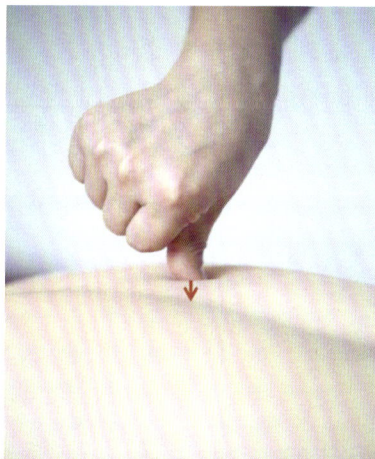

图4-110　拇指端点法

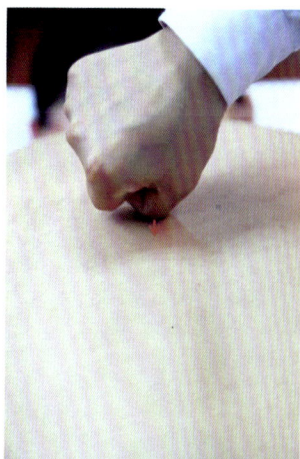

图4-111　屈拇指点法

（3）屈食指点法　食指屈曲，其他手指相握，以食指近侧指间关节突起部着力于施术部位，前臂与食指主动施力，进行持续点按（图4-112）。

【操作要点】

（1）取穴要准，用力要稳，着力部位要吸定，点压方向应与受力面相垂直。

（2）用力要由轻到重，再逐渐减力，平稳持续，使刺激力量向下传递到机体组织深部。

（3）不可使用蛮力或暴力，以免给受术者造成不适感。

【临床运用】点法适用于全身各部位，具有类似针刺的效应，故又称为"指针"，具有开通闭塞、通经止痛、调整脏腑功能的功效。主要适用于各种痛症，临床多用于止痛、急救、调理脏腑功能。由于点法刺激强，点后宜使用揉法，以缓解手法的不适感；对于年老体弱、久病虚衰的患者慎用点法。

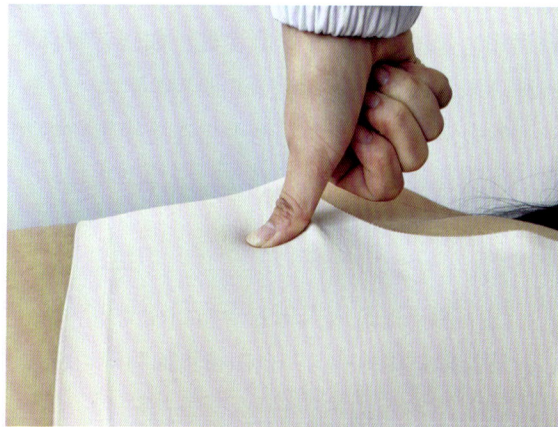

图4-112　屈食指点法

8. 压法　用拇指罗纹面、掌面或肘关节尺骨鹰嘴突起部着力于施术部位，持续进行按压的手法，称压法。临床分为指压法、掌压法和肘压法，一般以肘压法最为常用。

【操作方法】

（1）指压法　以拇指罗纹面着力于施术部位，拇指伸直，余四指屈曲握拳，拇指主动用力，其施力方向宜垂直向下，进行持续按压，按而留之。其手法形态及用力方法同指按法（图4-113）。

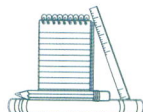

图4-113　指压法

（2）**掌压法**　以单手或双手掌面置于施术部位，注意手指要自然伸直，掌面自然伸平，以肩关节为支点，利用身体上半部的重量，通过上臂、前臂传至手掌部，垂直向下用力，持续按压，按而留之。其手法形态及用力方法同掌按法（图4-114）。

（3）**肘压法**　术者一手肘关节屈曲，腕伸平，手握拳，另一手按压拳背，以肘关节尺骨鹰嘴突起部着力于施术部位，以肩关节为支点，利用身体上半部的重量，上臂发力，垂直用力，持续按压，按而留之（图4-115）。

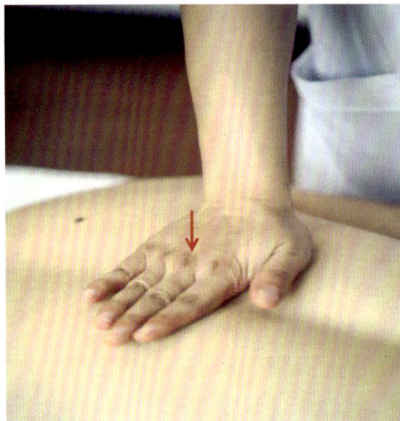

图4-114　掌压法

图4-115　肘压法

【操作要点】

（1）指压法与掌压法的手法形态及用力方法同指按法与掌按法。

（2）肘压法应以肩关节为支点，操作时可以巧用身体上半部的重量，注意肘压的力量应以受术者能忍受为度。

（3）压法与按法从手法动作形态来看，无严格的区分，故有将按法称为压法者，有的甚至将两者统称为按压法。但一般认为按法动作偏动，而压法动作偏静，压而不动。

（4）所压的部位要准确，用力的方向应垂直向下或与受力面相垂直。

（5）用力要平稳，由轻而重，再由重而轻，不可使用蛮力或暴力。

（6）压法刺激较强，常结合揉法使用。

【临床运用】压法适用于全身各部位。指压法由于接触面积较小，尤以穴位上常用；掌压法接触面积较大，适用于胸腰背部等面积较大的部位；肘压法由于力量大、刺激强，常与揉法结合运用，仅用于肌肉发达厚实处，如腰背臀部等。压法具有舒筋通络、解痉止痛等功效，治疗各种疼痛，如头痛、颈肩腰腿部疼痛等。

9. 捏法　用拇指和其他手指在施术部位做相对性用力挤压的一种手法，称为捏法。捏法可单手操作，亦可双手同时操作，分为两指捏法、三指捏法、五指捏法。如捏法用于脊柱部位为捏脊疗法，详见小儿推拿手法。

【操作方法】

（1）两指捏是用拇指和食指指面为着力部位；三指捏是用拇指与食指、中指指面为着力部位；五指捏是用拇指与其余四指指面为着力部位，张开如钳状，分别夹住施术部位的两侧。

（2）相对用力进行挤压，做一挤一松动作，如此有节律地不断挤压、放松，并循序移动（图4-116）。

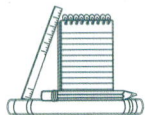

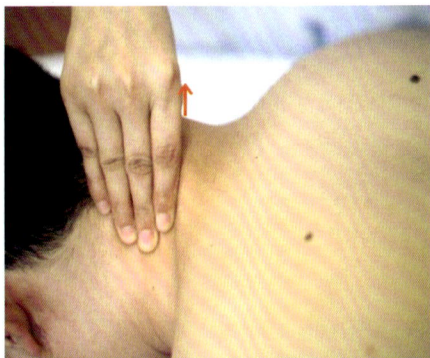

图 4-116　捏法

【操作要点】

（1）拇指与其余手指要以指面为着力部位，避免指端着力，且施力时两侧指力要对称。

（2）动作要连贯而有节奏性，用力要均匀而柔和。

（3）夹持的力量要松紧适宜。

（4）操作时注意不要含有拿的成分，如捏中含揉则为拿法。

【临床运用】捏法主要适用于头颈部、肩部、四肢等，具有舒筋通络、行气活血等功效，治疗头痛、颈椎病、四肢酸痛等。

10. 拿法　以拇指和其余手指罗纹面相对用力，提捏或揉捏肌肤，称为拿法，即"捏而提之谓之拿"。临床上分为三指拿、四指拿、五指拿，可单手操作，亦可双手同时操作。

【操作方法】

（1）三指拿是用拇指指腹与食指、中指指面为着力部位；四指拿是用拇指与食、中、无名三指指面为着力部位；五指拿用拇指与其余四指指面为着力部位，手指张开如钳形，对称性放在施术部位的两侧。

（2）手指相对施以夹力，逐渐将捏住的肌肤收紧、提起放松或施以揉动，进行轻重交替、连续不断的操作（图 4-117）。

扫一扫，查阅PPT、视频、知识链接等数字资源

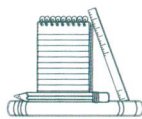

图 4-117　拿法

【操作要点】

（1）手掌空虚，指面着力并贴紧施术部位，不能用指端内扣。

（2）拇指指面与其余手指指面要相对用力，用力由轻到重，再由重到轻，不可突然用力。

（3）拿法实际上为一复合手法，捏提中含有揉动之力，含有捏、提、揉这三种成分。

（4）动作要柔和灵活、连续不断，并富于节律。

【临床运用】拿法适用于颈项、肩及四肢部等，具有松肌舒筋、行气活血、发汗解表、开窍醒脑等功效，用于治疗颈椎病、肩周炎、四肢关节酸痛、外感风寒头痛等。三指拿多用于面积较小的部位，如颈项部；四指拿和五指拿适用于面积较大的部位，如腰背、四肢部等。拿法可柔可刚，但临床所用以刚为多，刺激量较大，故每次每个部位所拿时间不宜过长，且常与揉法结合使用。

11. 拨法 以拇指端深按于施术部位的肌肉或肌腱等组织上，做垂直方向用力拨动的一种手法，称为拨法，又名"指拨法""拨络法"。临床上分为拇指拨、三指拨、四指拨。

【操作方法】

（1）拇指拨法是拇指伸直，以拇指端为着力部位，三指拨是以拇指、食指、中指为着力部位，四指拨是以拇指、食指、中指、无名指为着力部位，深按于肌肉或肌腱等施术部位上，余指置于相应的位置以助力。

（2）手指下压至一定的深度，待有酸胀感时，再做与肌纤维、肌腱、韧带呈垂直方向的单向或来回用力拨动。若单手指力不足时，亦可以双手手指重叠进行操作。

（3）临床有"以痛为腧、无痛用力"之说。即在患处先找到某一体位时最疼痛的一点，以拇指端按住此点不放，随后转动患部肢体，在运动过程中，找到并保持在指面下的痛点由痛变为不痛的新体位，而后施用拨法（图4-118）。

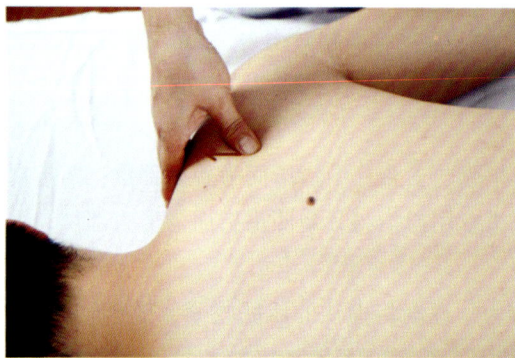

图4-118 拨法

【操作要点】

（1）向下按压的力要与拨动力方向互相垂直。

（2）拨动时手指面不能在皮肤表面有摩擦移动，应带动肌纤维、肌腱、韧带一起来回拨动。

（3）用力要轻重得当，实而不浮。

（4）不能用指甲发力，以免损伤皮肤。

【临床运用】拨法适用于颈项、肩背、四肢、腰臀等部位，具有剥离粘连、消散结聚、调理肌筋、解痉止痛的功效，用于颈椎病、肩周炎、网球肘、腰背筋膜炎、第3腰椎横突综合征、腰椎间盘突出症、梨状肌损伤综合征等各种软组织损伤病证。由于拨法力量沉实、拨动有力，有较好的止痛和解除粘连的作用。

（三）振动类手法

以节律性的轻重交替活动持续作用于肢体，使之产生振动感觉的一类手法，统称为振动类手法，包括抖法、振法等。

1. 抖法 用双手或单手握住肢体远端，做连续小幅度上下抖动的手法，称为抖法，依据抖动部位不同可分为抖上肢法、抖下肢法和抖腰法。

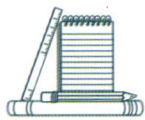

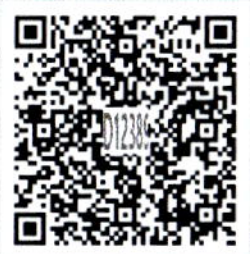

【操作方法】

（1）抖上肢法 受术者取坐位或站立位，肩臂部放松。术者站其前外侧，身体略为前倾，用双手或单手握住受术者腕部，将其上肢慢慢向前外上方抬起至60°左右，然后前臂稍用力做连续的小幅度的上下抖动，并使抖动所产生的抖动波似波浪般传到肩部。或术者以一手按其肩部，另一手握住其腕部，做连续不断的小幅度上下抖动，抖动中可结合被操作肩关节的前后方向活动。此法又称上肢提抖法（图4-119）。

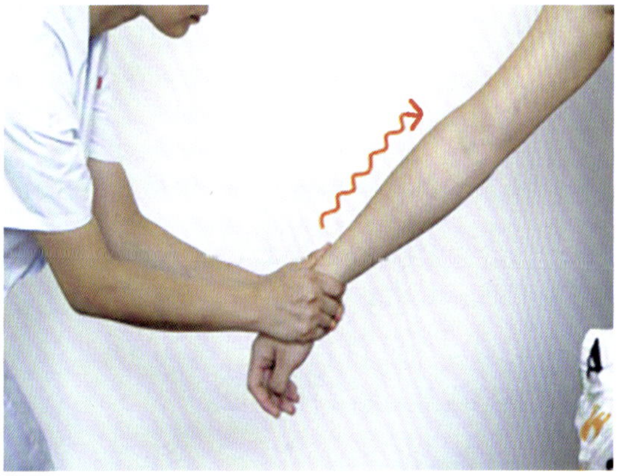

（2）抖下肢法 受术者仰卧位，下肢放松。术者站其足端，用双手分别握住受术者两足踝部，将两下肢抬起，高于床面30cm左右，然后前臂施力，做连续的上下抖动，使其下肢及髋部有舒松感。两下肢可同时操作，亦可单侧操作（图4-120）。

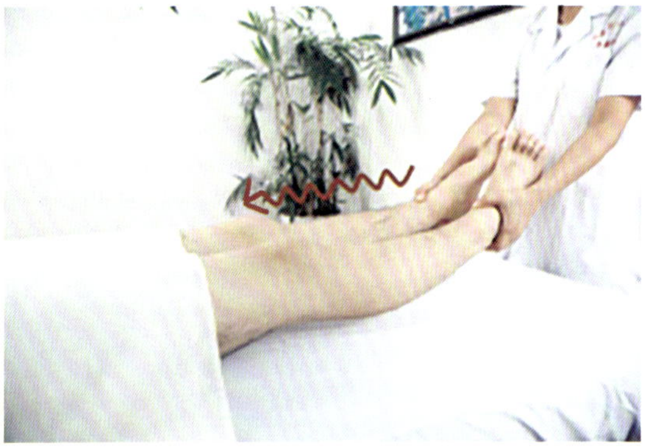

（3）抖腰法 受术者俯卧位，两手拉住床头或由助手固定其两腋部，下肢放松。术者站其足端，用双手分别握住受术者的踝部，两臂伸直，身体后仰，与助手相对用力，牵引其腰部。待其腰部放松后，术者两臂同时施力，做1～3次较大幅度的抖动，使其产生波浪式运动，抖动之力作用到腰部，并产生舒适感（图4-121）。

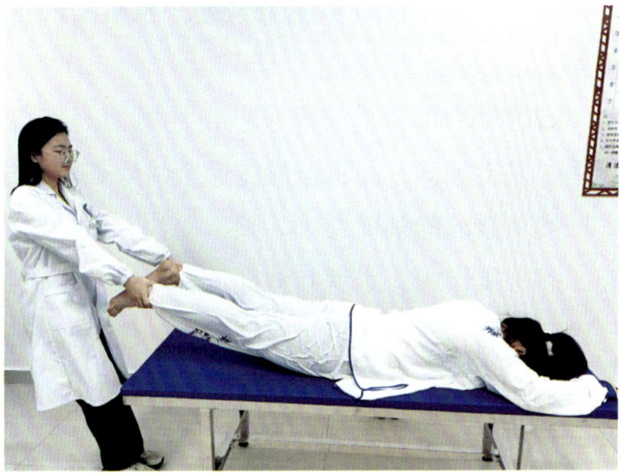

【操作要点】

（1）操作时术者的动作要连续，受术者的双手要固定，术者双手不要握得太紧。

（2）被抖动的肢体要自然伸直，并使肌肉和关节处于放松状态。

（3）在抖动过程中，始终要有牵引的力量；抖动所产生的抖动波应从肢体的远端传向近端。

（4）抖动的幅度要小，频率要快。一般抖动幅度控制在2～3cm，抖上肢法抖动频率为250次/分左右，抖下肢法抖动频率为100次/分左右。

（5）抖腰法属于复合手法，要以拔伸牵引和较大幅度的短暂性抖动手法相结合，使受术者腰部放松后再行抖动，应使抖动之力传至腰部。

（6）操作时术者呼吸要自然，不可屏气。

【临床运用】抖法属于轻快、柔和、舒适手法，适用于四肢及腰部，以上肢最为常用，常与搓法结合使用，作为治疗的结束手法，具有疏松筋络、滑利关节和复位等功效，治疗肩周炎、腰椎小关节紊乱、腰椎间盘突出症等。

图4-119 抖上肢法

图4-120 抖下肢法

图4-121 抖腰法

扫一扫，查阅PPT、视频、知识链接等数字资源

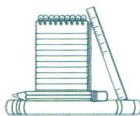

2. 振法　以掌或指为着力部，在人体某一部位或穴位上做连续不断振动，称为振法。根据着力部不同，分为掌振法和指振法两种。

【操作方法】

（1）术者沉肩、垂肘，肘关节微屈曲，腕部放松。

（2）指振法是以中指指端为着力部，食指放于中指背后；掌振法是以掌面为着力部，置于施术部位或穴位上。

（3）通过前臂和手掌肌肉强力的静止性用力，产生快速而强烈的振动，使受术部位或穴位产生温热感或舒适感（图4-122）。

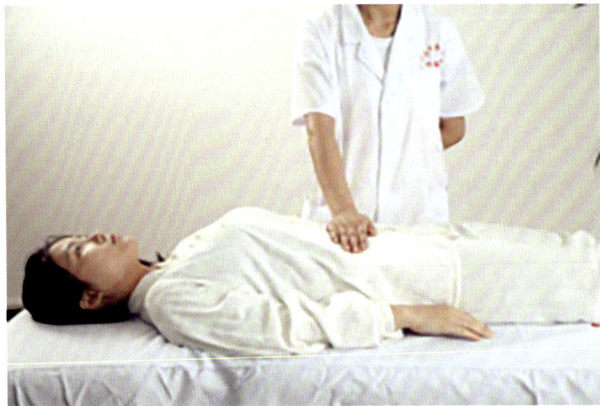

图 4-122　振法

【操作要点】

（1）以指掌部自然压力为度，靠肌肉静止性用力，即前臂和手部肌肉绷紧用力，但不做主动用力。

（2）着力部位应紧贴皮肤，注意力高度集中于手掌或指部，即意到气到，以意领气，运气至手，发出振颤，并将振颤传递至治疗部位的深层。

（3）振动的幅度要小，频率要快，振动时不可断断续续。

（4）操作中，术者其他部位要尽量放松，呼吸自然，不可屏气。

（5）操作后易使术者感到疲劳，应注意掌握好操作时间，注意自身保护。

【临床运用】　指振法接触面小，适用于全身腧穴；掌振法接触面大，多用于头顶、胸腹及背部等部位。振法有镇静安神、宽胸理气、健脾和胃、消食导滞、调经活血等功效，用于治疗头痛、失眠、脘腹胀痛、咳嗽、气喘、月经不调等。

（四）叩击类手法

用手掌、拳背、手指或特制器械（如桑枝棒）等，有节奏地拍打受术部位使之产生叩击感觉的一类手法，称叩击类手法，包括拍法、击法等。

1. 拍法　用虚掌有节奏地拍打施术部位的手法，称为拍法。拍法可单手操作，亦可双手同时操作。

【操作方法】

（1）术者五指自然并拢，掌指关节微屈呈虚掌。

（2）腕关节放松，前臂主动运动，上下挥臂，以前臂带动腕关节做悬屈、背伸活动，用虚掌有节律地拍打施术部位。用双掌拍打时，宜交替操作（图4-123）。

图 4-123　拍法

【操作要点】

（1）应虚掌拍打施术部位，腕关节要自由摆动，且肘关节也要自由屈伸。

（2）拍打时全掌边缘要同时接触受术部位，动作要平稳而有节奏，声音清脆而无疼痛。

（3）拍打的部位要准确，拍打背部时应嘱受术者张口呼吸。

（4）拍打后迅速提起，不要在拍打部位停顿，用力宜先轻后重，以皮肤轻度发红、发热为度。

（5）要掌握好适应证，结核、肿瘤、冠心病等禁用拍法。

【临床运用】拍法适用于全身各部位，以肩背、腰骶臀部及下肢多用，具有舒筋通络、调和气血、解痉止痛、消除疲乏、振奋阳气等功效。临床常用于治疗腰背慢性劳损、风湿痹痛、肌肉萎缩、感觉迟钝、麻木不仁、头昏头沉等。拍法常作为推拿结束手法和保健手法使用。

2. 击法　用拳背、掌根、小鱼际、指尖或桑枝棒等击打施术部位，称为击法。击法包括拳击法（拳背击法、拳眼击法）、掌击法（掌根击法、掌心击法）、侧击法、指尖击法和棒击法等。

扫一扫，查阅PPT、视频、知识链接等数字资源

【操作方法】

（1）拳击法

1）拳背击法：术者手握空拳，腕关节伸直，前臂主动施力，用拳背或拳面节律性平击施术部位（图 4-124）。

2）拳眼击法：术者五指屈曲握拳，前臂主动施力，用拳眼（尺侧小鱼际及掌指部）一起一落有节律击打施术部位（图 4-125）。

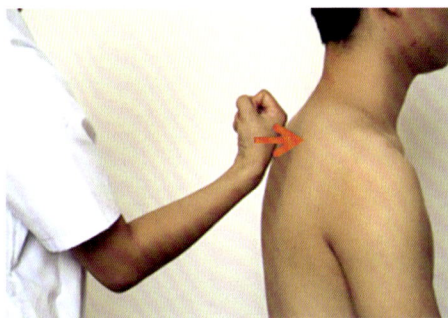

图 4-124　拳背击法

图 4-125　拳眼击法

（2）掌击法

1）掌根击法：术者手指自然松开，腕关节背伸，前臂主动施力，用掌根部有节律地击打施

术部位（图 4-126 ）。

2）掌心击法：术者手指自然松开，微屈，腕关节略背伸，以掌心为着力点，有节律地击打施术部位（图 4-127 ）。

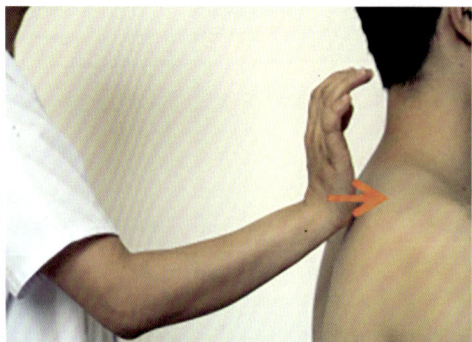

图 4-126 掌根击法

图 4-127 掌心击法

（3）侧击法 又称小鱼际击法。掌指自然伸直分开，腕关节伸直，前臂主动施力，用单手或双手尺侧掌指部或小鱼际部有节奏地击打施术部位（图 4-128 ）。可单手操作，也可两手掌相合，用侧掌或中指尺侧轻击施术部位，为合掌击。

（4）指击法 又称啄法。两手五指微屈，分开呈爪形，腕关节放松，前臂主动施力，通过腕部使指端有弹性、有节律地击打施术部位（图 4-129 ）。

（5）棒击法 术者手握桑枝棒或其他特制棒的手柄，有弹性、有节律地击打施术部位（图 4-130 ）。

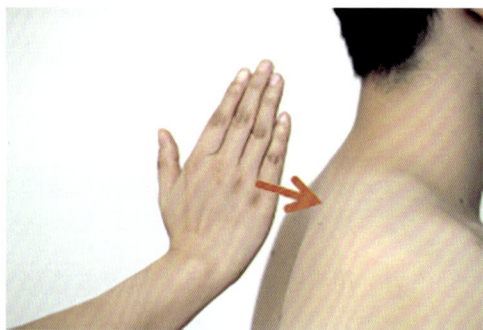

图 4-128 侧击法

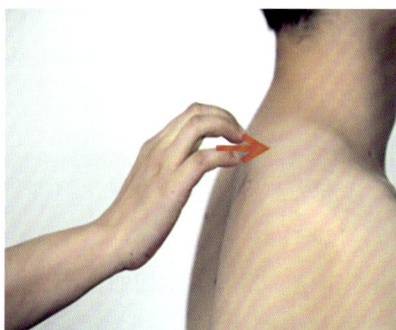

图 4-129 指击法

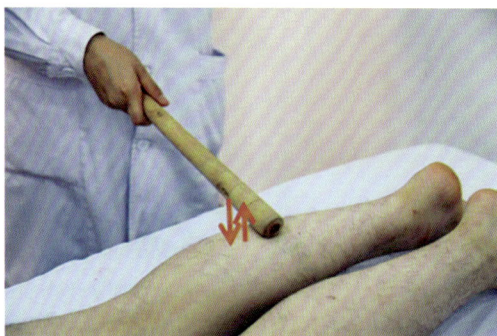

图 4-130 棒击法

【操作要点】

（1）腕关节要放松，以肘关节的屈伸带动手部进行击打。

（2）击打的部位要准确，不可偏歪。

（3）击打时用力要有弹性，触及施术部位后即迅速弹起，不要停顿或拖拉。

（4）击打动作要平稳、连续、有节律。

（5）击打的力量要适中，应因人、因病而异，避免暴力击打。

（6）应严格掌握击法的适应部位和适应证。

【临床运用】击法全身各部位均可使用，具有舒筋通络、宣通气血、缓解痉挛、消除疲劳、开窍醒脑等功效，治疗肢体酸痛麻木、风湿痹痛、疲劳酸痛等。掌击法适用于肩胛骨内侧缘、臀部及大腿部等处；侧击法适用于颈肩部、腰背及下肢后侧；指尖击法适用于头部；拳击法适用于大椎、腰背臀部、肩及四肢部；棒击法适用于腰背部、下肢后侧和小腿外侧部等肌肉丰厚处。

（五）运动关节类手法

对关节做被动性活动，使其在生理活动范围内进行屈伸、旋转、内收、外展及牵拉等运动，称为运动关节类手法，又称被动运动类手法，包括摇法、拔伸法、扳法等。

1. 摇法 使关节做被动的环转运动的手法称为摇法，如颈项部摇法、肩部摇法、肘部摇法、腰部摇法等。

【操作方法】

（1）颈项部摇法 受术者取坐位，颈部放松。术者站在其背后或侧后方，一手扶住其后枕部，另一手托住其下颌部，两手臂协调运动，反方向施力，做顺时针或逆时针方向缓慢的环旋摇动，可反复摇转数次（图4-131）。

（2）肩部摇法

1）托肘摇肩法：受术者取坐位，肩部放松。术者一手扶住受术者肩关节上部，一手托住其肘部，使其前臂搭在术者的前臂上。然后手臂部协同用力，使肩关节做顺时针或逆时针方向环转摇动（图4-132）。

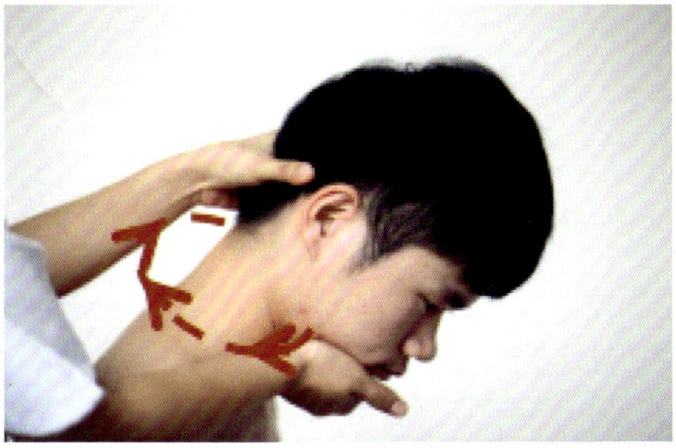

图4-131 颈项部摇法

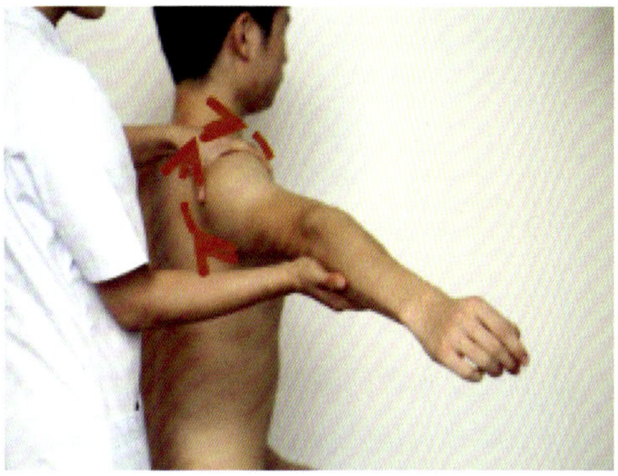

图4-132 托肘摇肩法

2）握手摇肩法：受术者取坐位，肩部放松。术者一手扶住受术者肩部，另一手握住其手腕，稍用力将手臂牵伸，两手协调用力，使肩关节做顺时针或逆时针方向环转摇动（图4-133）。

扫一扫，查阅PPT、视频、知识链接等数字资源

图 4-133　握手摇肩法

3）大幅度摇肩法：受术者坐位，上肢下垂放松。术者站其前外侧，两足分开呈丁字步，两掌相合，夹持住受术者被施术侧上肢的腕部，牵伸并抬高其上肢至其前外方约 45° 时，将其上肢慢慢向前上方托起。在此过程中，位于下方的一手应逐渐翻掌，当上举至 160° 时，随即虎口向下反握住其腕部，原握腕之手循臂滑移至受术者肩上部按住。此时要停顿一下，两手协调动作，即按肩之手往下压并固定之，握腕之手向上提拉，使肩关节充分伸展。随即握腕一手摇向后下方，经下方复于原位，此时扶按肩部手已随势沿上臂、前臂滑落于腕部，呈动作初始时两掌夹持腕部状。此为肩关节大幅度摇转一周，可反复摇转数次。在大幅度摇转肩关节时要配合脚步的移动，以调节身体重心（图 4-134）。

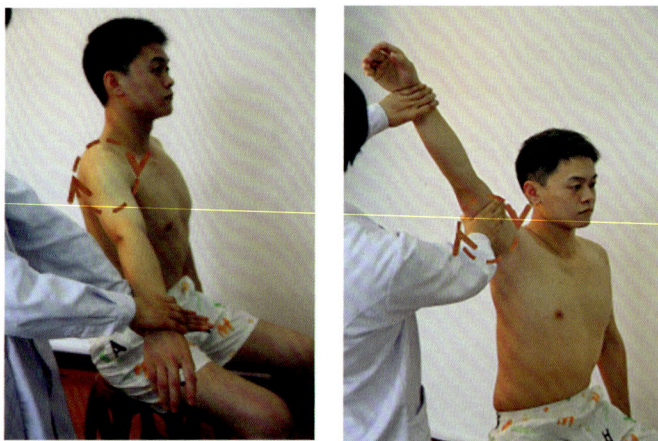

图 4-134　大幅度摇肩法

（3）肘部摇法　受术者坐位，术者一手托住受术者肘关节的后方，拇指按于肱骨外上髁处，另一手握住受术者的腕部，使肘关节做顺时针或逆时针环转摇动（图 4-135）。

（4）腕部摇法　术者一手握住受术者腕上，另一手握住手掌，两手臂协调用力，在稍牵引情况下，做腕关节的环转摇动（图 4-136）。

（5）腰部摇法

1）仰卧位摇腰法：受术者仰卧位，两下肢并拢，屈髋屈膝。术者双手按其两膝部，或一手按膝，另一手按足踝部，两手臂协调用力，做腰部环形摇转运动（图 4-137）。

2）俯卧位摇腰法：受术者取俯卧位，两下肢并拢，自然伸直，术者一手按压其腰部，另一手托起双下肢膝关节上方，双臂协调用力，带动腰部做顺时针或逆时针方向的摇转运动（图

4-138）。

3）坐位摇腰法：受术者坐位，腰部放松，术者站于其后，用一只手按住其腰部，另一只手扶住受术者对侧肩部，前臂按于颈项部，两手协调用力，使其腰部做缓慢的顺时针或逆时针方向环转摇动（图4-139）。

图 4-135 肘部摇法

图 4-136 腕部摇法

图 4-137 仰卧位摇腰法

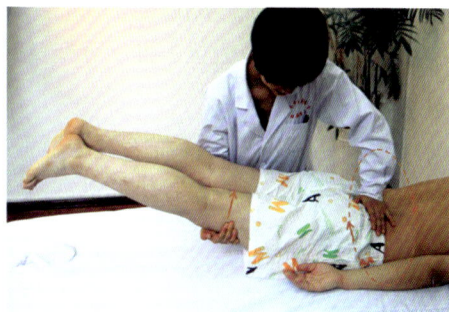

图 4-138 俯卧位摇腰法

（6）髋部摇法 受术者取仰卧位，两下肢伸直并放松，术者站在受术者一侧，一手扶其膝部，另一手扶踝，先使其屈髋屈膝呈90°左右，然后两手协调用力，使髋关节做顺时针或逆时针的环转摇动（图4-140）。

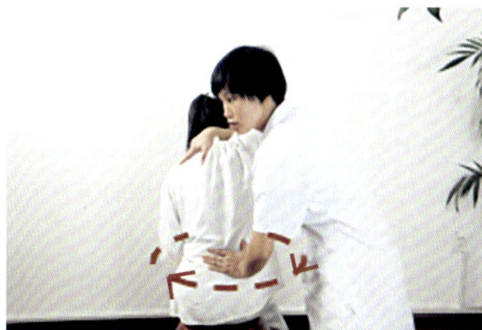

图 4-139 坐位摇腰法

图 4-140 髋部摇法

（7）膝部摇法 受术者取仰卧位，一侧下肢伸直放松，另一侧下肢屈髋屈膝，术者站在其侧，一手托扶其屈曲侧下肢的膝部，另一手握其足踝部，做膝关节环旋摇动（图4-141）。或受术者取俯卧位，一侧下肢屈膝，术者站在其侧方，一手扶受术者股后部以固定，另一手握其足跟部或小腿下段，做膝关节环转摇动。

（8）踝部摇法 受术者取仰卧位，下肢自然伸直并放松，术者站于其足端，一手托住受术者的足跟部，另一手握住足背部，在稍用力拔伸的情况下，做踝关节的环转摇动（图4-142）。

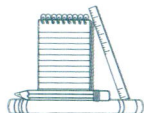

图 4-141　膝部摇法　　　　　　　　　图 4-142　踝部摇法

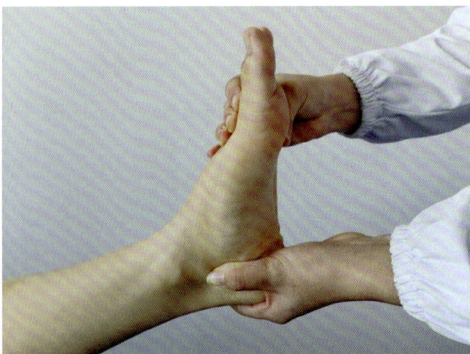

【操作要点】

（1）摇动的幅度要在生理功能许可的范围内，幅度一般由小渐大，逐渐增加。

（2）摇动时双手要协调配合，动作要缓和，用力要稳，不可突然快速摇转。

（3）做颈椎摇法时，要随时密切观察受术者反应，如有不适立即停止。

（4）对习惯性关节脱位、椎动脉型及脊髓型颈椎病、颈部外伤和颈椎骨折等病证禁止使用摇法。

【临床运用】摇法适用于全身各关节部位，具有舒筋通络、滑利关节、松解粘连的功效，主治落枕、颈椎病、肩周炎、腰椎间盘突出症、踝关节扭伤等各种软组织损伤性疾病及运动障碍的病证。摇法常与扳法、拔伸法等手法配合用于各关节部。

2. 扳法　用两手分别固定关节的远、近端或肢体的一定部位，向相反方向或同一方向用力，使其关节做被动的旋转、屈伸、收展等运动的一种手法称为扳法。

【操作方法】术者一手固定住受术者关节的近端，另一手作用于关节的远端，然后双手向相反方向或同一方向用力，使关节慢慢活动至有阻力时，再做一短促的、稍增大幅度的、有控制的、突发性扳动，使其关节做被动的旋转、屈伸、收展等运动。由于部位不同，其操作方法也不同。

（1）颈部扳法

1）颈椎旋转定位扳法：受术者坐位，颈项部放松，术者站其侧后方，以一手拇指顶按住病变颈椎棘突旁，另一手托住对侧下颌部，令其低头，屈颈至术者拇指下感到棘突活动、关节间隙张开时，保持这一前屈幅度，再使其向患侧屈至最大限度。然后将其头部慢慢旋转，当旋转到有阻力时，略为停顿一下，随即用"巧力寸劲"做一个有控制的稍增大幅度的快速扳动。此时常可听到"咯噔"的弹响声，同时拇指下亦有棘突弹跳感（图 4-143）。

2）颈部斜扳法：受术者坐位，颈项部放松，头略前倾或中立位。术者立于其侧后方，以一手扶按其头顶后部，另一手扶托下颌部，两手协同施力，使其头部向一侧旋转，当旋转至有阻力时，略停顿片刻，随即用"巧力寸劲"做一突发性的、有控制的、快速扳动，常可听到"咯噔"的弹响声（图 4-144）。

本法亦可在仰卧位情况下施用。即受术者取仰卧位，全身放松，术者站于其头端，以一手托于下颌部，另一手置于枕后部，两手协调施力，先缓慢地将颈椎向头端方向牵引，在牵引的基础上将颈向一侧旋转，当遇到阻力时略停片刻，然后以"巧力寸劲"做一突发的、有控制的、稍增大幅度的快速扳动，常可听到"咯噔"的弹响声。

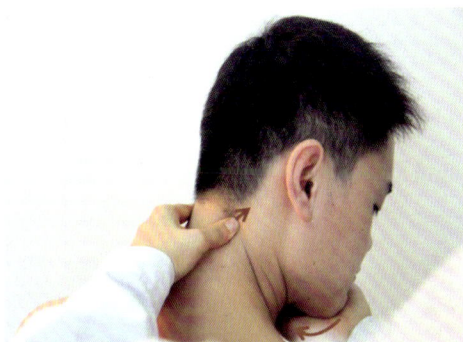

图 4-143   颈椎旋转定位扳法

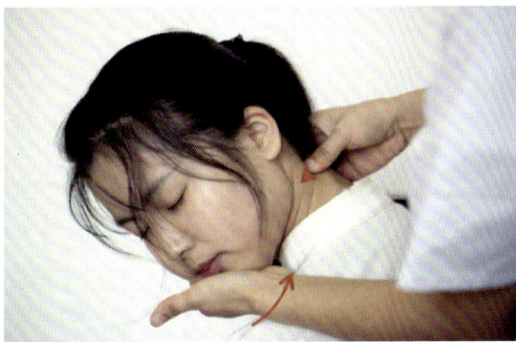

图 4-144   颈部斜扳法

3）寰枢关节旋转扳法：受术者坐于低凳上，颈微屈。术者站于其侧后方，以一手拇指顶按住第 2 颈椎棘突，另一手扶对侧头部，肘弯部托住其下颌部。肘臂部协调用力，缓慢地将颈椎向上拔伸，在拔伸的基础上同时使颈椎向患侧旋转，当旋转到有阻力时略停片刻，随即用"巧力寸劲"做一突发的、稍增大幅度的快速扳动，而顶住棘突的拇指亦同时施力进行拨动，此时常可听到关节弹响声，拇指下亦有棘突跳动感，表明手法复位成功（图 4-145）。

（2）胸背部扳法

1）扩胸牵引扳法：受术者取坐位，两手十指交叉扣住并抱于枕后部。术者站其后方，以一侧膝关节抵住其病变胸椎处，两手分别握扶其两肘部。先嘱受术者做前俯后仰运动，并配合深呼吸，即前俯时呼气、后仰时吸气。如此活动数遍后，待受术者身体后仰至最大限度时，随即以"巧力寸劲"将其两肘部向后方做一个有控制的、稍增大幅度的、瞬间的拉动，与此同时膝部突然向前顶抵压，常可听到"咯噔"的弹响声（图 4-146）。

图 4-145   寰枢关节旋转扳法

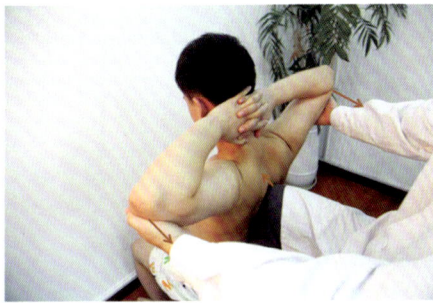

图 4-146   扩胸牵引扳法

2）胸椎对抗复位法：受术者坐位，两手交叉扣住并抱于枕后部。术者站于受术者后方，用一侧膝关节顶住胸椎偏歪的棘突，两手臂自其两腋下伸入，并握住其两前臂下段。术者膝关节向前顶，两前臂及手向后上方提拉，至最大限度时，做一有控制的、稍增大幅度的、瞬间的快速扳动，常可听到"咯噔"的弹响声（图 4-147）。

（3）腰部扳法

1）腰部斜扳法：受术者取侧卧位，在上侧的下肢屈髋屈膝，在下侧的下肢自然伸直。术者站在受术者腹侧，以一肘或手抵住其肩前部，另一肘或手抵于臀部。两肘或两手协调施力，先做数次腰部小幅度的旋转活动，使其腰部放松，然后相对用力并逐渐加大受术者腰部的旋转角度，至最大限度时，瞬间用力，加大旋转的角度，常可听到"咯噔"的弹响声（图 4-148）。

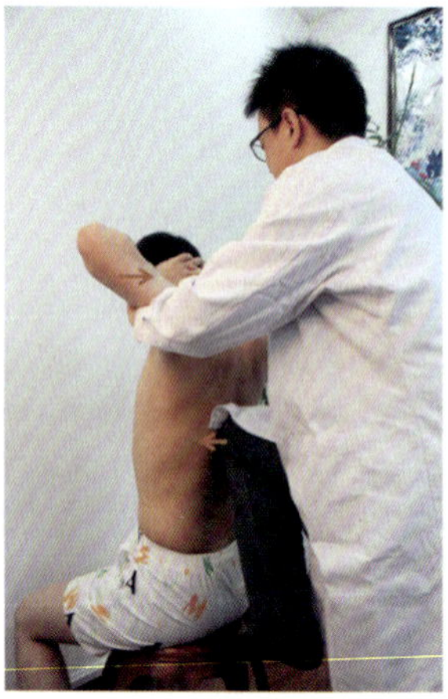

图 4-147 胸椎对抗复位法

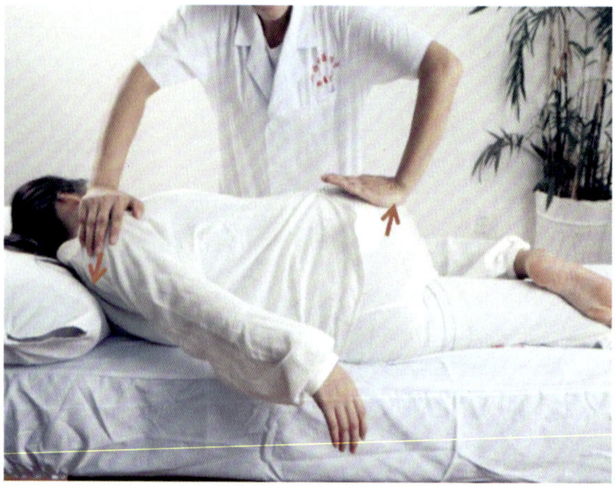

图 4-148 腰部斜扳法

2）腰椎定位旋转扳法：以棘突向右偏为例。受术者坐位，腰部放松。一助手用两腿夹住受术者左侧小腿部，并用两手固定其大腿部，术者站在受术者右后方，左手拇指抵按于腰椎偏歪棘突的右侧，右手臂从其右腋下穿过并以右掌按于颈后部。右掌缓缓下压，并使受术者做腰椎前屈配合，至术者左拇指下感到棘突活动时，再使受术者腰部向右侧屈并且右旋至最大限度，略停片刻后，右掌下压其颈项部，右肘部上抬，左手拇指同时用力向对侧顶推偏歪的棘突，两手协调用力，做一个有控制的、稍增大幅度的、瞬间的旋转扳动，常可听到"咯噔"的弹响声（图 4-149）。

3）直腰旋转扳法：以腰部向左旋转受限为例。受术者坐位，两足分开，与肩同宽，腰部放松。术者站在受术者的右前方，用两腿夹住受术者的右膝部以固定，左手置于受术者的右肩前，右手置于受术者的左肩后。术者两手协调用力，使受术者腰部右旋至最大限度后，瞬间发力，做稍加大受术者腰部右旋角度的扳动，常可听到"咯噔"的弹响声（图 4-150）。

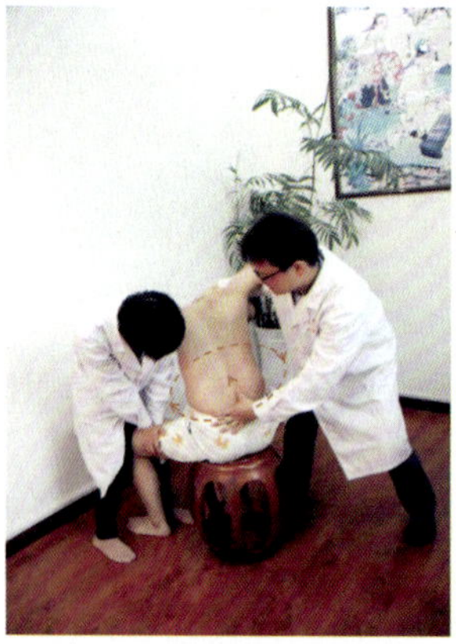

图 4-149 腰椎定位旋转扳法

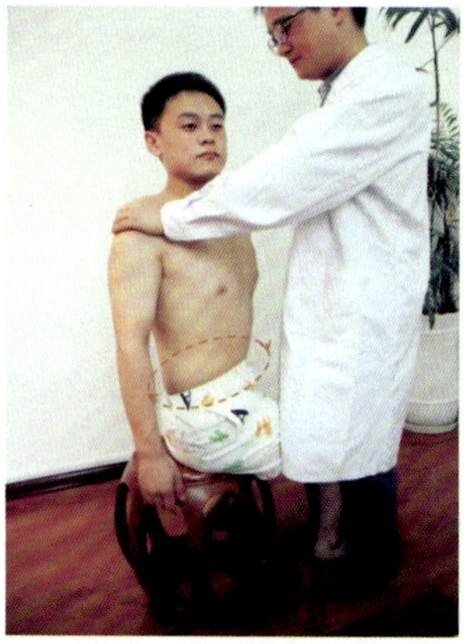

图 4-150 直腰旋转扳法

4）腰部后伸扳法：受术者俯卧位，两下肢并拢。术者一手按压于受术者腰部，另一手臂托住其两膝关节上方，并缓缓上抬，使受术者腰部后伸，当后伸至最大限度时，两手协调用力，以"巧力寸劲"做一个稍增大幅度的、下按腰部与上抬下肢的相反方向的用力快速扳动（图 4-151）。

（4）肩关节扳法　包括肩关节前屈扳法、外展扳法、内收扳法、内旋扳法和上举扳法。

1）肩关节前屈扳法：以右侧受限为例。受术者取坐位，右侧肩关节前屈 30°～50°。术者

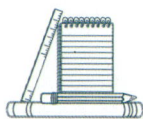

在受术者肩前外侧以两手从前后方向将其患肩固定，受术者右上臂置于术者右前臂上。术者手臂部协调施力，将受术者患臂缓缓上抬，至肩关节前屈至有阻力时，以"巧力寸劲"做一稍增大幅度的快速扳动。在扳动之前，亦可使其肩关节小幅度前屈数次或进行小范围的环转摇动数次，以使其肩关节尽量放松（图 4-152）。

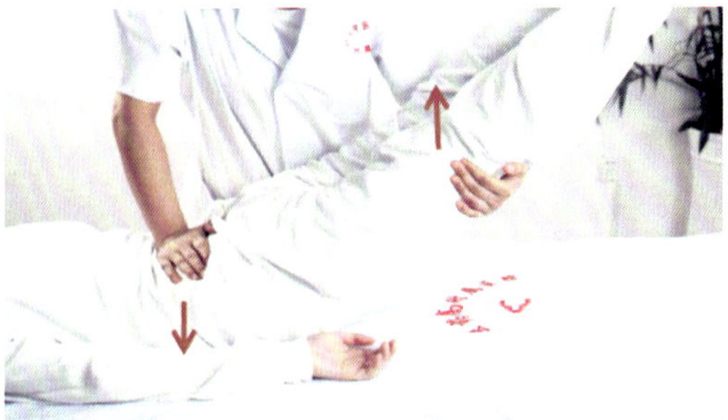

图 4-151 腰部后伸扳法

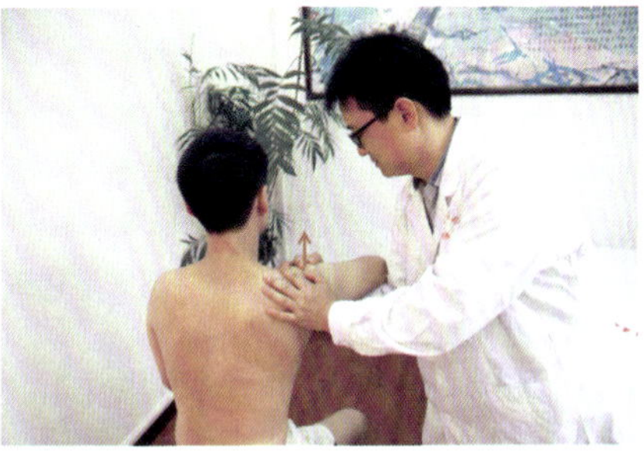

图 4-152 肩关节前屈扳法

2）肩关节外展扳法：以右侧受限为例。受术者取坐位，术者站于右侧，呈半蹲位，将受术者右侧肘关节上部置于术者右侧肩上，以两手从前后方向将受术者患肩固定。术者缓缓站起，使其肩关节外展，至有阻力时，略停片刻，双手与身体及肩部协同施力，以"巧力寸劲"在肩关节外展位做一个稍增大幅度的快速扳动（图 4-153）。

3）肩关节内收扳法：以右侧为例。受术者取坐位，右侧上肢屈肘置于胸前，手搭扶于左侧肩部。术者站其后，以右手扶按于受术者右肩部以固定，左手握于其肘部并缓慢向对侧胸前上托，至有阻力时，以"巧力寸劲"做一稍增大幅度的快速扳动（图 4-154）。

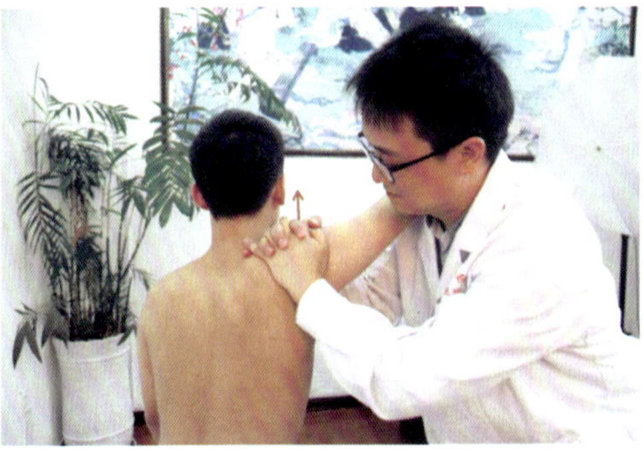

图 4-153 肩关节外展扳法

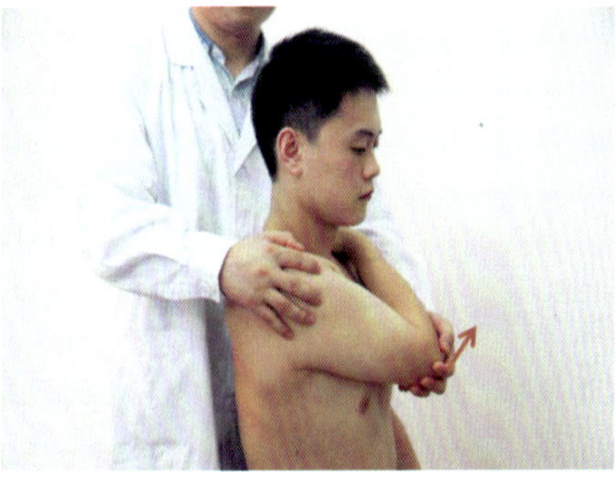

图 4-154 肩关节内收扳法

4）肩关节内旋扳法：以右侧为例。受术者坐位，右手与前臂置于腰部后侧。术者站其右侧后方，以右手扶按施术的肩部以固定，左手握住其腕部将前臂沿其腰背部缓缓上抬，使其肩关节逐渐内旋，至有阻力时，以"巧力寸劲"做一快速的、有控制的上抬其前臂动作，以加大肩关节旋转角度（图 4-155）。

5）肩关节上举扳法：受术者坐位，两臂自然下垂，术者立于其身体后方，以一手托握住施术侧肩部上臂下段，并自前屈位或外展位缓缓向上抬起，至 120°～140°时，以另一手握住其前臂近腕关节处，两手协调施力，向上逐渐拔伸牵引，至有阻力时，以"巧力寸劲"做一较快速的、有控制的向上拉扳。（图 4-156）

肩关节上举扳法另一术式：受术者侧卧位，施术侧的肩部在上，术者置方凳坐于其头端，令其上肢自前屈位上举，待达到 120°～140°时，以一手握其前臂，另一手握其上臂，两手臂同时施力，向其头端方向缓缓拔伸牵引，至有阻力时，可如上法要领进行扳动。

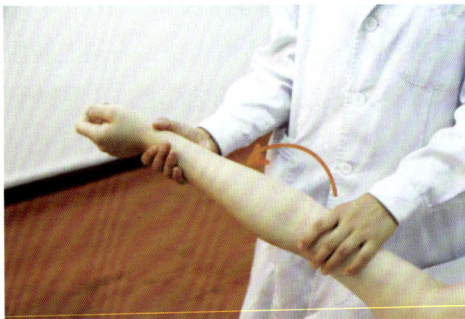

图 4-155　肩关节内旋扳法　　　图 4-156　肩关节上举扳法

（5）肘关节扳法　受术者取仰卧位，一侧上肢平放于床面。术者坐于其侧，用一手托握其肘关节上部，另一手握住其前臂远端，先使肘关节做缓慢的屈伸运动，然后视其肘关节功能障碍的具体情况来决定扳法的运用。如肘关节屈曲受限，将肘关节置于屈曲位，缓慢施加压力，使其进一步屈曲，当遇到明显阻力时，两手协调用力，以右手施加一个快速的使肘关节屈曲的压力，以"巧力寸劲"做一小幅度的、快速的扳动。如为肘关节伸直受限，则反方向施法扳动（图 4-157）。

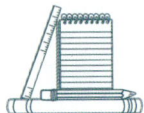

图 4-157　肘关节扳法

【操作要点】
（1）操作时不能超出或违反关节生理功能范围，切忌强拉硬扳。
（2）定位要准确，动作要轻巧，用力要稳实和恰当，两手要协调配合，不可强求有弹响声。
（3）扳法所施之力须为"巧力寸劲"。所谓"巧力"指手法的技巧力，是与蛮力相对而言；所谓"寸劲"指短促之力。即所施之力较快，但能够充分地控制扳动幅度，作用得快，结束得快，做到中病即止。
（4）扳法操作时要分阶段进行。首先要使关节放松，可使关节做小范围的活动，或结合摇法而使关节逐渐放松；其次要将关节极度地伸展或屈曲、旋转，在保持这一位置的基础上，再实施扳法。
（5）扳法发力时机要准，用力要适当，不可使用蛮力和暴力。
（6）在使用扳法前一定要诊断明确，对脊柱外伤、骨关节结核、骨肿瘤者等禁用扳法；对老年人伴有较严重的骨质增生、骨质疏松者慎用扳法。
【临床运用】扳法适用于全身各关节部位，具有滑利关节、整复错位、松解粘连、缓解痉挛的功效，用于治疗颈椎病、落枕、寰枢椎关节半脱位、肩周炎、腰椎间盘突出症、脊柱小关节紊乱、四肢关节外伤后功能障碍等。

3. 拔伸法　两手分别握住肢体的远近端，做相反方向用力牵拉，或利用肢体自身的重量做反牵拉力，两手握住肢体远端，向上或向前牵拉的一种手法，称为拔伸法。

【**操作方法**】术者用双手分别握住受术者肢体的远近端，两手对抗用力，向相反方向用力牵拉、拔伸，或者术者双手分别固定受术者肢体的远端，沿患肢纵轴方向进行牵拉、拔伸。由于部位不同，其操作方法也不同。

（1）颈椎拔伸法

1）颈椎掌托拔伸法：受术者坐位，术者站于其后方，以双手拇指端及罗纹面分别顶按住其枕后部，两掌分置于两侧下颌部以托夹助力，两前臂置于其两侧肩上部。两手臂部协调向上用力，即拇指上顶，双掌上托，同时前臂下压，以肩为支点，缓慢地向上拔伸颈椎（图4-158）。

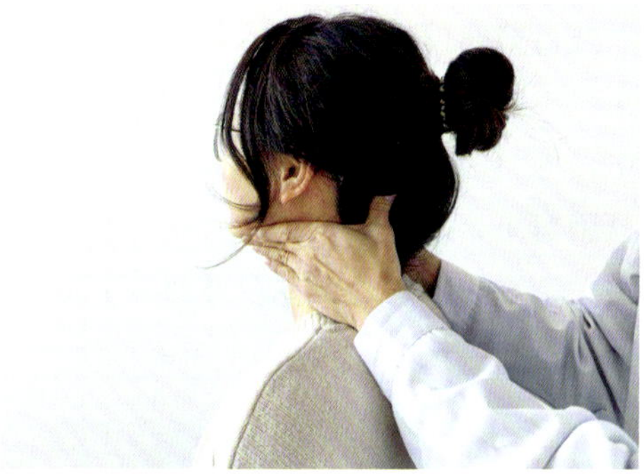

图 4-158　颈椎掌托拔伸法

2）颈椎肘托拔伸法：受术者取坐位，术者站于其后方，一手扶于受术者枕后部以固定助力，另一侧上肢的肘弯部托住其下颌部，手掌侧扶住对侧头部以加强固定。托住其下颌的肘臂与扶枕后部一手协调用力，缓慢地持续向上拔伸1～2分钟，以使颈椎在短时间得到持续牵引（图4-159）。

3）颈部仰卧位拔伸法：受术者仰卧位，术者坐其头端，一手托其后枕部，另一手托住下颌部，两手协调用力，水平方向拔伸颈椎（图4-160）。

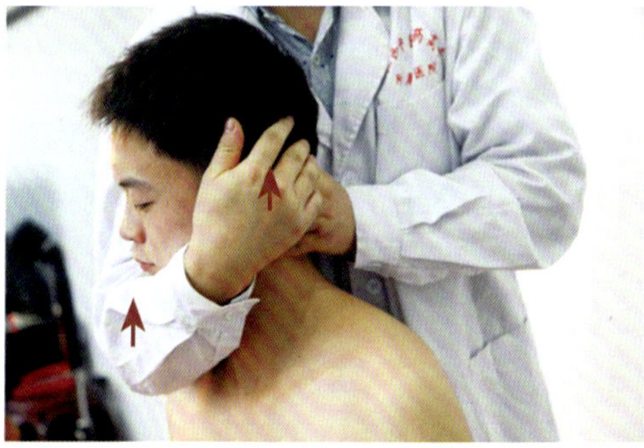

图 4-159　颈椎肘托拔伸法

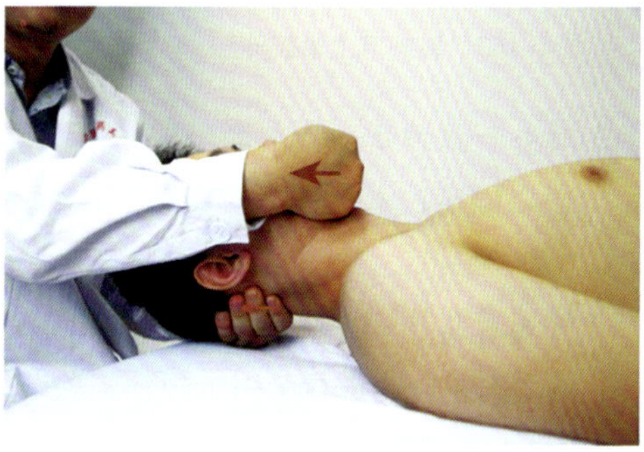

图 4-160　颈部仰卧位拔伸法

（2）腰部拔伸法　受术者取俯卧位，双手抓住床头。术者站于其足端，以双手分别握住其两下肢足踝部，两臂伸直，身体后仰，向足端方向逐渐用力，拔伸受术者的腰部（图4-161）。

（3）肩关节拔伸法（以右侧为例）

1）肩关节对抗拔伸法：受术者取坐位。术者站于其患侧，以两手分别握住其腕部和前臂上段，于肩关节外展位逐渐用力牵拉，同时嘱其身体向另一侧倾斜，或由助手协助固定其身体上半部，以牵拉之力相对抗，持续拔伸肩关节（图4-162）。

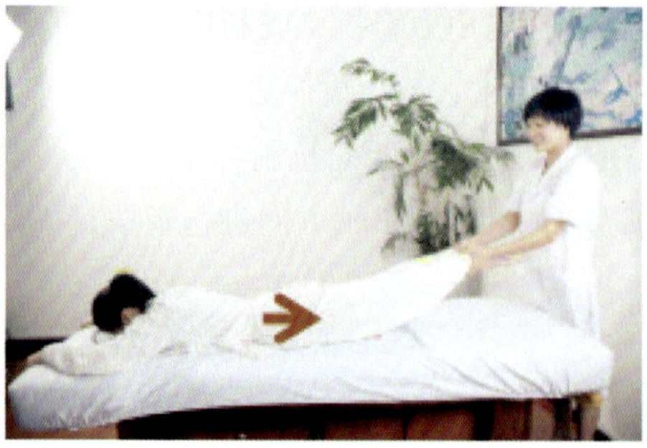

图 4-161　腰部拔伸法

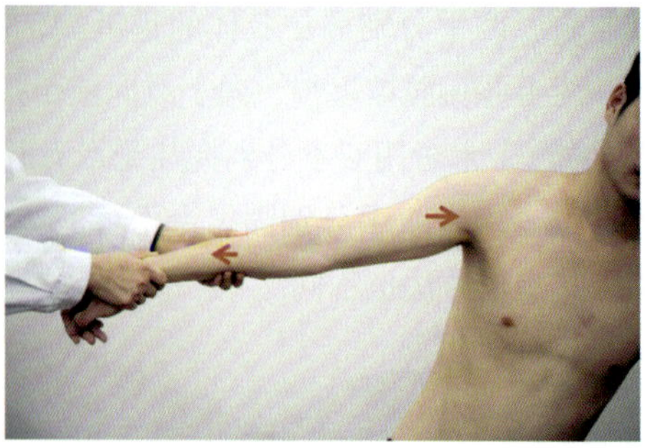

图 4-162　肩关节对抗拔伸法

2）肩关节上举拔伸法：受术者取坐位，两臂自然下垂放松。术者站在受术者患侧的后方，一手托住其患肩侧上臂下段，并自前屈位或外展位将其手臂慢慢抬起，另一手握住其前臂近腕关节处，同时握上臂一手上移。两手协调用力，向上缓慢持续进行牵引（图 4-163）。

3）肩关节手牵足蹬拔伸法：受术者仰卧位，患肩侧位于床边。术者置方凳坐于其身侧，以近其身侧下肢的足跟部置于其腋窝下，双手分别握住其腕部和前臂部，徐徐向外下方拔伸，身体后仰，手足协调用力，使肩关节在外展位 20° 左右得到一个持续的对抗牵引，以拔伸肩关节（图 4-164）。

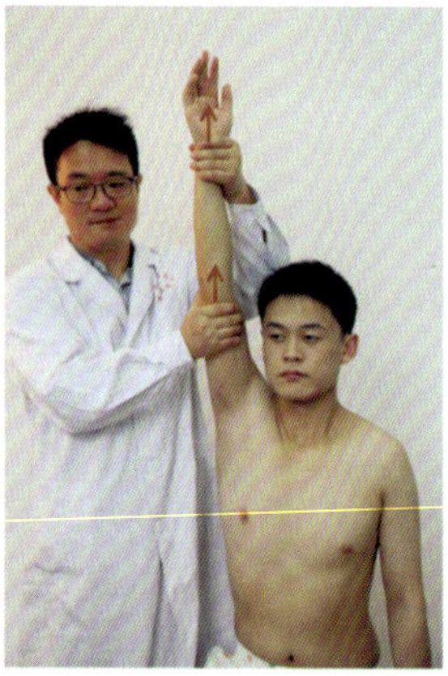

图 4-163　肩关节上举拔伸法

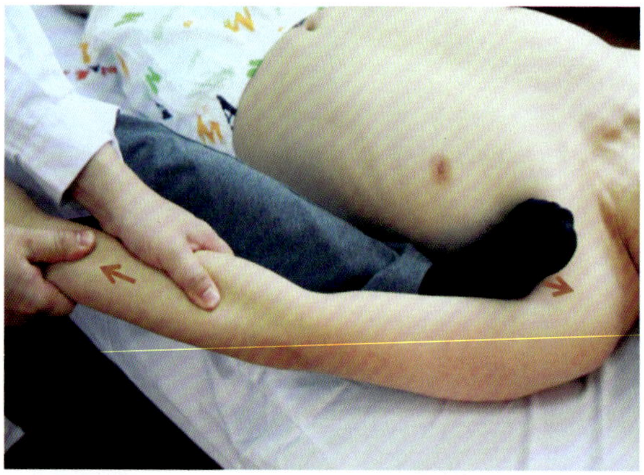

图 4-164　肩关节手牵足蹬拔伸法

（4）肘关节拔伸法　受术者坐位，术者位于其侧方，将其上肢置于外展位，助手两手握住其上臂上段以固定，术者一手握其腕部，另一手握其前臂下段进行对抗牵引，拔伸肘关节（图 4-165）。

（5）腕关节拔伸法　受术者坐位，术者站于其侧方，以一手握住其前臂中段，另一手握其手掌部，两手对抗施力进行牵引，拔伸腕关节（图 4-166）。

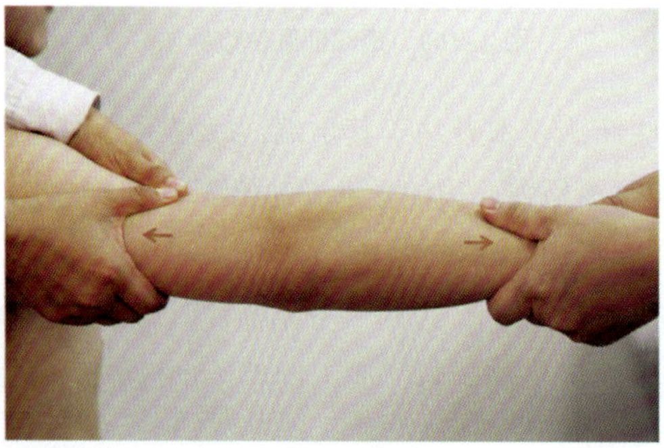

图 4-165　肘关节拔伸法

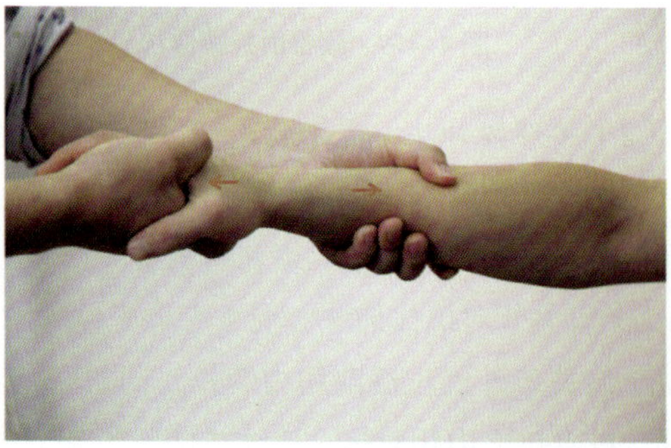

图 4-166　腕关节拔伸法

（6）指间关节拔伸法　术者一手握住受术者腕部或手掌，另一手捏住受术者手指，两手同时向相反方向用力，拔伸掌指关节。或者一手捏住手指近端指骨，另一手捏住同一手指的远端，两手同时向相反方向用力，拔伸指间关节（图4-167）。

（7）膝关节拔伸法　受术者取仰卧位，术者立其足端，助手以双手合握住其一侧下肢大腿部中下段以固定，术者以两手分别握住受术者足踝部和小腿下段，身体后倾，向其足端方向拔伸膝关节（图4-168）。

图4-167　指间关节拔伸法

图4-168　膝关节拔伸法

（8）踝关节拔伸法　受术者取仰卧位，术者立其足端。术者以一手握其小腿下段，另一手握住跖趾部，两手对抗用力，持续拔伸踝关节（图4-169）。

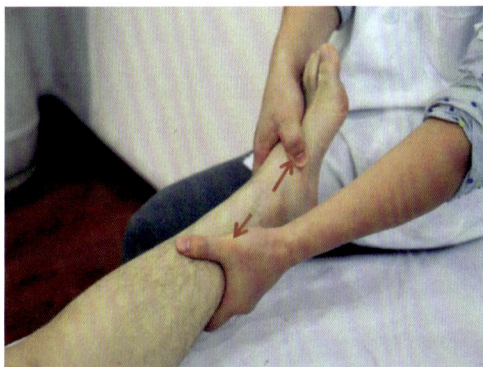

图4-169　踝关节拔伸法

【操作要点】

（1）操作时，动作要平稳，用力要均匀且持续。

（2）拔伸力量要由小渐大，拔伸到一定程度后，则需要一个稳定的持续牵引力，不可突发猛力牵拉。

（3）掌握好拔伸方向与角度，要充分利用生物力学省力原则进行拔伸。

（4）在关节复位时不可在疼痛、痉挛较重的情况下拔伸，以免手法失败和增加患者疼痛。

【临床运用】拔伸法可用于全身各关节部位，具有舒筋活血、理筋整复、松解粘连、滑利关节等功效。常与摇法、扳法配合使用，临床上用于骨折和脱位，脊柱及四肢关节部疾患，治疗颈腰椎疾病、四肢关节功能障碍等。

二、小儿推拿手法

小儿推拿手法与成人推拿手法既有相同之处，又有独立于成人推拿手法之外的特殊操作方法，即复式操作法，这是小儿推拿手法与成人推拿手法的最大区别。由于小儿的生理特点，脏腑娇嫩，形气未充，肌肤柔弱，决定了小儿推拿手法除了要遵循成人推拿手法的基本要求外，还特别强调轻快柔和、平稳着实、力均深透、适达病所而止，切忌竭力攻伐。小儿推拿手法通常包括两大类，一类是基本手法，另一类是复式操作法。按、摩、掐、揉、推、运、搓、摇为小儿推拿八种最基本手法。一般说来以推法、揉法、运法次数为多，而按法、摇法次数宜少，摩法时间较长，掐法则重、快、少，在掐后常用揉法，按法和揉法常配合使用。掐法、捏法等刺激较重的手法一般用在最后，以免刺激过强使患儿哭闹而影响后续操作。复式操作法是一种组合式的手法操作，为小儿推拿所特有，其理论基础源于小儿特定穴。小儿穴位具有点、线、面三方面的特点，同时小儿推拿手法常与穴位结合在一起，如揉一窝风，用揉法于一窝风穴上，运板门，用运法于板门穴上等。由于小儿肌肤娇嫩，小儿推拿常使用介质，如滑石粉、冬青膏等，可起到润滑肌肤、防止皮肤破损、提高临床疗效的作用。

本部分主要介绍按、摩、掐、揉、推、运、搓、摇、捏、拿、捣、刮等基本手法，以及黄蜂入洞、运水入土、运土入水、水底捞月、打马过天河、开璇玑、按弦走搓摩、揉脐及龟尾并擦七节骨等复式操作法。

（一）小儿推拿基本手法

1. 按法　是以拇指或中指（指端或罗纹面）或用掌（面或掌根）着力于施术部位，逐渐用力向下按压，按而留之的手法，根据着力部位不同分为指按法和掌按法。

【操作方法】

（1）指按法

1）拇指按法：拇指伸直，其余四指自然屈曲，以拇指指端或罗纹面着力，吸定于施术部位，前臂和腕关节主动施力，垂直向下按压，按而留之，然后放松，再逐渐用力向下按压，如此反复（图4-170）。

2）中指按法：中指伸直，以中指端或罗纹面着力于施术部位，垂直用力，向下按压。其操作方法同拇指按法（图4-171）。

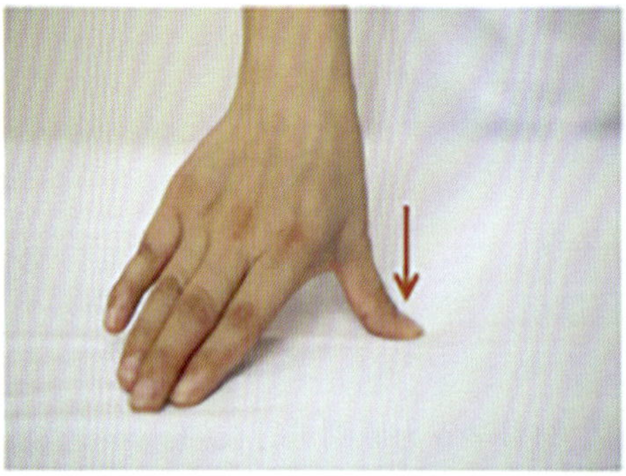

图4-170　拇指按法

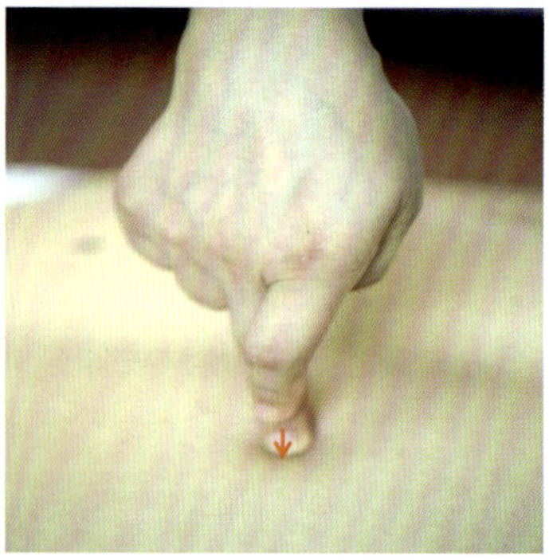

图4-171　中指按法

（2）掌按法　腕关节略背伸，五指伸直放松，以掌面或掌根着力于施术部位，以肘关节或肩关节为支点，上臂和前臂主动施力，垂直向下按压，并持续一定的时间，按而留之。余同拇指按法（图4-172）。

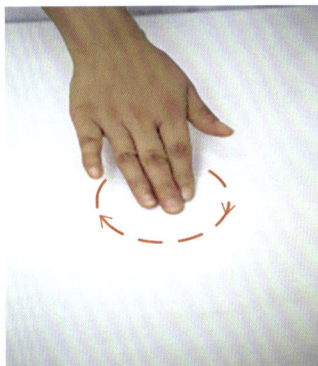

图 4-172　掌按法

【操作要点】

（1）按法操作时，着力部分要紧贴施术部位或穴位，不能移动。

（2）按压的方向要垂直向下。

（3）按压力量要由轻渐重，停留片刻，再逐渐减轻，平稳而持续，切忌用蛮力。

【临床运用】指按法常用于"点"状穴位，掌按法常用于"面"状穴位。按法刺激较强，常与揉法结合使用，具有通经活络、散寒止痛的作用，主治感冒风寒、头痛、鼻塞、腹痛等。

2.摩法　是以食指、中指、无名指、小指四指指面或手掌面着力于一定的部位或穴位，做顺时针或逆时针方向的环形抚摩运动的手法，根据着力部位不同分为指摩法和掌摩法。

【操作方法】

（1）指摩法　指掌部自然伸直，食指、中指、无名指并拢，以指腹着力于施术部位，腕关节微悬屈，肩、肘、腕关节放松，以肘关节为支点，前臂主动运动，使指面随同腕关节做顺时针或逆时针方向的环形抚摩运动（图 4-173）。

（2）掌摩法　五指自然伸直，腕关节略背伸，以手掌面着力于施术部位，肩、肘、腕关节放松，以肘关节为支点，前臂主动运动，使掌面随同腕关节做顺时针或逆时针方向的环形抚摩运动（图 4-174）。

扫一扫，查阅
PPT、视频、
知识链接等
数字资源

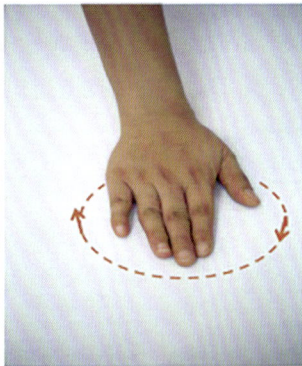

图 4-173　指摩法　　　　图 4-174　掌摩法

【操作要点】

（1）肩、肘、腕均要放松。

（2）操作时，前臂要主动运动，通过放松的腕关节使着力部分形成抚摩运动。

（3）摩法动作均匀柔和，轻而不浮，重而不滞，不带动皮下组织运动，频率 120 次 / 分左右。

【临床运用】指摩法适用于头面部，掌摩法多用于胸腹部，具有理气活血、消肿退热、消积导滞、温中健脾的作用，主治胃肠消化疾病和各种扭挫伤等。

扫一扫，查阅PPT、视频、知识链接等数字资源

3. 掐法 是用拇指指甲掐切患儿的穴位或部位，又称“切法”“爪法”“指针法”。

【操作方法】

（1）术者手握空拳，拇指伸直，指腹紧贴在食指中节桡侧缘。

（2）以拇指指甲着力，吸定在施术穴位上，逐渐用力，进行切掐（图 4–175）。

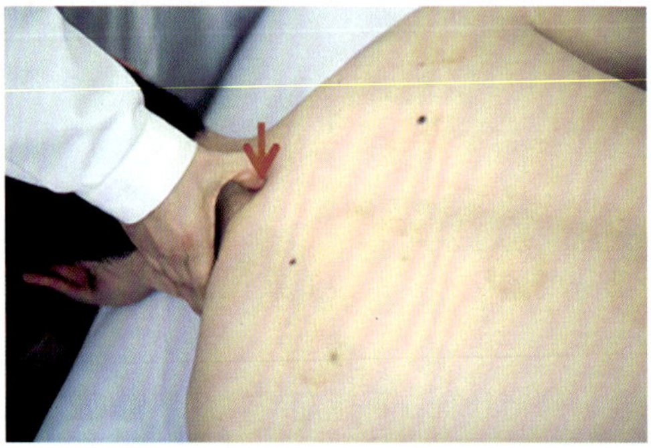

图 4–175 掐法

【操作要点】

（1）取穴要准确。

（2）操作时，应垂直方向逐渐用力切掐，力透深沉，但不要掐破皮肤。

（3）掐法是强刺激手法之一，强调重、快、少，掐后要轻揉施术部，以缓解不适感。

【临床运用】适用于头面部和手足部的穴位，常用于点状穴以指代针，是急救时的常用手法。本法具有定惊醒神、通关开窍的作用，主要用于小儿高热、抽搐、昏迷等。

扫一扫，查阅PPT、视频、知识链接等数字资源

4. 揉法 以手指的指端或罗纹面、手掌大鱼际、掌根等部位着力，吸定于一定的治疗部位或穴位上，做轻柔缓和的顺时针或逆时针方向的旋转揉动，称为揉法。根据着力部位的不同，可分为指揉法、鱼际揉法、掌根揉法 3 种。

【操作方法】

（1）指揉法 以手指的指端或罗纹面着力于施术部位，做轻柔和缓的小幅度、顺时针或逆时针方向的环形揉动，并带动该处的皮下组织一起揉动（图 4–176）。

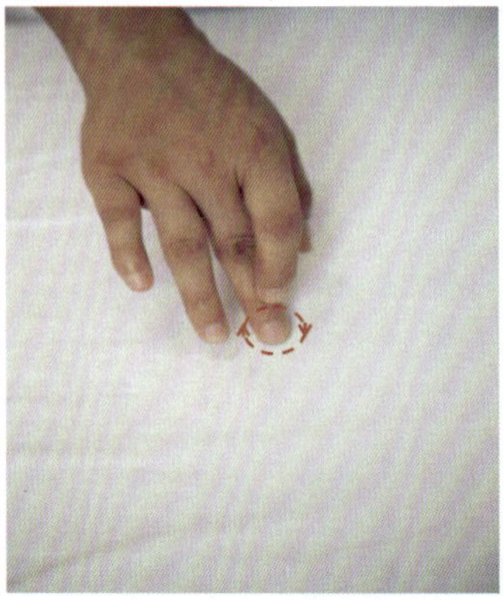

图 4–176 指揉法

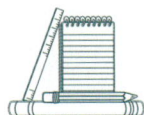

（2）鱼际揉法　以鱼际着力于施术部位上，稍用力下压，腕部放松，前臂主动运动，通过腕关节带动着力部分在治疗部位上做轻柔的、缓和的、小幅度的、顺时针或逆时针方向的旋转揉动，使该处的皮下组织一起揉动（图4-177）。

（3）掌根揉法　以掌根部着力，吸定在治疗部位上，稍用力下压，腕部放松，以肘关节为支点，前臂做主动运动，带动腕部及着力部位做轻柔的、缓和的、小幅度的、顺时针或逆时针方向的旋转揉动，使该处的皮下组织一起揉动（图4-178）。

图4-177　鱼际揉法　　　　　图4-178　掌根揉法

【操作要点】

（1）操作时手腕要放松，以腕关节连同前臂一起做回旋运动。

（2）着力部分要吸定，不能用力下压，也不能与患儿皮肤发生摩擦运动。

（3）揉法的动作与摩法相似，但揉法着力相对较重，操作时要带动该处皮下组织一起揉动。而摩法着力较轻，操作时仅在体表作抚摩，不带动该处的皮下组织。

（4）用力要轻柔均匀，频率100～300次/分。

【临床运用】指揉法适用于"点"状穴，根据病情可使用两指揉或三指揉；鱼际揉法和掌根揉法适用于"面"状穴，用于头面、胸腹、腰背及四肢部等。本法具有消肿止痛、祛风散热、调和气血、理气消积的作用，主治脘腹胀痛、腹泻、便秘等胃肠系统疾患，对急性软组织损伤疗效亦佳。

5. 推法　以拇指或食指、中指的罗纹面着力，附着在患儿体表一定的部位或穴位上，做单方向的直线或环旋移动，称为推法。临床上根据操作方向的不同，可分为直推法、旋推法、分推法和合推法4种。

【操作方法】

（1）直推法　以拇指罗纹面或桡侧缘（图4-179），或用食指、中指指面在穴位上做直线单方向推动，频率为100～300次/分（图4-180）。

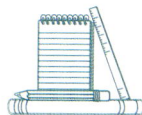

图4-179　拇指直推法　　　　图4-180　食中指直推法

扫一扫，查阅PPT、视频、知识链接等数字资源

（2）分推法　以双手拇指罗纹面或其桡侧缘，或食指、中指指面自穴位中间向两旁做分向推动或做"八"字形推动。一般连续分推 30 ～ 60 次（图 4-181）。

（3）合推法　合推法是与分推法相对而言，是用两手拇指罗纹面自穴位两旁向中间做相对方向的直线推动，操作方向与分推法相反。一般可连续合推 30 ～ 60 次（图 4-182）。

图 4-181　分推法　　　　　　　　　　　图 4-182　合推法

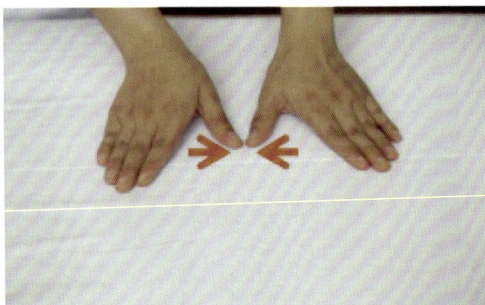

（4）旋推法　以拇指罗纹面在穴位上做顺时针或逆时针单方向旋转推动。频率为 100 ～ 300 次 / 分（图 4-183）。

图 4-183　旋推法

【操作要点】

（1）直推法　用拇指着力做直推法时，主要是依靠腕部带动拇指做内收和外展运动。用食指、中指着力做直推法时，主要依靠肘部小幅度的屈伸活动带动食指、中指的推动。操作时要求动作轻快、平稳着实、节律均匀、直线推动。

（2）分推法　操作时主要依靠肘关节的屈伸活动带动指、掌着力部分做横向直线分推，依靠腕部和拇指掌指关节的内收、外展活动带动拇指着力部分做弧线分推。双手用力要均匀，动作要柔和协调，节奏要轻快平稳。

（3）合推法　其动作和要求与分推法基本相同，但推动方向相反，主要是做直线合推，不做弧线合推，动作幅度较小，不要使皮肤向中间起皱。

（4）旋推法　术者肩、肘、腕、掌、指关节均要放松，伸直拇指，仅依靠拇指做小幅度的旋转推动，如同拇指做摩法。只在皮肤表面推动，不可带动皮下组织。操作速度较运法为快，用力较指揉法为轻。动作要轻快、连贯协调、均匀柔和，速度较直推法略慢。

【临床运用】直推法适用于小儿推拿特定穴中的线状穴位和五经穴，多用于头面部、上肢部、脊柱部。旋推法常用于手部五经穴及面状穴。分推法常用于头面部、胸腹部、腕掌部及肩胛部等。合推法常用于腕掌部、头面部、胸腹部等。直推法具有调阴阳、和脏腑、理脾胃的作用。分推法具有调阴阳、和脾胃、宣肺解表的作用。合推法具有化痰散结的作用。旋推法具有活血行气、调和阴阳的作用。推法是小儿推拿最常用的手法之一，治疗时常使用介质，可用于治疗儿科各种疾病。

6. 运法　以拇指或食指、中指罗纹面着力于施术部位或穴位上，做环形或弧形往返推动的手法称为运法。

【操作方法】以一手托握住患儿手臂，使被操作的部位或穴位向上，另一手以拇指或食指、中指的罗纹面着力，轻附着于治疗部位或穴位，做由此穴向彼穴的弧形运动，或在穴周做周而复始的环形运动，频率为 60 ～ 120 次 / 分（图 4–184）。

扫一扫，查阅PPT、视频、知识链接等数字资源

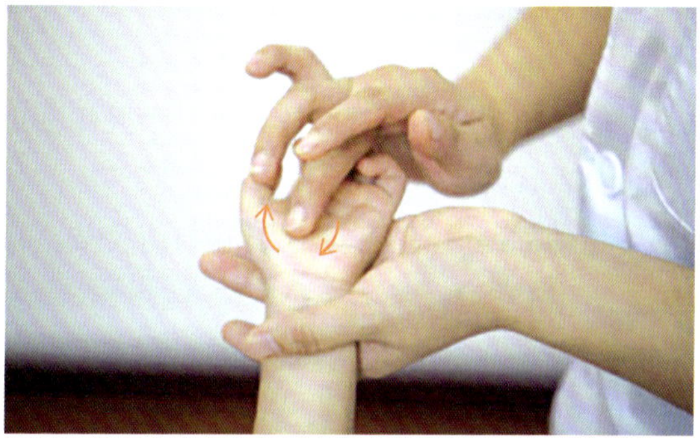

图 4–184　运法

【操作要点】

（1）操作时，术者着力部分要轻贴操作部位。

（2）用力宜轻不宜重，速度宜缓不宜急，力量仅达表皮，只在皮肤表面运动，不带动深层肌肉组织。

（3）运法的操作较推法和摩法要轻和缓慢，幅度较旋推法为大。

（4）运法的操作方向常与补泻有关，临床上常根据病情需要而选用。

【临床运用】运法是小儿推拿手法中最轻的一种手法，常用于小儿头面和手部面状穴、弧线形穴，也可用于点状穴。本法具有舒筋活络、理气活血的作用。一般常使用介质以保护皮肤，多用于手掌特定穴，如运土入水、运水入土、运内八卦、运板门等。

7. 搓法　用双手掌面对称性夹住患儿肢体一定的治疗部位，相对用力做方向相反的快速搓揉，或同时上下往返移动，称为搓法。

【操作方法】以双手掌面夹住一定的治疗部位，以肘关节和肩关节为支点，前臂与上臂部主动施力，两手做相反方向的快速搓动，并做上下来回往返移动。操作时间一般在 1 分钟左右（图 4–185）。

扫一扫，查阅PPT、视频、知识链接等数字资源

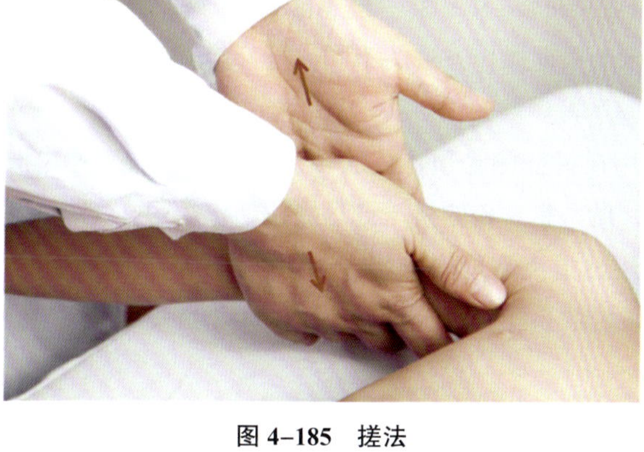

图 4–185　搓法

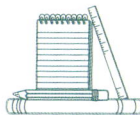

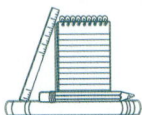

【操作要点】

（1）肩、肘、腕关节要放松，双手着力部位要对称。

（2）操作时用力要对称均匀，动作要协调连贯，速度均匀一致。

（3）上下往返运动时搓动要快，移动要慢，灵活而连续。

【临床运用】搓法是轻快柔和的手法，主要适用于小儿腰背、胁肋及四肢部，具有疏通经络、调和气血、放松肌肉的作用，可治疗局部各种疼痛。一般常作为推拿治疗的结束手法。

8.摇法　术者一手托扶患儿关节近端，另一手握住肢体关节远端，做被动的环形旋转运动的手法，称为摇法。

【操作方法】

（1）术者一手托扶住患儿需摇动关节的近端肢体，另一手握住患儿需摇动关节的远端肢体，做和缓的顺时针或逆时针方向的环形旋转运动。

（2）做颈项部被动的环转运动称颈项部摇法，另外还有肩关节、肘关节、腕关节、髋关节、膝关节、踝关节等部位摇法（图4-186）。

图4-186　摇法

【操作要点】

（1）术者两手要协调配合，动作宜缓不宜急，宜轻不宜重，用力要稳。

（2）摇动的方向和幅度需要在生理活动范围之内，不可使用蛮力和暴力。

【临床运用】摇法适用于头颈、肩、肘、腕、髋、膝等全身关节，具有疏通经络、恢复关节功能的作用，治疗小儿脑瘫、落枕、小儿肌性斜颈等关节痉挛、疼痛、活动不利等。

9.捏法　以单手或双手的拇指与食指、中指两指，或拇指与其余四指的指面做对称性着力，夹持住患儿的肌肤，相对用力挤压并一紧一松逐渐移动，称为捏法。捏法主要用于小儿脊背部，故又称小儿捏脊法。临床上根据操作方法的不同，可分为三指捏脊法和二指捏脊法。

【操作方法】

（1）三指捏脊法　用拇指桡侧缘顶住皮肤，食、中二指前按，三指同时用力提拿皮肤，双手交替用力，自下而上，做一紧一松的挤压捻动提拉动作（图4-187）。

（2）二指捏脊法　用食指桡侧顶住皮肤，拇指前按，两指同时用力提拿皮肤，双手交替用力，自下而上，做一紧一松的挤压捻动提拉动作（图4-188）。

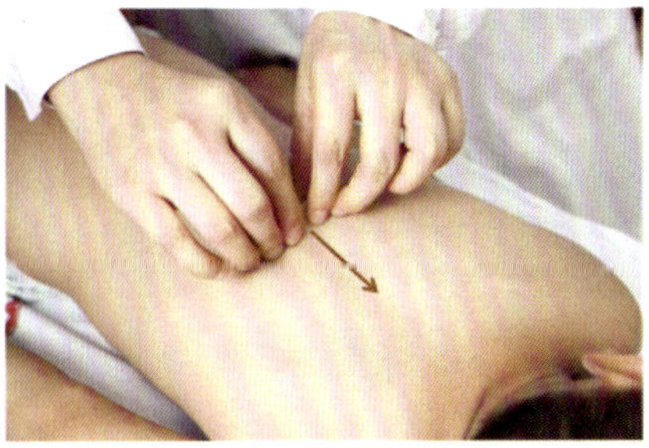

图 4-187　三指捏脊法 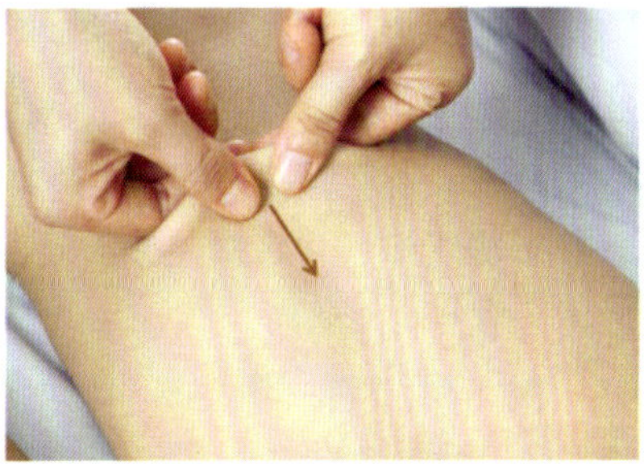　　　　　　　　图 4-188　二指捏脊法

【操作要点】

（1）肩、肘关节要放松，腕、指关节的活动要灵活、协调。

（2）操作时用力要均匀，动作要有节律性及连贯性。

（3）捏脊时要用指面着力，不能以指端着力挤捏，更不能将肌肤拧转，或用指甲掐压肌肤，否则容易产生疼痛。

（4）捏拿肌肤不可过度。捏拿肌肤过多，则动作呆滞不易向前推进，过少则易滑脱。用力过重也易导致疼痛，过轻又不易得气。

（5）挤压向前推进移动时，需做直线移动，不可歪斜。

【临床运用】本法主要用于脊背部，常在脊柱两旁线状操作，故称为捏脊法。临证时每捏三下提一下，称为"捏三提一法"。捏脊法具有健脾和胃、疏通经络、行气活血、调和阴阳的作用，治疗小儿积滞、疳积、厌食、腹泻、呕吐等症有特效。

10. 拿法　用单手或双手的拇指罗纹面和食、中两指指面，相对用力夹捏住一定部位和穴位，逐渐用力内收，并做一紧一松的揉捏动作，称为拿法。

【操作方法】肩、臂要放松，腕、掌要自然着力，用单手或双手拇指指腹与食、中二指指腹着力，分置于小儿某一部位或穴位的两侧，做用力内收、提起、捏揉动作，然后放松，如此反复进行，连续不断，用力要由轻到重，再由重到轻（图 4-189）。

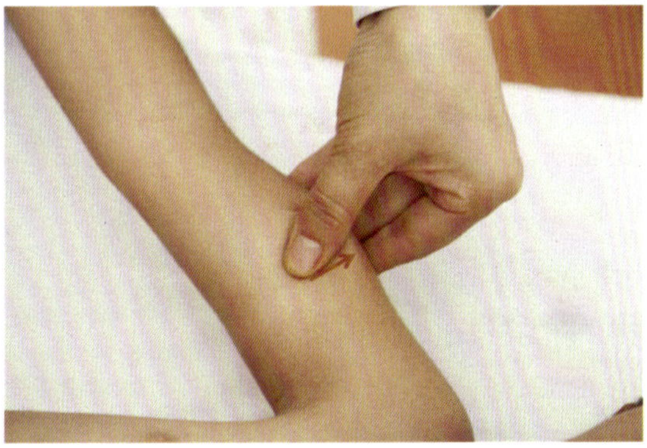

图 4-189　拿法

扫一扫，查阅PPT、视频、知识链接等数字资源

【操作要点】

（1）肩、肘、腕关节要放松，手掌空虚，手指指面着力，着力部分要贴紧患儿被拿的部位或穴位处的肌肤。

（2）操作时要蓄劲于掌，贯注于指，拇指与余指主动运动，以其相对之力进行捏提揉动，不能用指端与爪甲内扣。

（3）用力要由轻而重，缓慢增加，再由重到轻，逐步减力，不可突然用力或使用暴力。

（4）动作柔和而灵活，连绵不断。

【临床运用】拿法刺激较强，常配合揉法，适用于颈项、肩部和四肢等部位，具有疏通经络、解表发汗、镇静止痛、开窍醒神等功效，多用于急救和急性病证，并常用于治疗外感、头痛、项强、四肢关节及肌肉酸痛。

11. 捣法　以中指端或食、中二指屈曲的指间关节，有节律地叩击治疗部位的手法称捣法，实为"指击法"或"叩点法"。

【操作方法】

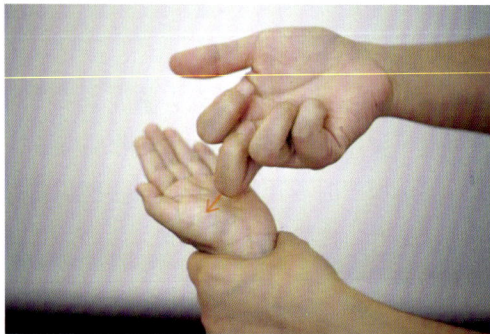

图 4-190　捣法

（1）沉肩，垂肘，腕关节屈曲。

（2）用一手中指端或食指、中指屈曲后的第1指间关节突起部为着力部，其余手指屈曲相握。

（3）腕部发力，做有节律的屈伸活动，带动着力部位有节奏地叩击治疗部位（图 4-190）。

【操作要点】

（1）操作时指间关节要自然放松。

（2）以腕关节屈伸为主动运动，带动指间关节有节律地叩击施术部位。

（3）叩击部位要准确，不能偏移。

（4）用力要平稳，动作要有节奏和弹性。

（5）频率适中，一般以 5～20 次/分为宜。

【临床运用】本法适用于点状穴位，如小天心穴等，具有安定神志的作用，治疗小儿惊风、神志不安等。

12. 刮法　以手指或器具的光滑边缘蘸液体润滑剂后直接在治疗部位的皮肤上做单方向的直线快速刮动，称为刮法。

【操作方法】

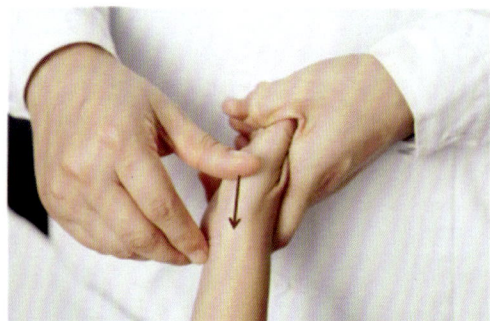

图 4-191　刮法

（1）以拇指桡侧缘，或食指、中指罗纹面，或食指第 2 指节背侧尺侧缘为着力部位，或手握汤匙、铜钱等器具，用其光滑的边缘为着力部位（图 4-191）。

（2）蘸清水、麻油、薄荷水等液体润滑剂，在体表做由上向下或由内向外的直线单方向的快速刮动。

【操作要点】

（1）选用器具必须光滑整洁。

（2）常使用介质。

（3）着力部分要紧贴皮肤，压力要轻重适宜。

（4）操作时，腕关节要放松，以肘关节为支点。

（5）节奏要轻快，用力要均匀。

（6）刮时紧刮慢移，以皮肤紫红色为度，注意不要刮破皮肤。

【临床运用】本法刺激较强，主要适用于眉心、颈项、胸背、肘窝、膝窝等部位，具有散发

扫一扫，查阅
PPT、视频、
知识链接等
数字资源

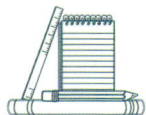

郁热的作用，常用于治疗中暑。

（二）小儿推拿复式操作法

复式操作法是小儿推拿疗法中特有的操作方法，是用一种或几种手法在一个或几个穴位上按一定程序进行操作的特殊推拿方法，也叫“大手法”“大手术”“复合手法”“十三大手法”等。它既有专用的名称，又有规定的操作部位或穴位、顺序及操作方法，还有特定的主治作用。本节选择在临床上常用的黄蜂入洞、水底捞月等10种复式操作手法加以介绍。

1. 黄蜂入洞 用食、中两指指端在患儿两鼻孔下缘揉动，称为黄蜂入洞。

扫一扫，查阅PPT、视频、知识链接等数字资源

【操作方法】

（1）患儿坐位或仰卧位。术者一手扶住患儿头部，以固定。

（2）另一手食、中两指指端紧贴患儿两鼻孔下缘处，或放于两侧迎香穴处。

（3）以腕关节带动着力部分做反复揉动，50 ～ 100 次（图 4-192）。

【操作要点】

（1）食、中两指仅贴于患儿两鼻孔下缘，不要伸入鼻孔。

（2）操作时要用力均匀、持续。

（3）动作要轻柔和缓。

【临床运用】本法具有发汗解表、宣肺通窍作用，用于治疗外感风寒、发热无汗及急慢性鼻炎、鼻塞流涕、呼吸不畅等，尤其对患儿风寒表实证有显著疗效。

2. 运水入土 用拇指罗纹面沿着患儿手掌边缘在小指根和拇指根间进行运法操作，称为运水入土。

扫一扫，查阅PPT、视频、知识链接等数字资源

【操作方法】

（1）患儿坐位或仰卧位。术者一手握住患儿四指，使掌面向上。

（2）另一手拇指用运法，自患儿小指根起，沿手掌边缘，经大、小鱼际交界处，运至拇指根止，呈单方向反复运，100 ～ 300 次（图 4-193）。

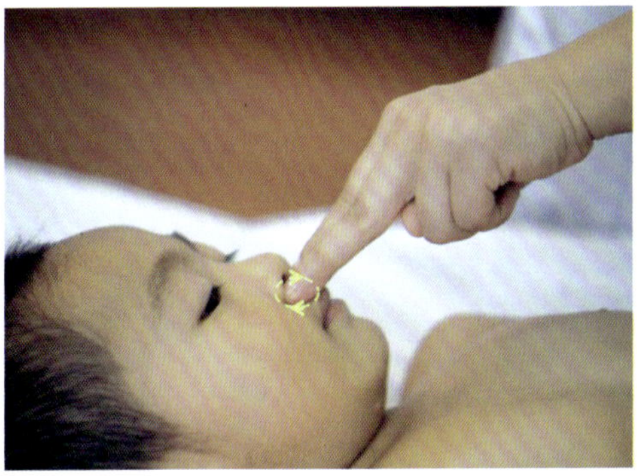

图 4-192 黄蜂入洞

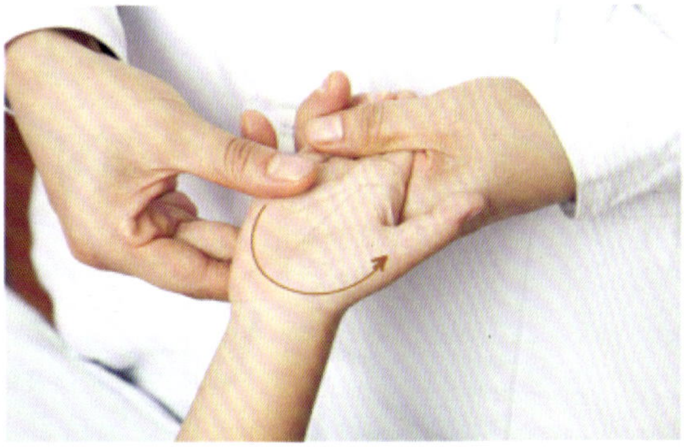

图 4-193 运水入土

【操作要点】

（1）操作时要轻贴体表。

（2）用力宜轻不宜重，频率宜缓不宜急。

（3）常使用介质，可提高疗效。

【临床运用】本法具有健脾助运、润燥通便的功效，用于久病、虚证，治疗脾胃虚弱所致食欲不振、纳差、腹胀、便秘、厌食、疳积等。

3. 运土入水 用拇指罗纹面沿着患儿手掌边缘在拇指根和小指根间进行运法操作，称为运

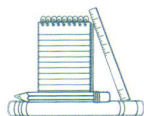

土入水。

【操作方法】操作方向与运水入土相反。

（1）患儿坐位或仰卧位。术者一手握住患儿四指，使掌面向上。

（2）另一手拇指用运法，自患儿拇指根起，沿手掌边缘，经大、小鱼际交界处，远至小指根止，呈单方向反复运，100～300次（图4-194）。

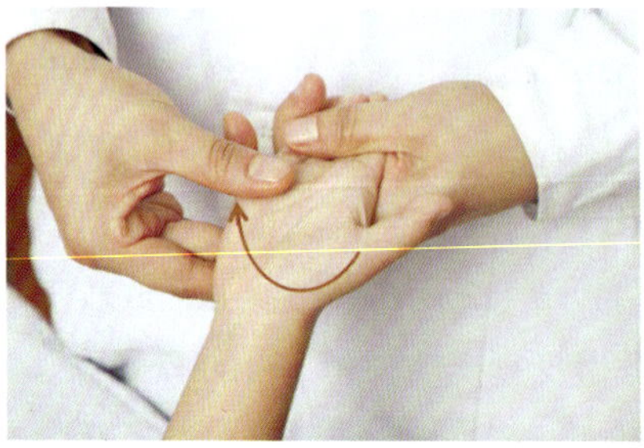

图4-194　运土入水

【操作要点】

（1）操作时要轻贴体表。

（2）用力宜轻不宜重，频率宜缓不宜急。

（3）常使用介质，可提高疗效。

【临床运用】本法具有滋补肾水、清利湿热、利尿止泻的功效，用于肾阴不足、摄纳失调引起的小便频数赤涩，以及湿热内蕴所致的小腹胀满、小便频数赤涩、泄泻、痢疾、便秘等。

4. 揉脐及龟尾并擦七节骨　即先在肚脐及龟尾穴使用揉法，后在七节骨上用擦法。

【操作方法】

（1）患儿仰卧位，术者用一手中指或食、中、无名三指罗纹面揉脐。

（2）患儿俯卧位，术者用中指或拇指罗纹面揉龟尾穴。最后自龟尾向上推至命门穴为补，或自命门穴向下推至龟尾穴为泻。操作100～300次（图4-195）。

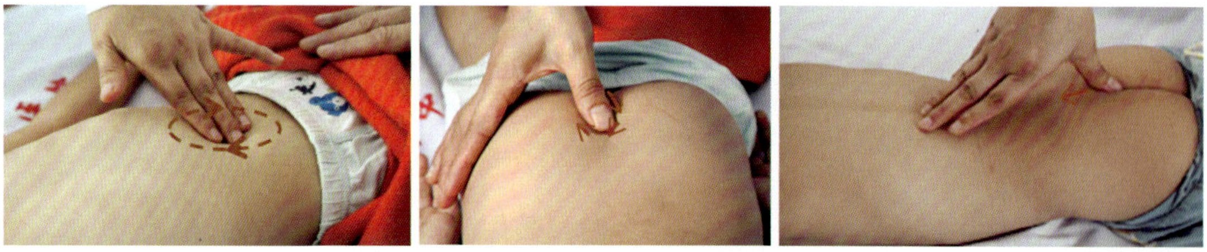

图4-195　揉脐及龟尾并擦七节骨

【操作要点】

（1）手法宜轻柔，不可过重。

（2）揉龟尾穴时注意指面朝上，以免引起肛门不适。

【临床运用】本法具有通调任督、调理肠腑、止泻止痢、导滞通便、升举阳气等功效，主治腹泻、便秘、痢疾、脱肛等。本法的补泻主要取决于推擦七节骨的方向，向上推七节骨为补，能温阳止泻；向下推七节骨为泻，能泄热通便。

5. 水底捞月　用拇指罗纹面沿着患儿手掌边缘在小指根和掌心内劳宫之间进行运法操作，称为水底捞月，又称水中捞月、水里捞月、水中捞明月。

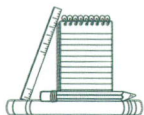

【操作方法】

（1）患儿坐位或仰卧位。术者右手食、中二指固定患儿的拇指，左手握住患儿四指，将掌面向上。

（2）术者滴凉水于患儿内劳宫处，用右手拇指沾水自患儿小指根开始，沿小鱼际尺侧缘推运至小天心处，再转入内劳宫为一遍，边推边用口对患儿掌心吹凉气。一般操作 50 ～ 100 遍（图 4-196）。

【操作要点】

（1）操作时要轻贴体表。

（2）用力宜轻不宜重，频率宜缓不宜急。

【临床运用】本法大寒大凉，具有清心泻火、退热除烦的功效，用于治疗一切高热神昏、烦躁不安、口渴、便秘等属实热的病证，凡虚热证、寒证勿用。

6. 打马过天河　用食、中两指罗纹面沿患儿前臂内侧面进行弹打操作，称为打马过天河，又称打马过河。

【操作方法】

（1）患儿坐位或仰卧位。术者一手握住患儿四指，使掌面向上。

（2）术者另一手先用中指运内劳宫，然后以食、中二指罗纹面由总筋、内关、间使，循天河水向上一起一落地弹打至洪池穴（曲泽穴）为 1 遍。一般弹打 10 ～ 20 次（图 4-197）。

图 4-196　水底捞月　　　　图 4-197　打马过天河

【操作要点】

（1）操作时用力宜轻不宜重，频率宜缓不宜急。

（2）弹打时连续、轻快、富有弹性。

【临床运用】本法性凉大寒，具有清实热、通经络、行气血的功效，主治高热烦躁、神昏谵语、发热恶寒、上肢麻木等实热病证，虚热不宜用本穴。

7. 大推天河水　用食、中两指罗纹面沿患儿前臂内侧面自内劳宫穴经总筋穴推到洪池穴，称为大推天河水。

【操作方法】

（1）患儿坐位或仰卧位。术者坐其身前，用一手握住患儿四指，使患儿掌面与前臂掌侧向上。

（2）术者另一手食、中两指罗纹面并拢，蘸水自内劳宫穴经总筋沿天河水穴向上，单方向直推至洪池穴止。推 100 ～ 300 次（图 4-198）。

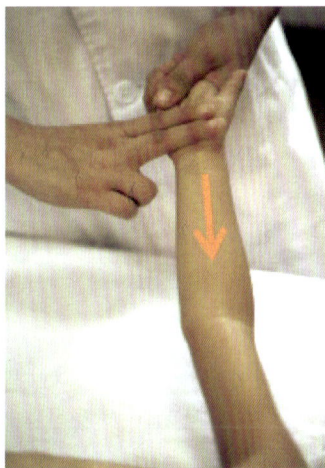

图 4-198　大推天河水

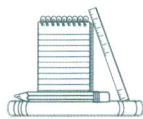

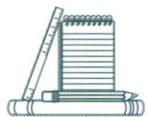

【操作要点】

（1）推动时动作要轻快，做单方向直线推动。

（2）用力要平稳着实，节律均匀。

【临床运用】本法大凉，具有清热之功效，用于治疗热病发热。

8. 开璇玑　先从璇玑穴处，沿胸肋自上而下向左右两旁分推，再从鸠尾穴向下直推至脐部，然后由脐部向左右推摩，最后由脐中推至小腹的操作手法，称为开璇玑。

【操作方法】

（1）患儿取仰卧位。术者用两手拇指罗纹面从璇玑穴处，沿胸肋自上而下向左右两旁分推至季肋部，为分推璇玑。

（2）用一手拇指罗纹面从患儿胸骨下端之鸠尾穴向下直推至脐部，为推中脘。

（3）由脐部向左右推摩患儿腹部，为推摩神阙。

（4）用一手拇指罗纹面从患儿脐中向下直推至小腹，为推下神阙。

（5）最后患儿取俯卧位，再推上七节骨（图4-199）。

图4-199　开璇玑

【操作要点】

（1）分推璇玑时要推在肋间隙。

（2）手法要依次有序进行。

（3）动作要平稳而连续，用力要均匀。

（4）操作时注意防寒保暖，术者要搓热双手。

【临床运用】本法具有宽胸理气、化痰止咳、消食导滞的功效，主治胸闷气促、气喘、咳痰不畅、食积、胀满腹痛、呕吐、腹泻及发热不退等。

9. 按弦走搓摩　用双手掌面着力，从上而下对称性搓揉患儿两侧胁肋部，称为按弦走搓摩，又称按弦搓摩。

【操作方法】

（1）患儿坐位或家长将患儿抱坐怀中，患儿两手交叉搭在对侧肩上。

（2）术者位于其身后，用两手掌面着力，轻贴在患儿两侧胁肋部，呈对称性地自上而下搓摩至天枢处，100～300次（图4-200）。

【操作要点】

（1）操作时是自上而下进行推抹。

（2）用力要均匀，动作要连贯。

【临床运用】本法具有宽胸理气、化痰消积的功效，主治胸闷、咳嗽、咳痰、气喘、食积、脘腹胀痛、消化不良等。

10. 总收法 用一手食指或中指指面着力，先掐，然后按揉患儿肩井穴，另一手握住患儿手指并摇动其上肢的方法，称为总收法，又称按肩井。

【操作方法】

（1）患儿坐位。术者坐其身前，用一手食指或中指罗纹面着力，先掐后按揉患儿肩井穴。

（2）术者另一手拇指、食指、中指三指拿捏住患儿食指和无名指，屈伸并摇动其上肢20～30次（图4-201）。

图 4-200 按弦走搓摩　　　图 4-201 总收法

【操作要点】

（1）手法应轻柔和缓，以患儿能忍受为度。

（2）一般在手法操作后，用此法作为结束手法。

【临床运用】本法具有通行一身之气血、提神之功效，用于久病体虚、内伤外感诸症，为小儿推拿结束手法，故本法有总收法之称，也可在最后仅用双手拿揉双肩井穴代之。

复习思考

1. 挤压类手法包括哪些手法（　　　）

    A. 按法　　　　　　　　B. 压法　　　　　　　　C. 捻法

    D. 点法　　　　　　　　E. 拿法

2. 颈椎病常用的特殊检查法有（　　　）

    A. 椎间孔挤压试验　　　B. 头顶叩击试验　　　　C. 臂丛神经牵拉试验

    D. 椎动脉扭转试验　　　E. 直腿抬高试验

3. 叙述天河水和六腑的位置、操作方法及临床运用。

4. 何谓捏脊疗法及捏三提一法？其作用是什么？

5. 概述常用颈部扳法的操作方法及其注意事项。

6. 叙述㨰法的操作方法、操作要领及临床运用。

扫一扫，查阅PPT、视频、知识链接等数字资源

扫一扫，查阅复习思考题答案

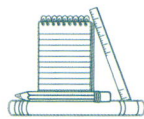

项目四　推拿常用练功方法

【学习目标】

　　1. 掌握推拿练功的含义及注意事项。

　　2. 熟悉推拿练功基本步势、易筋经、少林内功、八段锦及五禽戏的动作姿态、动作要领，并能够独自练习。

　　3. 了解推拿练功基本步势、易筋经、少林内功、八段锦及五禽戏的动作作用。

　　推拿练功是推拿学的重要组成部分，是一种强身健体和防病治病的锻炼方法。它既是推拿医师增强上肢、下肢和腰等身体各部分力量、提高手法动作技巧的主要方法之一，又是患者扶助正气、强壮身体的方法之一。

知识链接

　　练功，古代称"导引"。它具有"摇筋骨、动肢节、长气血"，即治病和强身的作用。

　　推拿医师练功时，可根据推拿手法的需要进行针对性的锻炼，从而提升手法治疗效果和工作效率。推拿手法是推拿医师防治疾病的主要手段，推拿手法的功力、技巧是疗效的关键。良好的手法必须是"持久、有力、均匀、柔和、渗透"，这就需要推拿医师有一定的指力、臂力、腰腿力等和手法所规定的手形、步形、身形等，这就是推拿练功的意义所在。

　　推拿练功同样适合健康人群和患者，其中某些功法有助于患者消除病痛和早日康复。

　　推拿练功应注意 5 个方面：一是锻炼全面。既强调步势的练习，又要重视徒手的练习及全身整体动作的习练。通过长期的练习，可以使全身肌肉、韧带等组织的伸展收缩活动自如，平衡能力及力量得到提高。二是动静结合，意气相随。练功时既要"动中有静"，呼吸自然，全神贯注，凝神聚气，又要做到"静中有动"，在精神宁静的状态下，要求气息动作协调一致，做到意到气到、气到力到、力从心出、劲到手上。三是注意强度和量。练功的强度一般是由小到大、循序渐进，在保持练功质量的前提下完成一定的数量，不能急功近利、超负荷地练功。四是练功前热身。在练功前要进行适当的准备活动，如弹腿、弯腰、跳跃等热身运动，以防止肌肉和韧带等组织损伤。五是练功后调理。练功结束后，要适当地放松休息，练功期间还要合理调配饮食，保证充足睡眠，从而达到练功的预期目的。

　　本项目主要探讨医者和患者常用的练功方法。

一、基本步势

1. 并步

【动作姿势】

（1）两脚并拢站立，全脚掌着地。

（2）两腿髋、膝关节放松，伸直并立，头如顶物，两目平视正前方，下颏略向里收，口微

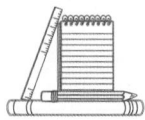

开，舌尖轻抵上腭。

（3）两肩关节放松，上肢自然下垂于身体两侧，五指并拢伸直，中指贴近裤缝。

（4）挺胸收腹，直腰拔背，收臀及二阴，呼吸自然，排除杂念（图4-202）。

【动作要领】三直：臀直、腰直、腿直。四平：头平、肩平、掌平、脚平。松肩，上肢下垂，挺胸收腹，舌抵上腭，呼吸自然，两目平视，心澄目洁。

【动作作用】本动作是推拿练功各势的预备姿势，要求足部五趾抓地，以锻炼两大腿内侧肌群、股薄肌、长收肌、短收肌及大收肌等应收缩夹紧，运用霸力，从上向下贯劲注足，同时上肢下垂，蓄力于四肢，可以通调十二经脉气血，起到调整脏腑功能和扶正祛邪的作用。适当延长并步的练习时间可以使练习者较快进入练功状态，为推拿练功的其他动作打下基础。

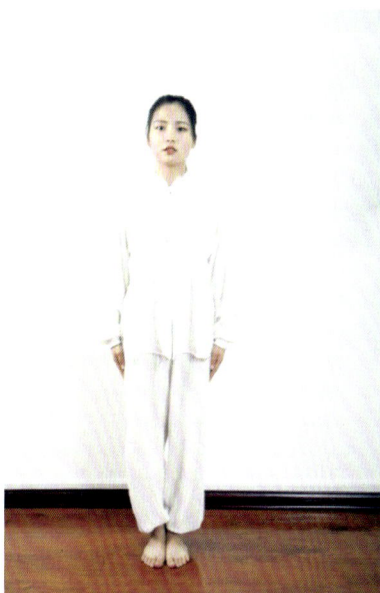

图4-202 并步

2. 马步

【动作姿势】

（1）两脚左右平行分开站立（距离约为肩宽的2倍），两脚掌着地呈平行或微内扣，足十趾用力抓地。

（2）两手掌心向上握拳，护于腰间。

（3）屈髋屈膝下蹲，两膝略内扣，身体重心落在两足跟之间。

（4）上身挺直，头如顶物，两目平视，呼吸自然（图4-203）。

【动作要领】挺胸收腹，沉腰屈膝，重心平稳，两目平视，自然呼吸，心澄目洁。

【动作作用】本动作即所谓练"架力"的功夫，以锻炼半腱肌、半膜肌、股二头肌、缝匠肌、股薄肌及腓肠肌为主。两膝屈曲下蹲，使膝部和脚尖微向内扣，促使股四头肌收缩，保持马步姿势。挺胸收腹，通过骶棘肌、腹直肌、腹外斜肌、腹内斜肌和腹横肌等肌肉的协调运动，起到强壮腰脊和锻炼下肢肌群的作用。

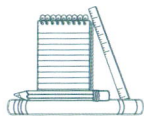

图4-203 马步

3. 虚步

【动作姿势】

（1）两脚前后分开站立，后腿屈髋屈膝下蹲，身体重心落在后腿上，后足尖略外撇，全脚掌着地。

（2）前腿膝关节微屈，向前伸出以脚尖虚点地面。

（3）两手掌心相对，拇指向后，余四指向前护于腰间。头如顶物，两目平视，身挺正直，呼吸自然。

（4）后腿膝关节屈曲近90°时，身体全部重量落在后腿及脚上，前脚尖虚点地面为低虚步；

后腿膝关节微屈，前脚掌着地，并支撑身体部分重量时为高虚步（图4-204）。

【动作要领】挺胸拔背，直腰收腹，虚实分明。

【动作作用】本姿势以锻炼下肢力量为主，通过下肢屈伸肌群的相互协调作用，保持身体重心的稳定，为术者体位的高低施力打下基础。本动作前松后实，以意运气，使气随意，使全身气血得以畅达，这样使全身各部位保持充分潜力。

4.弓步

【动作姿势】

（1）两腿前后分开站立（两脚间距离据自己身体高矮而定），前腿屈膝半蹲约呈90°，足尖微向内扣，全脚掌着地。

（2）后腿膝关节伸直，全脚掌着地，足尖向外展45°～60°，后脚尖与前足跟在一直线上。

（3）双手握拳，掌心向上护于腰间。

（4）头如顶物，两目平视，挺胸收腹，重心下沉（图4-205）。

【动作要领】挺胸收腹，重心下沉，前腿如弓，后腿似箭，后脚尖与前足跟在一直线上，蓄力待发，犹如箭在弦上，两目平视，呼吸自然。

【动作作用】本动作前腿屈髋屈膝，以锻炼髂腰肌、股直肌、阔筋膜张肌、缝匠肌、半腱肌、半膜肌、股二头肌和腓肠肌为主，后腿伸直以锻炼股四头肌为主。

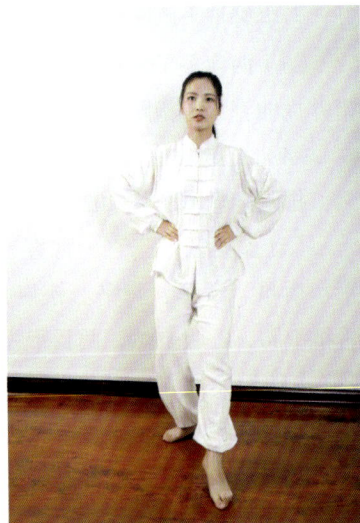

图4-204　虚步

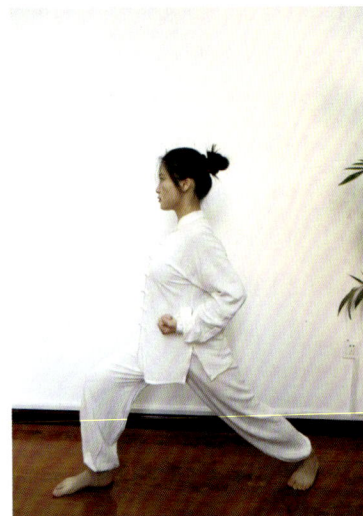

图4-205　弓步

二、易筋经

易筋经是从我国古代流传至今的一种健身锻炼方法，也是推拿医师常用的功法之一。从字面上看，"易"是改变，"筋"是筋骨、肌腱、韧带、筋膜等软组织，"经"是方法，顾名思义，"易筋经"就是通过练习改变筋骨，使身体强壮坚实的一种锻炼方法，主要作用是强筋壮骨。

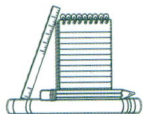

扫一扫，查阅PPT、视频、知识链接等数字资源

知识链接

易筋经相传为5世纪70年代印度达摩和尚所创，清代凌廷堪《校礼堂文集》认为是天台山紫凝道人所创，假托达摩之名而问世。

易筋经的锻炼要领：松静自然，意守丹田，排除杂念，腹式呼吸，均匀深长，循序渐进，持之以恒。

练习易筋经时，可以独立从预备式开始完成单独动作，也可连贯衔接完成整套动作。

易筋经历史悠久，经过历代相传、演变，流派众多，这里选用的是以姿势多变、拳掌并用的"十二势"。

（一）韦驮献杵

韦驮献杵是易筋经全套动作的起始阶段，整个动作从静定到运动，逐步活动开来，是轻微开启气机的过程，具有承前启后的作用，分为三势。

1. 韦驮献杵第一势

【原文】立身期正直，环拱手当胸。气定神皆敛，心澄貌亦恭。

【预备】两脚并立，头如顶物，两目平视，心平气和，精神内守，呼吸自然，舌抵上腭，下颔微收，含胸，直腰拔背，蓄腹收臀，松肩提肛，两臂自然下垂，中指贴近裤缝，两膝放松微屈，全身放松。

【动作姿势】

（1）左脚向左横跨一步，与肩同宽，两膝微挺。

（2）两臂缓缓向上抬起与肩平，掌心向下。

（3）翻掌，掌心相对，屈肘，两手缓缓向胸前合拢，合十当胸（与天突穴相平），指尖向上，做拱手状，两手相距15cm左右（图4-206）。

（4）收势时，先深吸一口气，然后徐徐呼出，并缓慢放下两手，恢复为预备姿势。

本势初练10分钟，以后每周再据实际情况，酌情增加锻炼时间，一般在30分钟左右。

【动作要领】本势为起势，要求初步做到调身（身体端正、自然放松）、调心（排除杂念、精神集中）、调息（从自然呼吸过渡到腹式呼吸）。呼气时掌根用暗劲内挤，指向外翘，小臂放松。

【动作作用】

（1）重点锻炼上肢三角肌和肱二头肌，增强臂力与旋劲。

（2）具有平心静气、安神定志的作用，对神经衰弱和心烦失眠有一定效果。

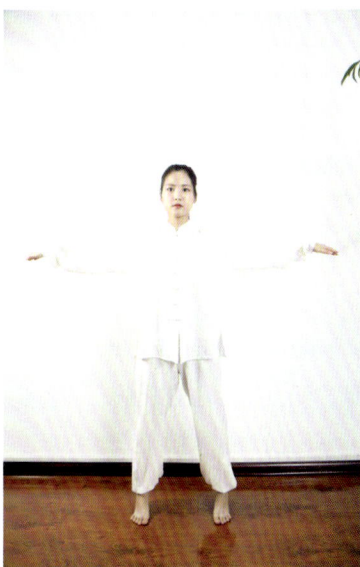

图4-206　韦驮献杵第一势

2. 横担降魔杵（韦驮献杵第二势）

【原文】足趾抓地，两脚平开，心平气静，目瞪口呆。

【预备】同韦驮献杵第一势。

【动作姿势】

（1）左脚向左横跨一步，与肩等宽，两手用力下按，掌心朝地，指端向前，肘挺直。

（2）两手翻掌上提至胸，拇指外侧着力，徐徐向前推出，与肩平高。

（3）两手同时向左右分开，以拇指外侧着力为主，两臂伸直，呈一字开，翻掌，掌心向下。

（4）两膝挺直，同时足跟提起，脚尖着力，两目圆睁，咬牙切齿（图4-207）。

（5）收势时，先深吸气，然后徐徐呼出，并慢慢放下两

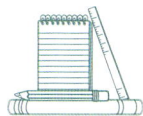

图4-207　韦驮献杵第二势

手及两足跟，闭目养神片刻。

本势初练 5 分钟左右，以后每周再据实际情况，酌情增加锻炼时间，一般在 30 分钟左右。

【动作要领】本势两手一字平开，与肩平，两足跟提起，脚尖着力是关键，日久仅用踇趾着力。两膝伸直内夹，提高动作稳定性。

【动作作用】

（1）重点锻炼上肢三角肌、下肢股四头肌、小腿三头肌、趾伸肌群、肛门括约肌、眼轮匝肌等，增强臂力和腿力，调节身体平衡性。

（2）主要作用是宽胸理气、疏通血脉、平衡阴阳、改善心肺功能，对肺气肿、共济失调有一定疗效。

3. 韦驮献杵第三势

【原文】掌托天门目上观，足尖着地立身端。力周腿胁浑如植，咬紧牙关不放宽。舌可生津将腭抵，鼻能调息觉心安。两掌缓缓收回处，用力还须挟重看。

【预备】同韦驮献杵第一势。

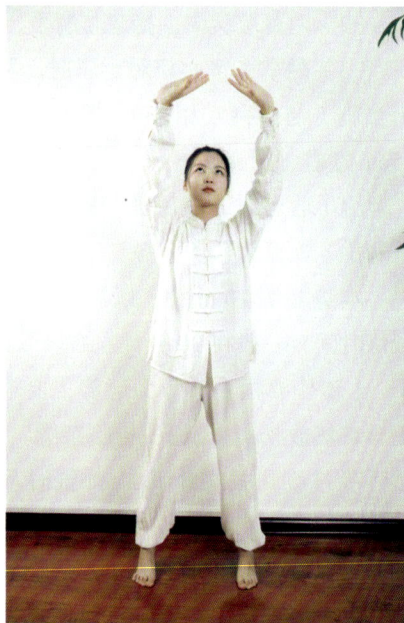

【动作姿势】

（1）左脚向左横跨一步，与肩同宽，平心静气。

（2）两手掌心向上，指尖相对，上提至胸前，旋腕转掌，掌心向下，四指并拢，相距 5cm 左右，不高于肩。

（3）两手上举过头，同时翻掌，掌心向上，指端相距约 5cm，四指并拢，拇指外分，指向天门穴，天门穴位于前正中线，入发际 2 寸处，两虎口相对。

（4）两膝挺直，足跟提起，前掌着地，头向后仰，目视掌背（图 4-208）。

（5）收势时，先深吸气，然后慢慢呼出，同时放下两手及足跟。左脚收回，并步直立。

图 4-208　韦驮献杵第三势

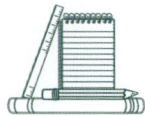

本势初练 3 分钟左右，以后每周再据实际情况酌情增加锻炼时间，一般在 30 分钟左右。

【动作要领】两目上视掌背，实指内视。内视两手，指用意而不是用眼。不可过分仰头，否则头昏脑涨站立不稳。初练者可不抬足跟，练习日久将足跟逐步抬高，直至不能再升为止。吸气时气沉丹田，臂肌慢慢放松，呼气时意念转入两掌之间，两掌运动上托，再吸气时气沉丹田，如此反复进行。

【动作作用】

（1）可锻炼上肢肌群、背阔肌、腓肠肌、股四头肌，增强臂力、腰力、腿力，提高整体协调性、稳定性。

（2）具有调理三焦、激发肺腑之气、引血上行、增加脑部血流量的作用。本势对脑供血不足、低血压、心肺疾病、脾胃疾病、妇科病等有一定疗效。高血压患者忌练此势。

（二）摘星换斗势

【原文】只手擎天掌覆头，更从掌中注双眸。鼻端吸气频调息，用力收回左右侔。

【预备】同韦驮献杵第一势。

【动作姿势】

（1）右足向前跨半步，两足相隔一拳，呈前丁后八式。双手同时动作，左手握空拳，靠于腰眼（第2腰椎旁），右手垂于右大腿内侧。

（2）左腿弯曲下蹲，右足尖着地，足跟提起离地约2寸左右，身体不可前倾后仰，不可左右歪斜。

（3）右手五指微握如钩状，屈腕沿胸向上举起，至身体左侧，离右额约一拳，肘向胸前，屈腕指端向下。

（4）指端向右略偏，头同时略向右侧抬起，双目注视掌心，紧吸慢呼，凝神使气下沉，两腿前虚后实，前腿虚中带实，后腿实中有虚（图4-209）。

（5）结束时，紧吸慢呼，同时还原至预备姿势。左右交替，要求相同。

初练3分钟左右，以后每周视具体情况而增加，一般15分钟左右。

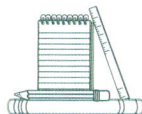

图4-209　摘星换斗势

【动作要领】本势单手高举，五指必须微握，指端并齐，曲腕如钩状，离前额一侧约为一拳，松肩抬肘，肘部略高于肩部。舌抵上腭，调匀呼吸，目注掌心，气沉下丹田。身体不可前俯后仰，前腿虚中带实，约负担体重的30%，后腿实中带虚，约负担体重的70%。换步时前足向后退半步，动作左右相同。

【动作作用】

（1）重点锻炼腕屈肌群、肱三头肌、下肢屈伸肌群、背腰肌及肛提肌等，增强腕力、臂力、腰力、腿力。

（2）作用于中焦，使肝、胆、脾、胃等脏器受到柔和的自我按摩，增强消化功能。体弱多病者勿练此功。

（三）倒拽九牛尾势

【原文】两腿后伸前屈，小腹运气空松。用力在于两膀，观拳须注双瞳。

【预备】同韦驮献杵第一势。

【动作姿势】

（1）右腿向右平跨一步，距比肩宽，足尖内扣，屈膝下蹲呈马裆势，两手握拳护腰。随势上身略前俯，松肩，直肘，昂头，目前视。

（2）两拳上提至胸前，由拳化掌，呈抱球势（上身势同韦驮献杵），随势直腰，松肩屈肘，肘略低于肩，头端平，目前视。

（3）旋转两掌，使掌心各向左右，要求四指并拢朝天，拇指外分，呈八字掌。随势徐徐向左右平分推，至肘直，呈一字。松肩，伸肘，腕背屈，肩、肘、腕相平。

（4）身体向右转侧，呈右弓左箭（面向右方）。两上肢同时运动，右上肢外旋，屈肘呈半圆状，手握空拳用力，拳心对面，双目注拳，拳高约与肩平。肘不过膝，膝不过足尖。左上肢内旋向后伸，做螺旋状，上身正直，塌腰收臀，鼻息调匀。两臂做螺旋使劲（图4-210）。

（5）收势时，深呼吸，徐徐呼气，同时还原至预备姿势。左右交换，姿势相同。

本势初练3分钟左右，一周后视体质情况酌情增加练功时间，一般至15分钟左右即可。

【动作要领】两腿呈前弓后箭步，前方肘腕微屈，呈半弧形，高不过眉，肘不过膝，膝不过足，后方肘微屈拳向内旋。两肩松开，蓄劲用力内收，做螺旋劲，即如绞绳状。双目注视劳宫穴，上身微向前俯，重心下沉，舌抵上腭。吸气时两眼内视前伸之手，向后做倒拉九牛尾状；呼气时两眼内视后伸之手，向前做顺势牵牛状。换步时向左转，左右相同。

【动作作用】具有舒筋活络，增加臂力、腿力及指力的作用，可防治肩背、腰及腿肌肉损伤。

（四）出爪亮翅势

【原文】挺身兼怒目，推手向当前。用力收回处，功须七次全。

【预备】同韦驮献杵第一势。

【动作姿势】

（1）两脚并拢，两手握拳，上提至腰侧，拳心向上。

（2）两拳上提至胸，变俯掌前推，同时上提足跟，两腿伸直。肘直腕曲，十指用力外分，使劲贯于指端，双目平视指端（图 4-211）。

（3）用力握拳收回至胸前，同时落踵，脚踏实。

（4）再提踵掌心向前，十指外分前推，共做 7 次。

（5）收势时，先深吸气，然后慢慢呼出，同时放下两手，置于体侧。

【动作要领】呼气时，两掌用力前推，坐腕亮翅，脚趾抓地，力由下生，并腿伸膝，两胁用力，意念集中，力达指端。收拳时吸气，臂掌放松收回。足跟起落须与上肢动作同步进行。手臂前推时，速度宜缓慢。一般初练 1 分钟，一周以后根据体力酌情增加锻炼时间，一般增至 15 分钟即可。

【动作作用】

（1）重点锻炼上肢前臂屈肌群、伸肌群，增加臂力及指力。

（2）具有疏肝理气、调畅气机、增强肺气、培养肾气的作用，对肝病、肺气肿、肺心病有一定效果。

（五）九鬼拔马刀势

【原文】侧首弯肱，抱顶及颈。自头收回，弗嫌力猛。左右相轮，身直气静。

【预备】同韦驮献杵第一势。

【动作姿势】

（1）两足跟分离，足尖相对呈八字形，两臂向前，两腕以尺侧桡侧交叉依靠，在近胸处立掌，指端向上，四指并拢，拇指分开。

（2）左上肢屈肘内旋，前臂及掌心紧贴脊柱，自腰后向上移到上背部，指端向上。

（3）在左上肢做屈肘内旋等动作的同时，右上肢开始向右上方提过头。此时，屈肘肩外展，俯掌抱住颈项。

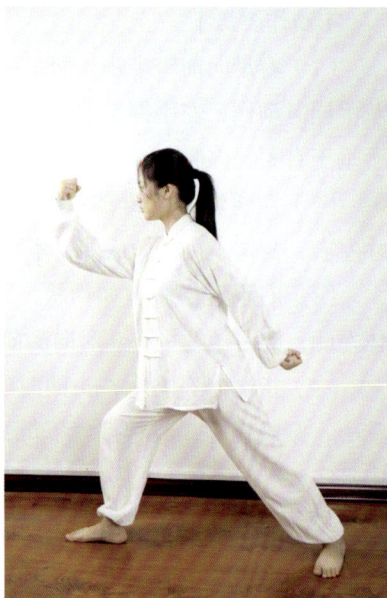

图 4-210　倒拽九牛尾势

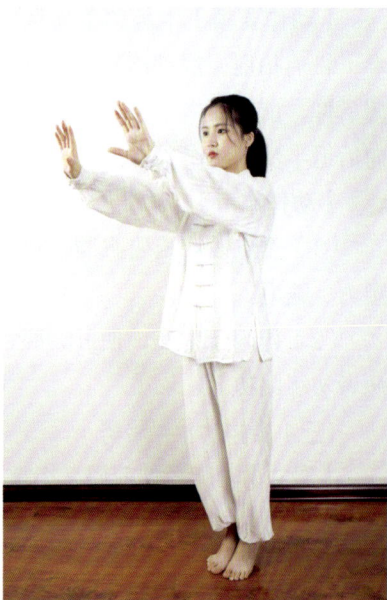

图 4-211　出爪亮翅势

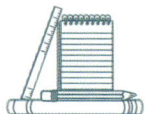

（4）头部用力做后伸抬头动作的同时，右臂用力下压颈项，手项争力，做抗阻力动作7次（图4-212）。

（5）结束时，深呼吸，手随呼收回。收势时，处于颈部的手应自头部下落，与另一手于胸处立掌下按。

（6）交换左右上肢位置，同上法做抗阻动作7次。

本势初练1分钟左右，一周后视体质情况酌情增加练功时间，一般至15分钟左右即可。

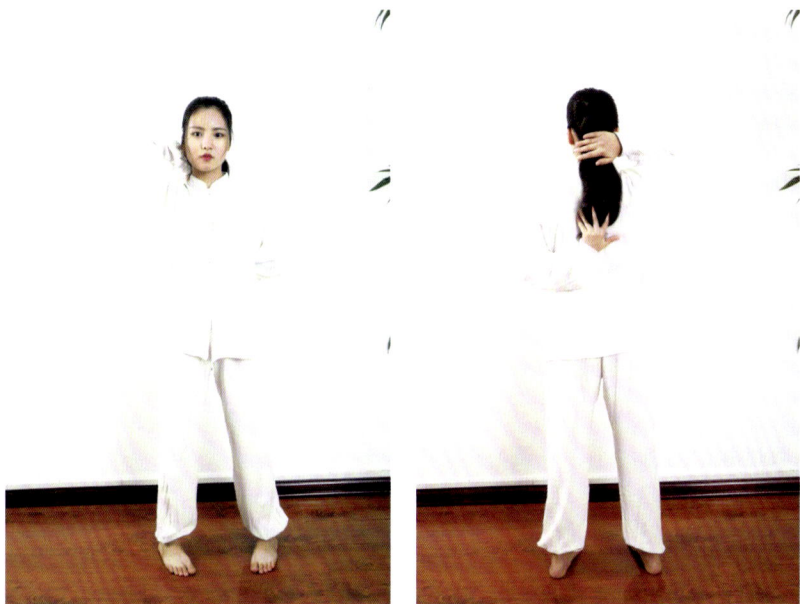

图4-212 九鬼拔马刀势

【动作要领】吸气时，内视抱头攀项之手的肘尖，微微牵拉，头颈与身体同时前倾。呼气时，内视贴于背部之手的外劳宫穴，气沉丹田，自然呼吸，意念集中，手项争力，均用暗劲。

【动作作用】

（1）重点锻炼肱三头肌、斜方肌、背阔肌、肩胛提肌，增强臂力、腰力及掌指力量。

（2）具有增强脊柱及肋骨关节的活动范围、疏通督脉、宽胸理气、改善头部血液循环的作用，对防治颈椎病、项背筋膜炎、脑供血不足、肺气肿有一定效果。高血压患者勿练此势。

（六）三盘落地势

【原文】上腭坚撑舌，张眸意注牙。足开蹲似踞，手按猛如拿。两掌翻齐起，千斤重有加。瞪睛兼闭口，起立足无斜。

【预备】同韦驮献杵第一势。

【动作姿势】

（1）左足向左平开一步，略宽于肩，足尖微向内收。屈膝下蹲，两手虎口叉腰。

（2）两掌心朝上如托千斤重物，沿胸徐徐上托至肩平，高不过眉，两手相距1尺左右，两膝亦逐渐伸直。

（3）两掌翻转，掌心朝下，慢慢下压，五指自然分开，虎口朝内，如握物状，悬于膝上或虚掌置于膝盖，上身稍向前俯，如此做数遍（图4-213）。

（4）含胸拔背，上体正直，两肩松开，两肘内裹，两目直视，收腹提肛。

（5）结束时，深呼吸，随呼气恢复至预备姿势。

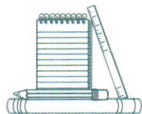

本势初练 1 分钟左右，一周后视体质情况酌情增加练功时间，一般至 15 分钟左右即可。

【动作要领】 三盘是指两手、两膝、两足之间犹有三盘。练功时协同用力，勿使三盘坠地。

两目直视，舌顶上腭，鼻息调匀，收腹提肛，意守丹田，前胸微挺，后背如弓，肘略内旋，头如顶物，重心放在两足，尽量屈膝 90°，膝不过足尖。下按时呼气，上托时吸气，意念集中于两手掌，整个动作要求缓慢、沉稳有力。

【动作作用】

（1）重点锻炼下肢股四头肌、股二头肌、背腰肌，增强腿力和腰力。

（2）具有促进大腿和腹腔静脉血液的回流，清除盆腔瘀血的作用，对腰腿痛、盆腔炎、腹部疾患等有一定效果。

图 4-213   三盘落地势

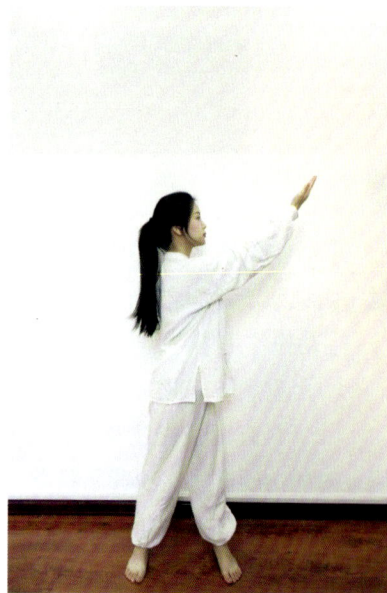

（七）青龙探爪势

【原文】 青龙探爪，左从右出，修士效之，掌平气实，力周肩背，围收过膝，两目注平，息调心谧。

【预备】 同韦驮献杵第一势。

【动作姿势】

（1）右腿向右平跨一步，与肩等宽，两手呈仰拳护腰势。立身正直，头端平，目前视。

（2）右上肢仰掌向左前上方伸探，掌高过顶，随势身略向左转侧，面向左前方，松肩直肘，腕勿屈曲，左拳仍做仰拳护腰势。目视手掌心，两足踏实勿移动（图 4-214）。

（3）右手大拇指向掌心屈曲，双目视大拇指。右臂内旋，掌心向下，俯身探腰，随势推掌至地。膝直，足跟勿离地，昂首，目前视。

（4）收势时，右掌离地，围右膝上收至腰部，呈仰拳护腰势。左右交换，要求相同。

本势初练 1 分钟左右，一周后视体质情况酌情增加练功时间，一般至 15 分钟左右即可。

图 4-214   青龙探爪势

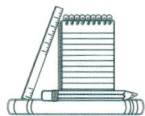

【动作要领】 侧腰、转体时，手臂和腰腹要充分伸展。俯身探地，要求肩松肘直掌撑实，膝挺直足勿移，并注意呼吸均匀自然。在左缩右探或右缩左探的过程中吸气，将气缓缓送入丹田；缩和探至尽处时呼气，同时十指小关节轻轻一抓，意念集中于两手掌。左缩右探或右缩左探应同时进行，动作协调一致。

【动作作用】

（1）重点锻炼肋间肌、腹外斜肌、背阔肌、臀大肌、大腿小腿后侧肌群，增强腰力和腿力。

（2）具有疏肝利胆、宣肺束带、调节五脏气机的作用，对呼吸系统疾病、肝胆疾病、妇科疾病有较好作用。

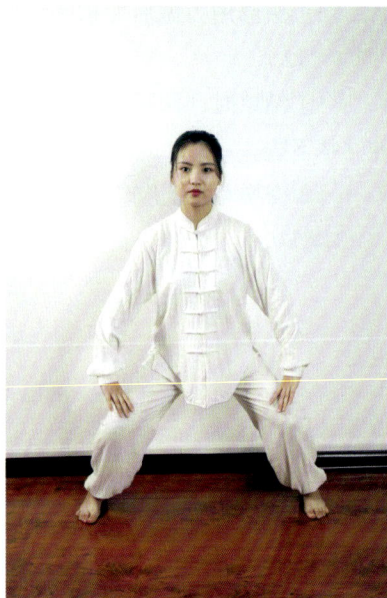

（八）饿虎扑食势

【原文】两足分蹲身似倾，屈伸左右腿相更。昂头胸作探前势，偃背腰还似砥平。鼻息调元均出入，指尖着地赖支撑。降龙伏虎神仙事，学得真形亦卫生。

【预备】同韦驮献杵第一势。

【动作姿势】

（1）左足向前跨出一大步，右足稍向左偏斜，前弓后箭呈左弓步。

（2）两手向前下扑，五指着地，掌心悬空，后足跟略微提起，头向上抬，圆睁两眼，凝视前方。

（3）前足收回，左足背放于右后足跟之上，胸腹微收。

（4）全身后收，臀部突起，两肘挺直，头昂起，向前运行，约离地2寸。此时两肘弯曲，右足尖着地，全身向前，然后臀部突出，成波浪形往返动作，势如饿虎扑食。

（5）随呼吸徐徐起立。左右交换，要求相同（图4-215）。

本势初练1分钟左右，一周后视体质情况酌情增加练功时间，一般至15分钟左右即可。

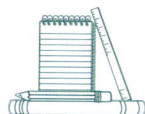

图4-215　饿虎扑食势

【动作要领】练功时，以五指指端或指腹着地；头上抬时，不可过高或过低；两肘和两膝必须伸直，但不可硬挺，应蓄力待发，而不可用力过猛。吸气时，全身向后收缩，臀部向后上方突出，胸腹内收，保持一定的柔和的悬力；呼气时，将身体向前推送，力求平衡。随呼吸往返运动，切勿屏气，量力而行，紧吸慢呼。

【动作作用】

（1）锻炼腰腹肌群、上肢肌群及下肢肌群。久练可增加指力、臂力、下肢力量和腰部力量。

（2）具有强肾健腰、舒筋健骨的作用，治疗颈椎病、腰椎间盘突出症、腰肌劳损等病变。

（九）打躬势（又称打躬击鼓势）

【原文】两手齐持脑，垂腰至膝间，头惟探胯下，口更啮牙关，掩耳聪教塞，调元气自闭，舌尖还抵腭，力在肘双弯。

【预备】同韦驮献杵第一势。

【动作姿势】

（1）左脚向左横开一步，足尖内扣，与肩等宽。

（2）双手仰掌外展，上举至头上，掌心相对，十指交叉相握，屈肘徐徐下落，双掌抱于脑后枕骨，与项争力。

（3）顺势屈膝下蹲呈马步。

（4）缓缓伸直膝，同时向前俯腰，双手用力使头压向胯下，膝挺直，足跟勿离地。与此同时做鸣天鼓动作，即双手掌心分别轻掩耳部，四指按于枕骨，食指从中指滑落弹击枕骨，耳内有"咚咚"响声，击 30 次（图 4-216）。

（5）收势时，先深吸气，再缓缓呼气，随势伸直腰部，双手同时从枕部向两侧落下，收回左脚，并步直立，如此反复数遍。

本势初练 1 分钟左右，一周后视体质情况酌情增加练功时间，一般至 15 分钟左右即可。

【动作要领】双手掌抱紧枕部，两肘向后充分伸展，与项争力，俯腰时，头尽量压向胯下，膝直，足勿离地，切勿屏气。身体直立时吸气，俯身弯腰时呼气，吸气时内视丹田，呼气时内视两手掌。

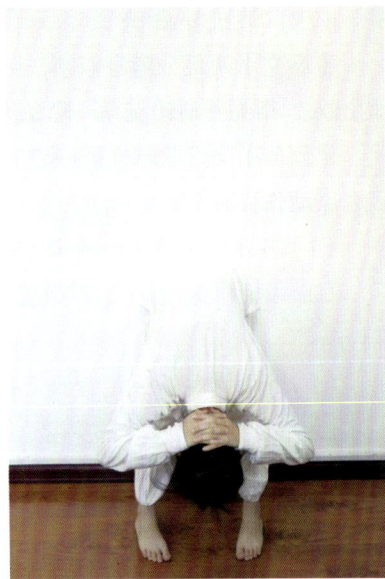

图 4-216　打躬势

【动作作用】

（1）重点锻炼胸大肌、斜方肌、背阔肌、下肢后侧肌群等，增强臂力、腰力及腿力。

（2）具有醒脑明目、益聪固肾的作用，可增强头部的血液循环，消除耳鸣，增强听力，并缓解脊背腰部紧张疲劳，治疗耳聋和耳鸣等耳部病变、腰膝酸软等胸腰背疾患。高血压患者禁练本势。

（十）掉尾势（又称掉尾摇头势）

【原文】膝直膀伸，推手至地，瞪目昂首，凝神一志，起而顿足，二十一次，左右伸肱，以七为志。更作坐功，盘膝垂眦，口注入心，调息于鼻，定静乃起，厥功维备。

【预备】同韦驮献杵第一势。

【动作姿势】

（1）两脚并拢站立，双手十指交叉握于腹前，掌心向上托于胸前，于胸骨柄处旋腕反掌上托，掌心向天，托至肘部挺直，腕部背伸，托举用力。

（2）向左侧转体 90°，随势向左前方俯身，双掌推至左脚外侧，掌心贴地，膝挺直，足跟勿离地，抬头。

（3）由原路返回，身体转正，双手随势上托。

（4）再向右侧转体 90°，随势向右前方俯身，双掌推至右脚外侧，掌心贴地。再原路返回，身体转正。

（5）收势时，配合呼吸，吸气时，上身起，提掌至腹前；呼气时，身前俯，推掌至地，如此往返数次（图 4-217）。

（6）最后，起身直腰，双手分开，缓缓收回体侧。

初练往返 3 次，每周增加 2 次，至 15 次后视具体情况增减。

【动作要领】十指交叉相握勿松，上举肘须挺直，双手臂、头、脊背极力后仰，双膝微屈，足勿离地，全身尽力

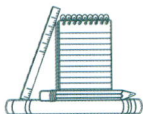

图 4-217　掉尾势

绷紧，犹如拉紧弓箭。身向前俯，掌须推至地，膝直，肘直，抬头，瞪目，自然呼吸。

【动作作用】

（1）增强腰、下肢及手臂的力量和柔韧性。

（2）本势为结束动作，具有疏通经络、强筋健骨的作用，能通调十二经脉和奇经八脉，畅通全身气血。

三、少林内功

少林内功源于武术强身，为武术练功方法。它以站裆为基础，结合步法、身法、手眼协调的运动组合而成。经过历代医家相传，已形成一种配合推拿治疗的锻炼功法，成为内功推拿的重要组成部分。锻炼时，要求以力贯气、运用霸力、外紧内松；讲究"三直四平"，三直即身直、手直、臂直，四平即眼平、手平、肩平、脚平；着重于腰腿的霸力和上肢锻炼。通过以意运气、以气生劲、循经络而达四肢，注重内练精气神、外练筋骨皮。既能增强腿力、腰力、臂力和指力，又能调整内脏功能、增强体质，是一种扶正祛邪、内外兼修的传统功法。不仅适用于推拿医师，也适合患者，而且对于健康、亚健康人群也可防患于未然，起到治未病的作用。

扫一扫，查阅
PPT、视频、
知识链接等
数字资源

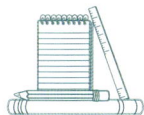

知识链接

少林内功是以佛教少林寺院作为名称的一套功夫。它同易筋经一样，都有比较悠久的历史，但是具体年代未能考证。

初练时，每势一般练数遍，练纯熟后再逐渐增加。每势练后，必须接着练站裆或指定的裆势，达到动静结合的要求。

少林内功的功势繁多，这里仅选常练的3种裆势（站裆、马裆、弓箭裆）和4种动作（前推八匹马、倒拉九头牛、风摆荷叶、霸王举鼎）加以介绍。

1. 站裆势

【动作姿势】

（1）并步站立，左足向左平跨一步，略宽于肩部，足尖略收呈内八字，五趾着地，运用霸力，劲由上贯下注足。

（2）前胸微挺，后臀要蓄，两手后伸，挺肘屈腕，肩腋莫松，四指并拢，拇指外分。两目平视，头勿左右盼顾，精神贯注，呼吸随意（图4-218）。

【动作要领】要做到三直四平，即臂、腰及腿用力伸直，头、肩、掌和足要水平。两脚内扣，运用霸力。夹肩、挺肘、伸腕、翻掌、立指。两目平视，舌抵上腭，呼吸自然，挺胸收腹。

【动作作用】主要锻炼脊柱和腰腿部的肌肉及协调性，为固本强基的基本功，具有扶助正气、行气活血的功效。久练能增强腰、腿、臀、指的功力，同时有调整内脏功能和祛病延年的作用。

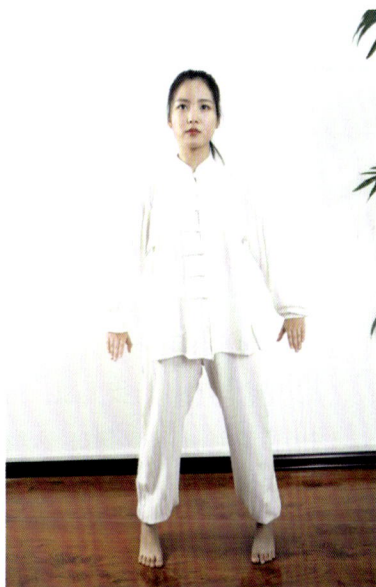

图4-218 站裆势

2. 马裆势

【动作姿势】

（1）并步站立，左足向左平开一步，屈膝下蹲，两足距离略宽于肩，两膝和脚尖微向内扣，两脚跟微向外蹬，呈内八字形。

（2）两手后伸，肘直腕曲，拇指分开，四指并拢。

（3）挺胸收腹，微微前倾，重心放在两腿之间，头如顶物，目须平视，呼吸自然。

（4）屈膝下蹲，膝不过足尖，霸力站稳（图4-219）。

【动作作用】主要锻炼腰腿部的肌肉力量，是锻炼下肢的基本功，具有补肾强腰的功效，适合肝肾亏虚患者锻炼。

图 4-219　马裆势

3. 弓箭裆势

【动作姿势】

（1）并步站立，身体向右转，右足向前方跨出一大步，距离可根据自己身体高矮取其自然。

（2）在前之右腿屈膝半蹲，膝与足尖呈垂直线，足尖微内扣，左下肢后伸，膝部挺直，足微向外撇，足跟着地，即为右弓左箭（前弓后箭）之势。

（3）上身略向前俯，重心下沉，臀需微收，两臂后伸，挺肘伸腕，虎口朝内，掌根蓄劲（图4-220）。

【动作要领】前弓后箭，用劲后沉，挺胸收腹，全神贯注，虚灵顶劲，呼吸自然。

【动作作用】主要锻炼腰腿部的肌肉力量，具有促进下肢气血运行的功效，适合于下肢功能障碍和肢体麻木患者。

4. 前推八匹马

【动作姿势】站好中裆或指定的裆势，两手屈肘，掌心向上，置于两胁部。

【动作要领】

（1）站裆势或指定的裆势。屈肘，直掌护于两胁。

（2）两掌心相对，拇指伸直，四指并拢，蓄劲于肩臂指端，两臂徐徐运力前推，推至肩、肘、腕呈一水平线为度。

（3）手臂运动，拇指上翘，指端力求与手臂呈直线，徐徐屈肘，收拳于两胁。

（4）胸微前倾，臂略收，头端平，眼平视，自然呼吸。

（5）由直掌化俯掌下按，两臂后伸，恢复呈原裆势（图4-221）。

【动作要领】指臂蓄力，运气慢推，两目平视，呼吸自然。

【动作作用】主要锻炼上肢肌力和持久力，具有宽胸理气、健脾和胃的功效，适合于胸闷、胃脘胀痛、消化不良等患者。

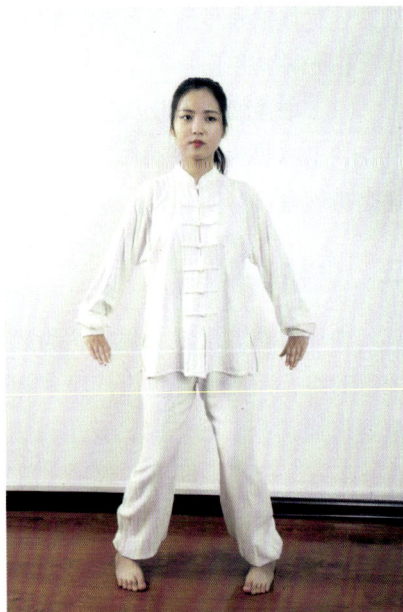

图 4-220　弓箭裆势

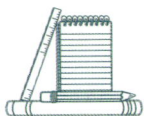

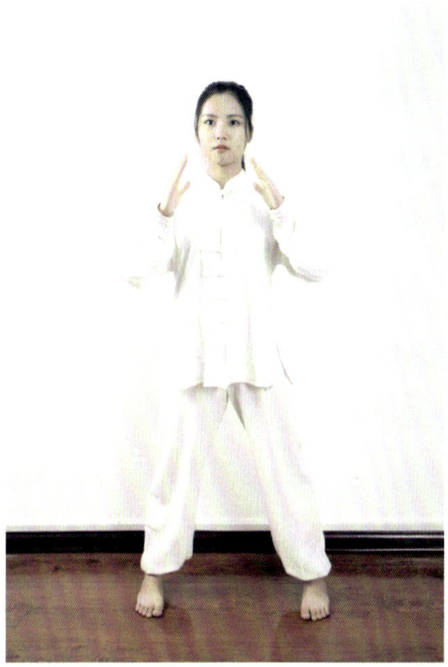

图 4-221　前推八匹马

5.倒拉九头牛

【动作姿势】

（1）取站裆或指定的裆势，屈肘，直掌护于两胁，蓄势待发。

（2）两掌沿两胁缓慢用力前推，边推边将前臂渐渐内旋，手臂完全伸直时，虎口朝下，指端向前，四指并拢，拇指用力外展外分，肘腕伸直，与肩同高。

（3）握拳旋臂。五指向内屈收，由掌化拳如握物状，劲注拳心，旋腕，拳眼朝上，紧紧内收（图 4-222）。

（4）收势。化直掌收于两胁，身微前倾，臀部微收。变俯掌下按，两臂后伸，恢复呈原裆势。

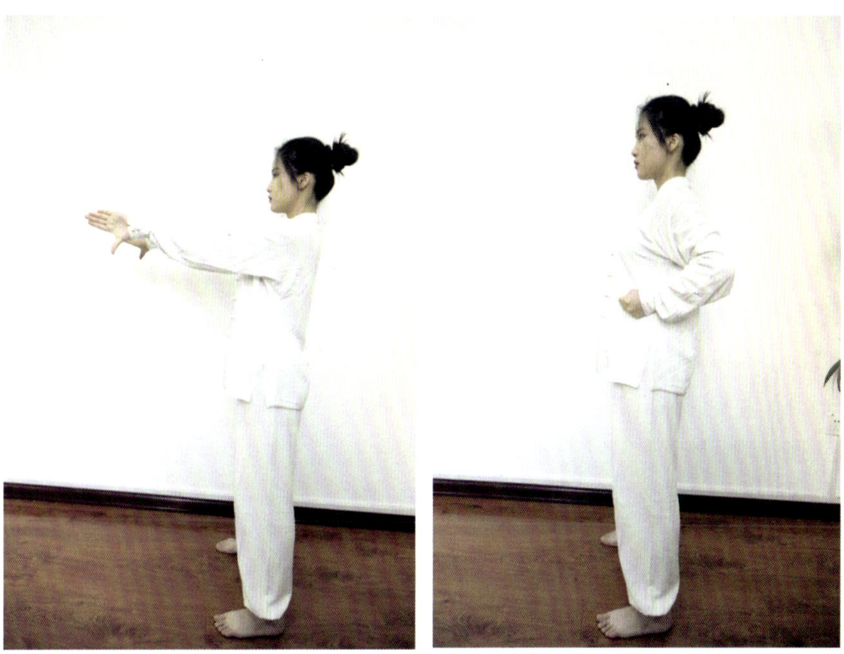

图 4-222　倒拉九头牛

【动作要领】直掌旋推，劲灌拳心，肘腕伸直，与肩同高，呼吸自然。

【动作作用】主要锻炼肩部、上肢的肌力与持久力，具有行气消胀、健脾和胃的功效，适合食滞不化、胃脘胀痛、嗳气、肠鸣、腹泻等患者。

6. 风摆荷叶

【动作姿势】

（1）站大裆势或指定的裆势。屈肘，仰掌于腰部。

（2）提掌至胸，左掌在右掌上相叠，掌心向上，四指并拢，拇指伸直，向前上方运劲推出，然后缓慢向左右外分，肩肘掌须平呈直线，拇指外侧着力含蓄，使两手平托呈水平线，头如顶物，目平视，呼吸自然（图4-223）。

（3）两仰掌慢慢合拢，左上右下，交叉相叠，掌心向上。

（4）相叠仰掌回收，屈肘由胸前变俯掌下按，两臂后伸，恢复呈原裆势。

【动作要领】仰掌交叉前推，外旋挺肘拉开，肩肘腕掌平齐。

【动作作用】主要锻炼上肢肌力和持久力，具有宽胸理气、调畅气机、强心宣肺的功效，适合于心、肺、肝疾病的患者。

图4-223　风摆荷叶

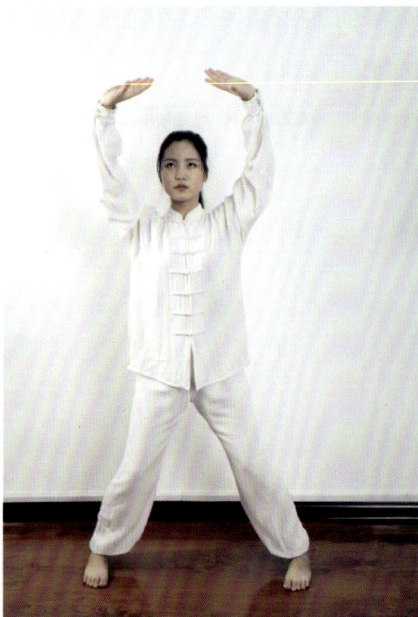

7. 霸王举鼎

【动作姿势】

（1）站大裆势或指定的裆势。屈肘，仰掌于腰部。

（2）仰掌用劲缓缓上托，掌心朝天，过肩部掌根外展，指端由左右向内旋转，虎口相对，犹托重物，徐徐上举，肘部要挺，指端相对，四指并拢，拇指外分，两目平视，头勿顾盼，两膝勿松，呼吸自然（图4-224）。

（3）旋腕翻掌，指端朝上，掌侧相对，拇指外分，蓄力而下，渐渐收回护腰。

（4）将腰部之仰掌化俯掌下按，两臂后伸，恢复呈原裆势。

【动作要领】仰掌上托，过肩翻掌，指端相对，挺肘上举。回收时，翻掌直下，指端朝上，掌侧相对。

【动作作用】主要锻炼上肢各肌群、腰肌、股四头肌、小腿三头肌，增强臂力、腰力、腿力，具有益气升阳功效，适合于体虚、头晕、失眠及肺肾气虚患者。

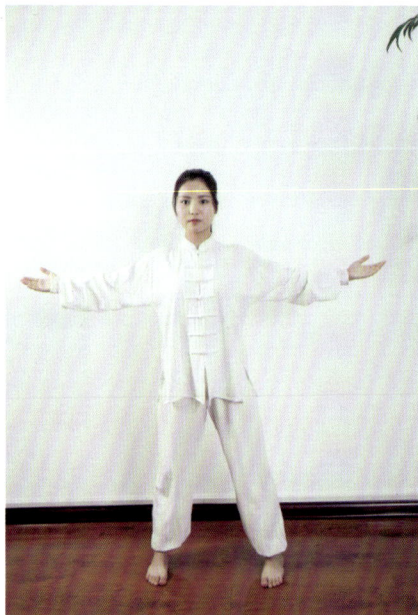

图4-224　霸王举鼎

四、八段锦

八段锦是我国经典传统保健功法之一，最早见于宋代洪迈《夷坚志》中。它是由八段如锦缎般优美、柔顺的动作组成。其动作特点是在立位或屈膝呈马步姿势下进行操练，以上肢运动

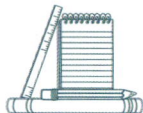

为主，兼有个别的躯干运动和头颈运动。练功中应注意动作、呼吸和意念相结合，为内练精、气、神的保健养生功。八段锦不但是人们防治疾病的常用功法，也是强身健体、提高体力常练的功法之一。

知识链接

八段锦分文、武两种，站式八段锦称为武八段锦，坐式八段锦称为文八段锦。

八段锦能加强臂力和下肢肌力，对胸腰部肌肉很有帮助，不仅适用于推拿医师，也适合患者。

1. 双手托天理三焦

【动作姿势】

（1）两足分开，与肩等宽，两手腹前交叉，正头平视，口齿微闭，含胸收腹，腰背放松，宁神调息，气沉丹田，自然站立。

（2）两臂自体前沿身体中线徐徐上举至胸前，翻掌上托至头上方，两臂伸直用力上顶，提踵，抬头，眼视手背，并配合吸气。

（3）接着两手分开，在身前俯掌下按，划弧徐徐落下至小腹，足跟随之下落，气随手按而缓缓沉于丹田，并配合呼气。如此托按 4～8 次（图 4-225）。

【动作要领】两掌上托要舒胸展体，略有停顿，最关键的一点是掌根一定要上撑，保持伸拉姿势。两掌下落时，身体重心要随之缓慢下降，松腰沉胯，上体中正。

【动作作用】主要具有调理三焦的作用，功效为通畅三焦、调和气血，能防治各种内脏有关疾病，对肠胃虚弱者效果尤佳，还可提高肩肘关节的灵活性，具有防治颈椎及肩部疾患的作用。

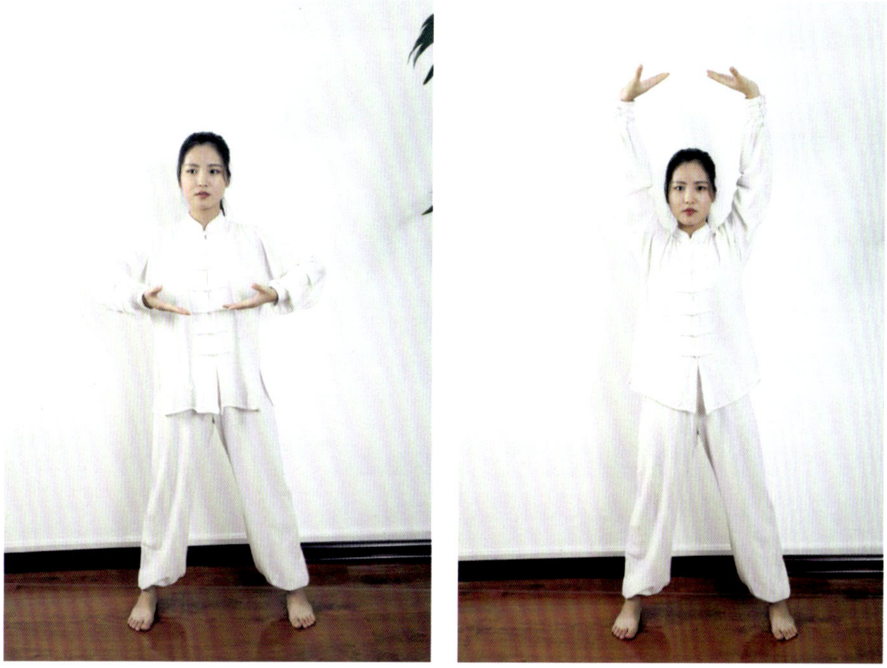

图 4-225　双手托天理三焦

2.左右开弓似射雕

【动作姿势】

（1）两脚平行开立，略宽于肩，呈马步站式。

（2）重心右移，左脚向左开步站立，两臂及手于体前徐徐提起，至胸部水平，两掌向上交叉于胸前，左掌在外，目视前方。

（3）右掌曲指握拳，向右平拉如拉弓弦到胸前，左掌呈八字掌，向左外侧推出，左手关节由屈曲位逐渐伸直，与肩同高，如握弓把，两目视左前方（图4-226）。

（4）收势时，两手经体侧下落，左脚收回，并步直立。以上为左式动作，后接右式动作。右式与左式动作相同，唯左右相反。

【动作要领】侧拉之手五指要并拢，躯干挺直，肩臂放平。八字掌侧撑需立腕、竖指、屈肘，掌心含空，与肩平。

【动作作用】主要具有改善胸椎和颈部的血液循环，增强心肺功能，增强胸肋、肩臂部及手部肌肉的力量，提高手指及腕关节灵活性的作用。功效是宽胸理气、行气活血。治疗心肺疾病，防治颈胸椎、胸胁部和肩部疾病，临床上对脑震荡后遗症也有一定的治疗作用。

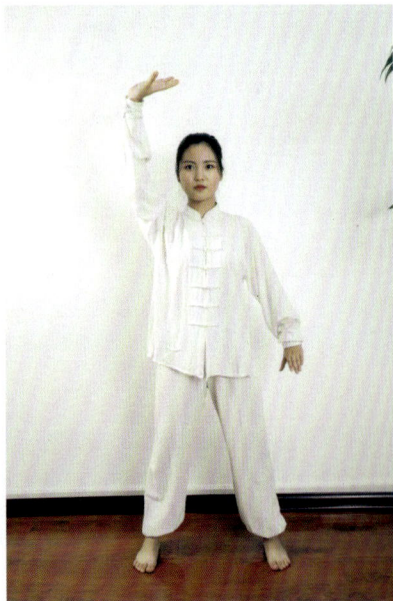

图4-226　左右开弓似射雕

3.调理脾胃须单举

【动作姿势】

（1）两脚平行开立，略宽于肩，两腿微屈膝，两手呈抱球状捧于腹前。

（2）右手自身前呈竖掌徐徐向上高举，至胸前时继而翻掌上撑，指尖向左，同时左掌心向下按，指尖朝前，两眼看手并吸气（图4-227）。

（3）右手俯掌在身前下落，引气血下行，全身随之放松，恢复自然站立，同时呼气。右式动作与左式相同，只是左右相反。如此左右手交替上举各4~8次。

【动作要领】舒胸展体，拔长腰脊，两肩松沉，上撑下按，力在掌根。

【动作作用】主要具有调理中焦气血的作用。功效为调理气机、疏肝理气、健脾和胃。长期坚持练习，对中焦

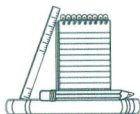

图4-227　调理脾胃须单举

肝胆脾胃疾病有防治作用。

4.五劳七伤往后瞧

【动作姿势】

（1）两脚平行开立，与肩同宽，两膝微屈。两臂自然下垂或叉腰，宁神调息，气沉丹田。

（2）头颈带动脊柱缓缓向左拧转至极限，两眼随之看后方，同时配合吸气（图4-228）。

（3）头向前转回，头颈带动脊柱徐徐向右转，视右后方稍停顿，转正，恢复前平视。同时配合呼气，全身放松。

右式动作与左式相同，只是左右相反。如此左右后瞧各4～8次。

【动作要领】头向上顶，肩向下沉，转头不转体，悬臂，两肩后张，不宜只做头颈部的拧转，要全脊柱甚至两大腿也参与拧转，

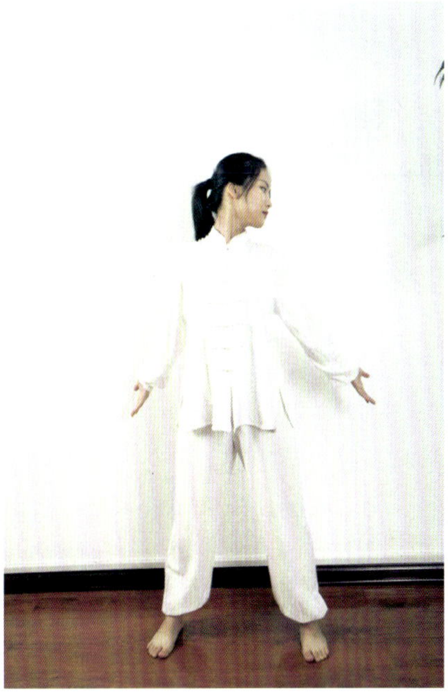

图4-228 五劳七伤往后瞧

【动作作用】主要具有解除中枢神经系统的疲劳、提高大脑对脏腑的调节能力、增强免疫力和体质的作用。功效为通利百脉、调补脏腑。对体虚、颈椎病、高血压病、脑部等中枢神经系统疾患有防治作用，还可调理亚健康状态。

5.摇头摆尾去心火

【动作姿势】

（1）先重心左移，右脚向右开步站立，同时两掌上托至头上方，肘关节微屈，指尖相对，目视前方。

（2）两脚屈膝半蹲呈马步，同时两臂向两侧下落，两掌扶于膝关节上方。

（3）重心向上稍升起，随之重心右移，上体向右侧移，俯身，目视右脚。

（4）重心左移，同时上体由右向前、向左旋转，目视左脚（图4-229）。

（5）最后重心右移成马步，同时头向后摇，上体立起，随之下颌微收，目视前方。

（6）右式动作与左式相同，只是左右相反，该式一左一右为1次，共做3次。做完3次后，重心左移，右脚回收呈开步站立，同时两臂经两侧上举，两掌心相对，两腿膝关节微屈，接着两掌下按至腹前，指尖相对，目视前方。

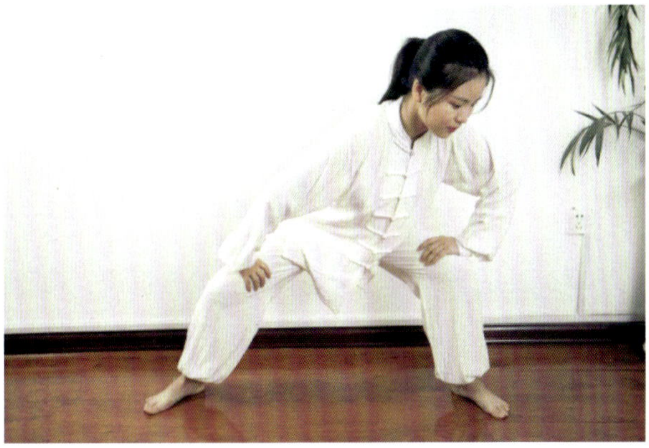

图4-229 摇头摆尾去心火

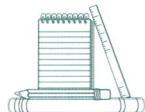

【动作要领】马步下蹲，要收髋敛臀，上体中正。在摇头摆尾转动过程中，脖颈与尾闾对拉伸长，头颈、腰腹及髋部肌群参与收缩。速度要柔和缓慢、圆活连贯。

【动作作用】主要具有使心火下降、肾水上升，去除心火的作用。功效为降心火。主治心烦、失眠多梦、口臭、口疮、小便赤热、便秘等。另外，通过摇头摆尾过程使颈腰关节、韧带和肌肉等得到了增强，并增加了颈、腰、髋关节的灵活性，有助于任、督、冲三脉的运行，主治颈、胸、腰椎疾患。

6. 两手攀足固肾腰

【动作姿势】

（1）两脚稍分开，与肩等宽，两腿挺膝，伸直站立，同时两掌指尖向前，两臂向前、向上举起，肘关节伸直，掌心向前，目视前方。

（2）两臂屈肘，两掌下按于胸前，掌心向下，指尖相对。

（3）两臂外旋，两掌心向上，两掌掌指随腋下后擦。两掌心向内，沿脊柱两侧向下摩运至臀部。

（4）上体前俯，沿腿后向下摩运，经脚两侧至脚面，抬头，目视前下方，动作略停（图4-230）。

（5）两掌沿地面前伸，随之用手臂带动上体立起，两臂肘关节伸直上举，掌心向前。

该式一上一下为1次，共做4～8次。做完后，两腿膝关节微屈，同时两掌向前下按至腹前，掌心向下，指尖向前，目视前方。

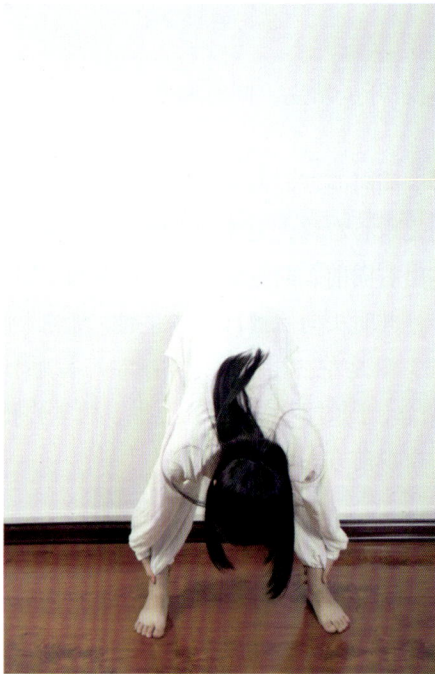

图4-230   两手攀足固肾腰

【动作要领】两掌向下摩运要适当用力，至足背时，松腰沉肩，两膝挺直。向上起身时，手臂要主动上举，带动上体立起。

年老体弱者，俯身动作应逐渐加大。较重的高血压和动脉硬化患者，俯身时头不宜过低。

【动作作用】主要具有使躯干部前后伸屈肌群力量及柔韧性增强的作用。功效为强腰健肾和醒脑明目。本势主要运动腰部，使人体的督脉和足太阳膀胱经得到拉伸牵扯，也加强了腹部及各个内脏器官的活动，同时对于内脏各器官有良好的牵拉推拿作用，主治腰背部、生殖系统、泌尿系统等疾患。

7. 攒拳怒目增气力

【动作姿势】

（1）先重心右移，左脚向左开步，两腿半蹲呈马步，同时两掌握拳于腰侧，大拇指在内，拳眼向上，目视前方。

（2）左拳向前冲出，与肩同高，拳眼向上，两目瞪视左拳。

（3）左臂内旋，左拳变掌，虎口向下，目视左掌；左臂外旋，肘关节微屈，同时左掌向左缠绕，变掌心向上后握住，大拇指在内，目视左拳。左拳屈肘回收至腰侧，拳眼向上，目视前方。

（4）右拳向前冲出，拳眼向上，两眼瞪视右拳（图4-231）。右拳收回，再出击左拳。

（5）右式动作与左式动作相同，该式一左一右为一式，共做4～8次。做完后，重心右移，左脚回收呈并步站立，同时两拳变掌回于体侧，目视前方。

【动作要领】冲拳时怒目圆睁，脚趾抓地，拧腰瞬间，力达拳面。马步的高低可根据自己腿部的力量灵活掌握。回收时要旋腕，五指用力抓握。

【动作作用】主要具有使全身筋骨强健、肌肉增强的作用。功效为强筋健骨。本势主要运动四肢、腰部和眼肌等，使全身肌肉、经脉受到劲力牵张刺激，长期锻炼可使肌肉结实有力，气力增加，主治全身筋骨疾患。

图4-231 攒拳怒目增气力

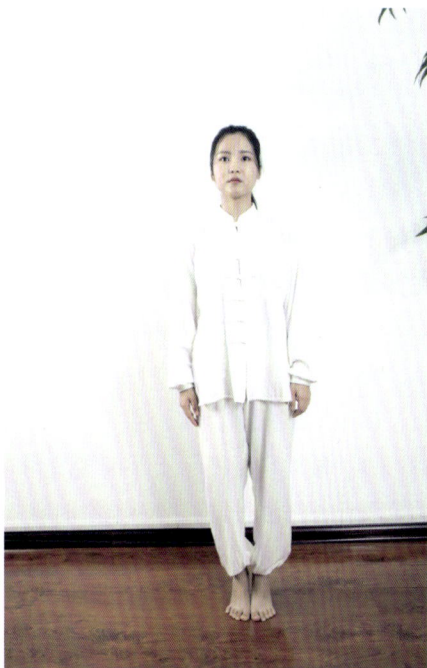

8. 背后七颠百病消

【动作姿势】

（1）两脚并拢，两臂自然下垂，全身放松，自然呼吸。

（2）两脚跟提起，头上顶，动作稍停，目视前方（图4-232）。

（3）两脚跟下落，轻震地面，该式一起一落为一式，共做4～8次。

【动作要领】上提时要脚趾抓地，脚跟尽力抬起，两脚并拢，百会穴上顶，略有停顿，掌握好平衡。脚跟下落时要松踝，足跟轻轻下震，同时松肩舒臂，周身放松。

【动作作用】主要作用在于通过足跟有节律性的运动，从而使椎骨之间及各个关节韧带得以锻炼，具有通畅血脉、充足气血的功效。本势通过下落振荡动

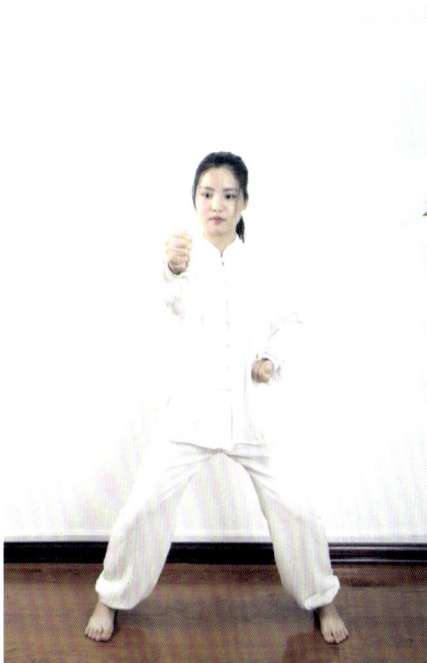

图4-232 背后七颠百病消

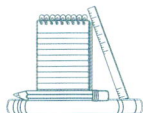

作使全身抖动，有利于脊髓血液的循环和脊髓神经功能的增强，对全身神经起到调节作用，从而达到消除百病功效，尤其是对脊椎疾病和扁平足有防治作用，同时也正好作为整套八段锦的收功。

五、五禽戏

五禽戏是模仿虎、鹿、熊、猿、鸟5种禽兽的活动特性编制而成，分别是虎戏、鹿戏、熊戏、猿戏和鸟戏。据史料记载五禽戏为华佗所创，具有强身健体、防病治病的作用。五禽戏有两种练法：一种是模仿五种禽兽的动作，可用意念想着五种禽兽如何活动，从而自然地引出动作来。要求前后次序有组合，每次锻炼的动作并不要求完全一样。另一种练法是依成套动作练习。练习五禽戏的要领有两点：一是必须注意掌握意念活动、引导呼吸和肢体活动，三者要紧密结合，融为一体，这是导引的基础。二是练五禽戏要象形取义。也就是说练虎戏要像虎，而且要取虎的活动中对健身有益的方面。其他几个戏也应如此。五禽戏的运动量较大，一般以练到心旷神怡、微微汗出为最佳。

知识链接

　　南北朝时陶弘景在其《养性延命录》中提出了五禽戏的锻炼原则："任力为之，以汗出为度。"

---

1. 虎戏　主要是模仿虎勇猛扑食的动作以强身健体。

【动作姿势】

（1）预备式　两脚分开，松静站立，两臂自然下垂，目视前方，调匀呼吸，意守丹田。

（2）虎戏由虎举和虎扑两个动作组成。其手形是虎爪，手掌张开，虎口撑圆，第1、2指关节弯曲内扣，模拟老虎的利爪。练习虎戏要表现出虎的威猛气势，虎视眈眈。

1）虎举

①掌心向下，十指张开、弯曲，由小指起依次曲指握拳，向上提起，高与肩平时拳慢慢松开，上举撑掌（图4-233）。

②再曲指握拳，下拉至胸前再变掌下按至腹前。

2）虎扑

①左式，两手经体侧上提、前伸，上体前俯，变虎爪，再下按至膝部两侧，两手收回。经体侧上提向前下扑，上提至与肩同高时抬左腿向左前迈一小步，配合向前下扑时落地，先收回左脚，再慢慢收回双手（图4-234）。

②右式动作和左式相同，唯出脚时换成右脚。

虎戏结束，两手侧前上提，内合下按做一次调息。

【动作要领】

（1）做虎举，两手上举时要充分向上拔长身体，提胸收腹如托举重物，下落时含胸松腹如下拉双环，气沉丹田。两手上举时吸入清气，下按时呼出浊气。

（2）做虎扑，两手前伸时上体前俯，下按时膝部先前顶，再髋部前送，身体后仰，形成躯干的蠕动。虎扑要注意手形的变化，上提时握空拳前伸，下按时变虎爪，上提时再变空拳，下扑时又呈虎爪，并配合快速呼气，以气催力，力贯指尖。速度由慢到快，劲力由柔转刚。

【动作作用】虎戏主肝，有强筋健骨的作用，具有疏肝理气、开张肺气、舒筋活络、强肾固

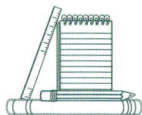

腰的功效。在虎戏的各种步法变换中，虎举可提高呼吸功能，曲指握拳能增加循环功能，对心肺疾病及神经衰弱等有一定的疗效。虎扑时由于脊柱向前伸展折叠，锻炼了脊椎关节的柔韧性和伸展度及四肢关节的协调性，对防治颈椎病、腰背痛、骨关节酸痛等有一定的疗效。

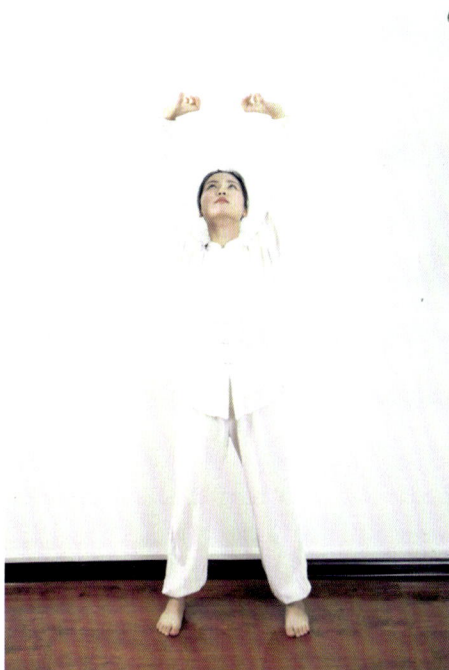

图 4-233　虎举

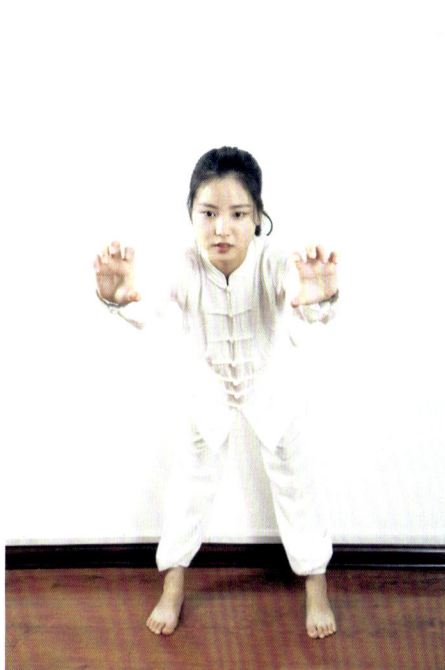

图 4-234　虎扑

2. 鹿戏　鹿戏主要是模仿鹿的姿态和动作以强身健体。

【动作姿势】

（1）预备式　同虎戏。

（2）鹿戏　由鹿抵和鹿奔两个动作组成。鹿戏的手形是鹿角，中指、无名指弯曲，其余三指伸直张开。练习鹿戏时，要模仿鹿轻盈安闲、自由奔放的神态。

1）鹿抵：练习时以转动腰部来带动上、下肢动作。

①上肢动作，握空拳，两臂向右侧摆起，与肩等高时拳变鹿角，随身体左转，两手向身体左后方伸出（图 4-235）。

②下肢动作，两腿微曲，重心右移，左脚提起向左前方着地，屈膝，右腿蹬直，左脚收回。

2）鹿奔

①左式，左脚向前迈步，两臂前伸，收腹拱背，重心前移，左脚收回。注意腕部动作，两手握空拳向前划弧，最后曲腕，重心后坐时手变鹿角，内旋前伸，手背相对，含胸低头，使肩背部形成横弓。同时尾闾前扣，收腹，腰背部开成竖弓，重心前移，呈弓步，两手下落（图 4-236）。

②右式，动作同左式，唯左右相反。但应注意小换步，换右脚，在五禽戏的左右式动作中，只有鹿奔才有个小步。收左脚，脚掌着地时右脚跟提起，向前迈步，重心后坐再前移同左式。

鹿戏结束，两手侧前上提，内合下按做一次调息。

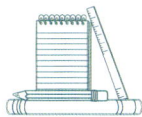

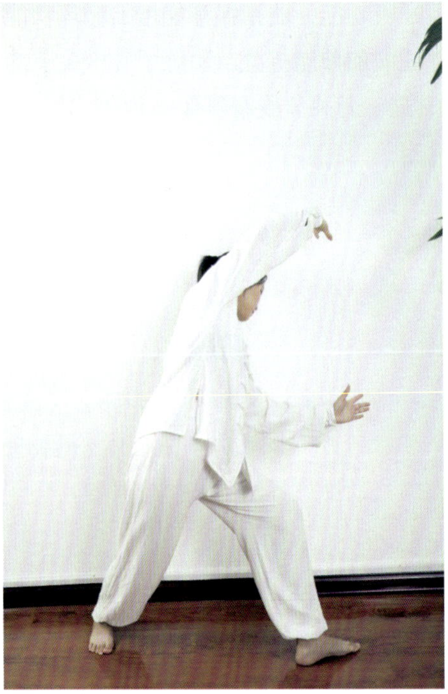

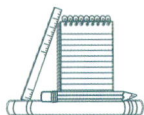

图 4-235　鹿抵

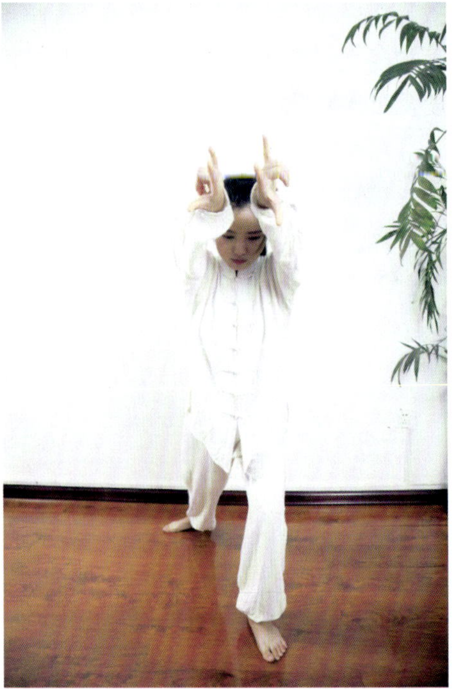

图 4-236　鹿奔

【动作要领】做鹿抵时，脚跟落地，脚尖外展接近 90°，身体稍前倾，左肘压抵腰侧，右手充分向左后伸，展开右腰侧，增加腰部旋转，使眼睛通过左肩上方看右脚后跟。

做鹿奔的整个运动是脊柱由伸到屈、由屈到伸的过程。弓步屈手腕时，脊柱处于自然放松状态。重心后移、脊柱后弓时，伸膝、扣髋（骨盆尽力前倾）、弓腰（腰椎屈）、含胸（胸椎屈）、扣肩，再两臂内旋把腰背的力量传至手指尖，使脊柱得到充分的伸展和拔长。

【动作作用】鹿戏主肾，主要运动腰部，善运尾闾穴，有助于运行任、督二脉的经气，有强筋骨、固腰肾的作用。功效为益气补肾、强腰健肾。经常练习能提高腰部肌肉力量和柔韧性，对腰背痛、腰肌劳损、阳痿、月经不调、痛经等有一定疗效。

3. 熊戏　熊戏主要是模仿熊的沉稳走爬动作以强身健体。

【动作姿势】

（1）预备式　同虎戏。

（2）熊戏　熊戏由熊运和熊晃两个动作组成。熊戏的手形是熊掌，手指弯曲，大拇指压在食指、中指的指节上，虎口撑圆。大自然的熊表面上笨拙缓慢，其实内在充满了稳健、厚实的劲力。

1）熊运：两手呈熊掌，置于腹下，上体前腑，身体顺时针划弧，向右、向上、向左、向下，再逆时针划弧，向左、向上、向右、向下。开始练时，要体会腰腹部的压紧和放松（图 4-237）。

2）熊晃：提髋带动左腿，向左前落步，左肩前靠，屈右腿，左肩回收，右臂稍向前摆，后坐，左手臂再向前靠，上下肢动作要配合协调。换右式，提右髋，向右前落步，右肩前靠，屈左腿，右肩回收，左臂稍向前摆，后坐，右手臂再向前靠。初学时提髋动作可单独原地练习，两肩不动，收挤腰侧，以髋带腿，左右交替，反复练习（图 4-238）。

熊戏结束，两手侧前上提，内合下按，做一次调息。

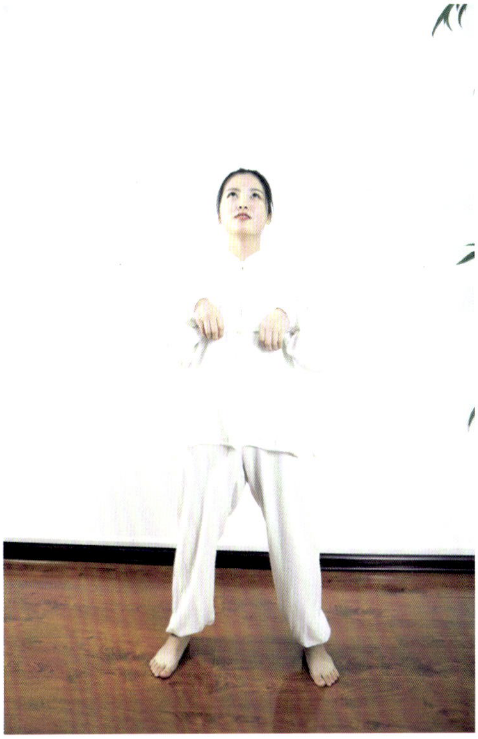

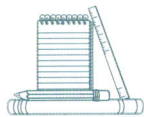

图 4-237　熊运

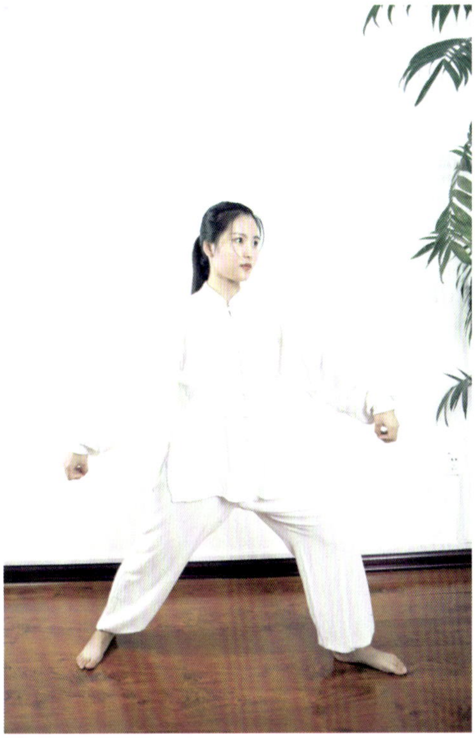

图 4-238　熊晃

【动作要领】熊运时，两腿保持不动，固定腰胯，手下垂放松，只体会腰腹部的立圆摇转，待熟练后再带动两手在腹前绕立圆。动作配合要协调自然，手上提时吸气，向下时呼气。

熊晃时，用脚刻意踏步，应该用身体自然下压，膝踝关节放松，全脚掌着地，使震动传到髋部。重心转移时，腰部两侧交替压紧放松。

【动作作用】熊戏主脾，熊戏中用腰带动身体的晃动使全身都得到运动，可促进血液循环，活跃全身生理功能，有滑利脊柱和髋膝踝关节，增强腰腹肌力量的作用。功效为调理脾胃、促进消化、营养脏腑、强壮筋骨，主治消化系统疾病及脊椎和髋膝踝关节病变。

4. 猿戏　猿戏主要是模仿猿猴纵跳、攀枝、摘果子等动作以强身健体。

【动作姿势】

（1）预备式　同虎戏。

（2）猿戏　猿戏由猿提和猿摘两个动作组成。猿戏有两个手形：猿勾，五指撮拢，曲腕；握固，大拇指压在无名指指根内侧，其余四指握拢。猿猴生性活泼，机灵敏捷。猿戏要模仿猿猴东张西望、攀树摘果的动作。

1）猿提：两手置于体前，十指张开，快速捏拢呈猿勾，肩上耸，缩脖，两手上提，收腹提肛，脚跟提起，头向左转，头转回肩放松，脚跟着地，两手变掌，下按至腹前。再做右式。重心上提时先提肩，再收腹提肛，脚跟提起。重心下落时先松肩，再松腹松肛，脚跟着地。以膻中穴为中心，含胸收腹，缩脖提肛，两臂内夹，形成上下左右的向内合力，然后放松还原（图4-239）。

2）猿摘：退步划弧，丁步下按，上步摘果。猿摘模仿猿猴上树摘果，手形和眼神的变化较多，眼先随右手，当手摆到头的左侧时，转头看右前上方，意想发现树上有颗桃。然后下蹲，向上跃步，攀树摘果，变勾速度要快。握固，收回，变掌捧桃，右手下托。下肢动作，左脚向左后方退步，右脚收回变丁步；右脚前跨，重心上移，再收回变丁步。完整练习：退步摆掌，松肩划弧，左顾右盼，下按上步，摘果，握固，收回（图4-240）。

猿戏结束，两手侧前上提，内合下按，做一次调息。

【动作要领】猿提中重心上提时要保持身体平衡，意念中百会上领，身体随之向上。猿摘时要注意上下肢动作的协调。

【动作作用】猿戏主心，猿提可以起到推拿上焦内脏、提高心肺功能的作用；猿摘可改善神经系统的功能，提高机体反应能力及敏捷性。猿戏具有醒神、增强肢体的灵活性，进而达到体健身轻和延缓衰老的作用。功效为养心补脑、开窍益智、增强人的平衡能力，主治心脑疾病及肺部疾患。

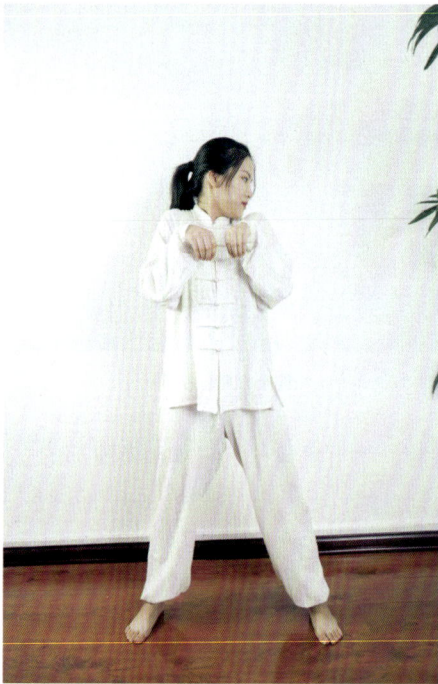

图 4-239　猿提　　　　　　　　　　　　　　图 4-240　猿摘

5. 鸟戏　鸟戏是模仿鸟展翅飞翔的动作以强身健体。

【动作姿势】

（1）预备式　同虎戏。

（2）鸟戏　鸟戏由鸟伸和鸟飞两个动作组成。鸟戏的手形是鸟翅，即中指和无名指向下，其余三指上翘。练习鸟戏时，意想自己是湖中仙鹤，昂首挺立，伸筋拔骨，展翅翱翔。

1）鸟伸：双腿稍向下蹲，双手为掌，在小腹前重叠，左掌压在右掌上，上举至头前上方。手掌水平上举时耸肩缩颈，尾闾上翘，身体稍前倾（图4-241）。两手下按至腹前，再向后呈人字形分开，后伸左腿，两膝伸直，保持身体稳定。双手后展，后展时手变鸟翅。

2）鸟飞：两手在腹前相合，两侧平举，提腿独立，立腿下落，再上举提腿，下落。换做右式。平举时手腕比肩略高，下落时掌心相对，再上举时手背相对，形成一个向上的喇叭口。可以先单独练习上肢动作，先沉肩，再起肘，最后提腕。下落时先松肩，再沉肘，按掌。使肩部、手臂形成一个波浪蠕动，有利于气血运行。再练习下肢动作，立腿提膝时，支撑腿伸直，下落时支撑腿随之弯曲，脚尖点地再提膝（图4-242）。

鸟戏结束，两手侧前上提，内合下按，做一次调息。

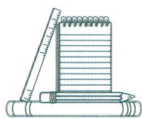

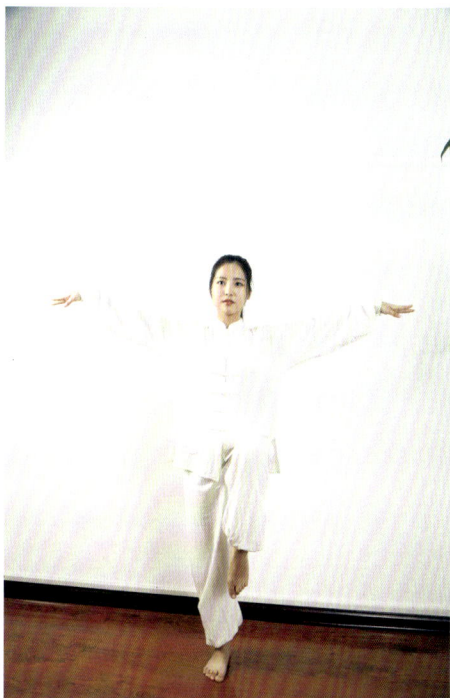

图 4-241 鸟伸　　　　　　　　　　　　　图 4-242 鸟飞

【动作要领】鸟伸动作要借助手臂的上举下按，身体松紧交替。

鸟飞时，要上下肢协调配合，身体保持平衡。

【动作作用】鸟戏主肺，鸟戏的伸展运动可以加强呼吸的深度，使肺的功能得到充分发挥，也可以使胃肠、心脏等内脏器官功能加强，从而改善人体全身的生理功能，具有调畅气机、滑利关节、增强肌力、提高平衡能力的作用。功效为补肺宽胸，主治心肺疾患及脊椎和四肢关节病变。

复习思考

1.五禽戏是模仿哪几种禽兽的活动特性编制而成（　　　　）

　　A.虎　　　B.鹿　　　C.熊　　　D.猿　　　E.蛇

2.叙述推拿练功的注意事项。

3.简述推拿练功与推拿手法的关系。

扫一扫，查阅
复习思考题答案

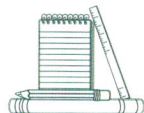

中篇　推拿治疗

模块五　骨伤科病证

扫一扫，查阅PPT、视频、知识链接等数字资源

项目一　颈椎病

【学习目标】

1. 掌握颈椎病的分型诊断依据及推拿治疗。
2. 熟悉颈椎病的含义和疗效标准。
3. 了解颈椎病的病因病机及预防调护。

案例导入

患者刘某，女，47岁，干部，2017年3月6日就诊。

主诉：颈部疼痛伴右上臂放射性疼痛1年余，加重1周。

现病史：患者自述从事办公室工作，长期低头伏案。颈部疼痛1年多，过劳时偶有右上肢疼痛，未予治疗。近一周来症状加重，颈部、右肩及臂、手指麻胀疼痛。经颈椎牵引及针灸治疗效果不显著，遂到我院求治。

查体：颈部活动受限，以向右旋转为甚，颈4～5棘突旁右侧周围肿胀，肌肉痉挛压痛明显，可触及颈5棘突向右偏歪，椎间孔挤压试验及臂丛神经牵拉试验阳性。

辅助检查：X线片示颈椎生理曲度变直，颈4～5呈退行性病变，椎体前后缘骨质增生，颈4～5椎间隙变窄，颈5棘突向右偏歪。

问题：该患者的诊断是什么？如何进行推拿治疗？

颈椎病又称颈椎综合征、颈肩综合征或颈椎退行性关节炎，是由于损伤或颈椎及其软组织劳损性退变，刺激或压迫颈部神经根、椎动脉、交感神经、脊髓而引起，以颈、肩、臂疼痛伴手指麻木、头痛、眩晕或出现视物模糊、耳鸣，甚至肢体瘫痪等一系列临床症状为主要特征的疾病。颈椎病为临床常见病、多发病，40岁以上多见，起病缓慢，急性少见，临床上分为6型：颈型、神经根型、椎动脉型、交感型、脊髓型、混合型，其中神经根型最为常见。

【病因病机】颈部的急性损伤与慢性劳损是颈椎病的常见外因，颈椎的退行性变是内因，也是主要原因。这些原因导致颈椎内外平衡失调，使椎间盘退化、小关节增生、韧带肥厚钙化、

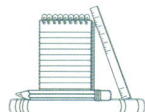

颈椎骨质增生等，刺激或压迫颈神经根、椎动脉、交感神经、脊髓等软组织，从而产生一系列临床症状和体征。

知识链接

《素问·至真要大论》说："阴痹者按之不得，腰脊头项痛，时眩……病本于肾。"清代医家程杏轩认为病在肾，则病肩、背、颈项痛，特别强调了颈椎病，其本在肾。

【诊断依据】

1. 颈型颈椎病

（1）主要病史　绝大多数患者有落枕病史。

（2）临床表现　以颈部症状为主，颈项强直、疼痛，可有整个肩背部疼痛，颈部功能活动受限。少数患者出现肩与上肢麻木等症状。

（3）体征检查　颈部活动明显受限，颈肩部肌肉广泛性压痛，有时可触及肌肉痉挛，压颈试验可出现阳性。

（4）辅助检查　X线片显示颈椎生理弧度变直，椎体生理前凸减少、消失，甚至反曲，椎体骨质增生、小关节增生等。

（5）类证鉴别　本病应注意与落枕、肩周炎进行鉴别。

①落枕：压痛点位于肌肉（如胸锁乳突肌、斜方肌等），压痛较明显，在颈背部可触及条索状肌肉隆起，行颈椎牵引时疼痛不减，有的甚至加重，痛点封闭时症状可减轻或消失。颈型颈椎病压痛点多位于棘突、关节囊部，行颈椎牵引疼痛可减轻。

②肩周炎：多发于50岁左右，夜间痛甚，疼痛部位在肩关节，痛点封闭有效。常有明显的肩关节活动障碍，颈椎X线片无生理前曲变直和关节不稳等颈椎病的常见改变。颈型颈椎病在肩部往往无明显压痛点，仅有颈部疼痛和活动障碍，肩部活动尚可。

2. 神经根型颈椎病

（1）主要病史　一般有颈部外伤史，或者长期低头、伏案工作等劳损史。

（2）临床表现　颈肩背疼痛，并向一侧或两侧上肢放射。疼痛为酸痛、胀痛或灼痛，伴有针刺或电击样痛。重者为阵发性剧痛，影响工作和睡眠。颈部后伸或咳嗽、打喷嚏、大便时疼痛可加剧。部分患者伴有头晕、头痛、耳鸣，劳累或受寒后易诱发疼痛。上肢沉重、酸软无力、握力减退或持物易坠落。麻木和疼痛部位往往相同，多出现在手指和前臂。

知识链接

皇甫谧《针灸甲乙经》中有很多类似神经根型颈椎病的描述，如项似拔、项直不可顾、暴挛、肩臂项痛、五指不可屈伸。

（3）体征检查　颈部活动明显受限，病变颈椎棘突、椎旁和患侧肩胛骨内上角肌、冈下肌常有压痛、放射痛。上肢及手指的感觉减退，可有肌肉萎缩。臂丛神经牵拉试验阳性，椎间孔挤压试验阳性，头顶叩击试验阳性。肱二头肌和肱三头肌腱反射减退甚至消失，检查时应双侧对比。

（4）辅助检查　X线侧位片可见颈椎生理曲度改变，如生理前突减小、消失或反弓，椎间隙狭窄，骨质增生，项韧带钙化，椎体间可有轻度阶梯样改变。X线斜位片可见钩椎关节骨刺突

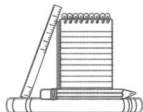

向椎间孔，椎间孔变小。

（5）类证鉴别　临床上应注意与颈椎小关节错缝、项背筋膜炎、肩周炎等鉴别。

①颈椎小关节错缝：有明显外伤史，颈肩痛并向上肢和头枕部放射，颈部僵硬，活动受限。查体可见病变部位有压痛和棘突偏歪，但 X 线片往往无明显改变。

②项背筋膜炎：颈项部较广泛性压痛，但无明显放射痛，少有麻痛，若有麻木区但不按脊神经节段分布，且无腱反射异常。X 线片多无异常。

③肩周炎：多见于 50 岁左右，肩部疼痛、活动受限，但一般不向前臂放射，压痛点多位于肩部，颈部无明显压痛。颈椎 X 线片无异常。

3. 椎动脉型颈椎病

（1）临床表现　主要为眩晕、耳鸣、耳聋、恶心、呕吐、猝倒等，常因头部转动或侧弯至某一位置时诱发或加重。颈肩痛、颈枕痛与神经根型颈椎病相似。

（2）体征检查　颈椎棘突部有压痛，椎间孔挤压试验阴性，但椎动脉扭转试验阳性。

（3）辅助检查　X 线检查正位片可见椎体钩椎关节侧方有骨赘，斜位片可见钩椎关节骨质增生，椎间孔变小。椎动脉造影可见椎动脉因钩椎关节骨赘压迫而迂曲、变细或者阻滞。脑血流图可见基底动脉两侧不对称。

（4）类证鉴别　应与梅尼埃病、位置性眩晕和颅内肿瘤等疾病相鉴别。

①梅尼埃病：眩晕发作多与情绪变化及光线刺激有关，前庭功能减退，发作时伴有水平性眼球震颤，缓解后可毫无症状，神经系统检查无异常。

②位置性眩晕：患者头部或身体位于某一位置时出现眩晕及眼球震颤，只要离开这一位置眩晕即停止，其他神经系统功能正常。

③颅内肿瘤：第 4 脑室或颅后窝肿瘤可直接压迫前庭神经及其中枢，患者转头时也可突发眩晕，但常伴有头痛、恶心呕吐等颅内高压症，血压升高。CT 扫描或 MRI 可确诊。

4. 脊髓型颈椎病

（1）临床表现　以慢性进行性四肢瘫痪为特征，以肢体感觉、运动功能障碍及膀胱括约肌障碍等诸多表现为主要症状。患者表现是从下肢双侧或单侧发沉、发麻开始，随之出现行走困难，下肢肌肉僵硬发抖，腿软、易绊倒，走路不稳或有踩棉花感。上肢也可出现肌肉麻木、无力等感觉运动障碍。甚则四肢瘫痪、小便潴留或失禁。常伴头颈部疼痛、面部发热、出汗异常等。

（2）体征检查　颈部活动受限不明显，上肢活动欠灵活，肌张力可能增高，腱反射（肱二头肌和肱三头肌肌腱、髌腱、跟腱）可亢进。常可引起病理反射，如霍夫曼征、巴宾斯基征阳性，甚至踝阵挛等。

（3）辅助检查　X 线检查颈椎生理曲度改变，颈椎骨质增生，椎间隙狭窄，椎间孔缩小。CT 检查可见颈椎间盘变性，髓核突出，脊髓受压（图 5-1）。此外，肌电图检查对诊断也有帮助。

（4）类证鉴别　本病应注意与脊髓肿

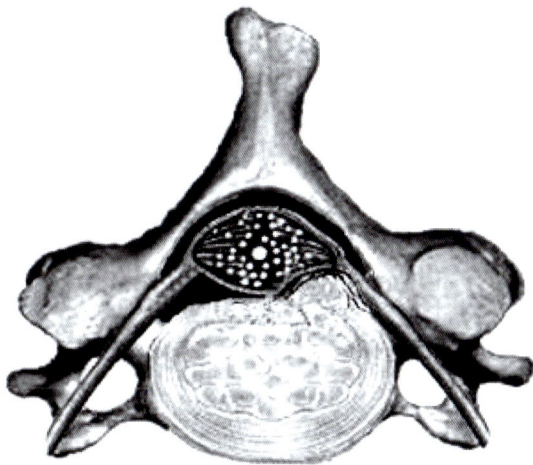

旁中央突出

图 5-1　颈椎髓核突出，脊髓受压

瘤、脊髓空洞症、原发性侧索硬化症、肌萎缩性侧索硬化症等进行鉴别。

①脊髓肿瘤：脊髓压迫症状呈进行性加重，X线片示椎间孔扩大，椎体或椎弓等骨质破坏，但病变多不侵及椎间盘组织。CT、MRI及脊髓造影可确诊。

②脊髓空洞症：好发于青年人，以20～30岁为多见，其病变常见部位为颈胸段，以痛温觉与触觉分离为特征，尤以温觉减退或消失为突出。脊髓造影通畅，但MRI检查可见颈膨大部有空洞形成。

③原发性侧索硬化症：临床上可见进行性痉挛性截瘫或四肢瘫，但无感觉障碍。腰椎穿刺压颈试验阴性，脊髓造影无阻塞现象。

④肌萎缩性侧索硬化症：为原因不明的一种运动神经元性疾病，表现为进行性肌萎缩，尤以手部肌肉萎缩显著，从手向近端发展，最后可侵及舌肌和咽部，躯体有运动障碍而无感觉障碍。CT、MRI或脊髓造影显示脊髓无压迫症状。

5. 交感型颈椎病

（1）临床表现　以交感神经兴奋的症状为主，如头痛或偏头痛，有时伴有恶心呕吐，颈部酸痛、有沉重感，视物模糊，视力下降，眼窝胀痛，心前区痛，心跳加快，心律不齐，血压升高，肢体发凉或畏寒、多汗等。或出现交感神经抑制症状，如头晕、眼花、眼睑下垂、流泪、心动过缓、血压偏低、胃肠蠕动增加或嗳气等。

（2）体征检查　头颈转动时，颈部和枕部不适及疼痛的症状可明显加重，压迫患椎可诱发或加重交感神经症状。

（3）辅助检查　X线平片除显示颈椎常见的退行性改变外，颈椎屈、伸位检查可证实有颈椎节段不稳，其中以颈椎3～4椎间不稳最常见。

（4）类证鉴别　本病要注意与冠状动脉供血不全、神经症或自主神经系统功能紊乱等疾病相鉴别。

①冠状动脉供血不足：以心前区疼痛、胸闷气短及左上肢尺侧的反应性疼痛为主要症状，无上肢颈脊神经根刺激的其他症状。心电图有改变，口服硝酸甘油类药可缓解症状。

②神经症：多见于青年女性，表现为头痛、头晕、失眠、记忆力减退、自制力差等一系列大脑皮层功能减退的症状，症状变化与情绪波动密切相关。患者主诉多，但客观检查无明显异常。颈椎X线检查无异常。

6. 混合型颈椎病　临床上同时出现上述两型或两型以上的症状者可诊断为混合型颈椎病。混合型患者大多数超过50岁，且病程长。

【推拿治疗】

1. 治疗原则　舒筋通络、活血化瘀、理筋整复。

2. 治疗部位　颈部及风池、翳风等穴。

3. 操作方法

（1）舒筋通络　患者正坐位。术者用轻柔的按揉、捏拿、弹筋、拨筋、拍打、叩击、点穴等推拿手法在患者颈项两侧及肩部治疗，使紧张痉挛的肌肉放松，从而加强局部气血运行，促进水肿吸收，为下一步手法治疗创造条件。

（2）拉宽椎间隙　用拔伸手法进行颈椎牵引，使颈椎间隙增宽，以扩大椎间孔，同时为恢复颈椎力学平衡创造条件。本法主要适用于神经根型颈椎病，脊髓型和椎动脉型慎用。

（3）理筋整复　①患者正坐位，头部前屈至适当的角度。术者一手用拇指按住患椎棘突，

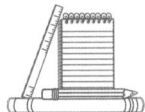

一手用肘部托住患者下颌部，向前上方牵引，同时向患侧旋转头部。②患者仰卧，肩后用枕垫高。术者立于床头，右手紧托患者枕部，左手托住下颌部，将患者头部自枕上拉起，使颈与水平面呈 45° 角，牵引持续 1～2 分钟。然后轻轻将头向左右旋转和前后摆动，此时往往可听到整复时的弹响声，但整复时不可追求关节弹响声而使用暴力，否则易致瘫痪，甚至死亡。

（4）活血化瘀　按揉颈椎两侧，上下往返治疗；再用直擦法治疗颈椎两侧，以透热为度；拿肩井、搓理抖上肢而结束推拿治疗。

使用手法治疗颈椎病时动作要轻柔和缓、力度适中，切忌动作粗暴，也不可急骤旋颈和扳颈、做各种超过颈椎生理范围的强制被动运动，以免引起脊髓损伤、四肢瘫痪。特别是对脊髓型颈椎病患者，禁用整复手法。

知识链接

脊髓型颈椎病起病缓慢，病情复杂，脊髓受损后往往出现不可逆的改变，治疗难度大，效果较差。早期的正确诊断、及时合理的治疗可显著增加疗效，提高患者的生活质量。

脊髓型颈椎病如保守治疗无效，手术干预可能阻止病情恶化，而手术时机的选择是一项非常复杂的、融合了理论和临床实践的综合过程。手术时机选择在可能发生严重不可逆转的神经功能丧失之前最为合适。

【预防调护】

1.加强颈部功能锻炼，养成良好的用颈习惯。

2.长期伏案、低头工作者，应在工作 1～2 小时后，做 10 分钟左右颈肩部活动，以防颈部劳损。

3.合理用枕，保持良好的睡眠体位。

4.注意颈部保暖，治疗期间忌食凉性食物，防止风寒侵袭。

5.积极治疗颈椎相邻器官感染性疾患，如咽炎、中耳炎等，防止颈椎病的发生和加重。

【疗效标准】

1.治愈　原有各型症状消失，肌力正常，颈、肢体功能恢复正常，能参加正常劳动和工作。

2.好转　原有各型症状减轻，颈、肩背疼痛减轻，颈、肢体功能改善。

3.未愈　症状及体征无改善。

复习思考

1.颈椎病可分为哪几型？

2.简述神经根型颈椎病的诊断及推拿治疗。

3.试述颈型颈椎病与落枕的鉴别诊断。

扫一扫，查阅
复习思考题答案

项目二　落　枕

案例导入

患者赵某，女，40岁，2017年6月25日就诊。

主诉：晨起后颈部疼痛不适2天。

现病史：患者自述2天前晨起后感觉颈部不适，休息2天未见好转且加重，经刮痧及拔罐后疼痛无改善，现患者转头低头受限明显，咳嗽及深呼吸痛甚，痛连左肩背部，抬肩时疼痛加剧，疼痛以肩上和肩前区明显。

查体：颈椎生理幅度变直，颈部活动功能减弱。颈椎椎旁压痛广泛，左侧颈肩部肌肉肿胀，可触及明显的肌肉痉挛，臂丛神经牵拉试验及椎间孔挤压试验阴性。

辅助检查：X线片未见明显异常。

问题：该患者的诊断是什么？如何进行推拿治疗？

睡醒后出现颈部酸痛不适、活动不利等症状称为落枕，又称失枕，好发于青壮年，以冬春季多见。症状轻者数日内可自愈，重者病程可延续数周不愈。

【病因病机】多由于睡眠时枕头过高、过低或过硬，或睡姿不良，头颈过度偏转，使颈部肌肉长时间受到牵拉，复受风寒侵袭，致使气血凝滞，经络受阻而致。

知识链接

《伤科补要》曰："感冒风寒，以患头颈，头不能转。"

《诸病源候论·失枕候》记载："头项有风在筋膜间，因卧而气血虚，值风发动，故失枕。"

【诊断依据】

1. 主要病史　患者平素喜卧高枕、低枕、硬枕，或有过度疲劳、感受风寒的病史。

2. 临床表现

（1）常在醒后出现颈部酸楚疼痛。

（2）头常歪向患侧，活动不利。

（3）颈项不能自由旋转后仰，旋头时常与上身同时转动，以腰部代偿颈部的旋转活动。

（4）疼痛可向肩背部放射。

（5）若风寒外束，颈痛项强者，可有恶风、怕冷、头痛等症。

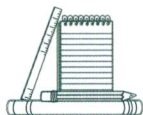

3. 体征检查　颈部肌肉痉挛僵硬，斜方肌、大小菱形肌等处压痛。

4. 辅助检查　X线检查无异常改变或有轻度颈椎生理曲度变直。

【类证鉴别】反复落枕者应考虑为颈椎病。

【推拿治疗】

1. 治疗原则　舒筋活血、温经通络。

2. 操作部位　颈部、上肢部及风池、风府、天柱、合谷等穴。

3. 操作方法

（1）揉摩法　用指面或小鱼际揉摩颈项痛点数遍，使肌肉痉挛缓解。

（2）点穴法　点按风池、风府、天柱、合谷等穴，每穴半分钟左右，以解痉止痛。

（3）捏拿弹拨法　捏拿弹拨颈部、肩上和肩胛内侧的肌筋。

（4）牵颈法　术者一手托住患者下颌，另一手托住枕部做颈部拔伸牵引，同时将颈部慢慢旋转、屈伸数遍，使颈部肌肉放松（图5-2）。

图 5-2　牵颈法

（5）颈部扳法　将颈部旋转至肌肉最紧张时，突然做小幅度有控制的快速扳动，此时常可听到弹响复位声，注意动作切忌粗暴（图5-3）。

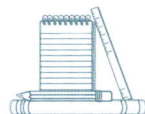

图 5-3　颈部扳法

（6）拍击法　轻轻地拍打叩击颈项肩背数遍，搓理结束。

知识链接

经常落枕者临床上可考虑为颈椎病，临床上治疗落枕的方法很多，但以针灸及推拿治疗具有确切的疗效。据王文远教授《王氏平衡针疗法》记载，对落枕患者针刺颈痛穴（相当于中渚穴位置）可一针见效。

【预防调护】

1. 睡眠时枕头软硬要适中，枕头高度以肩部至耳部的高度为宜。
2. 保持良好的睡姿，以仰卧为主，侧卧为辅，左右交替，头放于枕头中央。
3. 颈部避免过度疲劳，要注意防寒保暖。

【疗效标准】

1. 治愈　颈项部疼痛、酸胀消失，压痛点消失，颈部功能活动恢复正常。

2. 好转　颈项部疼痛减轻，颈部活动改善。

3. 未愈　症状及体征无改善。

复习思考

1. 落枕的诊断依据是（　　　）

　　A. 颈部疼痛　　　　　　　B. 颈部活动受限　　　　　C. 颈部僵硬

　　D. X 线片正常　　　　　　E. X 线片颈椎骨质增生明显

2. 简述落枕的推拿治疗。

3. 试述落枕与神经根型颈椎病的鉴别诊断。

扫一扫，查阅
复习思考题答案

项目三　胸椎后关节紊乱

【学习目标】

1. 掌握胸椎后关节紊乱的诊断依据及推拿治疗方法。

2. 熟悉胸椎后关节紊乱的概念和病因病机。

3. 了解胸椎后关节紊乱的疗效标准及预防护理措施。

案例导入

患者黄某，女，38 岁，职业为餐饮服务人员，于 2020 年 9 月 14 日前来就诊。

主诉：背痛持续 1 天。

现病史：患者 1 天前在弯腰搬取重物时，突然听到"咔嗒"一声响，随后感到胸背部剧烈疼痛。呼吸和咳嗽时疼痛明显加剧，导致患者无法平卧。在院外，患者尝试了拔罐、按摩及自行外贴膏药等多种治疗方法，但症状并未得到缓解，反而有所加重。此外，患者还出现了胸部牵扯样疼痛，偶尔伴有胸闷感，但并未出现心慌、心悸等症状。于是，患者前来我院寻求进一步治疗。

查体：医生发现患者胸背部肌肉呈现痉挛状态，胸 5、胸 6 棘突间隙压痛明显，胸 6 棘突出现偏歪现象，并伴有轻微叩痛，未出现放射痛。

辅助检查：X 线片显示患者的胸椎未出现明显异常。

问题：该患者的诊断是什么？应如何进行推拿治疗？

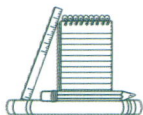

胸椎后关节紊乱是指由于姿势不良、急性牵拉、扭转等原因，导致胸椎小关节（包括脊柱后关节、肋横突关节）的解剖位置发生改变，进而使胸椎、胸廓的生理功能失常，而出现以胸背部疼痛、胸椎活动受限、呼吸受限为主要表现的一种病证。本病常见于成年人，且体力劳动者居多，好发于第3～7胸椎的后关节及肋椎关节处。本病又称"胸椎后关节错缝"，属于中医学"骨错缝""胸胁屏伤"等范畴。

【病因病机】西医学认为，本病主要由突然的外力牵拉、扭转引起，导致胸椎小关节无法承受所分担的拉应力和压应力，或因姿势不良，使得胸背部肌肉、韧带经常处于过度牵拉、扭转状态，从而破坏了脊柱的力学平衡和运动协调性，引起胸背部疼痛和活动障碍。

中医学认为，劳逸不当、姿势不良，或不慎闪挫，导致骨缝错开，局部气血瘀滞，经脉受阻，因而发为肿痛。而肝肾亏虚、筋骨失养则是本病慢性起病的内在原因。

知识链接

《医宗金鉴·正骨心法要旨》记述："脊梁骨……先受风寒，后被跌打损伤者，瘀聚凝结。若脊筋隆起，骨缝必错，则成伛偻之形。当先揉筋，令其和软。再按其骨，徐徐合缝，背脊始直。"

【诊断依据】

1.主要病史　患者多有过度前屈或后伸肩背导致的扭伤史，或长期处于不良姿势。

2.临床表现　典型患者可在扭伤时闻及错位"咔嗒"声响，随后胸背部出现剧烈疼痛，甚至牵连肩背及前胸作痛，导致俯仰转侧困难，坐卧不适。疼痛在行走震动、咳嗽、深呼吸时加重，并可伴有胸闷不舒、呼吸不畅等症状。部分患者还可能出现脊柱水平面相关脏腑的反射性疼痛，如胆囊区、胃区等疼痛。

3.体征检查

（1）棘突偏歪　胸椎部位可触及偏歪的棘突。

（2）压痛　病变胸椎处有明显压痛，多数情况为一侧压痛，少数为两侧均有压痛。

（3）肌痉挛　错位胸椎旁的菱形肌、斜方肌可触及条索状痉挛，并伴有明显压痛。

（4）功能障碍　多数患者无明显功能障碍，少数患者因疼痛导致前屈或转侧时活动幅度减小，并伴有牵拉疼痛。

4.辅助检查　由于胸椎后关节错位及其解剖位置上的变化较为细微，因此X线片往往无异常，仅在病情严重时可见相应胸椎棘突偏歪或脊柱侧弯。故X线检查不作为本病的直接诊断依据，但可用于排除胸椎结核、肿瘤、骨折、强直性脊柱炎等其他疾病，从而有助于疾病的鉴别诊断。

【类证鉴别】

1.胸椎间盘突出症　患者一般无外伤史，常表现为双下肢疼痛和感觉障碍，以及内脏功能紊乱症状。查体可见病变以下皮肤感觉减退。CT、MRI检查可明确诊断。

2.肋间神经痛　多见于胸部挫伤后，表现为沿肋间神经走行区域的针刺样、刀割样疼痛，多为窜痛，且时发时止。

3.胸椎肿瘤　患者胸背疼痛，夜间疼痛加剧。X线检查可见胸椎骨质破坏，胸椎CT或MRI检查可明确诊断。

【推拿治疗】

1.治疗原则   理筋通络，解痉止痛，滑利关节，整复错位。

2.操作部位   胸背部阿是穴、胸段华佗夹脊穴及膀胱经等部位。

3.操作方法

（1）沿胸椎棘突两旁，以病变节段为中心，施以一指禅推法、掌揉法和弹拨法，以放松局部肌肉。

（2）俯卧推按法。患者俯卧，自然放松。医者站立于患者患侧，右手掌根按压患椎棘突，左手置于右手背上。嘱患者深呼吸，医者两手掌根随呼气逐渐用力，于呼气末时，右手掌根向下方给予一小幅度推冲动作，此时可闻及关节整复的响声。此法适用于中下段胸椎的调整。

（3）端坐顶推法。患者端坐于矮凳上，双下肢自然屈曲，双上肢下垂或置于胸前。医者端坐于患者身后高凳上，双手自患者两肩外侧环抱其上胸，双掌交叉相握置于患者胸骨上端。嘱患者略后仰，上身背靠医者膝部，头置于医者右肩，医者上身略前俯，右膝顶住患椎棘突。在患者呼气末时，医者双手用力往后下压，右膝往前上方顶推，此时可闻及关节整复的响声。此法适用于中上段胸椎的调整。

（4）以错缝节段为中心，医者施以局部横擦法，可酌情使用冬青膏等活血化瘀推拿介质，以皮肤透红、温热为度。

【预防调护】

1.治疗后2～3周内，应避免劳累及进行大幅度的胸背部动作，以预防再次复发并形成慢性损伤。

2.注意坐、卧姿势，避免坐位时驼背、歪斜或旋转，同时也要避免靠卧床头等可能导致胸椎及肋骨牵拉的姿势。

3.逐步加强胸背肌肉的锻炼，如进行扩胸运动等。

【疗效标准】

1.治愈   胸痛症状完全消失，胸部活动自如，恢复正常功能。

2.好转   疼痛明显减轻，胸部活动功能基本恢复，但仍可能略有不适。

3.未愈   症状及体征未见明显改善，胸痛和活动受限依然存在。

复习思考

1.胸椎后关节紊乱的诊断依据是（   ）

　　A.牵拉、扭伤史

　　B.胸部疼痛

　　C.胸部活动受限

　　D.压痛伴局部肌肉痉挛

　　E.X线表现：非椎间盘膨出或突出

2.简述胸椎后关节紊乱的推拿治疗。

3.试述胸椎后关节紊乱与胸椎间盘突出症、肋间神经痛的鉴别诊断。

项目四　急性腰扭伤

【学习目标】

1. 掌握急性腰扭伤的诊断依据及推拿治疗。

2. 熟悉急性腰扭伤的含义和疗效标准。

3. 了解急性腰扭伤的病因病机及预防调护。

案例导入

患者钱某，男，39 岁，搬运工，2017 年 5 月 30 日就诊。

主诉：腰部扭伤后疼痛剧烈、活动受限 2 天。

现病史：患者自述昨日因搬抬家具姿势不当致腰部扭伤，当即感到腰部剧烈疼痛，腰不能挺直，难以卧床，辗转不利，被人抬回家，曾接受针灸和推拿治疗，症状未见减轻。现患者腰部仍然剧痛，卧床不起，翻转困难，咳嗽、深呼吸时疼痛加重。

查体：腰部活动明显受限，腰骶部压痛明显，第 3 腰椎横突触及肌紧张，直腿抬高试验阳性。

辅助检查：X 线片未见异常。

问题：该患者的诊断是什么？如何进行推拿治疗？

急性腰扭伤多系间接暴力如突然扭转、搬运重物等，引起腰部肌肉、筋膜、韧带、椎间小关节等的急性损伤，俗称"闪腰""岔气"，古代文献称"瘀血腰痛"。临床上症见伤后立刻腰痛，腰肌紧张，腰部活动功能受限，但不同部位不同组织的损伤其临床表现又不尽相同，临床上分为急性腰肌筋膜损伤、急性腰部韧带损伤和急性腰椎后关节紊乱等。本病多发于青壮年及体力劳动者。

【病因病机】急性腰扭伤一般为突然遭受间接暴力所致，如搬抬重物用力过度或体位不正、姿势不良而引起腰部肌肉、筋膜、韧带、椎间关节等受到过度牵拉、扭曲，导致关节错缝、滑膜嵌顿等损伤，气机不畅，瘀血凝滞，不通则痛。

知识链接

《金匮翼》载："瘀血腰痛者，闪挫及强力举重得之。盖腰者，一身之要，屈伸俯仰，无不由之，若一有损伤，则血脉凝涩，经络壅滞，令人卒痛不能转侧，其脉涩，日轻夜重者是也。"

扭伤多发生在腰骶关节、骶髂关节、椎间小关节或两侧竖脊肌等部位。腰骶关节是脊柱的枢纽，骶髂关节是躯干与下肢的桥梁，体重的压力和外来的冲击力多集中在这些部位，故受伤机会较多。当脊柱屈曲时，两旁的伸脊肌（特别是竖脊肌）收缩，以抵抗体重和维持躯干的位置，这时如负重过大，易使肌纤维撕裂；当脊柱完全屈曲时，主要靠韧带（尤其是棘上韧带、

棘间韧带等）来维护躯干的位置，这时如负重过大，易造成韧带损伤。腰部活动过大，椎间小关节受过度牵拉或扭曲，可致小关节错缝或关节滑膜嵌顿。

【诊断依据】

1.主要病史 一般有明显闪扭外伤史。

2.临床表现

（1）伤后腰部疼痛剧烈，强直，活动明显受限。

（2）咳嗽、打喷嚏、用力解大便时可使疼痛加剧。

（3）腰不能挺直，行走不利。

（4）患者常以两手撑腰，以免加重疼痛。

（5）严重者卧床难起，辗转不利。

3.体征检查

（1）腰肌筋膜损伤 腰部各方向活动均受限，并引起疼痛，有局限性压痛，以棘突旁竖脊肌、髂嵴后部或第3腰椎横突处为多见，并可触及肌紧张。

（2）韧带损伤 腰椎前屈受限明显，压痛浅表，压痛在棘突上为棘突韧带损伤，压痛在棘突间为棘间韧带损伤。

（3）椎间关节突损伤 腰部被动旋转活动及后伸受限，疼痛剧烈。脊柱可有侧弯，有棘突偏歪，棘突两侧或一侧稍下方有深压痛。

4.辅助检查 X线检查一般无明显病理性改变，但有时可见腰椎生理性前曲消失或有轻度侧弯，棘上韧带、棘间韧带断裂者可有棘突间距增大。X线片可排除腰椎骨折、脱位。

【类证鉴别】本病应注意与腰椎压缩性骨折及脱位进行鉴别。腰椎压缩性骨折及脱位患者多有明显外伤史（一般有坠落史或跌倒时臀部着地损伤史），伤后腰部剧烈疼痛，腰部后突畸形，功能受限，局部压痛及叩击痛明显，X线片可确诊。

【推拿治疗】

1.治疗原则 舒筋活血、解痉止痛、理筋整复。

知识链接

急性腰扭伤经正规治疗后，绝大多数可痊愈。若治疗不及时或损伤过大，易转为慢性腰痛。

2.操作部位 下肢部及阿是穴、环跳、承扶、委中、承山等穴。

3.操作方法

（1）舒通筋络

1）按揉法 患者俯卧位，肢体放松。术者用两手拇指指腹或手掌，自大杼穴开始由上而下按揉，再点按阿是穴、环跳、承扶、委中、承山等穴，以疏通经脉（图5-4）。

2）调理腰肌 搡推两侧腰肌，着重是病变部一侧。由周围逐步向痛点推理，再在痛点上方，将竖脊肌向外下方推理至髂后上棘。反复数遍（图5-5）。

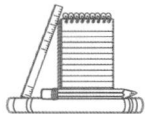

图 5-4　按揉法

图 5-5　调理腰肌

3）捏拿腰肌　捏拿腰部肌肉，捏拿方向与肌腹垂直，从腰 1 到腰骶部臀肌，重点是两侧竖脊肌和压痛点。反复数遍（图 5-6）。

图 5-6　捏拿腰肌

4）按腰扳腿　医者一手按患者腰部，另一手托住大腿，两手配合，下按腰部和托提大腿协调用力，有节奏地使下肢起落数遍，随后摇晃、拔伸，有时可听到弹响声。两侧均做（图 5-7）。

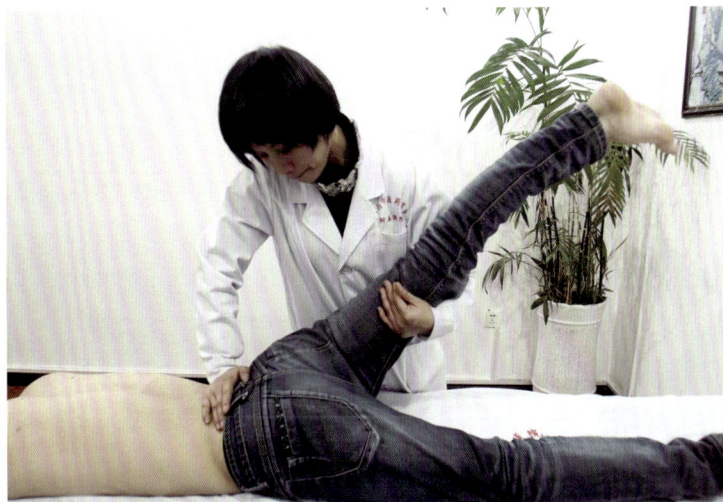

图 5-7　按腰扳腿

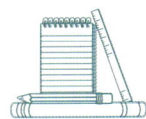

5）揉摩舒筋　术者以掌根或小鱼际着力，在患者腰骶部揉摩，以患侧痛点为主，使局部感到微热为宜（图5-8）。

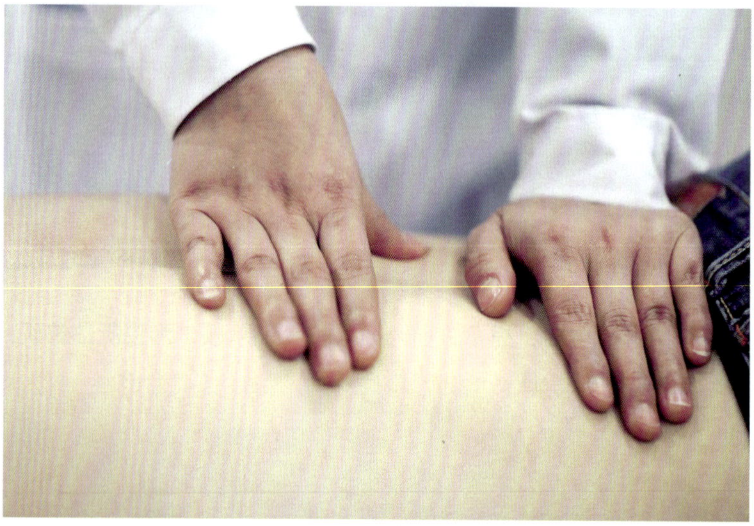

图5-8　揉摩舒筋

（2）理筋整复

1）属棘上韧带撕裂或从棘突上剥离者可用手法理筋复位。找到患处，嘱患者自然向前弯腰，术者一手拇指按于剥离的棘上韧带上端，向上推按牵引，另一手拇指左右拨动已剥离的韧带，找到剥离面，然后顺着纵轴方向由上而下顺滑按压使其复位（图5-9）。

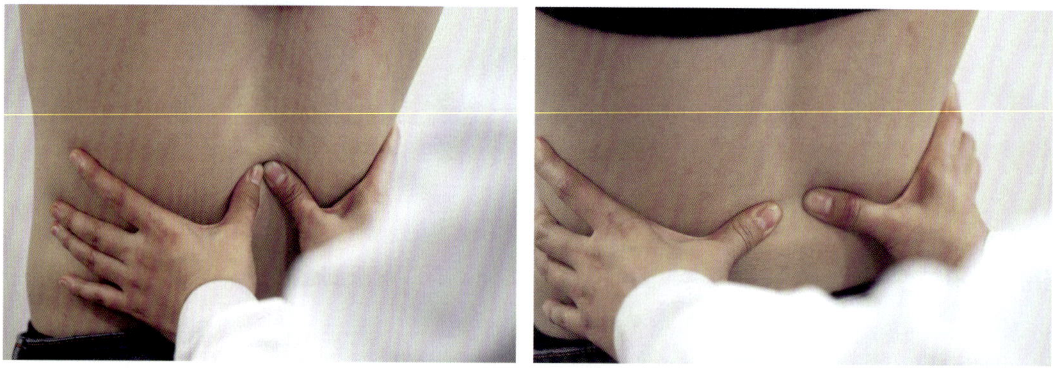

图5-9　理筋复位

2）属韧带扭伤未发生断裂者可用推拿手法理筋通络。术者先在脊柱两侧用按揉手法，再用一手拇指在患部棘上韧带行弹拨手法，并沿棘上韧带方向上下揉捻，然后直擦腰部督脉，以透热为度。

3）属腰椎小关节错缝、关节滑膜嵌顿者，除舒筋活血、解痉止痛等松解手法外，主要是采用扳法复位，以纠正关节错缝，解除滑膜嵌顿。常用复位手法有下列几种。

①斜扳法：患者侧卧，患侧在上，髋膝关节屈曲，健侧伸直。术者立于患者前侧，一手置于肩部，另一手置于臀部，两手相对用力扳动腰部，往往可以听到清脆的弹响声，腰痛随之缓解。

②牵抖法：患者俯卧位，一助手双手拉住患者腋下，或嘱患者两手拉住床头，术者握患者双踝关节，做对抗牵引，持续1分钟后，再慢慢松开，如此重复数遍。最后用力将下肢快速上

下抖动数遍，使牵引之力传递至腰部，使其复位。临床上也可用旋转定位复位法、背法等手法进行治疗。

知识链接

西医学证实，急性腰扭伤除肌肉、筋膜损伤外，有时伴有腰椎小关节紊乱及滑膜嵌顿，理筋手法及斜扳法可以纠正腰椎小关节紊乱及滑膜嵌顿，使痉挛缓解，消除疼痛。

【预防调护】

1.劳动前或运动前做好充分的准备活动，应注意量力而行。

2.掌握正确的搬持重物姿势。

3.对于腰部肌力弱者或劳动活动强度大时应佩戴腰围，保护好腰部。

4.对急性腰扭伤的治疗务必及时和彻底，以防转为慢性。

5.治疗期间应卧硬板床，制动 3 ～ 5 天。

6.注重腰部保暖，以防风寒侵袭。

7.加强腰部功能锻炼。

8.在进行练功疗法时，不宜过早进行腰部旋转活动，以防病情加重或反复。

【疗效标准】

1.治愈　腰部疼痛消失，腰部活动功能正常。

2.好转　腰部疼痛减轻，腰部活动基本正常。

3.未愈　症状及体征无改善。

复习思考

1.急性腰扭伤的主要症状为（　　　）

 A.腰痛剧烈   B.下肢放射痛   C.间歇性跛行

 D.腰部活动功能障碍 E.腰部酸痛

2.简述急性腰扭伤的推拿治疗。

3.概述急性腰扭伤的诊断依据。

扫一扫，查阅
复习思考题答案

项目五　慢性腰肌劳损

【学习目标】

1.掌握慢性腰肌劳损的诊断依据及推拿治疗。

2.熟悉慢性腰肌劳损的含义和疗效标准。

3.了解慢性腰肌劳损的病因病机及预防调护。

案例导入

患者孙某，女，42 岁，高中教师，2016 年 11 月 11 日就诊。

　　主诉：腰部隐痛不适 3 月余，加重 3 天。

　　现病史：患者自诉长期伏案工作，3 个月前由于过劳引起腰部不适，自觉腰部隐痛，劳累后加重，休息后缓解。近 3 天来因受寒上症加重，夜间为甚，喜暖怕冷，特来我院就诊。

　　查体：腰部脊椎生理前曲轻度变浅，双侧腰肌僵硬，可触及肌肉痉挛。腰椎活动尚可，直腿抬高试验及加强试验阴性。

　　辅助检查：X 线片示腰部骨质无明显异常。

　　问题：该患者的诊断是什么？如何进行推拿治疗？

　　慢性腰肌劳损又称功能性腰痛，中医学称为"风湿腰痛"和"肾虚腰痛"等，是指腰部肌肉、韧带等软组织积累性、机械性、慢性损伤，临床上以腰部隐痛、反复发作、劳累后加重、休息后减轻为主症的疾病。

　　【病因病机】西医学认为本病主要因腰部过度负重，或腰部姿势不良，或腰部急性损伤后失治或误治，或腰椎先天性畸形等造成腰部肌肉、韧带等平衡失调而引起。

　　中医学认为，劳逸不当，气血失调，筋骨活动不当；汗出当风，露卧贪凉，寒湿侵袭，痹阻经脉；肝肾亏损，气血不足，筋骨失养等，是产生"风湿腰痛"和"肾虚腰痛"的主要病因病机。

知识链接

　　《金匮要略》："肾虚腰痛者，精气不足，足少阴气衰也。……其症形羸气少，行立不支，而卧息少可，无甚大痛，而悠悠戚戚，屡发不已。"

【诊断依据】

1.主要病史　患者有腰部慢性劳损史。

2.临床表现

（1）腰部隐痛，时轻时重，反复发作。

（2）疼痛劳累后加重，休息后减轻。

（3）腰部喜暖怕凉，腰痛变化常与天气变化有关。

（4）弯腰困难，若勉强弯腰则腰痛加剧，适当活动或变动体位后腰痛减轻。

（5）常喜两手捶腰，以减轻疼痛。

3.体征检查

（1）脊柱外形一般无异常，但有时可见生理前曲变浅。

（2）腰部功能多无障碍，严重者可能受限。

（3）直腿抬高试验阴性，神经系统检查无异常。

（4）单纯性腰肌劳损的压痛点常位于棘突两旁竖脊肌处，或髂后部，或骶骨后面的竖脊肌附着点处。若有棘上韧带或棘间韧带损伤，压痛点则位于棘突或棘间上。

4.辅助检查　X 线检查多无异常，可有轻度腰椎生理弯曲改变，有时可发现先天性异常，如骶椎隐性裂等。

【类证鉴别】本病应注意与第 3 腰椎横突综合征进行鉴别。第 3 腰椎横突综合征患者表现为腰痛或腰臀部弥散性疼痛，并向大腿后侧扩散，但不超过膝部。晨起或弯腰时疼痛加重，时感

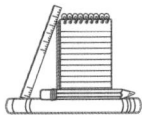

翻身与步行困难，有局限性压痛，压痛点在第 3 腰椎横突尖端，多数可在该处触及纤维性软组织硬化。直腿抬高试验阳性，但加强试验阴性。X 线片见第 3 腰椎横突过长。

【推拿治疗】

1. 治疗原则　舒筋活络。

2. 操作部位　腰部及带脉、天枢、肾俞穴等。

3. 操作方法　其手法大致与急性腰部扭伤的按揉、捏拿、提腿扳动等相同。对于寒湿为主或老年腰痛，则宜在痛点周围做揉摩按压和弹拨捏拿，并擦肾俞及痛点，慎用提腿扳动等较重的手法。需要强调的是，手法应轻快、柔和、稳定，忌用强劲暴力扳法，以免加重损伤。

【预防调护】

1. 平时应注意加强腰背肌功能锻炼，适当参加户外活动或体育锻炼。

2. 在日常生活和工作中，注意腰部的正确姿势，以防产生腰肌劳损。

3. 睡硬板床，注意腰部保暖，防止受凉，节制房事等。

【疗效标准】

1. 治愈　腰痛症状消失，腰部活动自如。

2. 好转　腰痛减轻，腰部活动功能基本恢复。

3. 未愈　症状及体征无改善。

扫一扫，查阅 PPT、视频、知识链接等数字资源

复习思考

1. 慢性腰肌劳损的诊断依据为（　　　）

　A. 腰部酸痛　　　　　B. 腰部活动功能正常　　　　C. 劳累后加剧

　D. 阴雨天加重　　　　E. 直腿抬高试验阴性

2. 简述慢性腰肌劳损的推拿治疗。

3. 试述慢性腰肌劳损与第 3 腰椎横突综合征的类证鉴别。

扫一扫，查阅复习思考题答案

项目六　腰椎间盘突出症

【学习目标】

1. 掌握腰椎间盘突出症的诊断依据及推拿治疗。

2. 熟悉腰椎间盘突出症的含义和疗效标准。

3. 了解腰椎间盘突出症的病因病机及预防调护。

案例导入

患者李某，男，41 岁，2016 年 11 月 11 日就诊。

主诉：腰痛伴右下肢后侧疼痛 2 个月，加重 3 天。

现病史：患者于 2 个月前因搬重物时腰部扭伤，出现腰痛伴右下肢放射性疼痛，曾在当地医院行静脉滴注药物，治疗 1 周，上述症状缓解，但劳累时上症加重，休息后减轻。近 3 天由于过劳后上述症状加重，呈持续性发作，咳嗽、打喷嚏时症状明显，

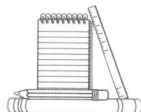

在当地医院接受药物治疗，症状缓解不明显，难以入睡，故前来医院就诊。

查体：腰部活动明显受限，腰前屈 30°，后伸 10°，左右侧弯 20°，$L_4 \sim L_5$、$L_5 \sim S_1$ 棘间及右侧椎旁压痛明显，右侧臀上皮神经及臀大肌压痛，腰部叩击试验阳性，腰后伸试验阳性，直腿抬高试验 L 60°（+），R 30°（+），屈颈试验及右侧屈髋伸膝试验（+），膝腱反射 L（−），R（+），跟腱反射 L（−），R（+）。

问题：该患者的初步诊断是什么？如何进行推拿治疗？

腰椎间盘突出症是指腰部椎间盘纤维环部分或全部破裂，髓核突出，压迫神经根或脊髓等，引起以腰痛伴下肢放射性疼痛等症状为特征的一种病变，又称腰椎间盘纤维环破裂症，简称腰突症，属中医学"腰腿痛""痹证"范畴。其主要病因与腰椎间盘退行性改变及外力作用有关。本病好发于青壮年，以 20 ~ 40 岁居多，其发生的常见部位为 $L_4 \sim L_5$、$L_5 \sim S_1$ 椎间盘（图 5-10）。

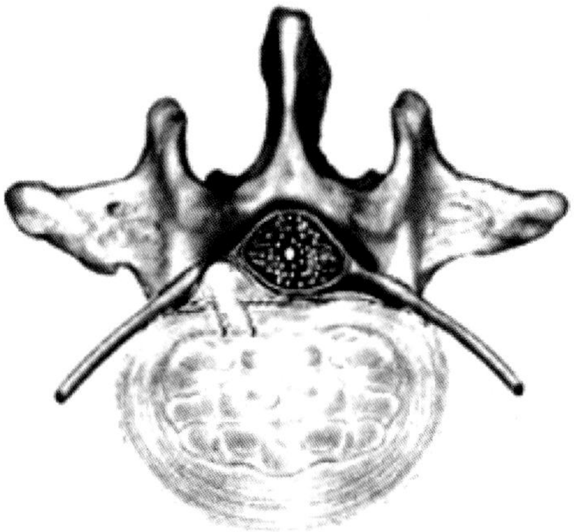

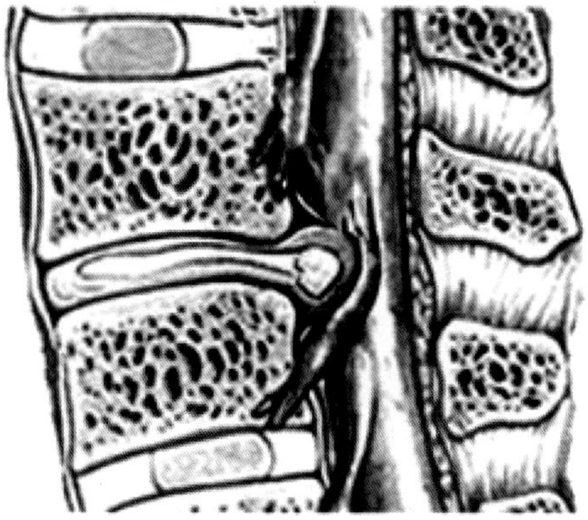

图 5-10　腰椎间盘突出症

【病因病机】退变、外伤是本病的主要病因。腰椎间盘由纤维环、透明软骨和髓核组成，20 岁以后逐渐退变，是造成椎间盘容易破裂的内因。急性或慢性损伤为发生椎间盘突出的外因，损伤后纤维环发生破裂，髓核从裂隙中突出，压迫脊神经根或脊髓而产生一系列临床症状。

多数腰椎间盘突出症为单侧发病，髓核自后纵韧带一侧突出压迫脊神经根，产生同侧症状。少数髓核自后纵韧带两侧突出，出现双下肢症状，多为一先一后，一轻一重，似有交替现象。亦有椎间盘由后中部突入椎管而出现中央型或偏左或偏右，出现马鞍区麻痹、大小便障碍等马尾神经压迫症。

【诊断依据】

1. 主要病史　患者常有腰部损伤史或着凉史。

2. 临床表现

（1）腰痛伴下肢放射痛为其主要症状。

（2）腰部疼痛反复发作，沿患侧臀部、大腿后侧、小腿外侧和足背外侧放射，程度轻重不等，严重者卧床不起，翻身困难，咳嗽、打喷嚏或大便用力时因腹压升高而疼痛加重。

（3）屈髋屈膝、卧床休息可使疼痛减轻。

（4）病程长者的下肢有麻木感。

（5）多数为单侧下肢痛，也有双侧疼痛，椎间盘突出较大或中央型者出现马鞍区麻木、大小便障碍等马尾神经受压症状。

（6）临床上也有少数患者起始是腿痛，从未感到腰痛。

3. 体征检查

（1）腰部运动障碍　急性期腰部各方向活动均受限，慢性期以前屈和向患侧侧屈为甚。

（2）腰部僵硬畸形　患侧腰肌痉挛，腰椎正常生理曲度减少或消失，甚至后凸。脊柱侧弯（图 5-11）：当椎间盘突出物位于神经根外侧，腰椎向健侧倾斜；如果突出物位于神经根内侧，则腰椎向患侧倾斜。

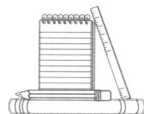

图 5-11　脊柱侧弯

（3）压、叩痛阳性　在腰椎棘突旁 1.5～2.0cm 处有深压痛，并可向下肢放射，叩击放射痛阳性。压痛点的位置有定位意义，若俯卧压痛不明显，则可取站立后伸位再压。

（4）肌力、感觉与反射的改变　早期痛觉过敏，病程日久感觉减退，肢体麻木，肌力减弱，反射减退或消失。如腰 2、腰 3 神经根受压，股四头肌肌力减退，膝反射减弱；如腰 4 神经根受压，膝及跟腱反射减弱；如腰 5 神经根受压，伸肌力减退，大腿后侧或外侧、小腿外侧、足背侧感觉改变；如骶 1 神经根受压，屈肌力减退，小腿后侧、足底部麻木，跟腱反射减弱。

（5）专科检查　屈颈试验阳性，直腿抬高及加强试验阳性，屈髋伸膝试验阳性，挺腹试验阳性。若高位椎间盘突出，股神经牵拉试验阳性。

4. 辅助检查

（1）X 线检查　常规摄腰部正、侧位片可排除腰椎骨病，如腰椎肿瘤、结核等。正位片可见腰椎侧凸，椎间隙变窄且两侧不对称；侧位片可见腰椎正常生理曲度减少或消失，椎间隙改变，多呈前窄后宽。

（2）肌电图检查　可判定受损的神经根。

（3）CT 或 MRI 及椎管内造影检查　可明确诊断，对突出物定位及排除其他病变有重要意义。

知识链接

　　对于腰椎间盘突出症，应严格执行诊断程序和诊断标准。临床医师应该始终把临床理学检查放在首位，CT 及 MRI 在腰椎间盘突出症的诊断中虽有重要意义，但不能盲目依赖，切不可用影像学检查取代一切。临床上应重视体格检查，详细询问患者的病史，这是诊断的主要程序，有很大一部分病例从病史特点及体检即可作出初步诊断。

【类证鉴别】腰椎间盘突出症与其他腰痛的鉴别要点见表 5-1。

表 5-1　腰椎间盘突出症与其他腰痛的鉴别要点

病名	临床表现	体征	X 线片
腰椎间盘突出症	腰痛伴下肢放射痛，咳嗽、喷嚏及解大便时可加剧，休息后减轻，多为青壮年	腰部僵硬，脊柱侧弯，压、叩痛阳性，直腿抬高试验阳性，下肢肌力、感觉及反射改变	脊柱侧凸，腰椎前突消失，椎间隙变窄，左右不对称
急性腰扭伤	有明显外伤史，腰痛剧烈，活动明显障碍，一般无下肢放射痛	腰肌痉挛，腰部功能受限，局部压痛明显，压痛点封闭后疼痛可减轻或消失	脊柱变直或保护性侧凸
慢性腰肌劳损	腰部隐痛、酸痛，喜捶背，反复发作，劳累后加重，休息后减轻，常与天气变化有关	腰部功能多无障碍，脊柱外形一般无异常，腰部压痛广泛，常位于两旁竖脊肌	大部分正常
腰椎椎管狭窄症	多为中老年人，腰腿痛伴有典型间歇性跛行，卧床休息后症状可明显减轻或消失	主诉症状多，但体征少，脊柱后伸体位疼痛加重	椎管造影、CT 或 MRI 检查可确诊
腰椎骨质增生症	多为老年人，腰腿酸痛，晨起腰僵硬，活动后稍减	腰部活动功能尚可，腰部压痛点不明确，直腿抬高试验阴性	多数椎体边缘唇状增生，椎间隙变窄
腰椎骨质疏松症	老年人多见，腰部钝痛或剧痛（压缩骨折）	脊柱活动受限，可出现圆背畸形	骨质疏松，椎体呈双凹形或楔形
强直性脊柱炎	好发于青年，早期腰部僵硬疼痛伴坐骨神经痛，开始从骶髂关节发病，逐渐上行	腰椎僵硬，各方向活动均受限，骨盆分离及挤压试验阳性	早期骶髂关节边缘模糊，后期脊柱呈竹节样变
腰椎结核	有结核病史，可有腰腿痛，夜间更甚，常伴低热、盗汗、消瘦乏力等	腰肌痉挛，脊柱活动受限，可有后突畸形和寒性脓肿，拾物试验阳性	腰大肌阴影增宽，椎体破坏、椎间隙变窄等
腰椎转移性肿瘤	腰痛剧烈，夜间尤甚，可出现全身消耗性表现	根据转移的情况，体征各异	椎体骨质破坏，但椎间隙多无明显改变
妇科疾患（如子宫异位）	腰骶部疼痛，常伴下腹部疼痛，并与月经期有明显关系	腰部一般无明显体征	正常
泌尿系疾患（如肾结石）	腰痛，伴有尿频、尿急、尿痛、尿血	肾区有叩击痛	正常

扫一扫，查阅
PPT、视频、
知识链接等
数字资源

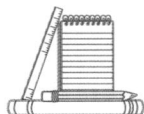

【推拿治疗】

1. 治疗原则　手法治疗能解除肌肉痉挛，调整椎间盘和神经根的位置，松解神经根粘连，促使部分突出的椎间盘回纳，从而达到治疗目的。中央型椎间盘突出慎用手法。

2. 操作部位　腰部及膀胱经腧穴等。

3. 操作方法

（1）常规手法

1）松解类手法

①擦法：患者俯卧，术者立其侧，在患者背腰及臀腿部，自上而下反复施用擦法，重点为患侧腰部。

②按揉法：术者用指面或掌面按揉脊柱两侧膀胱经，至患肢承扶穴；改拿捏手法，下至承山穴。反复数遍。

③拨揉法：术者弹拨并揉动患者腰部痛点及患肢部。反复数遍。

④按压法：术者叠掌按压脊柱部，从胸椎到骶椎。反复数遍。

⑤拍击法：术者拍击患侧腰骶及患肢部。反复数遍。

2）整复类手法

①俯卧扳肩法：术者一手按住腰部，另一手抓住肩部，将肩向后伸位扳拉，按于腰部之手同时用力下按，两手协调用力，可听到弹响声，左右各做1次。

②俯卧扳腿法：患者俯卧，术者一手按住腰部，另一手托住患者两腿或单腿，使其下肢尽量后伸，两手相对用力扳动，可听到弹响声，左右各做1次。

③腰部斜扳法：患者侧卧，在上的下肢屈曲，贴床的下肢伸直。术者一手扶患者肩部，另一手同时推髂部向前，两手反向用力使腰部扭转，可闻及或感觉到"咔嗒"弹响。

④牵引按压法：患者俯卧，两手扶住床头。一助手于床头抱住患者肩部，另一助手拉患者两踝，向两端对抗牵引数分钟。术后术者立于患侧，用拇指或掌根按压痛点部位，力量由轻到重。此法使椎间隙进一步增宽，髓核回纳。

⑤旋转复位法：患者端坐于方凳上，两足分开与肩等宽，以右侧病变为例。助手面对患者，两腿夹持固定患者左腿。术者立于患者身后，右手经患者腋下绕至颈部，左拇指顶推偏歪的腰椎棘突右侧，右手压患者颈部，使其腰部前屈60°～90°，再向右旋转，右拇指同时发力向棘突左侧顶推，可感觉或闻及椎体轻微错动弹响（图5-12）。

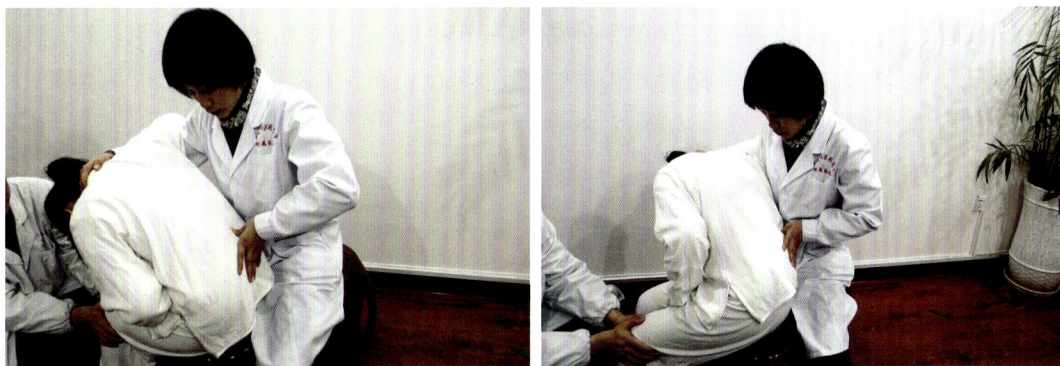

图5-12 腰椎旋转复位法

3）结束类手法

①牵引抖动法：患者俯卧，两手扶住床头。术者双手握住患者两踝，用力牵引并上下抖动下肢，从而带动腰部活动（图5-13）。

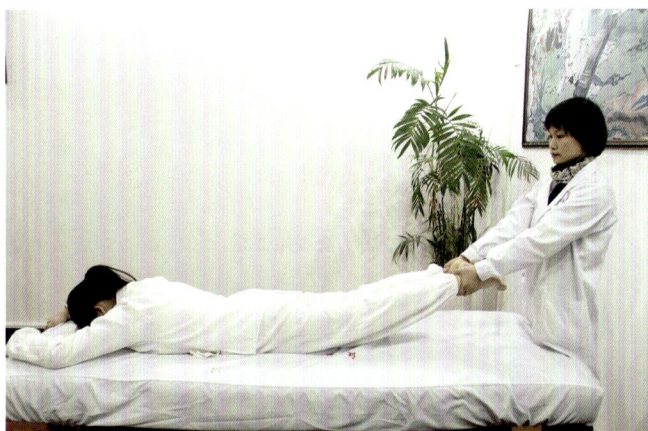

图5-13 牵引抖动法

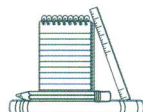

②滚摇牵腿法：患者仰卧，两髋、膝屈曲。术者一手扶患者两踝，另一手扶患者双膝，将腰部旋转滚动，再将双下肢用力牵拉，使腿伸直。反复数遍（图5-14）。

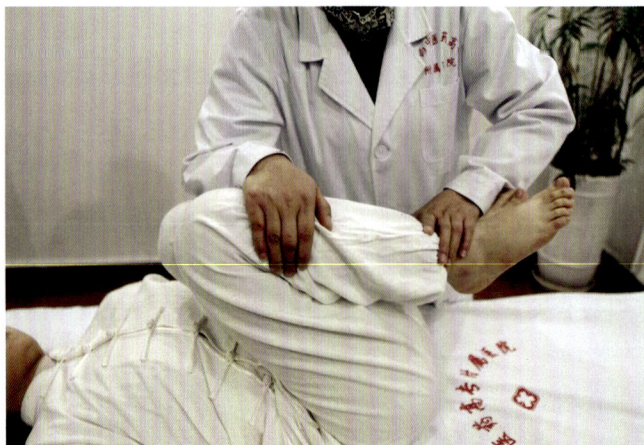

图 5-14　滚摇牵腿法

（2）麻醉后推拿手法　以硬膜外麻醉较为安全，麻醉后具体手法如下。

1）直腿抬高法：患者仰卧位，两助手分别拉住患者两腋部和两踝，做对抗牵引。然后将患肢屈髋屈膝，旋转髋关节3～4圈后，再将患肢最大限度抬高，并将踝关节充分背屈3次。健侧同法也做3次（图5-15）。

图 5-15　直腿抬高法

2）侧卧抬单腿法：患者侧卧位，患侧在上，术者立于患者身后，以一侧手臂托起患侧大腿，另一手压住患者腰部，先转动髋关节2～3圈，然后在髋关节外展30°位置下做后伸动作2次。换体位做另一侧（图5-16）。

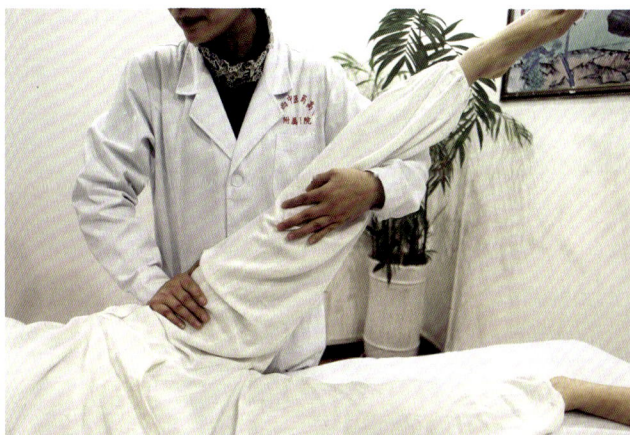

图 5-16　侧卧抬单腿法

3）俯卧摇双腿法　患者俯卧位，术者一手臂托住患者两腿，另一手压住患侧腰部，将两下肢摇动 2 ～ 3 周，然后过伸腰部 2 ～ 3 次（图 5-17）。

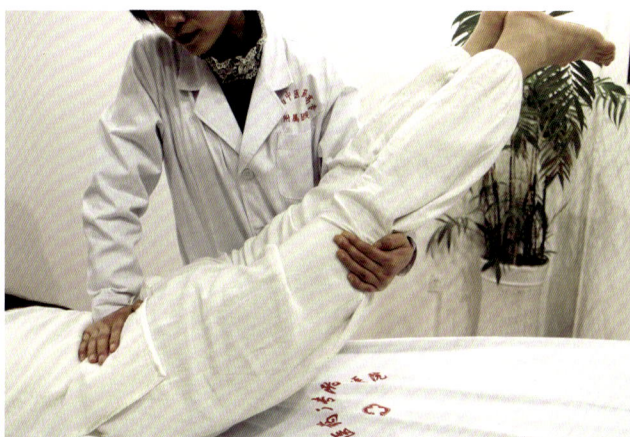

图 5-17　俯卧摇双腿法

4）俯卧对抗牵引按压法　患者俯卧，两助手再次对抗牵引，同时术者以掌根部按压病变椎体棘突部，共做 3 次，每次约 1 分钟（图 5-18）。

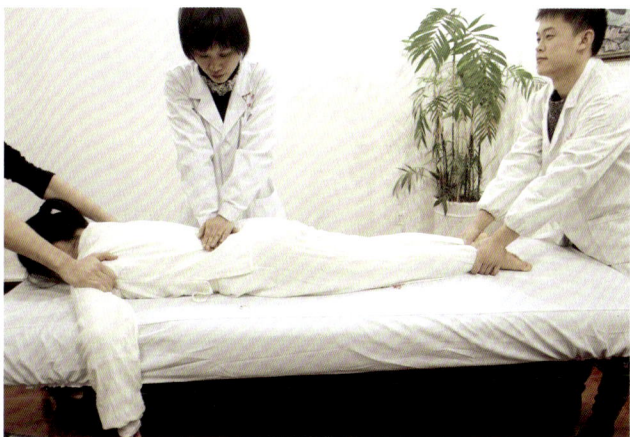

图 5-18　俯卧对抗牵引按压法

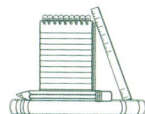

在麻醉下施行手法治疗应密切观察患者反应，手法结束后严格按照麻醉术后护理。麻醉效果消失后，患者可有腰痛、腹胀等反应，但以后腰痛逐渐减轻。一般应严格卧硬板床休息2～3周。

知识链接

腰椎间盘突出症手术适应证：①病史超过3个月，严格保守治疗无效，或保守治疗有效，但经常复发且疼痛较重。②首次发作，但疼痛剧烈，尤以下肢症状明显，患者难以行动和入眠，处于强迫体位。③合并马尾神经受压。④出现单根神经根麻痹，伴有肌肉萎缩、肌力下降。⑤合并椎管狭窄。

【预防调护】

1. 改正不良生活姿势。

2. 改善居住环境，注意保暖防寒，做到饮食起居有节。

3. 加强腰背肌和腹肌功能锻炼，禁止弯腰用力和扭腰等活动。

4. 睡硬板床。

5. 节制房事等。

【疗效标准】

1. 治愈 腰腿痛消失，直腿抬高70°以上，能恢复原工作。

2. 好转 腰腿痛减轻，腰部活动功能改善。

3. 未愈 症状及体征无改善。

复习思考

1. 腰椎间盘突出症的诊断依据是（   ）

    A. 腰痛　　　　　　　　　B. 下肢放射性疼痛　　　　　C. 直腿抬高试验阳性

    D. 挺腹试验阳性　　　　　E. 下肢间歇性跛行

2. 简述腰椎间盘突出症的推拿治疗。

3. 试述腰椎间盘突出症与腰椎椎管狭窄症的鉴别诊断。

扫一扫，查阅
复习思考题答案

项目七　骶髂关节损伤

【学习目标】

1. 熟悉骶髂关节损伤的含义、诊断依据、推拿治疗和疗效标准。

2. 了解骶髂关节损伤的病因病机、预防调护。

案例导入

患者袁某，男，27岁，2017年8月15日就诊。

主诉：右侧臀部跌伤后疼痛、活动不利3天。

现病史：患者 3 天前爬山时不慎摔倒坐地，当时并未在意，回家后渐感右侧臀部疼痛，并逐渐加重。患者昨天晨起时翻身困难，无法独立起床，起床后不能行走，坐位时只能以左臀坐凳，腰部活动尚可，今日特来我科就诊。

查体：患者呈"歪臀跛行"姿势，右侧髂后上棘较左侧高凸，右骶髂关节压痛明显，叩击痛阳性，右骶髂关节扭转试验、骨盆分离试验和"4"字试验阳性。

辅助检查：X 线检查见骨盆轻度倾斜，双侧髋关节间隙不等，右侧较窄。实验室检查无异常。

问题：该患者的诊断是什么？如何进行推拿治疗？

骶髂关节损伤是指因外力而造成骶骨与髂骨的耳状关节面损伤及其韧带拉伤，临床上表现为骶髂部疼痛和功能障碍，又称骶髂关节骨错缝或错位、骶髂关节半脱位、骶髂关节劳损等，是引起下腰痛的常见原因之一。本病多见于重体力劳动者、中老年人及孕妇，常因间接暴力所致。骶髂关节损伤依据损伤机制不同分为前移（错）位和后移（错）位两种，但前移（错）位较少见，后移（错）位最为常见。

【病因病机】

1.急性损伤　突然滑倒，单侧臀部着地，或弯腰负重时突然扭闪，使骨盆部位产生旋转剪力，作用于骶髂关节，当外力使骶髂关节活动超过正常生理范围时，轻者可引起关节周围韧带损伤，重者可造成半脱位。孕妇由于黄体酮的分泌，使韧带松弛，稳定性减弱，轻微外伤或分娩可导致关节损伤。

2.慢性劳损　长期弯腰工作或抬举重物使骶髂关节负重增加，促使骶髂关节产生退行性变，在某种诱因下易发生骶髂关节损伤。

【诊断依据】

1.主要病史　有明显外伤史或劳损史。

2.临床表现

（1）患者骶髂关节疼痛，可伴有臀部或下肢放射痛。

（2）患者坐位或行走时，常用手掌托住患侧臀部，躯干向患侧倾斜，不敢负重，甚至不能独立行走，呈"歪臀跛行"的特殊姿势。

（3）患者常以健侧臀部坐凳，坐位弯腰时疼痛不甚。

（4）平卧不适，翻身困难，常采取患肢髋膝关节半屈曲之健侧卧位，患肢主动或被动伸屈明显受限并剧烈疼痛。

3.体征检查　患侧髂后上棘较健侧凹陷（前错位）或高凸（后错位），骶髂关节、髂后上棘有深压痛及叩击痛，"4"字试验、骨盆分离试验、单髋后伸试验、骶髂关节扭转试验阳性。

4.辅助检查　X 线片可显示骨盆倾斜，伤侧髂骨移位，两侧关节间隙不等，患侧骶髂关节密度增高或降低等。

【类证鉴别】本病应注意与急性腰扭伤、强直性脊柱炎、骶髂关节结核等病进行鉴别。

1.急性腰扭伤　有腰部外伤史，腰部疼痛及活动功能障碍，但压痛点多位于竖脊肌，骨盆分离及挤压试验、床边试验等检查均为阴性。

2.强直性脊柱炎　早期腰骶部疼痛、活动不利，但以男性青年为多，可有轻度贫血，血沉增高，HLA-B27 多阳性，X 线片示脊椎呈竹节样改变等。

3.骶髂关节结核　无明显外伤史或仅有轻微外伤史，伴有低热、盗汗、消瘦，骶髂部怕震

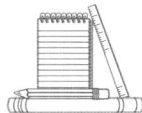

动，且叩击时震痛明显等。X线片可见骶髂关节破坏等表现。

【推拿治疗】

1. 治疗原则　疏通经络、理筋整复。

2. 操作部位　臀部、腰部及髋关节。

3. 操作方法　基本手法是先在腰骶部施以掌揉或擦法，再行点压、按揉、捏拿、弹拨等手法，以舒筋通络、放松腰背肌肉，然后根据关节移（错）位类型选用复位手法，具体如下。

（1）骶髂关节后移（错）位常用复位手法

1）俯卧单髋过伸复位法：患者俯卧位，术者站于健侧，一手向下压住患侧骶髂部，一手托起患侧下肢膝关节部，先缓慢旋转患肢数遍，使患侧骶髂呈过伸位，两手对称用力做相反方向骤然扳动，此时可闻及关节复位响声（图5-19）。

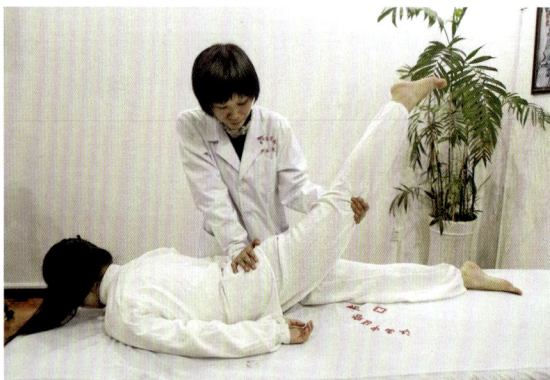

图5-19　俯卧单髋过伸复位法

2）侧卧单髋过伸复位法：患者侧卧，患肢在上屈髋屈膝，健肢在下自然伸直。术者站其后，一手向前抵住患侧骶髂关节，一手握住患侧踝部，使患肢过伸，两手同时用力做相反方向推拉，可闻及关节复位响声（图5-20）。

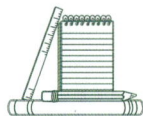

图5-20　侧卧单髋过伸复位法

3）牵拉按压复位法：患者俯卧，助手握患者踝部向后上方牵引，术者双掌叠按其患侧骶髂关节，在牵拉的同时向下按压，可听到关节复位声。

4）推送复位法：患者俯卧，两手扶住床头。一助手握住患者两踝，另一助手两手叠放在患者健侧的坐骨结节上准备向上推。术者立于助手对面，双手重叠按于患侧髂后上棘，准备用力下推，两人同时相对用力即可复位（图5-21）。

图 5-21　推送复位法

5）足蹬手拉复位法：患者俯卧位，术者立于患侧，用右足跟在患侧坐骨结节上用力蹬，同时双手握住患足踝向下用力牵拉下肢，使其复位（图 5-22）。

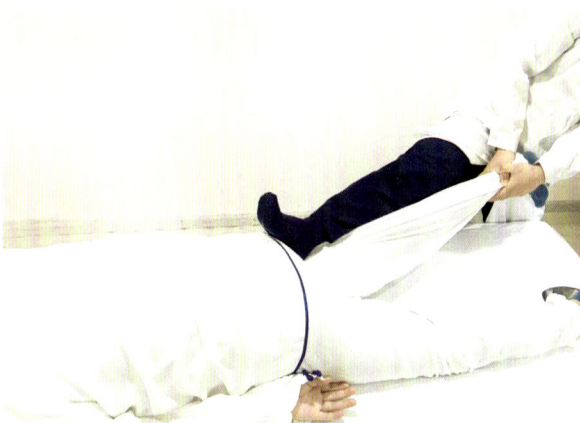

图 5-22　足蹬手拉复位法

6）牵抖法：患者俯卧位，双手抓住床头。术者立于床尾，两手分别握住患者两踝，向下牵引身体，在牵引的同时抬高下肢，使腹部稍离开床面，然后左右摆动下肢数遍。在摆动的过程中，上下抖动下肢数遍，使其复位。

（2）骶髂关节前移（错）位常用复位手法　患者仰卧，术者立于患侧，一手握患侧踝关节，另一手扶按患侧膝关节，屈伸患侧髋膝关节数遍，再向对侧季肋部过屈患侧膝关节，趁患者不备时用力下压，此时常可闻及复位声（图 5-23）。

图 5-23　仰卧单髋过屈复位法

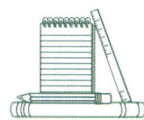

知识链接

　　理筋正骨手法治疗骶髂关节损伤效果较好，对早期半脱位患者，手法能立竿见影，立即复位，但对后期患者，手法很难复位。因此，对这类患者只要抓住早期治疗，就往往能起到事半功倍的效果。

【预防调护】

1. 应注意纠正日常生活中的不良姿势。

2. 加强腰部和髋部的功能锻炼。

3. 治疗初期应注意休息及避免久坐。

4. 注意防寒保暖，忌食生冷，节制房事。

5. 睡硬板床。

【疗效标准】

1. 治愈　骶髂部疼痛消失，腰腿活动自如。

2. 好转　腰骶痛减轻，功能改善。

3. 未愈　症状及体征无改善。

复习思考

1. 骶髂关节损伤的诊断依据是（　　　）

　　A. 患侧骶髂关节部疼痛　　　B. 歪臀跛行　　　　　C. 坐位弯腰时疼痛不甚

　　D. 疼痛剧烈　　　　　　　　E. 骨盆挤压试验阳性

2. 简述骶髂关节损伤的推拿治疗。

3. 试述骶髂关节损伤与急性腰扭伤、强直性脊柱炎、骶髂关节结核的鉴别诊断。

扫一扫，查阅
复习思考题答案

项目八　肩关节周围炎

【学习目标】

　　1. 掌握肩关节周围炎的诊断依据、推拿治疗。

　　2. 熟悉肩关节周围炎的含义和疗效标准。

　　3. 了解肩关节周围炎的病因病机、预防调护。

案例导入

　　患者王某，男，48岁，农民，2016年7月8日就诊。

　　主诉：左肩部疼痛2年余，加重1个月。

　　现病史：患者2年前无明显诱因发生左肩疼痛，未予重视，1个月前逐渐加重，活动非常困难，左手不能上举摸头、后伸穿衣，夜间痛甚，影响睡眠，在当地医院治疗无效，遂来我院就诊。

　　既往史：高血压史、脑中风史。

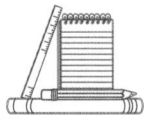

查体：痛苦面容，左肩活动受限，上举 15°，外展 20°，后伸 15°，左肩部压痛广泛，以肱骨大小结节、结节间、喙突下压痛明显，左斜方肌轻度压痛。

辅助检查：X 线片见左肩关节轻度骨质疏松，冈上肌有钙化，肩关节间隙变窄。

问题：该患者的诊断是什么？如何进行推拿治疗？

肩关节周围炎是指肩关节周围的肌肉、肌腱、韧带、关节囊等软组织的无菌性炎症，以肩关节疼痛和功能障碍为主要特征，简称肩周炎。因好发于中老年人，尤以 50 岁左右发病率最高，又称"五十肩""老年肩"，晚期肩部功能障碍又称"冻结肩""肩凝症"等。

【病因病机】中医学认为本病多由于年老体弱，肝肾亏损，气血不足，筋肉失养，若受外伤或感受风寒湿邪，导致肩部经络不通，气血凝滞，不通则痛。

西医学认为外伤、劳损、内分泌紊乱等原因引起局部软组织发生充血、水肿、渗出、增厚等炎性改变，若得不到有效治疗，久之则肩关节软组织粘连形成，甚至肌腱钙化，导致肩关节活动功能严重障碍。

【诊断依据】

1. 主要病史　患者常有肩部外伤、劳损或着凉史。

2. 临床表现

（1）好发于中老年人，尤其是 50 岁左右，女性多见。

（2）多数为慢性起病，患者先感到肩部、上臂部轻微钝痛或酸痛。

（3）肩部酸痛逐渐加重，甚至夜间痛醒，部分呈刀割样痛，可放射到上臂和手。

（4）肩部疼痛早期为阵发性，后期为持续性，甚至穿衣、梳头受限。

（5）晨起肩部僵硬，轻微活动后疼痛减轻。疼痛可因劳累或气候变化而诱发或加重。

（6）若身体营养状况不良，单侧起病后可出现双侧病变，或病痛治愈后复发。

3. 体征检查

（1）肩部广泛压痛，压痛点位于肩峰下滑囊、肱骨大小结节、结节间沟、肩后部和喙突等处。

（2）肩关节各方向活动均受限，以外展、外旋、后伸最为明显。粘连者肩关节外展时，出现明显的耸肩（扛肩）现象。

（3）病程长者可见肩部周围肌肉萎缩，以三角肌最为明显。

4. 辅助检查　X 线检查一般无异常，后期可出现骨质疏松、冈上肌钙化、肱骨大结节处有密度增高的阴影、关节间隙变窄或增宽等。

【类证鉴别】

1. 神经根型颈椎病　主症为颈项部疼痛伴上肢放射性疼痛麻木，肩部无明显压痛点，肩关节活动无异常，椎间孔挤压试验、分离试验、臂丛神经牵拉试验阳性，颈椎 X 线片多有阳性改变。

2. 风湿性关节炎　多见于青少年，疼痛呈游走性，常波及其他多个关节，且具有对称性特点。肩关节活动多不受限，活动期血沉、抗"O"升高，严重者局部可有红肿、结节，抗风湿治疗效果明显。

3. 冈上肌肌腱炎　肩部外侧疼痛，压痛点局限于肱骨大结节（冈上肌止点）处，当患侧上臂外展 60°～120° 时出现明显疼痛（即疼痛弧试验阳性），超过此范围则无疼痛。

4. 项背筋膜炎　主症为项背酸痛，肌肉僵硬发板，有沉重感，疼痛常与天气变化有明显关

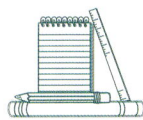

系，但肩关节活动无障碍，压痛点多在肩胛骨的内侧缘。

【推拿治疗】

1. 治疗原则　消除疼痛、松解粘连、恢复肩关节活动功能。治疗应贯彻动静结合的原则，早期以疼痛为主，应减少肩关节活动；中后期以活动障碍为主，以手法治疗为主，配合药物、理疗及练功等方法。

2. 操作部位　患侧肩部及肩髃、肩井、天宗、曲池、合谷等穴。

3. 操作方法

（1）按法　点按肩髃、肩井、天宗、缺盆、曲池、外关和合谷等穴。

（2）推法　术者一手抬起患肢前臂，另一手掌指着力从前臂外侧经肩部向背部推数遍，再从前臂内侧向腋下推数遍。

（3）揉法　术者一手扶住患肢上臂部，另一手用拇指着力按揉上臂和肩部，重点揉肩部。

（4）拨法　术者用拇指、食指、中指对握患侧三角肌，做垂直于肌纤维走行方向拨动数遍，然后术者一手按拨肩关节痛点，另一手将患肢做前屈、后伸及环转活动。

（5）摇肩法　术者一手扶住患肩，另一手握住前臂远端做环转摇动拔伸。

（6）提拉法　术者立于患者背后，一手扶住健侧肩部，另一手握住患肢前臂远端，从背后向健肩牵拉上提，逐渐用力，以患者能忍受为度。

（7）搓抖法　嘱患者患侧肌肉放松，术者双手紧握患侧腕部，稍用力拔伸，做上下波浪状起伏抖动数遍，再由肩部到前臂反复搓动数遍，从而结束手法治疗。

知识链接

鉴于肩周炎病因病机的复杂性，综合疗法是治疗此病的主要方法。一般都是复合疗法优于单纯疗法，新疗法优于旧疗法。

【预防调护】

1. 急性期以疼痛为主，肩关节被动活动尚有较大范围，应减轻持重，减少肩关节活动；慢性期关节粘连，要加强肩部功能锻炼。

2. 平时注意保暖防寒，并经常进行肩关节的自我锻炼活动。

【疗效标准】

1. 治愈　肩部疼痛消失，肩关节功能完全或基本恢复。

2. 好转　肩部疼痛减轻，活动功能改善。

3. 未愈　症状及体征无改善。

复习思考

1. 肩关节周围炎的诊断依据是（　　　　）

　A. 肩痛　　　　　　　　B. 夜间痛甚　　　　　　C. 颈肩痛伴上肢反射性疼痛

　D. 肩部功能障碍　　　　E. X 线检查结果阴性

2. 简述肩关节周围炎的推拿治疗。

3. 试述肩关节周围炎与风湿性关节炎、神经根型颈椎病、冈上肌肌腱炎、项背筋膜炎的鉴别诊断。

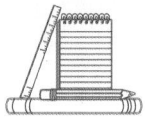

项目九　肱骨外上髁炎

【学习目标】

1. 熟悉肱骨外上髁炎的含义、诊断依据、推拿治疗和疗效标准。

2. 了解肱骨外上髁炎的病因病机、预防调护。

案例导入

患者吴某，女，39 岁，服务员，2016 年 9 月 14 日就诊。

主诉：左侧肘关节外侧酸痛无力 1 周。

现病史：患者从事服务员工作 2 年余，1 周前上班端菜时出现左侧肘关节外侧疼痛，打毛衣时加重，左肘部酸痛，前臂无力，甚至持重物落地。

查体：左肘部局部无红肿，左肱骨外上髁及周围均有压痛，左网球肘试验阳性。

辅助检查：X 线片见左肘骨膜外轻微钙化。

问题：该患者的诊断是什么？如何进行推拿治疗？

肱骨外上髁炎是由于各种急慢性损伤造成肱骨外上髁周围软组织的无菌性炎症，以肘外侧疼痛、压痛局限为主要临床特征，又名肱骨外上髁综合征、肱骨外上髁骨膜炎、前臂伸肌总腱炎、肱桡关节滑膜炎，因多发生于网球运动员，故又称"网球肘"，属中医学"伤筋""痹证"范畴。

【病因病机】肱骨外上髁炎的发病原因及机理目前尚不清楚，可因急性损伤与慢性劳损而引起，临床上以慢性劳损多见。中医学认为本病多由体质素弱、气血亏虚，感受风寒湿邪侵袭而痹阻经筋，致血不荣筋，筋骨失养而发病。

1. 急性损伤　前臂在旋前位时，腕关节突然猛力做主动背伸活动，使前臂桡侧伸腕肌强烈收缩，造成伸腕肌起点骨膜撕裂而发生本病。

2. 慢性劳损　前臂在旋前位时，腕关节经常反复地做背伸活动，使桡侧腕长、短伸肌处于紧张状态，牵拉刺激其附着部的软组织，致局部充血、水肿、机化、粘连等而形成本病。

【诊断依据】

1. 主要病史　患者常有肘部急性损伤或慢性劳损病史。

2. 临床表现

（1）多见于从事某种特殊职业或工种的人，如网球运动员、建筑工人、纺织工人及家庭妇女等。

（2）症状往往逐渐出现，开始时常表现为做某一动作时肘外侧酸痛，休息后缓解，以后疼痛为持续性，并且逐渐加重。轻者不敢拧毛巾，重者提物时出现突然失力现象，晨起时肘关节僵硬。

（3）部分患者疼痛可牵连上臂、前臂及腕部。

3. 体征检查

（1）局部无肿胀，肘关节屈伸活动一般不受影响，但有时在前臂旋前或旋后时会出现局部

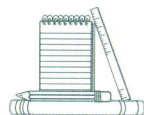

疼痛。

（2）压痛点局限，常在肱骨外上髁部、肱桡关节部位或桡骨头部位，压痛可向桡侧伸肌总腱方向扩散。

（3）网球肘试验阳性，即肘、腕、指屈曲，前臂被动旋前逐渐伸直时，肱骨外上髁部出现疼痛。

4.辅助检查 X线检查无异常表现，病程长者可见骨膜反应，骨膜外有少量钙化点。

【类证鉴别】

1.肘关节扭挫伤 有明显外伤史，伤后肘部弥漫性肿胀、疼痛、青紫瘀斑，肘关节呈强迫性半屈曲位，肘部屈伸及前臂旋转动作均受限，压痛点往往在肘关节内后方和内侧副韧带附着部等。

2.风湿性关节炎 除肘痛外还有其他关节疼痛，且范围广泛，具有对称性、多发性、游走性等特点，无确定压痛点，关节障碍不明显，网球肘试验阴性，血沉快，抗"O"阳性。

知识链接

临床上应注意与心脏疾患、颈椎病，以及颈背、肩胛骨背面和臂部的肌肉损伤等可能引起的肱骨外上髁疼痛进行鉴别。

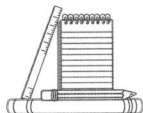

【推拿治疗】

1.治疗原则 活血祛瘀、舒筋通络。临床上应注意仅有少数病程长、疼痛剧烈、严重影响上肢活动功能、经多种保守治疗无效者才考虑手术治疗。

2.操作部位 患侧肘部及肘髎、曲池、手三里、列缺、合谷等穴。

3.操作方法

（1）揉法 沿前臂伸腕肌、指伸肌走行由上而下往返数遍。

（2）揉法 由前臂外侧经肘向肩部做揉法，重点揉肘部痛点处。

（3）点按法 点按肘髎、曲池、手三里、列缺、合谷、阿是穴等。

（4）屈伸法 屈伸肘关节同时做前臂被动旋转运动。

（5）弹拨法 沿前臂伸肌群垂直方向行弹拨手法，重点弹拨肘部痛点处，反复数遍。

（6）擦法 擦肘外侧肱骨外上髁痛点处，以透热为度。

【预防调护】

1.避免肘部剧烈活动，注意休息。

2.疼痛发作期应减少活动，特别是那些可引起疼痛或加重症状的动作要少做，必要时可做适当固定。

3.待疼痛明显缓解后，应及时解除固定并逐渐开始肘关节功能锻炼。

【疗效标准】

1.治愈 疼痛、压痛消失，持物无疼痛，肘部活动自如。

2.好转 疼痛减轻，肘部功能改善。

3.未愈 症状及体征无改善。

复习思考

1.肱骨外上髁炎的诊断依据是（　　　　）

A. 肘关节外侧酸痛　　　　　B. 肘关节内侧酸痛　　　　　C. 肘尖酸痛

D. 网球肘试验阳性　　　　　E. 握拳试验阳性

2. 简述肱骨外上髁炎的推拿治疗。

3. 试述肱骨外上髁炎与肘关节扭挫伤、风湿性关节炎的鉴别诊断。

扫一扫，查阅
复习思考题答案

项目十　腕管综合征

【学习目标】

1. 熟悉腕管综合征的含义、诊断依据、推拿治疗和疗效标准。

2. 了解腕管综合征的病因病机、预防调护。

案例导入

患者萧某，女，48岁，乡村教师，2017年3月20日就诊。

主诉：右腕烧灼样疼痛4个月余。

现病史：患者自诉半年前跌倒时以双手撑地导致右腕部受伤，经所在乡镇卫生院X线摄片诊断为"右桡骨远端骨折"，经手法复位、小夹板外固定治疗，右腕肿痛、畸形消失。但4个月前出现右手第2～5指刺痛，有时呈烧灼样痛，手指麻木、乏力，腕屈曲时手指麻痛加重。

查体：右大鱼际见轻度萎缩，右腕掌面正中压痛并向手掌放射，右手2～5指桡侧痛觉减退，正中神经叩诊阳性，屈腕试验阳性。

辅助检查：X线片显示右桡骨远端骨折的骨折线模糊。

问题：该患者的诊断是什么？如何进行推拿治疗？

腕管综合征是指正中神经在腕管内受压而引起的以桡侧3个半手指麻木为主的感觉、运动和自主神经功能紊乱等一系列症状和体征，又名腕管狭窄症。

本病以中年患者居多，女性多于男性，以单侧多见。

【病因病机】 腕管指腕掌侧横韧带与腕骨所构成的骨-韧带隧道。通过腕管的有拇长屈肌腱、4个手指的指浅、深屈肌腱及正中神经。正中神经居于浅层，处于肌腱与腕横韧带间。各种原因导致腕管缩小，正中神经受压，引发此病。

1. 腕管内压力增大　长期反复用力进行手腕部活动可使腕部发生慢性损伤。在掌指和腕部活动中，指屈肌腱和正中神经长期与腕横韧带来回摩擦，引起肌腱、滑膜的慢性损伤性炎症，肌腱、滑膜水肿使管腔压力增高，正中神经受压。

2. 腕管容积减小　脱位、桡骨下端骨折畸形愈合等都可使腕管内腔缩小，腕横韧带增厚亦可使腕管缩小，压迫正中神经。

3. 腕管内容物增多　腕部的感染或外伤引起腕管内容物水肿或血肿，以及腕管内肿瘤、腱鞘囊肿等，可使腕管内容物增多，压迫正中神经。

【诊断依据】

1. 主要病史　患者常有腕部慢性损伤史。

2. 临床表现

（1）起病缓慢，患手桡侧3个半手指感觉异常、麻木、刺痛，夜间疼痛加剧，影响睡眠。手腕温度增高时，疼痛会更加明显。

（2）持续用手劳动后出现手指感觉异常，但运动障碍不明显。手指甩动后手指刺痛、麻木减轻，工作时加剧。

（3）天冷时手腕部出现发冷、发麻，手指活动不灵活。

3. 体征检查

（1）患手桡侧3个半手指痛觉减退，指端感觉消失。

（2）拇指不能向掌侧运动，肌力减弱。后期出现大鱼际肌萎缩、皮肤发亮、指甲增厚、患指溃疡等神经营养障碍的表现。

（3）屈腕试验阳性。屈腕同时压迫正中神经1～2分钟，麻木感加重，疼痛可放射至中指、食指。本试验须两侧对比。

（4）叩诊试验阳性。在腕部叩击正中神经，可有向手指放射痛，为触电样刺痛。

4. 辅助检查　神经电生理检查是判定正中神经受压程度的可靠指标。

【类证鉴别】

1. 神经根型颈椎病　症见手部桡侧半的麻木、疼痛，同时伴有前臂桡侧的麻木、疼痛及颈部症状与体征，运动、腱反射也因神经根受压的异常而变化。

2. 多发性神经炎　症状常为双侧，且不局限在正中神经，尺、桡神经均受累，感觉麻木区呈手套状。

【推拿治疗】

1. 治疗原则　舒筋通络、活血化瘀。

2. 操作部位　前臂及外关、阳溪、鱼际等穴。

3. 操作方法

（1）**按揉法**　医者用拇指指腹沿前臂下段向屈指肌腱方向进行按揉，并配合腕部被动摇法，再在外关、阳溪、鱼际、合谷、劳宫等穴及腕部压痛点重点按揉，以患者有酸胀感为度。

（2）**擦法**　用小鱼际擦前臂，重点擦患腕。

（3）**拔伸法**　轻度拔伸患腕，同时缓缓旋转、屈伸腕关节，然后用左手握腕，右手拇、食两指捏住患手拇指远节，向远心端迅速拔伸，以发生弹响为佳。依次拔伸第2、3、4、5指。

（4）**擦法**　擦腕部穴位及压痛点，结束手法治疗。

知识链接

　　腕管综合征须早诊断和早治疗。保守治疗主要针对轻、中度患者，若保守治疗效果不佳或反复发作，再采取手术治疗；手术治疗主要适用于重度患者。

【预防调护】

1. 注意患腕休息，避免强力屈伸及旋转活动。

2. 不要用冷水洗手，注意保暖。

3. 平时坚持主动握拳及腕部屈伸运动等功能锻炼。

【疗效标准】

1. 治愈　手指麻木、刺痛等异常感觉消失，手腕活动自如。叩诊及屈腕试验阴性。

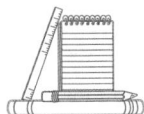

2. 好转 手指麻木、刺痛等异常感觉减轻，手腕活动时仍有不适。叩诊及屈腕试验（±）。

3. 未愈 症状及体征无改善。

复习思考

1. 腕管综合征的体征检查可见下列哪些情况（　　　）

　　A. 屈腕试验阳性　　　　　　B. 叩诊试验阳性　　　　　　C. 腕部尺偏试验阳性

　　D. 大鱼际肌萎缩　　　　　　E. 手桡侧 3 个半指痛觉减退及指端感觉消失

2. 叙述腕管综合征的推拿治疗。

3. 试述腕管综合征和神经根型颈椎病的鉴别诊断。

扫一扫，查阅
复习思考题答案

项目十一　腕关节扭挫伤

【学习目标】

1. 熟悉腕关节扭挫伤的含义、诊断依据、推拿治疗和疗效标准。

2. 了解腕关节扭挫伤的病因病机、预防调护。

案例导入

患者郑某，男，43 岁，农民，2013 年 12 月 30 日就诊。

主诉：左腕部扭伤后疼痛，活动不利 3 天。

现病史：患者 3 天前劳动时左腕部不慎扭伤，当时仅有不适感，仍坚持干活，回家后感左腕部疼痛渐重，现左腕关节活动困难，屈伸时痛甚，特来我科室治疗。

查体：左腕局部肿胀，可见局部少量瘀斑，左腕部压痛明显，腕关节活动受限，腕关节牵拉痛试验阳性。

辅助检查：X 线片未见异常改变。

问题：该患者的诊断是什么？如何进行推拿治疗？

腕关节扭挫伤是指外力作用于腕部造成关节囊及其周围韧带、筋膜、肌腱等软组织损伤，以腕部肿痛、活动受限为主症的疾病。本病以闭合损伤为多见，可发生于任何年龄。

【病因病机】常因间接外力使腕关节发生过度扭转，如跌仆时手掌或手背着地，迫使腕部过度背伸、掌屈及旋转，超出腕关节正常活动范围，而引起腕部韧带、筋膜、关节囊等扭伤或撕裂，使局部出现出血、渗出、水肿、挛缩、粘连等病理改变。

知识链接

清代唐宗海《血证论》："凡跌打未破皮者，其血坏损。伤其肌肉，则肿痛……凡是疼痛，皆瘀血凝滞之故也。"

【诊断依据】

1. 主要病史 患者有明确的腕部外伤史。

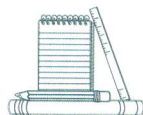

2.临床表现 伤后腕部青紫肿胀、疼痛，腕关节活动受限，挫伤时肿痛一般更甚。

3.体征检查

（1）腕部肿胀，可见瘀斑。

（2）局部压痛明显，腕关节活动障碍。

（3）如屈腕时背侧疼痛则为腕背侧韧带损伤，如尺偏时发生桡骨茎突部疼痛则为腕桡侧副韧带损伤。

（4）如各个方向活动均发生疼痛且活动明显受限，则多为韧带和肌腱的复合损伤。

（5）腕关节牵拉痛试验阳性。

4.辅助检查 X线正、侧位片可排除腕部骨折、脱位。

【类证鉴别】应与腕舟骨骨折及桡骨远端无移位骨折进行鉴别。

1.腕舟骨骨折 摔倒时手掌着地，腕关节肿痛，以桡侧为主，阳溪穴处压痛明显。将腕关节桡偏挤压时疼痛明显，而腕关节牵拉痛试验不明显。摄腕部舟状位X线片可确诊。

2.桡骨远端无移位骨折 腕关节外伤后发生肿痛及青紫瘀斑，在桡骨远端周围有压痛点，纵轴叩击痛阳性，X线检查可确诊。

【推拿治疗】

1.治疗原则 舒筋通络、活血化瘀。

2.操作部位 腕部及合谷、阳溪、曲池等穴。

3.操作方法 损伤初期因肿痛较明显，手法操作时宜轻柔。先在伤处附近选穴，取神门、列缺、太渊、合谷、阳溪、曲池等穴，用点按法使之得气，以舒筋通络、消散瘀滞，改善伤处周围的血液循环，同时配合拿法、弹筋法，以缓解痉挛。再用摇腕手法，在拔伸的情况下，使腕部做被动的环转、背屈及掌屈等动作，以恢复正常的活动功能。最后用擦法，以透热为度。

损伤后期由于疼痛与肿胀较轻，运用以上手法时，要加大刺激量及增大被动运动幅度，以解除挛缩、松解粘连，改善关节活动。

【预防调护】

1.伤后早期宜冷敷，有韧带撕裂者需予以固定。

2.急性期过后应逐步加强腕关节的功能锻炼。

3.腕部注意保暖防寒。

【疗效标准】

1.治愈 腕部肿痛消失，无压痛，腕关节活动自如。

2.好转 腕部肿痛减轻，活动时仍有不适。

3.未愈 症状及体征无改善。

复习思考

1.腕关节扭挫伤的主要临床表现有（   ）

　A. 腕部疼痛　　　　　　B. 腕部肿胀　　　　　　C.腕部青紫

　D. 腕部活动受限　　　　E. 腕部呈餐叉样畸形

2.叙述腕关节扭挫伤的推拿治疗。

3.试述腕关节扭挫伤与桡骨远端无移位骨折的鉴别诊断。

扫一扫，查阅
复习思考题答案

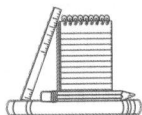

项目十二　桡骨茎突狭窄性腱鞘炎

【学习目标】

　　1. 熟悉桡骨茎突狭窄性腱鞘炎的含义、诊断依据、推拿治疗和疗效标准。

　　2. 了解桡骨茎突狭窄性腱鞘炎的病因病机、预防调护。

案例导入

　　患者郭某，男，48岁，雕刻家，2017年6月11日就诊。

　　主诉：右腕外侧疼痛、乏力2周，加重1天。

　　现病史：患者长期从事雕刻工作，2周来感右腕疼痛，尤其是近日在雕刻作品时，右腕外侧疼痛较明显，拇指活动时疼痛加剧，持物时乏力、疼痛加重，休息后减轻。

　　查体：右腕部无红肿，桡骨茎突部可触及一结节状轻微隆起，局部压痛明显，右握拳尺偏试验阳性。

　　辅助检查：X线片示右桡骨茎突处有轻度脱钙现象。

　　问题：该患者的诊断是什么？如何进行推拿治疗？

　　桡骨茎突狭窄性腱鞘炎系桡骨茎突部位的肌腱在腱鞘内长时间地过度摩擦或反复损伤后，滑膜出现水肿、渗出、增厚等炎性变化，引起腱鞘管壁增厚、粘连或狭窄，肌腱在鞘管内滑动困难而产生相应症状，以腕部桡侧疼痛、持物时乏力、疼痛加重为主要临床特征的疾病。本病女性发病率高于男性，好发于家庭妇女及经常用腕部操作的劳动者，如木工、纺织女工等。

　　【病因病机】拇长展肌及拇短伸肌的肌腱同时经过桡骨茎突部浅在纤维骨性鞘管，由于腕部及拇指的过劳使肌腱在狭窄的腱鞘内不断地来回摩擦，日久可以引起肌腱、腱鞘发生损伤性炎症，造成纤维鞘管充血水肿、鞘壁增厚、肌腱变粗、管腔变窄，肌腱与腱鞘之间粘连，使肌腱在腱鞘内滑动困难而产生相应的症状。

　　【诊断依据】

　　1. 主要病史　患者常有腕部慢性劳损史，少数患者有腕部扭伤史。

　　2. 临床表现　多数缓慢发病，腕桡侧疼痛，腕部各种动作或拇指外展、伸展等动作而加剧，持物时乏力，疼痛加重，休息后减轻。部分患者疼痛可向手或前臂传导，拇指软弱无力，功能受限。

　　3. 体征检查

　　（1）桡骨茎突部可触及一结节状轻微隆起，压痛明显。

　　（2）握拳尺偏试验阳性，即将患者拇指尽量屈曲，握于掌心，同时将腕向尺侧倾斜时，引起桡骨茎突处痛剧。

　　4. 辅助检查　X线片一般无异常发现，仅有少数病例可见桡骨茎突处有轻度脱钙或钙盐沉着现象。

　　【类证鉴别】

　　1. 腕三角纤维软骨损伤　腕部有明显扭挫伤史，伤后腕部疼痛，局限在下尺桡关节间隙远

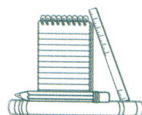

端处，腕及前臂旋转受限且有弹响，腕三角软骨挤压试验阳性。

2.腕舟骨骨折　有明确外伤史，伤后腕部鼻烟窝肿胀、疼痛、压痛明显，纵行挤压第1、2指掌骨部可诱发鼻烟窝部疼痛。腕关节桡侧屈疼痛，尺侧屈疼痛减轻。X线片舟状位可见舟骨上有骨断裂影。

【推拿治疗】

1.治疗原则　舒筋通络、松解粘连。

2.操作部位　前臂及手三里、偏历、阳溪、列缺等穴。

3.操作方法

（1）推按阳溪法，以右手为例。医者在患者前臂伸肌群桡侧施㨰法，反复数遍。

（2）点按手三里、偏历、阳溪、列缺和合谷等穴。

（3）用拇指重点揉按桡骨茎突部及其上下方。

（4）医者一手夹持患者拇指的近侧节，另一手握住患部，在相对用力拔伸拇指的同时，握腕的手拇指轻轻按揉阳溪穴，而夹持拇指的手则进行拇指的外展、内收、旋转等被动活动。

（5）最后对抗牵引，使患腕向尺侧极度屈曲，然后左拇指用力向掌侧推压挤按，同时右手用力将患腕掌屈，再伸展，反复3～4次。

知识链接

　　本病在患者谨慎保护下可以自愈。

【预防调护】

1.患者平时做手部动作要缓慢，尽量脱离手腕部过度活动的工作。

2.注意腕部休息。

3.注意腕部保暖防寒。

【疗效标准】

1.治愈　腕桡侧肿痛及压痛消失，功能恢复，握拳尺偏试验阴性。

2.好转　腕部肿痛减轻，活动时轻微疼痛，握拳尺偏试验（±）。

3.未愈　症状及体征无改善。

复习思考

1.桡骨茎突狭窄性腱鞘炎的诊断依据是（　　　　）

　　A.腕部外侧疼痛

　　B.腕部内侧疼痛

　　C.握物腕部无力

　　D.握拳尺偏试验阳性

　　E.腕三角软骨挤压试验阳性

2.简述桡骨茎突狭窄性腱鞘炎的推拿治疗。

3.试述桡骨茎突狭窄性腱鞘炎与腕三角纤维软骨损伤和腕舟骨骨折的鉴别诊断。

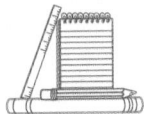

项目十三　掌指及指间关节扭挫伤

【学习目标】

1. 熟悉指关节扭挫伤的含义、诊断依据、推拿治疗和疗效标准。

2. 了解指关节扭挫伤的病因病机、预防调护。

案例导入

患者方某，男，27岁，维修工，2017年3月27日就诊。

主诉：左手无名指肿痛4天。

现病史：患者4天前在劳动时不慎扭伤，自觉左手无名指疼痛、肿胀，无法伸直且活动困难，自行热敷及外擦药物等治疗后症状未见好转。

查体：左手无名指第1指间关节肿胀，处于半屈曲位，局部有明显瘀斑，压痛明显，被动活动时疼痛加剧。

辅助检查：X线片左手无名指未见骨折及脱位，关节间隙尚可。

问题：该患者的诊断是什么？如何进行推拿治疗？

当手指受到撞击、压轧及过度背伸、掌屈或扭转，致使掌指及指间关节超过正常活动范围而受伤，临床上以掌指及指间关节肿痛剧烈、活动受限为主要特征的疾病，称为掌指及指间关节扭挫伤。本病多为闭合性损伤，可发生于各指，青壮年多见。

【病因病机】掌指及指间关节两侧的侧副韧带在手指伸直时紧张，且无外展和内收活动，此时若手指受到骤然猛烈的外力，可使手指过度伸屈、尺偏或桡偏，则可发生关节伸屈肌腱、侧副韧带或关节软骨损伤，严重者可致韧带断裂、掌指及指间关节半脱位或完全脱位，甚至骨折。

【诊断依据】

1. 主要病史　有明显的外伤史。

2. 临床表现　伤后手指关节疼痛剧烈，并迅速肿胀，常呈现近伸直位，但不能伸直，手指活动受限。

3. 体征检查

（1）患者掌指及指间关节有明显压痛，做被动侧向活动时疼痛加重。

（2）如侧副韧带断裂或关节囊撕裂者，则手指关节不稳，有侧向异常活动，并可见手指侧弯畸形。并发脱位时，则畸形更明显。

4. 辅助检查　X线片可排除关节边缘骨折及脱位。若侧副韧带完全断裂，伤侧手指间关节间隙增宽。

【类证鉴别】本病应注意与手指关节脱位及骨折相鉴别。当暴力强大时，可引起手指关节脱位及骨折。一般伤后手指关节畸形明显，常有侧方移位，可闻及骨擦音或见到异常活动，X线片可确诊。

【推拿治疗】

1. 治疗原则　舒筋通络、消肿止痛。

2.操作部位　指关节部。

3.操作方法

（1）医者一手拿捏固定伤指关节的近侧指骨，另一手拇指及食指握住患指远侧关节向远侧拔伸，使错缝的手指关节复位。

（2）在拔伸下做手指关节的屈伸活动，再做轻微的关节摇晃手法，将弯曲的患指伸直，使筋膜理顺、关节滑利。

（3）以拇、食二指捏住患指指节两侧做轻揉推拿、按摩法，以局部舒适轻松为度。

知识链接

　　掌指及指间关节扭挫伤如果处理不当，可导致掌指或指间关节肿大变形、功能障碍。

【预防调护】

1.肿痛期应以制动为主，肿痛减轻后再进行活动，不要操之过急。

2.治疗期间用手法时切忌动作粗暴，大幅度地摇晃指间关节可致再次损伤。

【疗效标准】

1.治愈　伤指肿痛消失，指关节活动自如。

2.好转　肿痛减轻，指屈伸活动轻度受限。

3.未愈　症状及体征无改善。

复习思考

1.掌指及指间关节扭挫伤的诊断依据是（　　　）

　A.指间关节肿胀　　　　B.指间关节疼痛剧烈　　　　C.指间关节明显压痛

　D.手指青紫瘀斑　　　　E.骨擦音

2.叙述掌指及指间关节扭挫伤的推拿治疗。

3.试述掌指及指间关节扭挫伤与指关节脱位及骨折的鉴别诊断。

扫一扫，查阅
复习思考题答案

项目十四　梨状肌综合征

【学习目标】

　　1.熟悉梨状肌综合征的含义、诊断依据、推拿治疗和疗效标准。

　　2.了解梨状肌综合征的病因病机、预防调护。

案例导入

　　患者曾某，男，19岁，2016年4月27日就诊。

　　主诉：右臀部酸胀疼痛伴下肢放射性疼痛1天。

　　现病史：患者4天前因气温骤降受凉导致感冒，昨天患者突感右臀部深处酸胀疼痛

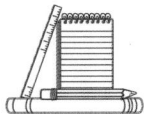

伴下肢放射性疼痛，咳嗽、打喷嚏或大便用力时疼痛加剧，不能行走，影响正常生活，特来我院就诊。

查体：腰部活动功能尚可，无压痛及畸形。右侧梨状肌体表投影区深压痛明显，并沿坐骨神经放射，可触及右侧梨状肌条索状隆起，右侧梨状肌紧张试验阳性。

辅助检查：X 线片未见髋部骨性病变。

问题：该患者的诊断是什么？如何进行推拿治疗？

梨状肌综合征临床较多见，属中医学"痹证"范畴。梨状肌综合征是指髋部过度内外旋或外展，或感受风寒，使梨状肌损伤，发生充血、水肿、痉挛、粘连或挛缩时，该肌间隙或上、下孔变狭窄，挤压其间穿出的坐骨神经，出现臀后及大腿后外侧疼痛、麻痹等一系列症状和体征的疾病。梨状肌损伤是引起急、慢性坐骨神经痛的常见病。

梨状肌起自 2～4 骶椎前面两侧，出坐骨大孔入臀部，止于股骨大转子内上方，为髋关节的外旋肌。坐骨神经一般从梨状肌下缘出骨盆，在臀大肌下面降至大腿后面，并在该处分为胫神经和腓总神经，支配小腿、足部的感觉和运动。坐骨神经在与梨状肌相交时经常出现变异。

髂后上棘与尾骨尖连线的中点向股骨大转子尖画一连线，为梨状肌下缘，髂后上棘与股骨大转子尖端画一连线，为梨状肌上缘，两者之间即为梨状肌体表投影（图 5-24）。

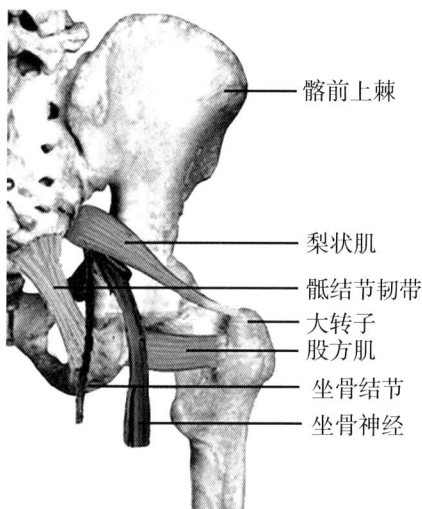

图 5-24　梨状肌体表投影

【病因病机】多由大腿内旋，下蹲位突然站立，或腰部前屈伸直时，骨盆发生旋转，或髋关节急剧外展、外旋，梨状肌受到过度牵拉而损伤，使肌纤维撕伤或部分肌束断裂、出血、炎性水肿，并呈保护性痉挛，刺激或压迫坐骨神经，引起臀后部及大腿后外侧疼痛、麻痹。部分患者可因劳损、受凉或梨状肌与坐骨神经关系的变异而引起坐骨神经痛。由于梨状肌变性，后期可有硬性条索状物，压之疼痛，久之可引起臀大肌、臀中肌萎缩。梨状肌综合征中医证候以实为主，病因主要为感受风、寒、湿、热之邪，经脉闭阻或瘀血阻络，气血不通所致。

知识链接

《医宗金鉴·正骨心法要旨》："胯骨，即髋骨也，又名髁骨。若素受风寒湿气，再遇跌打损伤，瘀血凝结，肿硬筋翻，足不能直行……"

【诊断依据】

1. 主要病史　患者常有臀部外伤史或劳损、受凉史。

2. 临床表现

（1）臀部疼痛伴同侧坐骨神经痛。

（2）轻者臀部有深压性的疼痛或酸胀感，重者出现刀割样剧痛，咳嗽、打喷嚏或大便用力时疼痛加剧。

（3）严重病例，患者呈强迫体位，起身时身体半屈曲，鸭步行或跛行。

（4）在梨状肌坐骨神经处做利多卡因局部注射，疼痛可以立即缓解或消失。

3. 体征检查

（1）梨状肌体表投影区深压痛明显，并有沿坐骨神经路线的放射痛。

（2）在梨状肌处可触及条索样隆起，日久患侧臀肌松软、萎缩。

（3）腰部无压痛与畸形，活动不受限。

（4）髋内旋、外旋可使疼痛加重。

（5）患侧下肢直腿抬高试验，在 60° 以前疼痛明显，超过 60° 时疼痛反而减轻。

（6）梨状肌紧张试验阳性，即大腿伸直内收内旋时出现坐骨神经放射性疼痛，再迅速外展外旋时疼痛反而减轻。

4. 辅助检查　X 线片多无异常表现，可排除髋部骨性病变。

【类证鉴别】

1. 腰椎间盘突出症　本病是由于各种原因引起腰部椎间盘突出压迫腰神经根，出现腰痛伴下肢坐骨神经痛，脊柱侧弯，压叩痛阳性，直腿抬高及加强试验阳性。X 线片有腰椎间盘突出症间接征象，行 CT 或 MRI 检查可明确诊断。

2. 坐骨神经炎　本病多由细菌、病毒感染或维生素缺乏引起，导致坐骨神经水肿并产生无菌性炎症。除有坐骨神经体征外，以沿坐骨神经路线的压痛为其特点。

【推拿治疗】

1. 治疗原则　舒筋通络、解痉止痛。

2. 操作部位　腰部、臀部及环跳、委中、承山、昆仑等穴。

3. 操作方法

（1）常用梨状肌弹拨法。患者取俯卧位，全身放松，术者立于伤侧，用手掌或前臂先轻后重按揉患侧臀部数分钟。

（2）用拇指或肘尖弹拨梨状肌及周围痛点，以患者能耐受为度。

（3）双手拇指顺着患侧梨状肌纤维方向进行理顺、按压，反复数遍（图 5-25）。

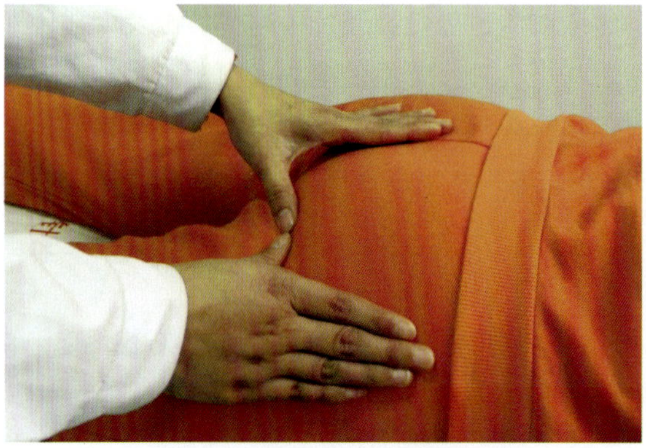

图 5-25　梨状肌损伤理顺手法

（4）沿患侧下肢坐骨神经路线用拇指揉、拨、压数遍。

（5）拇指点按环跳、委中、承山、昆仑等穴。

（6）患者取仰卧位，术者立于伤侧，一手握其踝部，另一手扶膝部，将伤肢用力屈曲、内收、内旋，伸直下肢。

（7）仰卧位屈伸牵拉伤肢数遍。

（8）最后医者双手握住患肢踝部牵抖下肢而结束手法治疗。

【预防调护】

1. 手法治疗后，需将患肢保持在外旋、外展位。

2. 注意臀部保暖防寒。

3. 平时要加强臀肌锻炼。

【疗效标准】

1. 治愈　臀腿痛消失，梨状肌无压痛，功能恢复正常。

2. 好转　臀腿痛缓解，梨状肌压痛减轻，但长时间行走仍痛。

3. 未愈　症状及体征无改善。

复习思考

1. 梨状肌综合征的诊断依据是（　　　　）

　　A. 臀部酸痛

　　B. 伴同侧下肢放射性疼痛

　　C. 腰部无压痛

　　D. 直腿抬高试验 60° 以前疼痛明显

　　E. 直腿抬高试验超过 60° 时疼痛反而减轻

2. 简述梨状肌综合征的推拿治疗。

3. 试述梨状肌综合征与腰椎间盘突出症、坐骨神经炎的鉴别诊断。

扫一扫，查阅
复习思考题答案

项目十五　退行性膝关节炎

【学习目标】

1. 熟悉退行性膝关节炎的含义、诊断依据、推拿治疗和疗效标准。

2. 了解退行性膝关节炎的病因病机、预防调护。

案例导入

患者王某，女，56 岁，2017 年 8 月 9 日就诊。

主诉：双膝酸胀疼痛伴活动不利 3 年，加重 1 周。

现病史：患者自诉双膝曾有撞伤史，近 3 年双膝出现酸胀疼痛，尤其是爬山或上下楼梯时更甚，活动时有弹响声，右膝重于左膝，有时出现腿软现象，未予重视。近一周来加重，影响日常生活，故前来就诊。

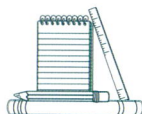

查体：双膝部轻度肿胀，右侧股四头肌较左侧轻度萎缩，双侧膝眼及髌骨周围有明显压痛，双侧髌骨研磨试验阳性。

辅助检查：X线片示双膝髌骨边缘骨质增生明显，髁间隆起变尖，关节软骨面粗糙不平。血沉、抗"O"、类风湿因子正常。

问题：该患者的诊断是什么？如何进行推拿治疗？

退行性膝关节炎又称增生性膝关节炎、肥大性膝关节炎、骨性膝关节炎等，临床上以50～60岁肥胖患者多见，以膝部疼痛、活动不利，有摩擦音或弹响声，劳累后加重，上下楼梯更甚为主要特征，女性多于男性。

【病因病机】中医学认为本病产生的原因，一是膝部慢性劳损、风寒湿邪侵袭或外伤因素所致；二是年老体弱，肝肾亏损，气血不足，导致膝部筋骨失养，日久关节发生退变及骨质增生而发生本病。

西医学认为本病是由于膝关节的退行性改变和慢性积累性关节磨损，造成膝部关节软骨变性、关节软骨面反应性增生、骨刺形成等而导致本病。

知识链接

《黄帝内经》："膝者，筋之府也。""久行伤筋，久立伤骨。"

【诊断依据】

1. 主要病史　常有膝部外伤或劳损史。

2. 临床表现

（1）发病缓慢，多见于50～60岁，尤以肥胖女性患者多见。

（2）膝关节活动时疼痛，初起为发作性，后为持续性。

（3）劳累后及夜间加重，上下楼梯时疼痛明显。

（4）膝关节活动受限，跑跳、跪蹲时尤为明显，甚则跛行，但无强直。

（5）关节内有游离体时可在行走时突然出现交锁现象，稍活动后可消失。

3. 体征检查

（1）膝关节周围压痛，关节挛缩或股四头肌萎缩。

（2）关节活动检查时有摩擦音或弹响声。

（3）个别患者可见膝关节内翻或外翻。

（4）回旋挤压试验、研磨提拉试验阴性。

4. 辅助检查

（1）X线检查　显示膝关节间隙变窄，髁间棘变尖，髌骨边缘骨质增生，胫股关节面模糊及韧带钙化等。

（2）MRI　关节积液，滑膜增厚，半月板退变，骨的异常和软骨下骨的异常改变等。

（3）实验室检查　血、尿常规及血沉检查均正常，抗"O"及类风湿因子阴性，关节液为非炎性。

【类证鉴别】应排除风湿性及类风湿关节炎、化脓性膝关节炎、膝关节结核等，还要排除膝关节严重创伤，如膝部骨折、半月板损伤、交叉韧带或侧副韧带损伤等。

【推拿治疗】

1.治疗原则　舒筋通络、活血止痛、滑利关节。

2.操作部位　膝部及腘窝周围。

3.操作方法

（1）患者仰卧位，患侧膝关节伸直或微屈，腘窝部垫薄枕，术者立于患侧，用㨰法、按揉法、拿捏法施于膝部及其周围。反复数遍。

（2）拇、食指左右、上下活动髌骨，并沿髌骨两侧间隙上、下滑按数遍。

（3）拇指点拨膝眼及周围痛点，拿揉髌骨及股四头肌下段，反复数遍。

（4）患者俯卧位，再以㨰法、按揉法、拿捏法、叩击法施于大腿后侧腘窝及小腿后侧部位。反复数遍，重点在腘部。

（5）患者仰卧位，做膝部屈伸、旋转被动活动数遍。

（6）最后擦膝部痛点，搓理膝关节周围，结束手法治疗。

【预防调护】

1.膝关节肿痛严重者应禁止行走，卧床休息。

2.症状缓解后应注意加强膝关节功能锻炼，以改进膝关节活动范围及加强股四头肌力量。

3.肥胖患者应注意减肥，以减轻膝关节的负担。

4.注意防寒保暖。

【疗效标准】

1.治愈　膝关节疼痛消失，关节活动完全正常。

2.好转　膝关节疼痛减轻，关节活动功能部分改善。

3.未愈　症状及体征无改善。

复习思考

1.退行性膝关节炎的诊断依据是（　　　　）

　A.膝关节疼痛　　　　　　B.肥胖女性多见　　　　　　C.体瘦女性多见

　D.膝关节活动有摩擦音　　E.上下楼梯时疼痛明显

2.简述退行性膝关节炎的含义、预防调护和疗效标准。

3.叙述退行性膝关节炎的推拿治疗。

项目十六　膝关节侧副韧带损伤

【学习目标】

　1.掌握膝关节侧副韧带损伤的诊断依据、推拿治疗。

　2.熟悉膝关节侧副韧带损伤的含义和疗效标准。

📖 **案例导入**

　患者刘某，男，21岁，学生，2017年3月14日就诊。

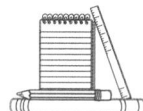

扫　扫，查阅
PPT、视频、
知识链接等
数字资源

扫一扫，查阅
复习思考题答案

主诉：左膝关节跌伤后肿痛、活动困难 3 天。

现病史：患者 3 天前和同学一起去某体育馆滑冰，不慎滑倒，当即左膝关节疼痛，并逐渐肿胀，行走困难，影响正常生活和学习，特来我院就诊。

查体：左膝关节外侧局部肿胀明显，皮下可见青紫瘀斑，并伴有明显疼痛。左膝关节呈 130° 半屈曲位，主动和被动活动受限。左膝关节分离试验阳性。

辅助检查：X 线片示左膝关节正位片骨质无明显异常改变，应力片可见关节间隙增宽。

问题：该患者的诊断是什么？如何进行推拿治疗？

膝关节侧副韧带损伤以内侧副韧带损伤多见，可分为部分损伤与完全性损伤。若与半月板损伤、交叉韧带损伤同时发生，则称为膝关节损伤三联征。

【病因病机】正常的膝关节约有 10° 的外翻角度。膝关节外侧易受外力的打击，或膝关节在滑跌时，小腿突然外展、外旋，迫使膝关节过度外翻，膝内侧间隙拉宽，造成内侧副韧带的扭伤、部分断裂或完全断裂，易合并内侧半月板和交叉韧带的损伤。若外力迫使膝关节过度内翻，可发生外侧副韧带损伤或断裂，严重者可伴有关节囊撕裂、腘绳肌及腓总神经损伤。

【诊断依据】

1. 主要病史 有明显外伤史。

2. 临床表现

（1）膝关节侧副韧带损伤后，膝关节呈 135° 左右半屈曲位，主动和被动活动受限。

（2）局部肿胀，皮下瘀血，继而出现广泛性的膝关节部瘀斑。

（3）若合并半月板损伤，膝关节出现交锁现象。如有"开口样"感觉，则为韧带完全断裂。

（4）外侧副韧带损伤易合并腓总神经损伤，出现足下垂及小腿外侧下 1/3 和足背外侧面的感觉障碍。

3. 体征检查

（1）压痛检查。内侧副韧带损伤时，压痛点在股骨内上髁；外侧副韧带损伤时，压痛点在腓骨小头或股骨外上髁。

（2）膝关节分离试验阳性。

4. 辅助检查 X 线检查。在局麻下，经患膝关节外翻位或内翻位摄双膝关节正位片，可发现韧带损伤处关节间隙增宽，还可以排除骨折。

【类证鉴别】本病应注意与膝关节半月板损伤、膝关节交叉韧带损伤进行鉴别。

1. 膝关节半月板损伤 膝部多有扭伤史或劳损史。本病好发于运动员、搬运工等，男多于女。主症为膝部疼痛、肿胀、关节弹响声、交锁征等。查体可见麦氏征阳性、研磨试验阳性。X 线平片无异常。

2. 膝关节交叉韧带损伤 有典型的膝部损伤史，伤后膝关节疼痛、肿胀，关节有错落感或不稳感，抽屉试验阳性。膝关节造影或膝关节镜检查可以确诊。

【推拿治疗】

1. 治疗原则 舒筋通络、活血止痛。

2. 操作部位 膝关节及梁丘、血海、阳陵泉、阴陵泉等穴。

3. 操作方法 膝关节侧副韧带部分撕裂者，早期手法不可多做，以免加重损伤，可以屈伸膝关节一次，以理顺筋膜，恢复轻微之错位。晚期，使用手法可解除粘连，恢复关节功能。患者仰卧，医者立于患侧，用拇指或手掌面在损伤处做横行拨动数遍；点按梁丘、血海、阳陵泉、阴陵泉、足三里等穴，并做膝关节屈伸手法；擦损伤部位，以透热为度。

知识链接

一般认为，膝关节侧副韧带Ⅰ度扭伤的治疗仅为对症治疗，不需特殊制动；Ⅱ度扭伤可采用保守治疗，固定时多用支具或石膏制动4～5周，以保护韧带，限制活动；Ⅲ度扭伤，除非有特殊的禁忌证，一般需要手术修复重建。

【预防调护】

1. 早期应注意卧床休息。
2. 后期应加强下肢功能锻炼。
3. 注意膝部防寒保暖。

【疗效标准】

1. 治愈　肿胀、疼痛、压痛消失，膝关节功能完全或基本恢复。

2. 好转　关节疼痛减轻，功能改善，关节有轻度不稳。

3. 未愈　症状及体征无改善。

复习思考

1. 膝关节侧副韧带损伤的诊断依据是（　　　）

　A. 膝部肿胀　　　　　　B. 膝部功能障碍　　　　　　C. 膝关节分离试验阳性

　D. 交锁现象　　　　　　E. 交叉试验阳性

2. 叙述膝关节侧副韧带损伤的推拿治疗。

3. 试述膝关节侧副韧带损伤和膝关节交叉韧带损伤的鉴别诊断。

扫一扫，查阅
复习思考题答案

项目十七　膝关节半月板损伤

【学习目标】

1. 熟悉膝关节半月板损伤的含义、诊断依据、推拿治疗和疗效标准。

2. 了解膝关节半月板损伤的病因病机、预防调护。

案例导入

患者张某，男，18岁，学生，2017年4月7日就诊。

主诉：右膝关节扭伤后肿痛伴有关节弹响声2天。

现病史：患者为某高中体育特长生，2天前在练习三步跨栏时动作不协调致右腿膝关节疼痛，当即肿胀明显，不敢运动，第二天肿胀加重且疼痛剧烈，走路或上下楼梯时有"卡住感"，勉强摇动后出现弹响即可行走，但右膝关节屈伸活动困难，特来我院就诊。

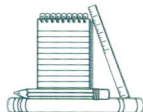

查体：右膝关节肿胀明显，屈伸功能受限，可闻及关节弹响声；右膝关节外侧间隙压痛明显；右麦氏征阳性，研磨提拉试验阳性。

辅助检查：X线检查右膝关节未见骨质明显异常改变；MRI检查可见半月板内部呈线状高信号。

问题：该患者的诊断是什么？如何进行推拿治疗？

膝关节半月板损伤是指膝部因急、慢性损伤后，导致半月板软骨撕裂，从而出现肿胀疼痛、膝关节弹响及交锁现象为主要临床特征的疾病。本病好发于青年人，常发生于半蹲位的矿工、搬运工和运动员等。

一般情况下，半月板紧附着于胫骨平台关节面上，在膝关节的运动过程中大多不能移动，只有在膝关节屈曲135°时，膝关节做内旋或外旋运动，半月板才有轻微的移动，故半月板损伤常发生在此体位。临床上以外侧半月板损伤多见。

【病因病机】膝关节在半屈曲位，足与小腿相对固定，做强力外翻或内翻、内旋或外旋时，半月板在股骨髁部与胫骨平台之间形成旋转摩擦剪力。如动作突然，加之体重作用，上、下关节面对半月板产生突发的、巨大的碾挫作用，当其强度超过了半月板所能承受的极限时，即可引起各种类型的损伤，如边缘型撕裂、前角撕裂、后角撕裂、中心型纵向破裂等。

【诊断依据】

1. 主要病史 患者多有膝关节突然旋转，跳起落地的扭伤史，或有膝关节劳损史。

2. 临床表现

（1）好发于运动员、煤矿工人、搬运工等，男性略多于女性。

（2）膝关节疼痛，多为一侧痛或后方痛，位置较固定。

（3）损伤几小时内关节肿胀，损伤后期肿胀不明显。损伤当时或以后可出现关节弹响声，伴有交锁现象，即患者走路或上下楼梯时，膝部突然被"卡住"，置于某一体位，既不能伸直，又不能屈曲，经别人或自己将患肢旋转摇摆后，可自行解锁。

3. 体征检查

（1）膝关节外侧及内侧间隙压痛，后期可见股四头肌萎缩。

（2）麦氏征试验阳性，研磨提拉试验阳性。

4. 辅助检查

（1）X线检查一般不能显示半月板损伤情况，对半月板损伤直接诊断意义不大，但可排除其他疾病。

（2）膝关节充气造影、碘水造影或充气和碘水混合造影在诊断上有一定价值，可以确定半月板损伤部位。

（3）膝关节镜检查对关节内结构可提供直观形象，对于非典型的半月板损伤的诊断具有临床意义，但不能以它完全代替其他检查，确实需要才做关节镜检查；对外侧半月板的观察较理想，而对于内侧半月板的观察则不甚满意。

（4）MRI检查可确诊。

【类证鉴别】本病应注意与膝关节侧副韧带损伤及膝关节交叉韧带损伤相鉴别。

【推拿治疗】

1. 治疗原则 舒筋活血、通络止痛。

2. 操作部位 膝关节及阿是穴、梁丘、血海、内膝眼、外膝眼、阴陵泉等穴。

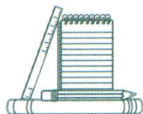

3. 操作方法

（1）患者仰卧，术者立于一侧，在膝关节痛点及周围用推揉、擦法以舒筋通络、活血消肿。

（2）点按阿是穴、梁丘、血海、内膝眼、外膝眼、阴陵泉、阳陵泉及足三里等穴。

（3）术者一手拇指按住痛点，一手握踝部，缓慢屈曲膝关节并内外旋转小腿，然后伸直膝部。

（4）对膝关节交锁的患者亦可采用屈伸手法解除交锁。患者仰卧，屈膝屈髋90°，一助手持股骨下端，术者握持踝部，二人相对牵引，术者可内外旋转小腿几次，然后使小腿尽量屈曲，再伸直下肢，即可解除交锁。

知识链接

半月板损伤可采取中西医结合治疗，如非手术疗法无效时应尽早手术切除。术后配合练功、针灸、理疗等康复治疗有助于膝关节功能的恢复。

【预防调护】

1. 针对运动员、搬运工等好发人群，应加强下肢肌肉锻炼。

2. 注意休息，劳逸结合。

3. 注意防寒保暖等。

【疗效标准】

1. 治愈　膝关节肿胀疼痛及关节弹响或交锁现象消失，膝关节旋转挤压和研磨试验阴性，膝关节功能完全恢复。

2. 好转　疼痛肿胀减轻，关节活动时有弹响和交锁，膝关节旋转挤压和研磨试验（±），膝关节功能部分恢复。

3. 未愈　症状及体征无改善。

复习思考

1. 膝关节半月板损伤的诊断依据是（　　　　）

　　A. 膝关节疼痛　　　　　B. 活动时有响声　　　　　C. 膝关节分离试验阳性

　　D. 回旋挤压试验阳性　　E. 交锁征阳性

2. 简述膝关节半月板损伤的推拿治疗。

3. 试述膝关节半月板损伤的预防与调护。

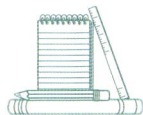

扫一扫，查阅
复习思考题答案

项目十八　踝关节扭挫伤

【学习目标】

1. 掌握踝关节扭挫伤的诊断依据、推拿治疗。

2. 熟悉踝关节扭挫伤的含义和疗效标准。

3. 了解踝关节扭挫伤的病因病机、预防调护。

案例导入

患者朱某，女，29岁，公务员，2016年3月12日就诊。

主诉：左踝关节扭伤肿痛、活动受限2天。

现病史：患者自诉2天前打羽毛球时穿高跟鞋，不慎扭伤左踝部，当即疼痛、肿胀，行走困难，足部不敢着地，即使勉强行走也只能以足尖点地，曾用冰敷和跌打镇痛膏外敷治疗未见好转，特来我院就诊。

查体：左踝关节外侧肿胀明显，外踝前下方压痛明显，足内翻试验阳性。

辅助检查：X线片左踝关节未见明显异常改变。

问题：该患者的诊断是什么？如何进行推拿手法治疗？

踝关节扭挫伤是指踝部因行走不慎或受到暴力的直接打击所引起的损伤，以伤后局部疼痛、瘀肿及活动障碍为主要临床表现，为最常见的一种关节损伤，临床上以内翻位损伤为多见，可发生于任何年龄，好发于青壮年。

【病因病机】踝关节扭挫伤多由行走不慎，足踏于不平之地，或下楼梯时突然踩空，或跳跃时足部着地不稳，致使踝关节突然过度内翻或外翻，造成踝关节韧带过牵、移位，甚至撕裂所引起；或为暴力直接打击使韧带出血水肿，甚至断裂所致。

【诊断依据】

1.主要病史　患者有明显的踝关节扭挫伤病史。

2.临床表现

（1）伤后踝关节有明显的疼痛，以内、外翻及行走时痛甚。

（2）局部肿胀、青紫瘀斑明显，伤后2～3日皮下瘀斑更为显著。

（3）行走跛行，足部不敢着地，即使勉强行走，也只能以足外缘着地。

3.体征检查

（1）局部肿胀明显，多见于踝关节前外侧和足背部，严重者整个踝部肿胀。

（2）局部压痛明显，严重损伤可摸到韧带断裂处的凹陷。

（3）足内、外翻试验阳性，将足内翻或外翻时如发生疼痛，说明内侧或外侧韧带损伤。

4.辅助检查　X线检查可排除骨折及脱位，临床上常规摄正侧位，无异常。软组织损伤严重者，应做强力内翻或外翻位的摄片，可见距骨倾斜角度增大，甚至可以看到移位现象。

【类证鉴别】本病应注意与踝部骨折进行鉴别。踝部骨折时有明显外伤史，踝关节广泛肿胀，疼痛剧烈，功能丧失，局部压痛明显，踝部有畸形及骨擦音等，X线片可见骨折征象。

【推拿治疗】

1.治疗原则　舒筋活血、行气止痛。

2.操作部位　踝关节及足三里、解溪、阳陵泉等穴。

3.操作方法

（1）患者取仰卧位或坐位，术者立于患肢前侧，做小腿前外侧按揉手法。

（2）按揉足三里、解溪、阳陵泉，拿揉昆仑、商丘、丘墟等穴。

（3）术者一手四指托住足跟部，拇指按在外踝前侧，另一手握住足背部，拔伸踝关节后，再做踝关节跖屈、背屈及内翻、外翻动作。

（4）术者两手对按患者内、外踝部。

（5）拔伸踝关节并配合摇法。

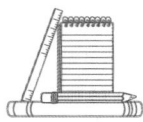

（6）最后再次按揉踝关节周围，掌推、擦踝关节外侧与前外侧，结束手法治疗（图5-26）。

知识链接

急性扭挫伤24小时内，行手法或热敷会使局部出血加重，可用冷敷。新伤出血、局部瘀肿较甚者，一般不用推拿手法治疗。

若为陈旧性损伤，手法宜重，可用拨筋、分筋、按揉、摇法及拔伸法等，以解除粘连，恢复其功能。

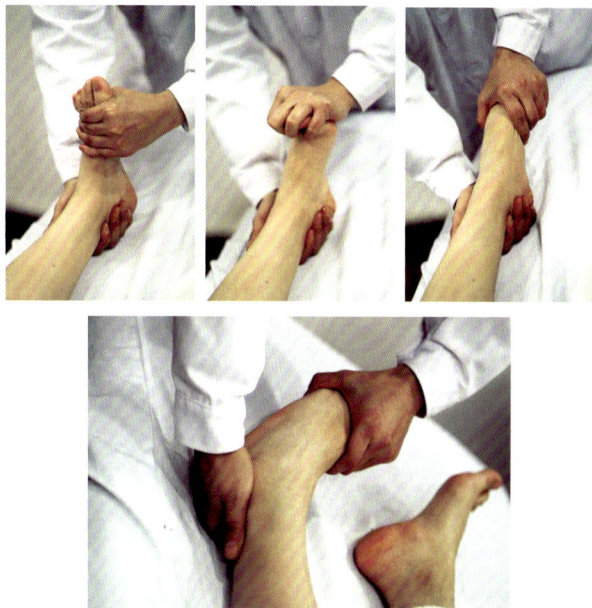

图5-26 踝关节扭挫伤手法

【预防调护】

1. 早期应避免做踝关节内、外翻活动及过早下地行走。

2. 解除外固定后加强踝部功能锻炼。

3. 注意踝部防寒保暖。

【疗效标准】

1. 治愈 踝关节肿痛消失，关节稳定，踝关节活动功能正常。

2. 好转 踝关节疼痛减轻，轻度肿胀或皮下瘀斑，关节欠稳，步行乏力，酸痛。

3. 未愈 症状及体征无改善。

复习思考

1. 踝关节扭挫伤的诊断依据是（　　）

　A. 踝关节肿胀　　　　B. 踝关节疼痛　　　　C. 踝关节活动有弹响声

　D. X线检查无异常　　E. 踝关节活动受限

2. 简述踝关节扭挫伤的推拿治疗。

3. 试述踝关节扭挫伤与踝部骨折的鉴别诊断。

扫一扫，查阅复习思考题答案

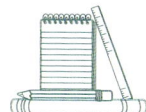

模块六 儿科病证

项目一 发 热

【学习目标】

1. 熟悉发热的诊断依据及推拿治疗。

2. 了解发热的病因病机、疗效标准和预防调护。

案例导入

患者王某，男，3岁，2016年8月9日就诊。因吹空调后发热恶寒2天，无汗，头痛，鼻塞流清涕，前来就医。

查体：T 38℃，咽部无红肿，舌苔薄白，脉浮紧，指纹淡红。

问题：该患儿的诊断是什么？如何进行推拿治疗？

发热是指体温异常升高超过正常范围，是儿科最常见的症状之一。正常小儿腋下体温一般为36～37℃，故腋下温度超过37℃可认为发热。37.1～37.9℃为低热，38～38.9℃为中度发热，39～41℃为高热，超过41℃为超高热。小儿发热可分为外感发热和内伤发热两大类型，常见于儿科多种急、慢性疾病之中，如西医学的上呼吸道感染、急性扁桃体炎、咽喉炎、支气管炎和肺炎等所引起的发热均属本病范畴。临床上小儿发热还应与运动后、衣着过厚或饮热水等所引起的体温暂时性升高相区别，后者属于正常的生理反应。

【病因病机】

1. 外感发热 小儿脏腑娇嫩，形气未充，肌肤薄弱，卫表不固，加上冷热不能自调，机体易为六淫之邪侵袭，卫阳被遏而致发热，其中尤以感受风寒、风热为多。

2. 肺胃实热 外感误治，入里化热，或饮食不节、环境改变等损伤肺胃，肺胃壅实，郁而发热。

3. 阴虚内热 小儿先天不足或后天失养，久病累及脏腑，耗气伤阴，阴虚则火旺，火旺则阴更虚，以致虚热不退。

4. 暑热 夏季小儿为暑热所伤，肌腠受灼，内侵肺胃，内郁而发热。

西医学认为，发热可分为感染性发热和非感染性发热两大类。感染性发热常与细菌、病毒、支原体、立克次体、寄生虫等感染有关；非感染性发热常见于机械性挤压伤、肿瘤、某些血液病、结缔组织病及一些急性代谢障碍性疾病等。

【诊断依据】

1. 外感发热 风寒者，发热轻，恶寒重，无汗，头痛，鼻塞，流清涕，打喷嚏，喉痒，苔

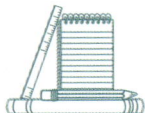

薄白，脉浮，指纹鲜红；风热者，发热重，微恶寒，汗出，口干，咽痛，鼻塞流脓涕，苔薄黄，脉浮数，指纹红紫。

2. 肺胃实热　高热，面赤，烦躁，气喘，不思饮食，渴而欲饮，便秘，尿黄，舌红苔黄，脉数实，指纹深紫。

3. 阴虚内热　午后潮热，手足心热，盗汗或自汗，形体瘦削，心烦少寐，舌红苔剥，脉细数，指纹淡紫。

4. 暑热证　夏季发热，持续难退，秋凉热降，伴有口渴、多饮、多尿，无汗或少汗，皮肤干燥，倦怠嗜睡等。

知识链接

《幼幼集成·发热证治》："小儿无故发热，多由外感风寒。其证喜人怀抱，畏缩，恶风寒，不欲露出头面，面带惨色，不渴，清便自调，吮乳口不热。或鼻塞流涕，或喷嚏，浑身拘急，此表热也。初起时一汗可解……"

【**推拿治疗**】

1. 外感发热

（1）治疗原则　风寒者宜疏风散寒、解表清热；风热者宜疏风清热。

（2）操作部位　头颈背部及太阳、风池、坎宫、肺俞、天门等穴。

（3）操作方法　开天门、推坎宫、揉太阳、运耳后高骨、拿风池、清肺经、揉肺俞。

开天门、推坎宫、揉太阳、运耳后高骨为推拿治疗外感的主要方法，并配拿风池疏风解表，清肺经、揉肺俞则宣通肺气。上述操作配合可疏风解表，治一切外感发热。

加减：风寒者加推三关、掐揉二扇门、揉外劳宫等；风热者加清天河水、推六腑、推脊等；鼻塞者加黄蜂入洞；咳嗽者加推揉膻中、揉肺俞、揉丰隆等；脘腹胀满、不思乳食、呕吐者加摩腹、揉中脘、分推腹阴阳、运内八卦、运板门等；烦躁不宁、惊惕不安者加清肝经、掐揉小天心等。

2. 肺胃实热

（1）治疗原则　清泄里热、理气消食。

（2）操作部位　腹部及板门、八卦、肺经、胃经等。

（3）操作方法　清肺经、清胃经、清大肠、清小肠、推下七节骨、摩腹、揉天枢、按弦走搓摩、清天河水、退六腑、水底捞月、揉板门、运内八卦。

清肺经、清胃经能清肺胃二经实热；清大肠、清小肠、推下七节骨、摩腹、揉天枢、按弦走搓摩以疏调肠腑结滞、通便泄热；清天河水、退六腑、水底捞月以清热除烦；揉板门、运内八卦以理气消食。

3. 阴虚内热

（1）治疗原则　滋阴清热。

（2）操作部位　四肢部及涌泉、内劳宫、足三里等穴。

（3）操作方法　揉二马、补肾经、补脾经、补肺经、清天河水、擦涌泉、运内劳宫、按揉足三里、揉涌泉。

揉二马、补肾经、补肺经能滋肾养肺、壮水制火；清天河水、运内劳宫以清虚热；按揉足三里、补脾经以健脾和胃、增进食欲；推擦涌泉可引热下行。

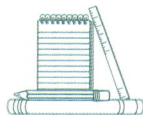

加减：自汗、盗汗者加揉肾顶；烦躁不安者，加掐揉五指节、掐揉小天心、清肝经、清心经。

4. 暑热证

（1）治疗原则　清暑热、补肺肾、健脾胃。

（2）操作部位　躯干部及三关、肺经、肾俞等。

（3）操作方法　清肺经、清天河水、退六腑、清板门、捏脊、擦涌泉等。

在开天门、推坎宫、揉太阳等治疗外感发热基本处方上加具有清暑热、补肺肾、健脾胃作用的操作法。根据病情选用清肺经、清板门、退六腑、清天河水、补肾经、补脾经、揉内劳宫、推擦涌泉、揉摩气海、揉关元、捏脊等。

使用推拿退热，临床疗效确切，但在应用推拿方法治疗的同时，还必须积极寻找致热因素，并针对病因进行治疗。

【预防调护】

1. 发热时应注意休息，多喝温开水，注意饮食清淡。

2. 出汗过多时应注意防寒保暖。

3. 高热患儿如出现频繁呕吐、烦躁不安或昏睡者，应加警惕，切不可大意。

4. 积极治疗原发病，感染严重者可配合药物治疗。

【疗效标准】

1. 治愈　体温正常，口渴、多尿等症状消失。

2. 好转　发热减轻，口渴、多尿等症状改善。

3. 未愈　症状无变化。

复习思考

1. 推拿治疗阴虚发热的操作方法是（　　　）

　　A. 揉二马　　　B. 补肾经　　　C. 补肺经　　　D. 补脾经　　　E. 清天河水

2. 简述外感发热的推拿操作方法。

3. 何谓发热？如何区分低热、中度发热、高热及超高热？

扫一扫，查阅
复习思考题答案

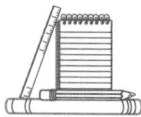

项目二　咳　嗽

【学习目标】

1. 熟悉咳嗽的诊断依据及推拿治疗。

2. 了解咳嗽的病因病机、疗效标准和预防调护。

案例导入

患者杨某，男，5岁，2016年8月19日就诊。患儿出外玩耍后发热咳嗽1天，咳痰黄稠，伴胸闷不适，口渴，咽痛咽痒，小便色黄，大便结，前来就医。

查体：T 38.5°，咽部红肿，舌苔薄黄，脉浮数，食指纹红。

问题：该患儿的诊断是什么？如何进行推拿治疗？

有声无痰为咳，有痰无声为嗽，有声有痰为咳嗽。咳嗽为小儿肺系疾病的主要症状之一，多种疾病如感冒、肺炎均可引起咳嗽，一年四季均可发生，其中以冬、春二季发病率较高。本项目着重讨论外感风寒、风热及肺脾两虚等所致的咳嗽，相当于西医学的急、慢性支气管炎。

扫一扫，查阅
PPT、视频、
知识链接等
数字资源

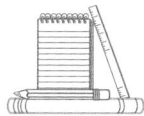

【病因病机】

1. 外感咳嗽　肺为娇脏，司呼吸，邪气侵袭，首当犯肺，风寒或风热之邪外束于肌表，伤及肺卫，肺气不宣，清肃失职，肺气上逆，发为咳嗽。

2. 内伤咳嗽　平素体弱或久病体虚，以致肺脏虚损，阴伤气耗，肃降无权，肺气上逆，或乳食不当，脾失健运，痰湿内生，上扰肺络，肺失宣降而致咳嗽。

西医学认为，咳嗽是一种爆发性的呼气动作，作为一种临床常见症状见于急慢性咽炎、扁桃体炎、支气管炎、肺炎等呼吸道疾病及胸膜炎等其他系统疾病。多由病毒与细菌混合感染引起，主要为鼻病毒、流行性感冒病毒及风疹病毒等；较常见的细菌为肺炎球菌、溶血性链球菌、葡萄球菌、流行性感冒杆菌、沙门菌属和白喉杆菌等。

知识链接

《幼幼集成·咳嗽证治》指出："凡有声无痰谓之咳，肺气伤也；无声有痰谓之嗽，脾湿动也；有声有痰谓之咳嗽，初伤于肺，继动脾湿也。""咳嗽不止于肺，而不离乎肺。"

【诊断依据】

1. 外感风寒　咳嗽，痰白质稀，发热轻，恶寒无汗，头痛，鼻塞，流清涕，苔薄白，脉浮紧，指纹淡红。

2. 外感风热　咳嗽，咳痰黄稠，发热重，恶寒轻，烦躁，头痛，鼻塞，流浊涕，口渴咽痛，大便干结，小便短少，脉浮数，苔薄黄，指纹鲜红。

3. 肺虚阴伤　久咳，干咳痰少，黏稠难咳，口燥咽干，喉痒声嘶，舌红无苔，脉细数，指纹紫。

4. 肺脾气虚　咳嗽日久，或咳嗽痰多，痰稀色白，咳声低微，伴气短懒言，神疲乏力，纳差便溏，舌淡苔薄，脉弱无力。

【推拿治疗】

1. 外感风寒

（1）治疗原则　解表散寒、宣肺止咳。

（2）操作部位　头颈部及天门、坎宫、太阳等穴。

（3）操作方法　开天门、推坎宫、揉太阳、运耳后高骨、推三关、掐揉二扇门、按揉天突、推揉膻中、揉肺俞、推肺经、分推肩胛骨、运内八卦等。

开天门、推坎宫、揉太阳、运耳后高骨、推三关、掐揉二扇门以解表散寒；推揉膻中、按揉天突、运内八卦以宽胸理气、化痰止咳；揉肺俞、推肺经、分推肩胛骨可宣肺化痰止咳。

加减：恶寒重者加揉外劳宫、掐揉一窝风；发热者加清天河水、退六腑。

2. 外感风热

（1）治疗原则　解表清热、宣肺止咳。

（2）操作部位　头颈部及风池、天河水等穴。

（3）操作方法　开天门、推坎宫、揉太阳、运耳后高骨、拿合谷、清天河水、退六腑、按揉膻中、搓摩胸胁、分推肩胛骨、揉肺俞、推肺经等。

开天门、推坎宫、揉太阳、运耳后高骨、拿合谷、清天河水、退六腑以解表清热；按揉膻中、搓摩胸胁以宽胸理气、化痰止咳；揉肺俞、推肺经、分推肩胛骨以宣肺化痰止咳。

加减：高热者加推脊和擦涌泉；痰多喘咳，有干、湿啰音者加推小横纹、揉掌小横纹。

3. 肺虚阴伤

（1）治疗原则　补益肺阴、润燥止咳。

（2）操作部位　头颈部及天突、膻中等穴。

（3）操作方法　补肺经、补肾经、揉丰隆、按揉天突、推揉膻中、搓摩胸胁、按揉肺俞、分推肩胛骨等。

补肺经、补肾经能补益肺阴；推揉膻中、按揉天突、搓摩胸胁、揉丰隆以宽胸理气、化痰止咳；按揉肺俞、分推肩胛骨以宣肺止咳。

加减：虚热者加揉二人上马、推擦涌泉；久咳体虚者加揉关元、捏脊。

4. 肺脾气虚

（1）治疗原则　健脾养肺、化痰止咳。

（2）操作部位　下肢部及脾经、三关、足三里等。

（3）操作方法　补脾经、补肺经、摩中脘、揉关元、按揉足三里、运内八卦、揉肺俞、揉脾俞、按揉天突、推揉膻中等。

补脾经、补肺经、摩中脘、揉关元、按揉足三里以健脾补肺；揉肺俞、揉脾俞、按揉天突、推揉膻中、运内八卦以宽胸理气、化痰止咳。

加减：腹泻者加揉龟尾、推上七节骨、补大肠；久咳体虚者加推三关、补肾经、捏脊。

知识链接

《幼幼集成·咳嗽证治》："经曰：五脏六腑皆令人咳，非独肺也。"

【预防调护】

1. 应到户外锻炼，增强抵抗力。

2. 注意保暖，以防风寒侵袭，加重病情。

3. 平素注意饮食清淡，少食辛辣厚腻之品。

4. 经常变换体位及拍打背部，以促进痰液的排出。

【疗效标准】

1. 治愈　咳嗽及临床体征消失。内伤咳嗽在两周以上未发作者为临床治愈。

2. 好转　咳嗽减轻，痰量减少。

3. 未愈　症状无明显改变。

复习思考

1. 患儿症见咳嗽日久，痰多，痰稀色白，咳声低微，伴气短懒言，神疲乏力，纳差便溏，舌淡苔薄，脉弱无力，其推拿操作方法可选用（　　　）

　　A. 补脾经　　　B. 补肺经　　　C. 揉关元　　　D. 按揉足三里　　　E. 运内八卦

2. 简述肺虚阴伤所致咳嗽的推拿操作方法。

3. 概述外感咳嗽的推拿治则及操作方法。

扫一扫，查阅
复习思考题答案

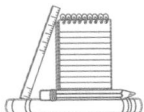

项目三　泄　泻

【学习目标】

1. 熟悉泄泻的诊断依据及推拿治疗。

2. 了解泄泻的病因病机、预防调护和疗效标准。

案例导入

患者王某，男，6 岁，2016 年 7 月 21 日就诊。患儿因逛街购买街边小吃后腹部疼痛、腹泻 1 天余，自诉痛则欲泻，泻后痛减，大便酸臭，日七八次，伴呕吐，不思饮食，前来就医。

查体：腹部柔软，按之轻微压痛。苔厚微黄腻，脉滑。

问题：该患儿的诊断是什么？如何进行推拿治疗？

泄泻是以大便次数增多，粪便稀溏或完谷不化，甚至如水样便为主症的疾病。泄泻是儿科最常见疾病之一，尤以 2 岁以下婴幼儿更为常见，一年四季均可发生，尤以夏、秋季节为甚。如治疗不及时，迁延日久可影响小儿的营养、生长和发育，重症患儿还可产生脱水、酸中毒等一系列严重症状，甚至危及生命，故临证时应高度重视。

扫一扫，查阅 PPT、视频、知识链接等数字资源

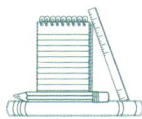

【病因病机】

1. 感受外邪　风、寒、暑、湿、热邪均可致病，其中尤以湿邪最为常见。小儿寒温不知自调，易为外邪所侵，致使脾失健运，运化失职，升降失司，清浊不分而成泄泻。

2. 内伤乳食　由于喂养不当，饥饱无度，饮食不节，或过食生冷瓜果、油腻食物，皆可损伤脾胃。脾胃受伤，运化失司，不能腐熟水谷而致泄泻。

3. 脾胃虚弱　先天禀赋不足，或久病迁延不愈，而致脾胃虚弱，水谷不化，水湿滞留，下注肠道而成泄泻。

西医学认为，小儿泄泻除与饮食、感受寒冷等非感染因素有关外，还与肠道内致病性大肠杆菌、病毒、真菌及原虫感染有关。严重者可由水、电解质紊乱而引起脱水或酸中毒等危症。

【诊断依据】

1. 寒湿泻　大便清稀多沫，臭气不甚或带腥味，肠鸣腹痛，面色淡白，口不渴，小便清长，舌苔白腻，脉濡，指纹淡红。

2. 湿热泻　腹痛即泻，急迫暴注，色黄热臭，肛门灼热而红，身有微热，口渴，尿少色黄，苔黄腻，脉滑数，指纹色紫。

3. 伤食泻　腹痛胀满，泻前哭闹，泻后痛减，大便量多，酸臭如败卵，口臭，纳差，呕吐酸馊，苔厚腻，脉滑。

4. 脾虚泻　久泻不愈，时轻时重，反复发作，或每于食后作泻，面色萎黄，肌肉消瘦，神疲倦怠，舌淡苔薄，脉濡细。若损及肾阳，则泻下频作，粪质清稀，完谷不化，或有脱肛，面色㿠白，四肢厥冷，精神萎靡，睡时露睛，舌淡苔白，脉弱无力。

【推拿治疗】

1. 寒湿泻

（1）治疗原则　温中散寒、化湿止泻。

（2）操作部位　腹部及三关、七节骨、足三里和龟尾等。

（3）操作方法　推三关、揉外劳宫、补脾经、补大肠、摩腹、推上七节骨、揉脐、揉天枢、按揉足三里、揉龟尾等。

推三关、揉外劳宫、补脾经、补大肠以温阳散寒；摩腹、推上七节骨、揉脐、揉天枢、按揉足三里、揉龟尾以调理胃肠、化湿止泻。

加减：腹痛、肠鸣重者，加揉一窝风、拿肚角；体虚者加捏脊；惊惕不安加开天门、清肝经、清心经、掐揉五指节；恶寒发热者加开天门、推坎宫、揉太阳、拿风池。

2. 湿热泻

（1）治疗原则　清热利湿、调中止泻。

（2）操作部位　腹部及脾经、胃经、天枢、大肠等。

（3）操作方法　清脾经、清胃经、退六腑、清小肠、清大肠、按揉天枢、揉龟尾、按揉足三里等。

清脾经、清胃经、退六腑以清中焦湿热，清小肠以清热利尿除湿；清大肠、按揉天枢以清利肠腑湿热和积滞；揉龟尾、按揉足三里以调中理肠止泻。

加减：发热加清天河水；高热、烦渴不安、小便短黄者加掐揉小天心、揉二马、清天河水；呕吐较频者加下推天柱骨；腹痛明显加拿肚角、分推腹阴阳；腹胀纳差者加摩腹、运内八卦、揉板门、按揉足三里。

3. 伤食泻

（1）治疗原则　消食导滞、和中健脾。

（2）操作部位　腹部及脾经、大肠、中脘、内八卦等。

（3）操作方法　清脾经、清大肠、运内八卦、揉中脘、揉天枢、揉龟尾、揉板门、摩腹等。

清脾经、运内八卦、揉板门、摩腹、揉中脘以健脾和胃、消食导滞；清大肠、揉天枢以清理肠腑积滞；揉龟尾可理肠止泻。

加减：脘腹胀满者加揉脾俞、揉胃俞；腹痛甚者加拿肚角；呕吐较频者加推天柱骨；平素体虚者，改清脾经为补脾经。

4. 脾虚泻

（1）治疗原则　健脾益气、温阳止泻。

（2）操作部位　腹部及脾经、三关、七节骨等。

（3）操作方法　补脾经、补大肠、推三关、摩腹、揉脐、捏脊、推上七节骨、揉龟尾等。

补脾经、补大肠以健脾益气、固肠止泻；推三关、摩腹、揉脐、捏脊以温中散寒；推上七节骨、揉龟尾以理肠止泻。

加减：神疲乏力、食少腹胀者，加揉脾俞、揉胃俞、运内八卦、按揉足三里；久泻不止者，加按揉百会穴以升阳止泻；伴见粪质清稀、完谷不化、形寒肢冷等肾阳虚症状者，加补肾经、揉外劳宫；脱肛加补肺经、按揉百会。

知识链接

推拿治疗本病疗效显著，其中对单纯性消化不良疗效甚佳。若由中毒性消化不良

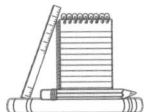

引起的重型腹泻、严重脱水及酸碱平衡失调者，则应抓住时机，采取中西医结合方法治疗。

【预防调护】

1.适当控制饮食，轻度腹泻时喂乳小儿应缩短哺乳时间及延长时间间隔，较大患儿以食米汤及稀粥为宜。重症患儿，起初即需禁食 8～12 小时，以后随着病情好转，可逐渐增加容易消化的清淡食物。

2.加强户外活动，增强体质，及时增减衣服，避免受凉，小儿腹部与尾骶部更应注意保暖。

3.保持清洁，勤换尿布，患儿每次便后，应用温水清洗肛门。

【疗效标准】

1.治愈　大便成形，全身症状消失。

2.好转　大便次数及水分减少，全身症状改善。

3.未愈　大便次数及水分未改善，或症状加重。

复习思考

1.推拿治疗湿热泻的操作方法是（　　　）

　　A.揉板门　　B.揉龟尾　　C.清肺经　　D.清脾经　　E.揉天枢

2.患儿症见大便清稀多沫，一日 6 次，且带腥味，伴肠鸣、腹痛，口不渴，小便清长，查体：面色苍白，腹部柔软，舌苔白腻，脉濡，指纹淡红。请对该患儿作出诊断。如何推拿治疗？

3.小儿泄泻如何进行预防调护？

扫一扫，查阅
复习思考题答案

项目四　便　秘

【学习目标】

1.掌握便秘的诊断依据及推拿治疗。

2.了解便秘的病因病机、预防调护和疗效标准。

案例导入

患者郭某，女，5 岁，2016 年 6 月 6 日就诊。患儿随家人外出旅游时因饮食过辣大便干结 3 天未解，伴脘腹痞满疼痛，不思饮食，烦躁口渴，小便短赤，前来就医。

查体：苔黄燥，脉弦滑，指纹色紫。

问题：该患儿的诊断是什么？如何进行推拿治疗？

便秘是一种症状，指大便闭结不通，排便间隔时间延长，或不能按时排出，大便质地坚硬干燥，艰涩难以排出，临床上常可分为实秘和虚秘两种类型。

【病因病机】

1.实秘　素体阳盛，过食辛热厚味，以致肠胃积热，气滞不行，或热病后耗伤津液，肠道失于濡润，而致大便干结，难以排出。

扫一扫，查阅
PPT、视频、
知识链接等
数字资源

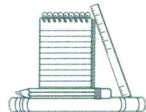

2. 虚秘 先天不足，脾胃素虚，气血生化不足，或病后体虚，气血亏损，气虚则大肠传送无力，血虚则津少，不能滋润大肠，以致大便排出困难。

【诊断依据】

1. 实秘 大便干结，面赤身热，烦渴喜饮，口臭唇红，胸胁痞满，纳食减少，腹部胀痛，嗳气频作，小便短赤，苔黄燥，脉弦滑，指纹色紫。

2. 虚秘 面色㿠白无华，形体消瘦，神疲乏力，虽有便意而努挣难下，舌淡苔薄白，脉细或细涩，指纹色淡。

【推拿治疗】

1. 实秘

（1）治疗原则 理气行滞、清热通便。

（2）操作部位 腹部及大肠、天枢、膊阳池、内八卦等。

（3）操作方法 清大肠、揉天枢、摩腹、按揉足三里、揉板门、运内八卦、按弦走搓摩、推下七节骨、按揉膊阳池、退六腑。

清大肠、揉天枢以荡涤肠腑邪热积滞；摩腹、按揉足三里、揉板门、运内八卦以健脾和胃、理气消食；按弦走搓摩以疏肝理气；推下七节骨、按揉膊阳池、退六腑以清热通便。

加减：腹痛者加拿肚角；面赤身热者，加清胃经、清心经、清天河水；脘腹胀满者加推四横纹、揉中脘、揉天枢；呕吐加横纹推向板门。

2. 虚秘

（1）治疗原则 益气养血、滋阴润燥。

（2）操作部位 腹部及三关、脾经、肾经、足三里等。

（3）操作方法 推三关、补脾经、补肾经、清大肠、按揉膊阳池、揉二人上马、按揉肾俞、捏脊、按揉足三里、揉涌泉。

推三关、补脾经、捏脊、按揉足三里以健脾和中、补养气血、强壮身体；清大肠、按揉膊阳池以理肠通便；揉二人上马、补肾经、揉肾俞、推揉涌泉以滋阴润燥、理肠通便。

知识链接

推拿治疗对于实证便秘疗效颇佳。虚证便秘病程长，则需较长时间治疗，必要时可配合服用中药治疗。

【预防调护】

1. 调节饮食，补充足够的水分，多吃富含纤维的蔬菜及水果，少食辛辣厚腻之品。

2. 生活应有规律，训练养成定时排便的习惯。

3. 对便秘较长时期治疗无效者，应做进一步的检查。

【疗效标准】

1. 治愈 2 天以内排便 1 次，便质转润，解时通畅，短期无复发。

2. 好转 3 天以内排便，便质转润，排便欠畅。

3. 未愈 症状无改善。

复习思考

1. 推拿治疗虚秘的操作方法是（　　　　）

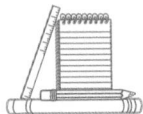

A.推三关　　　B.补肾经　　　C.捏脊　　　D.补脾经　　　E.按揉足三里

2. 简述实秘的推拿操作方法。

3. 何谓便秘？如何分类？

扫一扫，查阅
复习思考题答案

项目五　呕　吐

【学习目标】

1. 熟悉呕吐的诊断依据及推拿治疗。

2. 了解呕吐的病因病机、疗效标准和预防调护。

案例导入

患者夏某，男，6 岁，2017 年 8 月 12 日就诊。患儿嗜食麻辣烫，连续食用 1 天后呕吐，吐物酸臭，脘腹胀痛，大便秘结，前来就医。

查体：腹部 B 超未见异常。舌苔厚腻，脉滑实，指纹色红。

问题：该患儿的诊断是什么？如何进行推拿治疗？

呕吐是指食物或痰涎等胃内容物从胃中上逆而出的一种病证。有物有声谓之呕，有物无声谓之吐，有声无物谓之干呕，临床上呕与吐常同时出现，故一般统称为呕吐，是小儿常见症状之一，可见于多种疾病中，也可单独出现。发病无年龄及季节限制，但临床以婴幼儿和夏秋季节为多见。本病可见于西医学多种疾病，如消化功能紊乱、急慢性胃肠炎、胰腺炎、肝炎、肠梗阻或颅脑疾患。本项目所讨论的是以呕吐为主症的一般性消化道疾病，对于某些急腹症、颅内高压等引起的呕吐，均不属于本项目讨论范围。

【病因病机】呕吐是由于感受外邪、饮食所伤、惊恐等伤及脾胃，运化失司、胃气上逆而致。

1.外邪犯胃　由于感受风寒暑湿火热之邪或秽浊之气，侵扰胃腑，以致胃失和降，水谷随气逆而上发为呕吐。

2.饮食所伤　由于小儿乳食不节，或过食生冷、辛辣、油腻及不洁食物，食滞不化，伤及胃腑，胃气不能下降，上逆为呕吐。

3.暴受惊恐　由于小儿神气怯弱，若突见异物，则惊恐气乱，恐则气下，气机逆乱，肝胆之气横逆犯胃，胃气失和，气逆而上而致呕吐。

【诊断依据】

1.寒吐　饮食稍多即吐，时作时止，吐物酸臭不甚，面色苍白，四肢不温，腹痛喜暖，大便溏薄，舌淡，苔薄白，指纹色红。

2.热吐　食入即吐，吐物酸臭，身热口渴，烦躁不安，大便臭秽或秘结，小便黄赤，唇舌红而干，苔黄腻，指纹色紫。

3.伤食吐　呕吐酸馊频繁，口气臭秽，胸闷厌食，脘腹胀痛，大便酸臭，便溏或便秘，舌苔厚腻，脉滑实。

4.惊恐吐　受惊后呕吐暴作，或频吐清涎，神态紧张，昼则惊惕，夜卧不宁，山根青，指纹青，脉乍来乍数。

知识链接

《小儿卫生总微论方·吐泻论》："吐逆早晚发热，睡卧不安者，此惊吐也。心热则生惊，故睡卧不安而神不宁也，心神不宁，则气血逆乱而吐也。"

【推拿治疗】

1.寒吐

（1）治疗原则　温中散寒、和胃降逆。

（2）操作部位　腹部及中脘、天柱骨、板门等。

（3）操作方法　下推天柱骨、摩腹、揉中脘、补脾经、横纹推向板门、推三关、揉外劳宫等。

推天柱骨、摩腹、补脾经、揉中脘降逆止呕、健脾和胃；横纹推向板门善止一切呕吐；推三关、揉外劳宫温阳散寒，以加强温中作用。

加减：呕吐频作加揉脾俞、揉胃俞、运内八卦；腹痛明显加拿肚角、点脾胃俞；腹痛绵绵、大便稀溏者，加揉脐、揉龟尾、揉足三里。

2.热吐

（1）治疗原则　清热和胃、降逆止呕。

（2）操作部位　腹部及胃经、六腑、七节骨等。

（3）操作方法　清脾经、清胃经、下推天柱骨、清大肠、推下七节骨、退六腑、运内八卦、横纹推向板门。

清脾经、清胃经配下推天柱骨以清中焦积热、和胃降逆以止呕吐；清大肠、推下七节骨、退六腑以泄热通便，使胃气得以通降下行；运内八卦、横纹推向板门以宽胸理气、和胃止呕。

加减：呕吐物酸臭者加摩腹、分推腹阴阳；烦躁易哭、夜卧不宁者加清肝经、清心经、掐揉小天心、清天河水；伴五心烦热等虚热症状者加揉涌泉、运内劳宫。

3.伤食吐

（1）治疗原则　消食导滞、和中降逆。

（2）操作部位　腹部及中脘、腹阴阳、板门等。

（3）操作方法　清脾经、清胃经、摩腹、揉中脘、分推腹阴阳、揉板门、运内八卦、横纹推向板门。

清脾经、清胃经、摩腹、揉中脘可调理脾胃以助运化；揉板门、运内八卦宽胸理气、消食导滞；分推腹阴阳、横纹推向板门以降逆止吐。

加减：呕吐较频者加下推天柱骨；伴身热、烦躁者，加清天河水、清肝经、清心经；大便干结难排者加揉龟尾、揉天枢、推下七节骨、清大肠。

4.惊恐吐

（1）治疗原则　镇惊止吐。

（2）操作部位　头面部及小天心、五指节、左右端正等。

（3）操作方法　掐揉小天心、掐揉五指节、掐揉左右端正、清肝经、清心经、运内八卦、横纹推向板门、推天柱骨等。

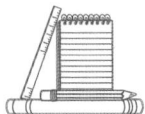

掐揉小天心、掐揉五指节、掐揉左右端正、清肝经、清心经可镇惊安神；运内八卦、横纹推向板门、推天柱骨可降逆止吐。

加减：呕吐物酸臭或呕吐未消化食物者加摩腹、分推腹阴阳、推中脘。

本病经积极治疗，一般预后良好。若呕吐严重，可使患儿呈呼吸暂停的窒息状态，如护理不当，呕吐物被吸入，可继发吸入性肺炎等呼吸道病变。反复呕吐又可导致脱水、酸中毒等。此时应中西医结合治疗，并针对病因进行及时、积极的治疗。

【预防调护】

1. 加强对患儿的护理，呕吐时应令患儿侧卧，以防呕吐物呛入气管而造成窒息。

2. 注意饮食调理，呕吐轻者可进易消化的流质或半流质食物，宜少量多次进食，饮食以清淡为主，忌食生冷及肥甘厚味之品。呕吐较重者可暂时禁食，待病情好转后逐渐恢复进食。

3. 哺乳时不宜过急，以防吞进空气。哺乳后需抱正身体，轻拍小儿背部以排出吞入的空气，以免诱发呕吐。

4. 注意小儿防寒保暖，尤其是腹部保暖。

【疗效标准】

1. 治愈　呕吐控制，症状消失，实验室检查正常。

2. 好转　呕吐次数减少，或间歇时间延长，部分症状消失，实验室检查有改善。

3. 未愈　症状无改善或加重。

复习思考

1. 推拿治疗惊恐吐的操作方法是（　　　　）

　　A. 推三关　　　B. 清肝经　　　C. 揉小天心　　　D. 补脾经　　　E. 推天柱骨

2. 患儿症见饮食稍多即吐，但吐物酸臭不甚，时作时止，面色苍白，四肢不温，腹部喜暖，便溏，舌淡，苔薄白，指纹色红。请作出诊断及推拿治疗方案。

3. 患儿呕吐如何进行预防调护？

扫一扫，查阅
复习思考题答案

项目六　疳　积

【学习目标】

1. 掌握疳积的诊断依据及推拿治疗。

2. 了解疳积的病因病机、预防调护和疗效标准。

案例导入

患者彭某，男，3岁，2017年8月18日就诊。患儿为早产儿，平素嗜食煎炸制品，形体消瘦，纳差1年，前来就诊。

查体：面色㿠白，毛发枯黄、稀疏，精神萎靡，烦躁不安，骨瘦如柴，苔薄白，脉细弱。

问题：该患儿的诊断是什么？如何进行推拿治疗？

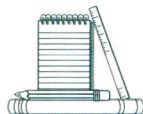

　　疳证是由于喂养不当，或多种疾病影响，导致脾胃功能受损，气液耗伤，肌肤和筋骨失于濡养而形成的一种慢性消耗性病证，临床以形体消瘦，面黄发枯，精神萎靡或烦躁，腹肚胀大，青筋暴露，饮食异常为主要临床特征。疳积是疳证和积证的总称，两者有轻重程度的不同。积滞是指小儿伤于乳食，脾胃受损，运化失司，积聚留滞于中。而疳证往往是积滞的进一步发展，以致气阴耗伤，形体羸瘦，毛发枯焦等。古人有"无积不成疳，积为疳之母"的说法，临床上难以截然分开，故统称为疳积。

　　疳积与西医学所说的"小儿营养不良"极为相似，无明显季节性，5岁以下的小儿多见。随着社会经济的发展，近20年发病率下降，临床上以轻症为主。

　　本病起病缓慢，病程迁延，病情严重者可影响小儿的生长发育，故古人视之为恶候，列为儿科四大要证之一。

　　【病因病机】

　　1. 乳食不节　过饥过饱，过食肥甘生冷之品，或偏食，以致脾胃受损，运化失职而成积滞，日久脾胃更伤，转为疳证。

　　2. 脾胃虚弱　素体虚弱，加之偏食或食物单调，脾胃虚寒，不能腐熟水谷，以致乳食停滞，壅滞中州，阻碍气机，时日渐久，致使营养失调，患儿羸瘦，气血虚衰，发育障碍，形成疳积。

　　乳食积滞与脾胃虚弱互为因果，积滞可伤及脾胃，脾胃虚弱又可产生积滞，故临床上多互相兼夹为患。此外，也有因病后失于调养、慢性呕吐、泻痢等，致使脾胃受损，津液耗伤，气血亏虚而成疳证者。

　　西医学认为，小儿消化功能尚未健全，胃酸及消化酶活力低，如喂养不当，饮食失于调节，或其他疾病迁延不愈，影响胃肠的消化吸收功能，日久不愈，引发营养障碍即为本病。

　　【诊断依据】

　　1. 乳食不节　有喂养不当史，症见形体消瘦，体重不增，腹膨胀满，甚则青筋暴露，面色萎黄，精神不振，睡眠不宁，食欲减退，或多吃多便，大便不调且常有恶臭，手足心热，舌苔厚腻，脉弱或滑数。

　　2. 脾胃虚弱　有病后失调病史，症见面色萎黄或㿠白，头大颈细，骨瘦如柴，毛发枯黄稀疏，精神萎靡或烦躁不安，啼哭无力，睡卧不宁，腹部凹陷，四肢不温，纳呆或善饥，喜食异物，大便溏泄或便秘，舌淡，苔薄或无苔，脉细无力，指纹色淡。

知识链接

　　起病初期，形体略瘦，面色少华，毛发稍稀，食欲不振，大便干稀不调，但精神如常，为"疳气"阶段。病情进一步发展，症见形体明显消瘦，肚腹膨胀，甚则青筋暴露，面色萎黄无华，夜眠不宁，食欲不振或善食易饥，嗜食异物等，为"疳积"阶段。患儿形体极度消瘦，毛发干枯，皮肤干瘪，腹凹如舟，精神萎靡，大便稀溏或便秘等，为"干疳"阶段，此为"疳"之重证，亦称"疳极"。

　　【推拿治疗】

　　1. 乳食不节

　　（1）治疗原则　消积导滞、调理脾胃。

　　（2）操作部位　腹部及中脘、天枢、板门、腹阴阳等。

　　（3）操作方法　摩腹、揉天枢、分推腹阴阳，揉板门、补脾经、揉中脘、按揉足三里、捏

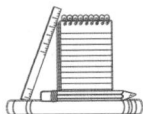

揉四横纹、运内八卦、捏脊等。

摩腹、揉天枢、分推腹阴阳、揉板门以消积导滞；补脾经、揉中脘、按揉足三里以调理脾胃、消食和中；掐揉四横纹、运内八卦、捏脊以理气调中、调和气血。

加减：便溏者加补大肠、揉龟尾；便秘者加清大肠、按揉膊阳池、推下七节骨；手足心热者加清天河水、补肾经、推涌泉。

2. 脾胃虚弱

（1）治疗原则　健脾和胃、补益气血。

（2）操作部位　腹部及脾经、大肠经、三关、外劳宫等。

（3）操作方法　补脾经、补大肠、推三关、按揉足三里、摩腹、揉外劳宫、揉中脘、揉板门、运内八卦、捏脊、掐揉四横纹等。

补脾经、补大肠、推三关、按揉足三里、摩腹以健脾和胃、补益气血；揉外劳宫、揉中脘、揉板门、运内八卦以温阳助运、理气和中；配以捏脊、掐揉四横纹主治疳积。

加减：烦躁不安者加清肝经、清心经、掐揉五指节；便溏者加推上七节骨、揉龟尾；便秘者去补大肠，加清大肠、推下七节骨、揉龟尾；五心烦热、盗汗者去推三关、揉外劳宫，加补肾经、清肝经、揉二人上马。

知识链接

推拿治疗小儿疳积效果可靠，以捏脊方法最为简便有效，病情严重者可配合药物治疗。单用捏脊配合针刺四缝穴治疗，隔日 1 次，效果亦佳。

【预防调护】

1. 注意合理喂养，提倡母乳喂养，不要过早断乳，断乳后给予易消化而富有营养的食物。添加辅食应遵循由单一到多样、由少量到多量的原则，乳食宜定时定量。

2. 注意卫生，忌食生冷，纠正偏食、挑食、吃零食等不良生活习惯，预防各种肠道传染病和寄生虫病。

3. 经常带小儿到户外，多晒太阳，呼吸新鲜空气，保证充足睡眠，以增强小儿体质。

【疗效标准】

1. 治愈　体重增加，接近正常健康小儿体重，各种症状消失。实验室检查指标恢复正常。

2. 好转　体重有所增加，精神、食欲及其他症状改善。

3. 未愈　症状及体征均无变化。

复习思考

1. 治疗乳食不节型疳积的推拿操作方法是（　　　）

　　A. 摩腹　　B. 揉天枢　　C. 捏脊　　D. 补脾经　　E. 运内八卦

2. 患儿症见面色萎黄，头大颈细，骨瘦如柴，毛发枯黄、稀疏，精神萎靡，哭声无力，腹部青筋暴露，四肢不温，纳差，喜食异物，便溏，舌淡，苔薄，脉细无力，指纹色淡。请对该患儿作出诊断及推拿治疗方案。

3. 疳积如何进行预防调护？

扫一扫，查阅
复习思考题答案

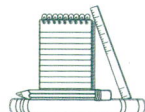

项目七　夜　啼

案例导入

　　患者赵某，男，9个月，2017年5月11日就诊。患儿为早产儿，夜间时常啼哭不止，抱住母体，睡眠时呈惊惕状，形体消瘦，已1个月，前来就医。

　　查体：神志怯弱，面色乍青乍白，舌苔白，脉数，指纹青紫。

　　问题：该患儿的诊断是什么？如何进行推拿治疗？

　　夜啼是指小儿经常入夜则啼哭不安，时哭时止，或每夜定时啼哭不眠，甚至通宵达旦，而白天如常，民间俗称"哭夜郎"。有的患儿阵阵啼哭，哭后仍能入睡。患此症后，持续时间少则数日，多则数月。本病多见于半岁以内的患儿。

【病因病机】

1. 脾寒　先天禀赋不足，脾虚有寒，或护理失当而小儿腹部受凉，脾为寒侵，夜间阴寒，寒邪凝滞，气机不通，发为腹痛，因痛而啼。

2. 心热　孕妇有伏火郁热，胎儿受之，出生之后蕴有胎热，以致心经积热，心火过旺，上扰心神故心神不宁，烦躁啼哭。

3. 惊恐　小儿心气未充，神志怯弱，如有目触异物，耳闻异声，突受惊恐，则神志受扰，心神不宁，故常夜间惊啼不寐。

4. 食积　小儿喂养不当，乳食积滞，内伤脾胃，脾胃运化失司，"胃不和则卧不安"，故入夜啼哭。

知识链接

　　《幼幼集成·夜啼证治》："小儿夜啼有数证：有脏寒、有心热、有神不安、有拗哭，此中寒热不同，切宜详辨。"

【诊断依据】

1. 脾寒　啼哭声低，睡喜伏卧，蜷曲而啼，腹喜按摩，四肢欠温，食少便溏，小便清长，面色青白，唇舌淡白，舌苔薄白，脉沉细，指纹淡红。

2. 心热　哭声洪亮，睡喜仰卧，见灯则啼哭更甚，烦躁不安，便秘尿赤，面赤唇红，舌尖红，苔黄，脉数有力，指纹青紫。

3. 惊恐　睡中时作惊惕不安，突然啼哭惊叫，呈恐惧状，紧偎母怀，面色乍青乍白，舌苔多无异常变化，夜间脉多急数。

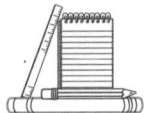

4.食积　有暴饮暴食、过度喂养史，夜卧不安，时时啼哭，脘腹胀满，厌食吐乳，嗳腐吞酸，大便酸臭，舌苔厚腻，脉滑，指纹紫。

本病诊断应排除因肠套叠、腹泻和感染性疾病等引起的啼哭。

知识链接

《幼幼集成》："凡夜啼见灯即止者，此为点灯习惯，乃为憨哭，实非病也，夜间均勿燃灯，任彼自哭二三夜自定。"

【推拿治疗】

1.脾寒

（1）治疗原则　温中健脾、养心安神。

（2）操作部位　腹部及脾经、三关、百会、中脘等。

（3）操作方法　补脾经、推三关、摩腹、揉中脘、揉脐、揉外劳宫、揉小天心、揉百会等。

补脾经、推三关、摩腹、揉中脘以温中健脾；揉脐、揉外劳宫以温中散寒、止腹痛；揉小天心、揉百会以养心安神。

2.心热

（1）治疗原则　清心降火、宁心安神。

（2）操作部位　上肢部及心经、小肠、天河水、小天心等。

（3）操作方法　清心经、掐揉小天心、清天河水、清小肠、清肝经、揉总筋、揉内劳宫。

清心经、掐揉小天心、清天河水以清心降火；清小肠以导赤而泻心火；清肝经、揉总筋、揉内劳宫以清热安神除烦。

3.惊恐

（1）治疗原则　镇静安神。

（2）操作部位　上肢部及肝经、小天心、五指节、心经等。

（3）操作方法　清肝经、清心经、掐揉小天心、掐揉五指节、清天河水。

清肝经、清心经、清天河水以清心除烦；掐揉小天心、掐揉五指节以镇静安神。

4.食积

（1）治疗原则　消食导滞。

（2）操作部位　腹部及脾经、大肠经、中脘、天枢等。

（3）操作方法　清补脾经、清大肠、推下七节骨、摩腹、揉中脘、揉天枢、揉脐。

清补脾经以健脾利湿；清大肠、推下七节骨以清利肠腑、泄热通便；摩腹、揉中脘、揉天枢、揉脐以健脾和胃、消食导滞。

【预防调护】

1.平时注意保持居室安静，避免患儿受惊吓。

2.脾寒者，注意腹部保暖；心热者，切勿过于保暖。

3.母亲饮食不宜辛辣厚味及寒凉。

【疗效标准】

1.治愈　啼哭休止，夜寐正常。

2.好转　入夜啼哭减少，程度减轻。

3.未愈　夜啼如前，未能休止。

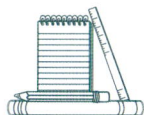

复习思考

1. 推拿治疗食积型夜啼的操作方法是（　　）

　　A. 推下七节骨　　B. 补肾经　　C. 摩腹　　D. 清脾经　　E. 揉中脘

2. 患儿暴饮暴食后症见时时啼哭，脘腹胀满，厌食吐乳，嗳腐吞酸，大便酸臭，舌苔厚腻，脉滑。请对该病作出诊断及推拿治疗方案。

3. 何谓惊恐夜啼？如何推拿治疗？

扫一扫，查阅
复习思考题答案

项目八　惊　风

【学习目标】

1. 掌握惊风的诊断依据和推拿治疗。

2. 熟悉惊风的病因病机、疗效标准和预防调护。

案例导入

患者刘某，女，4岁，2017年9月2日就诊。患儿高热烦躁、四肢抽搐半小时，前来就医。

查体：T 39.5℃，面红目赤，两目上视，肢体抽搐，舌红苔黄，脉数，指纹青紫。

问题：该患儿的诊断是什么？如何进行推拿治疗？

惊风又称惊厥，俗称抽风，以肢体抽搐、两目上视和神志不清为主要临床特征，为小儿常见病证之一。多见于5岁以下小儿，年龄越小，发病率越高，病情变化越迅速。临床上分为急惊风和慢惊风两种。急惊风来势凶急，处理不当可使脑组织和局部机体缺血缺氧，遗留后遗症，严重的可引起窒息，发生呼吸和循环衰竭，因此治疗要及时、果断，必要时要积极抢救。

西医学认为惊风是中枢神经系统功能紊乱或器质性异常的一种表现，发病原因很多，本项目所述为因高热或中枢神经系统感染而引起的惊风。

【病因病机】

1. 急惊风　外感六淫之邪，化热急速，热盛生风，风盛生痰，痰盛生惊。或因暴受惊恐，或乳食不节，积滞痰热内壅，气机逆乱，清窍闭塞，发为惊风。

2. 慢惊风　急惊延治，或久痢、久泻、久吐、大病后正气亏损，气血津液亏虚，阴血不足，筋脉失其濡养而致虚风内动。

西医学认为小儿中枢神经系统发育不完善，当产伤、高热或炎症刺激时，容易促使大脑皮质运动神经元异常放电，导致惊风抽搐。

【诊断依据】

1. 急惊风

（1）高热惊风　患儿高热（39℃以上），初期神情紧张，烦躁不安，面红唇赤，气急鼻扇，继后出现神志昏迷，两目上视，牙关紧闭，颈项强直，四肢抽搐，舌质红绛，苔黄燥，脉数，指纹青紫。

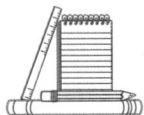

（2）突受惊恐　暴受惊恐后，神情紧张，惊慌，恐惧不安，或睡眠不安，时醒啼哭，手足抽搐，发热，面色乍青乍白，舌淡红，苔薄白，脉细数，指纹青紫。

（3）乳食积滞　好发于饱食或过食之后，呕吐，脘腹胀满疼痛，纳呆，便秘，目睛口呆，神昏抽搐，呼吸短促，舌苔厚腻，脉滑。兼有痰湿者，喉中痰声漉漉，咳叶不利，呼吸急促，苔白腻等。

2.慢惊风　起病缓慢，病程长。面色萎黄或苍白，嗜睡无神，两手握拳，手足徐徐抽搐无力，时作时止，四肢不温，时出虚汗，纳呆，便溏，舌淡，苔薄白，脉细无力。

【推拿治疗】

1.急惊风

（1）治疗原则　急则治其标，先开窍镇惊，然后分别清热、导痰、消食。

（2）操作部位　头面部及人中、老龙、左右端正、十宣等穴。

（3）操作方法

1）开窍：掐人中、掐左右端正、掐老龙、掐十宣、掐威灵、掐精灵，上述穴位可根据病情选用。

2）止抽搐：拿肩井、拿曲池、拿合谷、拿百虫、拿承山、拿委中、拿仆参，上述操作可根据病情选用。

3）辨证加减

①角弓反张：拿肩井、拿风池、拿阳陵泉、拿阴陵泉、拿承山、推天柱骨、推脊。

②痰湿内阻：揉丰隆、清肺经、清脾经、推揉膻中、揉天突、揉中脘、搓摩胸胁、揉肺俞、揉脾俞。

③乳食积滞：摩腹、揉中脘、揉天枢、清脾经、清大肠、运板门、按揉足三里、推七节骨。

④邪热炽盛：清天河水、退六腑、清肝经、清心经、清肺经、推脊等。

2.慢惊风

（1）治疗原则　培补元气、息风止搐。急性发作时可按急惊风处理。

（2）操作部位　头面部及脾经、三关、中脘、足三里等。

（3）操作方法　补脾经、补肾经、推三关、按揉百会、揉中脘、摩腹、按揉足三里、清肝经、拿曲池、捏脊、拿委中。

补脾经、补肾经、推三关、按揉百会、揉中脘、摩腹、按揉足三里以培补元气，清肝经、拿曲池、捏脊、拿委中以息风止痉。

知识链接

《小儿推拿广意·惊风门》："急惊属实热，宜于清凉；慢惊属虚寒，宜于温补。"

【预防调护】

1.惊风是小儿急症，治疗除抓住危及生命的主要矛盾外，应及时醒神开窍解痉，防止窒息及呼吸循环衰竭，同时还应积极查找病因，中西结合对症治疗。

2.惊风发作时，患儿应侧卧，并用纱布包裹的压舌板放在上下牙齿之间，以免咬伤舌头。

3.保持环境安静，避免患儿受不良刺激。

4.对于发热患儿，尤其是有惊风病史者，要注意降温，以防体温过高，再次引发惊厥。

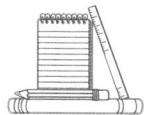

【疗效标准】

1. 治愈 症状消失。

2. 好转 抽搐程度降低，次数减少。

3. 未愈 症状无改善。

复习思考

1. 推拿治疗急惊风的操作方法是（　　　）

    A. 掐人中   B. 补肾经   C. 捏脊   D. 掐老龙   E. 掐威灵

2. 简述慢惊风推拿治疗的操作方法。

3. 何谓惊风？其治疗原则是什么？

扫一扫，查阅
复习思考题答案

项目九　遗　尿

【学习目标】

1. 熟悉遗尿的诊断依据和推拿治疗。

2. 了解遗尿的病因病机、疗效标准和预防调护。

案例导入

患儿王某，男，6岁，2017年8月8日就诊。患儿夜间睡觉常常尿床已1年余，每晚尿床3次左右，小便色清而长，平素身体较同龄小孩差，容易疲劳，手脚不温，前来就医。

查体：身体较瘦，面白无华，神疲，四肢欠温。舌质淡，苔薄白，脉沉无力。

问题：该患儿的诊断是什么？如何进行推拿手法治疗？

遗尿又称尿床，是指3周岁以上的小儿睡中小便自遗、醒后方觉的一种病证。遗尿如未能及早治疗，迁延日久，会妨碍儿童的身心健康，影响发育。3周岁以内的小儿由于脑髓未充，智力未健，正常的排尿习惯尚未养成，或年长儿童因贪玩过度疲劳，或睡前饮水过多等原因，偶尔产生尿床者，不属病态。本病多见于10岁以下儿童，个别可延至12～18岁，临床上体质虚弱及有隐性脊柱裂的患儿多属此证。

【病因病机】与肺、脾、肾及三焦气化功能失常有关，与膀胱和肾的关系最为密切，以先天肾气不足、下焦虚寒导致遗尿者最为多见。

知识链接

《诸病源候论》曰："肾主水，肾气下通于阴。小便者，水液之余也。膀胱为津液之腑，既冷，气衰弱，不能约水，故遗尿也。"

1. 肾气不足 肾为先天之本，主闭藏，开窍于二阴，司二便，与膀胱互为表里。肾气不足，

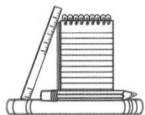

则会导致下焦虚寒，膀胱失其温煦，气化功能失调，闭藏失司，不能制约水道，因而产生遗尿。

2.肺脾气虚　肺主一身之气，为水之上源，有通调水道、下输膀胱的功能。脾主运化，运化水湿，喜燥而制水。肺脾二脏共同维持机体正常水液代谢。若肺脾气虚，上虚不能制下，则水道失约，故而遗尿。

3.心肾失交　小儿遗尿多有睡眠较深、难以叫醒或醒后蒙眬等现象，也有梦中小便尿于床上者。心主神明、主火，肾主膀胱、主水。因心肾失交，水火不济，小便自遗。

4.肝经湿热　肝主疏泄、调摄气机、通利三焦。三焦气化、水液代谢均有赖于肝脏正常的疏泄调节功能。肝经湿热，疏泄失司，导致膀胱不藏而致遗尿。

【诊断依据】

1.肾气不足　睡中遗尿，醒后方知，每晚尿床1次以上，小便清长而频，面白少华，神疲乏力，四肢欠温，畏寒喜暖，智力较同龄儿稍差，舌质淡，苔薄白，脉沉无力。

2.肺脾气虚　睡中遗尿，日间尿频而量多，经常感冒，面色无华，气短自汗，神疲乏力，纳差，便溏，舌质淡，苔薄白，脉缓无力。

3.心肾失交　梦中遗尿，卧不安宁，五心烦热，夜间烦躁，好动少静，难以自制，形体偏瘦，舌质红，苔薄少津，脉沉细而数。

4.肝经湿热　梦中遗尿，尿频量少，色黄短赤，性情急躁，阴囊潮湿，手足心热，唇红而干，舌质红，苔黄，脉弦滑。

【推拿治疗】

1.肾气不足

（1）治疗原则　温肾固涩。

（2）操作部位　肾经、三关、百会等。

（3）操作方法　补肾经、推三关、揉肾俞、揉百会、揉外劳宫、揉三阴交、揉气海、揉丹田、擦腰骶部。

2.肺脾气虚

（1）治疗原则　益气固涩。

（2）操作部位　脾经、肾经、肺经等。

（3）操作方法　补脾经、补肺经、补肾经、揉中脘、推三关、揉外劳宫、揉肾俞、揉足三里、揉丹田、擦八髎。

3.心肾失交

（1）治疗原则　交通心肾，固涩小便。

（2）操作部位　肾经、心经、三阴交等。

（3）操作方法　补肾经、揉肾俞、清心经、揉百会、揉外劳宫、揉三阴交、揉丹田、擦腰骶部。

4.肝经湿热

（1）治疗原则　清肝泄热。

（2）操作部位　肝经、肾经、八髎等。

（3）操作方法　清肝经、补肾经、清小肠、清天河水、揉三阴交、揉丹田、擦八髎。

【预防调护】

1.注意培养定时排尿的习惯。

2.注意休息，白天勿使小儿过度疲劳，睡前不要过度兴奋。

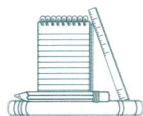

3.睡中应根据平素遗尿时间提前唤醒，让其小便。

4.睡前尽量少进稀饭、汤水等流质，中药汤剂尽量不要在晚间服。

5.耐心教导，减轻精神负担，消除紧张心理，积极配合治疗，以免影响身心健康。

【疗效标准】

1.治愈 经治后未再遗尿。

2.好转 遗尿次数减少，睡眠中能叫醒排尿。

3.未愈 遗尿无变化。

复习思考

1.遗尿的诊断要点是（   ）

  A.尿床醒后方觉   B.3周岁以上小儿尿床   C.3周岁以下小儿尿床

  D.睡中遗尿   E.梦中尿床

2.肾气不足所致遗尿有哪些临床表现？如何进行推拿治疗？

3.遗尿如何进行预防调护？

扫一扫，查阅
复习思考题答案

项目十　小儿肌性斜颈

【学习目标】

1.掌握小儿肌性斜颈的诊断依据及推拿治疗。

2.熟悉小儿肌性斜颈的病因病机、疗效标准和预防调护。

案例导入

患者周某，男，两个月，2017年4月8日就诊。患儿因颈部歪斜、转动时疼痛啼哭、颜面畸形两个月前来就医。

查体：患儿颈部向右侧歪斜，颈部右侧可触及条索状硬块，压痛明显。X线片未见异常。

问题：该患儿的诊断是什么？如何进行推拿治疗？

小儿肌性斜颈又称小儿先天性肌性斜颈，是因一侧胸锁乳突肌挛缩而形成的一种先天性疾患，以患儿头向一侧倾斜、颜面旋向健侧和面部畸形为特征，又称原发性斜颈，俗称"歪脖"。

扫一扫，查阅
PPT、视频、
知识链接等
数字资源

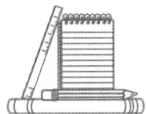

知识链接

先天性肌性斜颈的病变部位常位于胸锁乳突肌的近锁骨附着点。肿块在出生后1～2个月内最大，以后其体积维持不变或略有缩小，通常在1年时间内变小或消失。如果肿块不消失，肌肉将发生永久性纤维化并挛缩，如不治疗将导致永久性斜颈。

【病因病机】本病的病因尚未完全明了，但与损伤有关。如分娩时一侧胸锁乳突肌因产道或产钳挤压受伤出血，血肿机化形成挛缩；或分娩时胎儿头不正，或胎儿在子宫内头部向一侧倾

斜，阻碍一侧胸锁乳突肌血运供应，使该肌产生缺血性改变，纤维细胞增生，肌纤维变性，最终全部为结缔组织所代替。

【诊断依据】

1. 患儿可有难产史。

2. 出生后 2 周左右颈部一侧发现有条索状肿块，头向患侧倾斜，颜面旋向健侧，日久颜面大小不对称出现畸形等。

3. 查体可见颈部功能受限，患侧胸锁乳突肌可触及条索状硬块。

4. 辅助检查中 X 线检查早期颈椎骨关节无改变，晚期可出现颈椎侧弯或胸椎代偿性侧凸。

5. 鉴别诊断应注意与骨性斜颈、颈椎结核鉴别。

骨性斜颈，颈部有侧弯畸形，但胸锁乳突肌无挛缩，X 线片可见颈椎有畸形改变。颈椎结核，颈部肌肉发生普遍性的保护性痉挛，活动受限，病变颈椎棘突有压痛，可有寒性脓肿或窦道，X 线片可见椎体和椎间盘破坏。

【推拿治疗】

1. 治疗原则 行气活血、软坚散结、纠正畸形。本病早发现、早治疗，效果较好；年龄越大及发生面部、颈椎等继发性畸形者，则越难治愈。

2. 操作部位 患侧颈部及胸锁乳突肌处。

3. 操作方法

（1）患儿取坐位或仰卧位，术者在患侧的胸锁乳突肌处施用推揉法，以松解胸锁乳突肌痉挛。

（2）捏拿患侧胸锁乳突肌以进一步解除痉挛，促使肿物消散，注意用力宜轻柔。

（3）牵拉扳颈法。术者一手扶住患侧肩部，另一手扶住患儿头顶，使患儿头部渐渐向健侧肩部牵拉倾斜，逐渐拉长患侧胸锁乳突肌，幅度由小渐大，在生理范围内反复进行数次，以改善和恢复颈部活动功能。

（4）擦患侧胸锁乳突肌，以透热为度。

（5）最后配合轻拿肩井及搓理颈部结束手法治疗。

知识链接

因颈椎结核、肿瘤、炎症、骨及关节发育异常引起的斜颈和局部肿块，不能用推拿手法治疗。

【预防调护】

1. 孕妇应注意孕期检查，及时纠正不良胎位。

2. 随时纠正姿势，在日常生活中采用与头面畸形相反方向的动作，如喂奶、睡眠的枕垫或用玩具吸引患儿的注意力等，以矫正斜颈。

3. 嘱其家属每日轻揉患儿患侧胸锁乳突肌，每次 10～30 分钟，并经常做向健侧方向被动牵拉伸展患侧胸锁乳突肌的运动。

4. 本病以中医保守疗法为主，治疗越早，效果越好，如经正规治疗半年无效者，应考虑手术矫正。

【疗效标准】

1. 治愈 颈部条索状肿块消失，斜颈矫正，颜面对称无畸形，颈部功能正常。

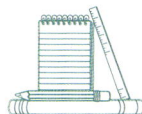

2.好转　颈部条索状肿块变小，斜颈改善，但颜面尚有不对称，颈部功能改善。

3.未愈　症状及体征无改善。

复习思考

1. 小儿肌性斜颈的主要表现是（　　　）

　A.有条索状肿块　　　　B.头向患侧倾斜　　　　C.口眼㖞斜

　D.颜面旋向健侧　　　　E.日久颜面大小不对称

2. 叙述小儿肌性斜颈的操作方法。

3. 简述小儿肌性斜颈的预防调护。

扫一扫，查阅
复习思考题答案

项目十一　小儿脑瘫

【学习目标】

　1.掌握小儿脑瘫的诊断依据及推拿治疗。

　2.熟悉小儿脑瘫的病因病机、疗效标准和预防调护。

案例导入

　　患者周某，男，2岁，2017年5月2日就诊。患儿为8个月早产儿，生时窒息，置保温箱数周，抢救后出院，至今不能行走，手足不能自主运动，智力异常，语言不清，发育迟缓，前来就医。

　　查体：上肢不能握物，下肢不能行走，较僵硬，呈内收畸形。巴宾斯基征阳性，双膝跳反射亢进，踝阵挛。

　　问题：该患儿的诊断是什么？如何进行推拿治疗？

扫一扫，查阅
PPT、视频、
知识链接等
数字资源

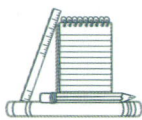

　　小儿脑瘫是指患儿在出生前后或出生时，由于各种原因引起脑部损伤，出现非进行性、非一过性，以运动功能障碍和姿势异常为主要临床表现，并伴有惊搐、夜啼、流涎、智力异常、听觉障碍、视觉障碍及语言障碍等症状的一种疾病，属中医学"五迟""五软""痿证"范畴。

　　【病因病机】中医学认为本病主要是由于禀赋不足，肝肾亏虚，加以后天失养，脾胃受损，脑髓失养所致。

　　1.先天因素为发病的主要原因。其母在妊娠期间将养失宜，气血不充，或患病后用药不当，或受外伤等，母病及子损伤胎儿，使胎儿先天未充、发育受损而患病。

　　2.分娩时窒息，或出生后患病用药不当，或患有某些病证造成血瘀或痰凝，脑络受阻，脑髓失养，失其所用而致病。

　　【诊断依据】主症为肢体瘫痪，手足不自主运动，智力异常，语言不清等，分为迟缓性瘫痪和痉挛性瘫痪两种。迟缓性瘫痪肌张力下降，痉挛性瘫痪肌张力增高。

　　中医学常见分型有以下几种。

　　1.肝肾不足　症见筋骨痿弱，发育迟缓，坐起、站立及行走明显迟于正常同龄儿童，甚至4～5岁尚不能行走，亦有10岁左右仍走而不稳。平素活动甚少，容易疲倦，喜卧，面色不华，

全身无力，或出现手足徐动、震颤，动作不协调，舌淡嫩，苔薄白，脉细弱。

2. 脾肾两亏　头项无力，不能抬举，口软唇弛，吸吮无力，吞咽困难，常有流涎，筋肉松软，活动无力，舌淡苔白，脉细弱。

3. 肝强脾弱　头项及肢体强直拘挛，肢体强硬失用，烦躁易怒，睡卧不宁，纳差，日久肌肉瘦削废用，舌淡苔白，脉细弦。

4. 痰瘀阻络　反应迟钝，痴呆，智力低下，失语，毛发枯槁，肢体运动不灵，关节僵硬，肢体麻木，舌淡紫或边有瘀点，苔白腻，脉弦滑或涩。

【推拿治疗】

1. 治疗原则　补益肝肾、疏肝健脾、化痰祛瘀、舒筋通络。

2. 操作部位　取瘫痪的肢体。头部取印堂、神庭、百会、四神聪、风池等穴；上肢取大椎、肩井、曲池、内关、合谷等穴；下肢取环跳、髀关、风市、委中、足三里、三阴交、阳陵泉、昆仑等穴。

3. 操作方法

（1）患儿仰卧床上或抱在怀里，先在头部治疗，开天门、推坎宫、揉太阳、揉印堂、推耳后高骨、拿五经、扫散头部。

（2）体位同上，术者一手握住患儿肢体的远端，一手拿捏患侧肢体肌肉，上下往返数遍，以放松肌筋，然后按揉患侧肢体上肢部及下肢部腧穴，肩井、曲池、手三里、内关、合谷、风市、足三里、阳陵泉、昆仑等穴。摇患侧上肢关节及下肢关节数次，重点在踝关节做背伸、跖屈数次，使之尽量背伸，以预防足下垂。

（3）体位同上，术者指揉膻中、中脘、神阙等穴，然后用掌摩关元、气海等穴，最后用双拇指揉按足三里、血海、三阴交等穴。

（4）患儿俯卧位，按揉背部两侧腧穴，重点按揉心俞、肝俞、脾俞、肾俞等穴，然后用擦法及一指禅推法在膀胱经及督脉上下往返操作数遍，擦肾俞、命门、八髎穴，以透热为度。

随症加减：①肝肾不足者，重点按揉肝俞、肾俞穴，加按揉太溪、昆仑穴。②脾肾两亏者，重点按揉脾俞、肾俞、命门穴，加按揉足三里、太溪、三阴交穴，并摩腹部。③肝强脾弱者，重点按揉肝俞、脾俞、章门穴，加按揉太冲、行间穴，并搓胸胁部。④痰瘀阻络者，重点按揉丰隆、膈俞、血海穴，加按揉足三里、三阴交穴。

【预防调护】

1. 本病的预防非常重要，要做好孕妇的保健，防止妊娠期间的感染和外伤，减少产伤，防止早产，出生后要防止窒息、颅脑损伤和神经系统感染。

2. 本病宜早发现、早治疗，综合治疗，长期坚持，且家长应配合治疗。

3. 加强患儿被动和主动运动锻炼，加强语言及功能康复训练。

4. 做好家庭护理，加强营养及对患儿的保护，防止跌伤、摔伤及其他外伤事故。

知识链接

推拿是治疗脑瘫的首选方法，如根据病情配合针灸、中药、康复、理疗等综合治疗则效果更佳。如肢体严重畸形，用推拿难以康复者，可考虑手术矫形治疗。

【疗效标准】

1. 治愈　症状基本消失，肌力达 5 级，能自己走路。

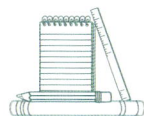

2. 好转　身体走路及各种症状好转。

3. 未愈　症状改变微小，走路无变化，惊搐，夜啼，流涎，智力异常。

复习思考

1. 小儿脑瘫的诊断要点是（　　　）
   A. 肢体瘫痪　　　　　　B. 手足不自主运动　　　　　C. 智力异常
   D. 语言不清　　　　　　E. 流涎
2. 试述小儿脑瘫推拿治疗的基本操作方法。
3. 小儿脑瘫如何进行预防调护？

扫一扫，查阅
复习思考题答案

项目十二　小儿桡骨头半脱位

【学习目标】

1. 掌握小儿桡骨头半脱位的诊断依据及推拿治疗。
2. 熟悉小儿桡骨头半脱位的病因病机、疗效标准和预防调护。

案例导入

患儿曾某，男，3 岁，2017 年 6 月 23 日就诊。右手臂被牵拉后疼痛啼哭半小时，右手不能上举取物，前来就医。

查体：右肘部无肿胀，但肘关节活动受限，肘关节外侧桡骨头处压痛明显。X 线检查正常。

问题：该患儿的诊断是什么？如何进行推拿治疗？

扫一扫，查阅
PPT、视频、
知识链接等
数字资源

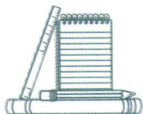

小儿桡骨头半脱位又称"牵拉肘"，俗称"肘错环""肘脱环"，多发于 5 岁以下的幼儿，1～3 岁发病率最高，是小儿外伤中最常见的损伤之一。其发病机理主要是当肘关节伸直、前臂旋前时突然受到纵向牵拉所致。

【病因病机】多由间接暴力引起，如穿衣或行走时跌倒等。当小儿前臂呈伸直、旋前位时，若被用力牵拉，特别是 5 岁以下的幼儿，因桡骨头发育不完全，环状韧带较松弛，在外力作用下，桡骨头被环状韧带卡住，不能回归原位，形成桡骨头半脱位。

【诊断依据】

1. 主要病史　有牵拉前臂或跌仆史。

2. 临床表现　患儿上肢受牵拉后突然因疼痛而哭泣，拒绝活动患肢，也怕人触动，不能握物，脱穿衣服时啼哭不止。

3. 体征检查　患部多无肿胀、畸形，前臂处于半屈曲旋前位，肘关节半屈曲，被动牵拉前臂或屈肘时可有疼痛，肘关节被动旋转受限，桡骨头处压痛，上肢不能上举。

4. 辅助检查　X 线检查无异常改变。

【类证鉴别】本病应注意与桡骨头骨折进行鉴别。桡骨头骨折的外伤暴力较明显，一般肘部

有明显肿胀及青紫瘀斑，纵向叩击痛阳性，X线片可见骨折线。而小儿桡骨头半脱位只是有跌倒牵拉史，肘部无明显的青紫瘀斑，局部无肿胀，但有压痛，X线片无异常。两者根据明显的病史、临床体征检查和X线片就可以做出鉴别诊断。

【推拿治疗】

1. 治疗原则　整复错位。

2. 操作部位　前臂桡骨头处。

3. 操作方法　手法复位的疗效令人满意。嘱家人抱患儿正坐，术者与患儿相对，以患儿右手为例，术者左手握肘，用拇指按于患侧桡骨头外侧，另一手握腕上部，将前臂逐渐旋后，一般在旋后过程中常可复位。若仍不能复位，则可稍做牵引至旋后位，左手拇指加压于桡骨头处，然后屈曲肘关节，即可听到轻微的复位声。复位后患儿肘痛消失，停止哭闹，肘部活动自如，能上举取物。复位后，患肢在屈肘位用颈腕吊带悬挂1～3天。

【预防调护】

1. 嘱家人为患儿穿、脱衣服时，应注意勿牵拉患肢，以免脱位再次发生，形成习惯性脱位。

2. 患儿完全康复后，应鼓励患儿做肘关节的主动活动。

【疗效标准】

1. 治愈　局部疼痛消失，肘关节活动功能恢复。

2. 未愈　症状无改善，上肢不能上举，前臂旋转功能障碍。

知识链接

　　桡骨头半脱位是儿童生长期特有的病证，发育成熟后不会发生，不需要特别的锻炼，但应鼓励儿童做肘关节的锻炼，注意不要强烈牵拉小儿手臂。

复习思考

1. 小儿桡骨头半脱位的诊断要点是（　　）

　A. 手臂无法上举　　　　B. 手臂活动自如　　　　C. 肘关节肿胀

　D. 肘关节压痛明显　　　E. 肘关节活动受限

2. 试述小儿桡骨头半脱位的手法治疗。

3. 小儿桡骨头半脱位如何进行预防调护？

扫一扫，查阅
复习思考题答案

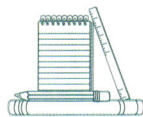

模块七　内科、妇科、五官科等病证

项目一　中风后遗症

> 【学习目标】
> 1. 掌握中风后遗症的诊断依据及推拿治疗。
> 2. 熟悉中风后遗症的病因病机、疗效标准和预防调护。

案例导入

患者李某，男，62 岁，退休干部，2017 年 10 月 18 日就诊。

主诉：右侧肢体活动不利 2 月余。

现病史：患者有高血压病史 17 年，2 个月前由于过劳，突然出现右侧肢体活动不利，伴头晕，无视物旋转和恶心呕吐，送医院住院治疗，治疗后病情好转，但仍遗留右侧肢体活动不利，遂来推拿科就治。

查体：血压 140/95mmHg，神志清楚，偏瘫步态，右侧鼻唇沟变浅，右侧上肢肌力Ⅱ级、下肢肌力Ⅳ级，右上、下肢肌张力增高，右膝腱反射亢进，右侧巴宾斯基征阳性。头颅 CT 提示脑干、双侧基底节及左侧小脑有梗死灶及软化灶。

问题：该患者的诊断是什么？如何进行推拿治疗？

中风又名脑卒中、脑血管意外，是由于脑血管破裂或阻塞而引起的一种急重脑血管病证，临床上以突然昏仆、半身不遂、口眼㖞斜、言语謇涩或失语为主要临床表现。中医分为中经络和中脏腑，中经络者神志清楚，病情较轻；中脏腑者神志不清，病情较重。中风病一般分为先兆期、卒中期、恢复期、后遗症期。中风病急性期过后，进入恢复期和后遗症期，患者常留有偏瘫、口眼㖞斜、语言障碍、吞咽困难、颜面麻木、手足麻木沉重、手指震颤、疼痛等后遗症。本病多见于中老年人，大多数有高血压病史。四季皆可发病，但以冬春两季最为多见。

西医学认为本病是由于脑血管意外导致的后遗症。脑血管意外的脑部病变一般分为出血性和缺血性两大类。前者包括脑出血和蛛网膜下腔出血，后者包括脑血栓和脑栓塞。

推拿疗法主要用于中风恢复期和后遗症期，治疗肢体瘫痪、手足麻木沉重疼痛、吞咽困难、语言障碍及肢体功能障碍等。

【病因病机】本病是由于脏腑功能失调，气血亏虚，或痰浊、瘀血内生，加之劳倦内伤、忧思恼怒、饮酒饱食、用力过度、气候骤变等诱因，而致瘀血阻滞、痰热内蕴，或阳化风动、血随气逆，导致脑脉痹阻或血溢脉外，引起昏仆不遂，发为中风。基本病机为气血逆乱，上犯于脑，神明失用。病位在脑，与心、肾、肝、脾密切相关。中风病后遗症期的根本在于患者脏腑

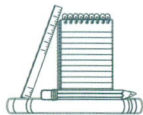

亏虚，复加病程日久，气血经脉受损。病机为本虚标实，在本为肝肾阴虚、气血衰少，在标为风火相煽、痰湿壅盛、瘀血阻滞、气血逆乱。

【诊断依据】

1. 主要病史 患者常有高血压病史。发病前常有先兆症状，如素有眩晕、头痛、耳鸣，突然出现一过性言语不利或肢体麻木、视物昏花，甚则晕厥，一日内发作数次，或几日内多次复发。

2. 临床表现

（1）初期 单侧上下肢瘫痪无力，肌肤不仁，口眼㖞斜，舌强语涩，流口水等。

（2）后期 肢体逐渐痉挛僵硬，拘紧不张。久之，则产生肢体废用性强直、挛缩，导致肢体畸形和功能丧失。

3. 体征检查

（1）口眼㖞斜 口角及鼻唇沟歪向健侧，鼓腮漏气，但能做皱额、蹙眉及闭眼等动作。

（2）半身不遂 患侧肢体肌张力增高，关节挛缩畸形，感觉略减退，活动功能基本丧失，患侧上肢肱二头肌和肱三头肌腱反射亢进，下肢膝腱和跟腱反射均亢进，健侧正常。

（3）血压变化 脑出血及脑血栓患者血压偏高，蛛网膜下腔出血患者血压一般正常，脑栓塞患者血压正常。

（4）脑脊液检查 脑出血和蛛网膜下腔出血的患者脑脊液为血性，而脑血栓和脑栓塞的患者脑脊液正常。

4. 辅助检查 CT及核磁共振检查对脑血管意外的诊断具有重要的意义，可以区别是出血性或缺血性。

知识链接

脑血管病具有高发病率、高致残率、高复发率和高死亡率的特点，是世界上最主要的致死性疾病之一。缺血性脑血管病可分为短暂性脑缺血发作、脑梗死、脑动脉盗血综合征、慢性脑缺血，脑梗死又分为大动脉粥样硬化性脑梗死、脑栓塞、小动脉闭塞性脑梗死、出血性脑梗死、其他原因及原因不明脑梗死。出血性脑血管病可分为蛛网膜下腔出血、脑出血、其他颅内出血，脑出血又分为高血压脑出血、脑血管畸形或动脉瘤、淀粉样脑血管病、药物性脑出血、脑动脉炎、其他原因及原因不明脑出血。

【类证鉴别】

1. 口僻 即面瘫，主要症状是口眼㖞斜，多伴有耳后疼痛，有时伴流涎，言语不清，但神志清楚，无肢体瘫痪现象。中风病主症为口眼㖞斜，多伴有肢体瘫痪或偏身麻木，严重者神志不清。

2. 痫病 痫病与中风中脏腑均有猝然昏仆，但痫病为发作性疾病，昏迷时四肢抽搐，口吐涎沫，双目上视，或作异常叫声，醒后一如常人，且肢体活动多正常。

3. 厥证 突然昏倒，不省人事，常伴有四肢逆冷，昏倒时间较短，醒后无半身不遂、口眼㖞斜、言语不利等后遗症。

4. 痉病 以四肢抽搐、项背强直，甚至角弓反张为主症。病发亦可伴神昏，但无半身不遂、口眼㖞斜、言语不利等症状。

5. 痿病 以手足软弱无力、筋脉弛缓不收、肌肉萎缩为主症，起病缓慢，无突然昏倒不省

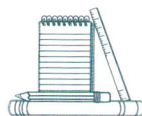

扫一扫，查阅PPT、视频、知识链接等数字资源

人事、口眼㖞斜、言语不利。中风后遗症患者的肢体肌肉萎缩是由半身不遂而废用所致。

【推拿治疗】

1. 治疗原则　舒筋活络、滑利关节。中风后遗症期多为虚实夹杂之证，邪实未清而正虚已现，治宜扶正祛邪，常用育阴息风、益气活血等法。

2. 操作部位　头面、上肢、下肢及背部。

3. 操作方法　以一指禅推法、滚法、按法、揉法、推法、点法、捻法、摇法、擦法等手法为主。

4. 基本操作

（1）头面颈项部操作

1）患者取坐位或仰卧位，医者用拇指从印堂沿眉弓分推至太阳穴，反复操作数遍。

2）以一指禅推法施于下关、颊车、地仓、人中、承浆等穴，往返数遍。

3）以扫散法施于头两侧颞部，反复操作数遍。

4）按揉颈项两侧，拿两侧风池、肩井穴结束治疗。

（2）上肢部操作

1）患者取仰卧位，医者由肩部至腕部施拿法、滚法等手法，反复操作数遍。

2）按揉肩内陵、臂臑、手三里，拿曲池、合谷穴，以酸胀为度，每穴约1分钟。

3）做肩关节外展、上举活动，做肘和腕关节屈伸运动，摇肩、肘、腕关节，理五指，反复操作数遍。

4）搓揉肩部及上肢，反复操作数遍。

（3）背及下肢部操作

患者取俯卧位

1）医者先以掌按揉法施于脊柱两侧夹脊穴和膀胱经，自上而下，反复数遍。

2）以滚法施术于背部两侧、腰骶部及下肢后侧，自上而下，反复数遍，配合髋部、膝部、踝部等关节被动运动。

3）按揉大椎、肝俞、胆俞、膈俞、肾俞、命门、大肠俞、环跳、委中、承山、太溪、昆仑等穴，以酸胀为度，每穴约1分钟。

4）用掌直推和分推背腰部两侧夹脊穴和膀胱经，自上而下，反复操作数遍。擦腰骶部，以透热为度。

5）用轻快的拍法和叩法施术于背部两侧、腰骶部及下肢后侧，自上而下，反复操作数遍。

患者取侧卧位（患侧在上）

6）医者施滚法于下肢外侧，重点在髋关节、膝关节等处，自上而下，反复操作数遍。

7）以掌推法施于下肢外侧，自上而下，反复操作数遍。

患者取仰卧位

8）医者施拿法、滚法于下肢，自上而下，反复数遍。

9）按揉居髎、风市、阳陵泉、伏兔、梁丘、膝眼、足三里、丘墟、解溪、太冲等穴，以酸胀为度，每穴约1分钟。

10）用掌推法施于下肢，自上而下，反复数遍。做髋关节、膝关节、踝关节的被动伸屈活动和整个下肢内旋动作，反复操作数遍。

5. 辨证加减

（1）言语謇涩　重点按揉廉泉、天突、风府、风池等穴。

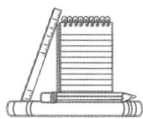

（2）口眼㖞斜　轻轻推抹患侧面部数分钟，重按瞳子髎、颧髎、下关、颊车、地仓等穴。

（3）口角流涎　按揉患侧面部与口角部，重按颊车、地仓、承浆等穴。

【预防调护】

1. 本病病程的长短与康复有直接关系，应尽早进行康复治疗。一般认为，中风后病情基本稳定便可进行推拿治疗。病程在半年以上则推拿疗效较差。

2. 可适当配合中药、针灸、理疗、药膳等方法进行综合治疗，内外兼治有利于病情的改善。

3. 恢复期间要有目的地进行全身性康复训练，尤其要加强患侧肢体的功能锻炼，但不宜过度疲劳。

4. 患者应保持情绪安定，生活要有规律，禁忌烟酒、辛辣刺激性食物和油腻之品。

5. 卧床不能自理者，须加强翻身、擦洗等护理，防止褥疮及坠积性肺炎。

【疗效标准】

1. 治愈　症状及体征消失，基本能独立生活。

2. 好转　症状及体征好转，能扶杖行动，或基本能生活自理。

3. 未愈　症状及体征无变化。

复习思考

1. 以下不属于中风后遗症的是（　　　）

　　A. 半身不遂　　　　　　　B. 语言不利　　　　　　　C. 醒后如常人

　　D. 猝然昏仆，不省人事　　E. 口眼㖞斜

2. 简述中风后遗症推拿治疗的基本操作方法。

3. 中风后遗症如何进行预防调护？

扫一扫，查阅
复习思考题答案

项目二　头　痛

【学习目标】

　1. 掌握头痛的诊断依据及推拿治疗。

　2. 熟悉头痛的病因病机、疗效标准和预防调护。

案例导入

患者张某，男，48 岁，农民，2017 年 3 月 16 日就诊。

主诉：头痛 5 年，加重 1 周。

现病史：患者 5 年前因摔倒致头部外伤，当时伴有恶心、呕吐，头颅 CT 未见异常，但遗留有头痛，以左侧为主，情绪激动或休息欠佳时疼痛剧烈，部位固定不移。患者 1 周前因琐事与人吵架，头痛加重，情绪较烦躁，精神差，睡眠差，大便不调，小便黄。

查体：舌质暗，苔薄白，脉沉涩。

问题：该患者的诊断是什么？如何进行推拿治疗？

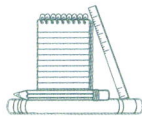

头痛是临床常见症状之一，可单独出现，也可以发生于多种急慢性疾病过程中，有时亦是某些相关疾病加重或恶化的先兆。此处所述头痛是指由于外感或内伤引起的以头部疼痛为主要症状的疾病。

西医学的偏头痛，还有国际上新分类的周期性偏头痛、紧张性头痛、丛集性头痛及慢性阵发性偏头痛等，凡符合头痛证候特征者均可参考本病辨证论治。

【病因病机】引起头痛的原因很多，凡能影响脏腑之精血、阳气的因素皆可成为头痛的病因，但归纳起来可分为外感与内伤两类。

1. 外感头痛 头痛因起居不慎，坐卧当风，感受风、寒、湿、热等外邪，上犯于头，清阳之气受阻，气血不畅，阻遏脉络而发，如风寒头痛、风热头痛、风湿头痛、暑湿头痛等。

2. 内伤头痛 因长期精神紧张忧郁，肝气郁结，肝失疏泄，气郁化火，日久肝阴被耗，肝阳失敛而上亢，清阳受扰而头痛，此为肝阳头痛。饮食不节，或劳伤脾胃，脾失运化，痰湿内生，清阳不升，浊阴不降，痰蒙清窍或痰阻脑络，气血不畅，脉络失养而痛，此为痰浊头痛。先天禀赋不足或劳欲过度所致的头痛，此为肾虚头痛。年老血衰，或久病不愈，营血亏损，气血不能上营于脑，髓海不充可致头痛，此为血虚头痛。外伤跌仆或久病入络，气滞血瘀，脉络失养而致头痛，此为瘀血头痛。

总之，头痛病位在头，与肝、脾、肾等脏腑密切相关，风、火、痰、瘀、虚为致病之主要因素。邪阻脉络，清窍不利，精血不足，脑失所养，为头痛的基本病机。

【诊断依据】

1. 主要病史 有外感邪气或内伤的病史，或有头痛反复发作的病史。

2. 临床表现 患者均以头痛为主症。但病因不同，其临床表现也不同，中医临床主要归纳为以下两种。

（1）外感头痛

1）风寒头痛：头痛项强，肩背不舒，恶风畏寒，常喜裹头，口不渴，苔薄白，脉浮或紧。

2）风热头痛：头胀头痛，面红耳赤，发热恶风，口渴咽痛，小便黄赤，舌红，苔薄黄，脉浮数。

3）风湿头痛：头痛如裹，肢体困重，胸闷纳呆，苔白腻，脉濡滑。

（2）内伤头痛

1）肝阳头痛：头痛眩晕，心烦易怒，夜寐不宁，胸胁胀痛，喜叹息，口苦咽干，舌红，苔黄，脉弦。

2）血虚头痛：头痛头晕，痛势绵绵，痛处喜按，面色少华，心悸气短，神疲乏力，舌淡，苔薄白，脉细弱。

3）肾虚头痛：头痛且空，耳鸣目眩，腰膝酸软，神疲乏力，遗精带下。肾阳虚者四肢发冷，舌淡胖，脉沉细无力；肾阴虚者口干，舌红少津，脉细数或无力。

4）痰浊头痛：头痛昏蒙，胸脘痞闷，呕吐痰涎，纳呆，苔白腻，脉滑或弦滑。

5）瘀血头痛：头痛经久不愈，痛点固定不移，痛如锥刺，或有头部外伤史，舌有瘀斑，脉细或细涩。

6）偏头痛：反复发作的一侧或双侧头痛，女性多于男性，发作前多有先兆，常因紧张、忧郁等因素而诱发。

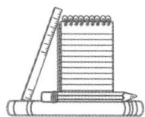

知识链接

偏头痛是一种慢性神经血管疾患，可由社会因素、情绪变化等诱发，临床表现为发作前常有闪光、视物模糊、肢体麻木等先兆，头痛多以单侧为主，常位于颞部、前额、枕部，以搏动性头痛最具特点，同时可伴有神经、精神功能障碍。临床分型为无先兆偏头痛、有先兆偏头痛、视网膜性偏头痛等。

7）颈源性头痛：为颈椎病变引起，患者有长时间低头伏案工作或落枕病史，头痛连及颈项，伴颈部活动不利，或头晕、恶心、畏光、目胀痛、心悸心慌等，在颈椎及周围可触及明显的压痛和结节状物，X线片可见颈椎骨质增生明显等。

3. 体征检查　根据头痛的部位以辨经络的归属及病因：前额痛多属阳明经头痛，常见于眼、鼻病变；侧头痛多属于少阳经头痛，多见于耳病及偏头痛等；后头痛多属太阳经头痛，多见于外感风寒、项痹、脑瘤等；颠顶头痛多属厥阴经头痛，多见于肝郁头痛、肝阳头痛；头痛部位固定、持久，可见于脑瘤、脑外伤；全头痛或痛位不定者，多见于颅脑外伤、血虚头痛、肾虚头痛等。

以头痛为主症，表现为前额、额颞、颠顶、顶枕部甚至全头部疼痛，头痛性质或为跳痛、刺痛、胀痛、昏痛、隐痛、空痛等。头痛可突然发作，也可反复发作，疼痛持续时间可数分钟、数小时、数天，甚至数周不等。

4. 辅助检查　血常规、血压、脑脊液、脑血流图、脑电图，必要时做经颅多普勒超声、颅脑 CT 和 MRI 检查，有助于排除脑部器质性疾病，从而明确诊断。

【类证鉴别】

1. 外感头痛与内伤头痛鉴别

（1）外感头痛　一般起病较急，头部疼痛且痛势较剧，多表现为掣痛、胀痛、重痛、跳痛、灼痛，痛无休止，因感受外邪致病。

（2）内伤头痛　一般起病较慢，头部疼痛且痛势较缓，多表现为隐痛、空痛、昏痛，痛势悠悠，遇劳则剧，时作时止，多因肝、脾、肾功能失调，以及痰浊、瘀血所致。

2. 类中风　多见于 45 岁以上，眩晕反复发作，头痛突然加重时，常兼半身肢体活动障碍，或舌謇语涩。

3. 真头痛　呈突然剧烈头痛，常表现为持续痛而阵发加重，甚至伴喷射样呕吐、肢厥、抽搐等。

【推拿治疗】

1. 治疗原则　疏经通络、行气活血、镇静止痛。

2. 操作部位　头面及颈肩部等。

3. 操作方法　以推法、按揉法、拿法、抹法、叩击法、扫散法、一指禅推法、拨法、搓法等手法为主。偏头痛以头颞部操作为主，颈源性头痛以颈椎周围操作及整复手法为主。

4. 基本操作

（1）头面部操作

1）开天门：患者坐位或仰卧位，医者用拇指指腹从印堂穴推至神庭穴，反复数遍。

2）分推额阴阳：医者用双手拇指指腹从印堂穴沿眉弓分推至太阳穴，反复分推数遍。

3）推抹眼眶：用拇指（或食、中二指）指腹沿眼眶行"∞"字推抹，反复推抹数遍。

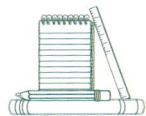

4）按揉头面部穴位：指按及指揉印堂、攒竹、鱼腰、丝竹空、太阳、头维、神庭、百会、四神聪等穴，每穴1分钟左右。

5）拿五经：从前额发际处至风池穴处行五指拿法，反复数遍。

6）扫散法：在头部两侧行扫散法，左右两侧交替进行，每侧扫散数遍。

7）指尖击法：用五指指端击打前额至头顶，反复数遍。

（2）颈肩部操作

1）患者取坐位或俯卧位，医者以一指禅推法沿项部膀胱经、督脉上下往返操作，反复数遍。

2）拨揉项部，用拇指揉法、拨法沿颈项部膀胱经、督脉上下往返操作，反复数遍。

3）点按颈肩部穴位，拿风池、肩井，按揉风府、大椎、秉风、天宗等穴，以酸胀为度，再拿项部、肩部两侧肌群，反复数遍。

4）擦颈肩部，在项、肩、上背部施擦法，反复数遍。

5. 辨证加减

（1）风寒头痛　在项背部施以擦法；按揉风门、肺俞，拿肩井，每穴1分钟左右；直擦背部两侧膀胱经，以透热为度。

（2）风热头痛　按揉大椎、肺俞、风门等穴，每穴1分钟左右；拿肩井、曲池、合谷，以酸胀为度，每穴1分钟左右；拍击背部两侧膀胱经，以皮肤微红为度。

（3）风湿头痛　按揉大椎、曲池，每穴1分钟左右；拿肩井、合谷，以酸胀为度，每穴1分钟左右；拍击背部两侧膀胱经，以皮肤微红为度；提捏印堂及项部皮肤，以皮肤透红为度。

（4）肝阳头痛　按揉肝俞、阳陵泉、太冲、行间等穴，每穴1分钟左右；推桥弓，自上而下，两侧交替进行，反复数次；行扫散法，在头侧胆经循行部位自前上方向后下方操作，两侧交替进行，反复数次。

（5）痰浊头痛　一指禅推法推中脘、天枢等穴，每穴1分钟左右；掌摩腹部数分钟；按揉脾俞、胃俞、大肠俞、足三里、丰隆、内关等穴，每穴1分钟左右。

（6）血虚头痛　按揉中脘、气海、关元、足三里、三阴交、膈俞等穴，每穴1分钟左右；掌摩腹部数分钟；直擦背部督脉，以透热为度。

（7）肾虚头痛　按揉肾俞、命门、腰阳关、气海、关元、太溪等穴，每穴1分钟左右；直擦背部督脉，横擦腰骶部，以透热为度。

（8）瘀血头痛　分推前额1分钟左右；按揉印堂、攒竹、太阳、头维、角孙等穴，每穴1分钟左右；按揉合谷、血海、太冲等穴，每穴1分钟左右；擦前额及两侧太阳穴，以透热为度。

（9）偏头痛　重点行一指禅推法、扫散法于头部两侧胆经循行部位，反复操作数分钟；再重点按揉太阳、头维、角孙、率谷、风池等穴，每穴1分钟左右；推桥弓，自上而下，两侧交替进行，反复数次。

（10）颈源性头痛　在颈项、肩部及上背部的阿是穴处施以按揉、弹拨、捏拿法，用力由轻到重，以患侧为主，数分钟，必要时采用颈椎整复手法。

【预防调护】

1. 嘱患者适当参加体育锻炼，增强体质，注意平时保暖，以抵御外邪侵袭。

2. 保持心情舒畅，避免不良情绪刺激，不宜过劳，保持足够的睡眠时间。

3. 饮食宜清淡，勿进肥甘之品，戒烟戒酒。

4. 对头痛剧烈或进行性加剧，同时伴有恶心、呕吐者，应考虑其他病变，需进一步检查。

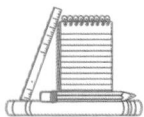

【疗效标准】

1.治愈　头痛消失，各项实验室检查指标正常。

2.好转　头痛减轻，发作时间缩短或周期延长，实验室检查指标有改善。

3.未愈　头痛症状及血压等无变化。

复习思考

1.头痛推拿治疗的基本原则是（　　　）

　　A.除湿止痛　　B.祛风散寒　　C.行气活血　　D.平肝潜阳　　E.镇静止痛

2.试述头痛推拿治疗的基本操作方法。

3.叙述外感头痛与内伤头痛的鉴别诊断。

扫一扫，查阅复习思考题答案

项目三　失　眠

【学习目标】

1.掌握失眠的诊断依据及推拿治疗。

2.熟悉失眠的病因病机、疗效标准和预防调护。

案例导入

患者江某，女，41岁，会计，2016年12月16日就诊。

主诉：顽固性失眠5年余，加重1个月。

现病史：患者因长期睡眠欠佳，常感头晕、乏力，记忆力减退。最近一个月来因工作压力加大，入睡更加困难，早醒，每晚睡眠不足2小时。

查体：精神疲惫，面色萎黄，舌淡，舌边齿痕，苔薄，脉细沉。

问题：该患者诊断是什么？如何进行推拿治疗？

失眠又称不寐，是指经常不能获得正常睡眠的一类病证。主要表现为睡眠时间、深度的不足，不能消除疲劳、恢复体力与精力，轻者入睡困难，或寐而不酣，时寐时醒，或醒后不能再寐，重则彻夜不寐，常伴有头痛、眩晕、心悸等症。本病证以脑力劳动者多见，无性别差异，各年龄均可发病。

西医学的神经症、神经衰弱、绝经期综合征等以失眠为主要临床表现时可参考本病辨证论治。

【病因病机】失眠以情志、饮食或气血亏虚等内伤病因居多，这些病因引起心、肝、胆、脾、胃、肾的气血失和，阴阳失调。

基本病机分为两方面：一方面失眠虚证是以心血虚、胆虚、脾虚、肾阴亏虚进而导致心失所养，故心神不安，夜不得眠；另一方面失眠实证是由于心火炽盛、肝郁化火、痰热上犯等，心神被扰，故心神不安而不得眠。

失眠病位在心，但与肝、胆、脾、胃、肾关系密切。失眠病久可表现为虚实兼夹。

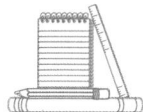

【诊断依据】

1. 主要病史　有情志失调及饮食内伤的病史，或平素体弱，有失眠反复发作的病史。

2. 临床表现　失眠以睡眠时间不足，睡眠深度不够，不能消除疲劳、恢复体力与精力为主要证候特征。睡眠时间不足者可表现为入睡困难，夜寐易醒，醒后难以再睡，严重者甚至彻夜不寐。常伴有头晕、头痛、神疲乏力、心悸、健忘，甚至心神不宁等全身症状。

对于失眠中医临床常分为以下几种类型。

（1）肝郁化火　失眠，烦热，性情急躁易怒，胸胁胀痛，头痛面红，目赤口苦，口干喜饮，不思饮食，大便秘结，小便黄赤，舌红苔黄，脉弦数。

（2）痰热内扰　睡眠不实，心烦不安，时醒时寐，多梦，口苦痰多，胸脘痞闷，嗳气吞酸，不思饮食，舌红，苔黄腻，脉滑数。

（3）阴虚火旺　心烦不寐，心悸健忘，五心烦热，口干咽燥，头晕耳鸣，腰膝酸软，梦遗，舌质红，脉细数。

（4）心脾两虚　多梦易醒，多思善疑，心悸健忘，头晕目眩，神疲乏力，纳食无味，面色不华，舌淡，苔白，脉细弱。

（5）心胆气虚　失眠多梦，易于惊醒，心悸胆怯，遇事善惊，气短乏力，小便清长，舌淡，脉弦细。

（6）胃气失和　夜不能寐，或寐而不酣，脘腹胀满，嗳气吞酸，厌食纳呆，心烦口苦，舌苔厚，脉滑。

3. 体征检查　体格检查一般无异常，但可排除器质性病变。

4. 辅助检查　目前对失眠尚缺乏客观检查手段，临床可据需要进行脑电图、脑血流图、心电图、头部多普勒超声等有关检查及其他生理生化检查，一般无异常。

知识链接

与睡眠机制相关的神经结构包括视交叉上核、丘脑、下丘脑、脑干中缝核、孤束核、网状结构、大脑皮层。睡眠过程受中枢递质的控制，5-羟色胺、去甲肾上腺素和乙酰胆碱的交互作用可导致慢波睡眠和快波睡眠的周期性交替。

对失眠的诊断和睡眠质量的评估，可借助整夜多导睡眠图和匹兹堡睡眠质量指数问卷等各种量表、问卷进行辅助。

【类证鉴别】失眠应与少眠、暂时性失眠相鉴别。

1. 少眠　是指某些特殊原因导致睡眠时间减少，但无其他不适感觉，不应视为病态。老年人半夜醒后不能再睡，大多数为正常现象。

2. 暂时性失眠　是指情志影响或生活环境改变引起一时性失眠，亦不属于病态。

【推拿治疗】

1. 治疗原则　宁心安神、平衡阴阳、调理脏腑。

2. 操作部位　头面、腹及腰背部等。

3. 操作方法　以一指禅推法、滚法、抹法、按揉法、扫散法、拿法、摩法、捏法、推法、叩击法等手法为主。

4. 基本操作

（1）头面及颈肩部操作

1）患者坐位或仰卧位。医者用一指禅推法从印堂穴推至神庭穴，往返数遍。

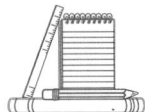

2）接着用一指禅推法从印堂穴沿眉弓推至太阳穴，两侧交替进行，往返数遍。

3）再用一指禅推法沿眼眶行"∞"字来回操作，反复数遍。

4）按揉印堂、神庭、攒竹、睛明、鱼腰、太阳、角孙、百会等穴，每穴1分钟左右。

5）分抹前额数遍。

6）在头部两侧行扫散法，左右两侧交替进行，反复操作数遍。

7）拿五经、拿风池、拿肩井2～3分钟。

8）指尖叩击前额至头顶，反复数遍。

（2）腹部操作

1）患者仰卧位。医者用掌摩法先顺时针方向再逆时针方向摩腹数分钟。

2）按揉中脘、气海、关元等穴，每穴1分钟左右。

（3）腰背部操作

1）患者俯卧位。医者用擦法在患者背部、腰骶部反复操作数遍，重点在心俞、肝俞、脾俞、胃俞、肾俞、命门、八髎等穴。

2）叠掌按揉患者背部、腰骶部，从上到下反复进行，重点在督脉和脊柱两侧膀胱经，反复操作数遍。

3）捏脊法，从腰骶部至背部，从下至上，反复操作数遍。

4）掌推法施于背部督脉、脊柱两侧膀胱经，从上至下，反复操作数遍。

5）施拍法于背部督脉和脊柱两侧膀胱经，从上至下，反复操作数遍。

5. 辨证加减

（1）肝郁化火　按揉肝俞、胆俞、心俞、期门、章门、太冲等穴，每穴1分钟左右。搓两胁，1分钟左右。

（2）痰热内扰　按揉脾俞、胃俞、心俞、三焦俞、神门、内关、中脘、丰隆、足三里等穴，每穴1分钟左右。横擦脾俞、胃俞、八髎等穴，以透热为度。

（3）阴虚火旺　按揉肾俞、心俞、命门、太溪等穴，推桥弓，左右各数遍。擦两涌泉穴，以透热为度。

（4）心脾两虚　按揉心俞、脾俞、小肠俞、神门、天枢、足三里、三阴交等穴，每穴1分钟左右。擦背部督脉，以透热为度。

（5）心胆气虚　按揉心俞、胆俞、肝俞、内关、神门、足三里、膻中等穴，每穴1分钟左右；再摩腹数分钟，加按揉神阙、气海、关元、太溪、三阴交等穴，拿风池、玉枕；分推两胸胁。

（6）胃气失和　按揉上脘、中脘、下脘、神阙、天枢、足三里、胃俞、膈俞等穴，每穴1分钟左右。摩全腹数分钟，最后按揉足三里。

【预防调护】

1.嘱患者睡前不要吸烟、饮酒、喝茶和咖啡，避免看有刺激性的书和电影、电视，每日用温水洗脚。

2.适当参加体力劳动和体育锻炼，以增强体质。

3.注意劳逸结合，节制房事。

4.平时生活起居要有规律，早睡早起。

5.嘱患者解除思想顾虑，消除烦恼，避免情绪波动，心情要开朗和乐观。

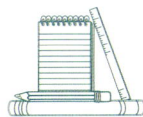

【疗效标准】

1.治愈　睡眠正常，伴有症状消失。

2.好转　睡眠时间延长，伴有症状改善。

3.未愈　症状无任何改变。

复习思考

1.失眠的诊断要点是（　　　）

　A.寐而不酣　　B.时寐时醒　　C.彻夜不寐　　D.入睡困难　　E.恶心呕吐

2.描述失眠推拿治疗的基本操作方法。

3.失眠如何进行预防调护？

扫一扫，查阅
复习思考题答案

项目四　胃脘痛

【学习目标】

1.熟悉胃脘痛的诊断依据及推拿治疗。

2.了解胃脘痛的病因病机、疗效标准和预防调护。

案例导入

患者伍某，女，46岁，工人，2016年8月18日就诊。

主诉：胃脘痛10余年，加重2周。

现病史：患者自述10多年来时有脘腹部疼痛，半月前因与人争吵后疼痛加剧，疼痛呈阵发性，痛甚则放射至肩背，呕吐酸苦水，空腹痛甚，口渴干苦，纳差，大便干，小便黄，自服西药1周，疼痛未见缓解。经某医院胃镜检查，提示为十二指肠球部溃疡。

查体：舌边紫，苔黄腻，脉弦。

问题：该患者的诊断是什么？如何进行推拿治疗？

胃脘痛是指以上腹部经常发生疼痛为主症，常伴有恶心、呕吐、食少、嘈杂、嗳气、吐酸、吐清水等症状的一种消化系统疾病，古人又称"胃心痛""心痛""心腹痛""心下痛"等，但是与心脏疾患引起的真心痛不同。

知识链接

《灵枢·厥论》说："真心痛，手足清至节，心痛甚，旦发夕死，夕发旦死。"真心痛是一种危急证候，与胃脘痛的"心痛"绝不相同。

西医学所说的急慢性胃炎、胃十二指肠溃疡病、胃肠功能紊乱、胃痉挛等消化系统疾患可参考本病辨证论治。

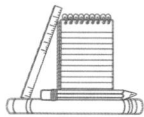

【病因病机】胃脘痛多由情志不遂、外邪、饮食劳倦所致，基本病机不外乎两个方面：一是饮食所伤，病邪阻滞，肝气郁结，不通则痛；二是由于脾胃虚寒，脉络失于温煦，胃失所养，不荣则痛导致。胃脘痛的病位在胃，但与肝、脾关系密切，还与胆、肾有关。

1. 肝气犯胃　忧郁、恼怒、情志不舒等七情变化都可使肝气失于正常疏泄，气机不畅，横逆犯胃，脾胃不和，而导致胃脘痛。肝气郁结，日久化火伤阴，导致瘀血内结，则胃脘疼痛多缠绵难愈。

2. 脾胃虚寒　久病体虚或素体虚弱者，元气亏损，肾阳不足，脾阳不振，寒自内生，致使脾胃阳虚，中焦虚寒，胃络失于温煦而痛。

3. 饮食伤胃　饮食失调，过食甘肥，脾胃受阻，内生湿热，或饥饱无度，损伤胃腑，造成胃脘疼痛。

4. 寒邪客胃　多因外感寒邪，或过食生冷，寒客于胃，胃气凝滞，不通则痛。

【诊断依据】

1. 主要病史　常有饮食不节史，或情志不遂、劳累、受寒等病史。

2. 临床表现　胃脘痛主要是在脐上至心窝以下部位的上腹部疼痛，痛时可以牵连胁背，或兼见胸脘痞闷、嘈杂、恶心、呕吐、嗳气、吐酸、吐清水，食少，大便溏薄或秘结，甚至呕血或便血等。

（1）寒邪客胃　胃脘痛暴作，疼痛剧烈，得温痛减，遇寒加重，恶寒喜暖，喜热饮，口不渴，苔白，脉弦紧。

（2）饮食停滞　胃脘胀痛，拒按，嗳腐吞酸，呕吐物酸臭，吐后痛减，不思饮食，大便臭秽，苔厚腻，脉滑。

（3）肝气犯胃　胃脘胀满，痛连两胁，胸闷喜叹息，嗳气泛酸，口苦咽干，因情志变化诱发或加重，大便不畅，苔薄白，脉弦。

（4）脾胃虚寒　胃脘隐痛，缠绵不休，泛吐清水，喜按喜暖，面色㿠白，手足不温，神疲乏力，纳呆，大便溏薄，常于劳累后发作或加重，得食痛减，舌淡苔白，脉细弱。

3. 体征检查　胃脘部可有压痛，无固定压痛点，腹肌柔软，无反跳痛及腹肌痉挛。寒邪客胃、饮食停滞、肝气犯胃所致的胃脘痛拒按，脾胃虚寒之胃脘痛喜按，按之痛减。

4. 辅助检查　X线消化道钡餐造影、纤维胃肠镜及病理组织学检查等可明确胃、十二指肠黏膜炎症、溃疡等病变，有助于诊断。

扫一扫，查阅PPT、视频、知识链接等数字资源

知识链接

悉尼系统胃炎分类法

在第九届世界胃肠病学术大会上，学者们提出了一种新的胃炎分类法，该分类法由组织学和内镜两部分组成。7种内镜下胃炎的分类如下。

1. 平坦糜烂性胃炎　胃窦部或全胃分布的平坦糜烂，病变部位易被渗出物覆盖，糜烂灶沿红斑和黏膜的皱襞呈线状分布。

2. 红斑渗出性胃炎　片状的红斑，黏膜无光泽，存在点状渗出，黏膜有轻度的脆性。

3. 萎缩性胃炎　胃发生轻度扩张而出现血管纹，黏膜皱襞消失，灶性肠化可见，多为灰色小灶。

4. 隆起糜烂性胃炎　呈隆起糜烂，隆起表面的中央黏膜发生缺损。

5.反流性胃炎　主要表现为红斑，胃腔内存在反流胆汁，黏膜皱襞水肿，特别是接近幽门口的黏膜皱襞，甚至会出现息肉样。

6.出血性胃炎　有流进胃腔的显性出血和点状瘀斑。

7.皱襞增生性胃炎　胃黏膜皱襞增粗，出现难以展平的黏膜皱襞。

【类证鉴别】

1.痞满　胃痛与痞满的病位皆在胃脘部，且胃痛常兼胀满，痞满时有隐痛。胃痛以疼痛为主，痞满以痞塞满闷为主；胃痛者胃脘部可有压痛，痞满者则无压痛。

2.真心痛　心与胃的位置很近，胃痛可影响心，表现为连胸疼痛，真心痛常涉及心下，出现胃痛的表现，应高度警惕，防止将胃痛与真心痛相混淆。胃痛在上腹胃脘部，多为胀痛、隐痛，痛势一般不剧，痛与饮食关系密切，常伴有吞酸、嗳气、恶心呕吐等胃肠病表现。真心痛在胸膺部或左前胸，多为刺痛、绞痛，有时剧痛，且痛引肩背及手少阴循行部位，痛势较急，常伴有心悸、短气、汗出、脉结代等心脏病表现。

3.胁痛　胃痛部位在中上腹胃脘部，兼有恶心嗳气、吞酸嘈杂等胃失和降的症状。胁痛部位在上腹两侧胁肋部，常伴恶心、口苦等肝胆病表现。

4.腹痛　胃痛常伴有腹痛的症状，腹痛亦常伴有胃痛的症状。胃痛在上腹胃脘部，位置相对较高；腹痛在胃脘以下、耻骨毛际以上的部位，位置相对较低。胃痛常伴脘闷、嗳气、泛酸等胃失和降、胃气上逆之症；腹痛常伴有腹胀、矢气、大便性状改变等腹疾症状。

【推拿治疗】

1.治疗原则　理气止痛。寒邪客胃者，则温胃散寒；饮食伤胃者，则消食导滞；肝气犯胃者，则疏肝理气；脾胃虚寒者，则温中祛寒。

2.操作部位　胃脘、背部及肩臂、胁部等。

3.操作方法　以一指禅推法、摩法、揉法、按法、擦法、拿法、搓法、抹法等手法为主。

4.基本操作

（1）胃脘部操作

1）患者取仰卧位。医者坐于患者右侧，先用掌摩法以中脘穴为中心，反复摩腹数分钟。

2）接着以一指禅推摩法在胃脘部治疗，重点按揉上脘、中脘、气海、天枢等穴，反复推摩数分钟。

3）拇指按揉足三里穴1分钟左右。

（2）背部操作

1）患者取俯卧位。医者立于患者左侧，用一指禅推法沿背部膀胱经自膈俞至三焦俞往返操作数遍。

2）以拇指按揉法施于膈俞、肝俞、脾俞、胃俞、三焦俞等穴，每穴1分钟左右。

3）在背部膀胱经循行部位施以擦法，以透热为度。

（3）肩臂及胁部操作

1）患者取坐位，医者拿肩井，捏拿肩臂，按揉手三里，拿内关、合谷等穴，反复操作数遍。

2）搓揉肩臂，反复操作数遍。

3）搓抹两胁，由上而下，反复操作数遍。

5.辨证加减

（1）肝气犯胃　用柔和的一指禅推法结合揉法，自天突向下至中脘穴施术，重点在膻中穴；

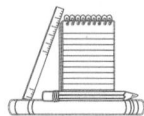

然后轻柔地按揉两侧章门、期门穴，每穴1分钟左右；用较重的手法按揉背部肝俞、胆俞、膈俞等穴，每穴1分钟左右。

（2）脾胃虚寒 轻柔地按揉足三里、气海、关元等穴，每穴1分钟左右，在气海穴时间可适当延长；直擦背部督脉，横擦背部及腰部肾俞、命门穴，以透热为度。

（3）饮食伤胃 按揉脾俞、胃俞、大肠俞、八髎、足三里等穴；顺时针方向摩腹数分钟，重点在中脘、天枢穴。

（4）寒邪客胃 用较重的点法、按法在脾俞、胃俞穴施术，时间1分钟左右；用擦法在背部施术，以透热为度。

（5）剧烈疼痛 重力点按梁丘、足三里、合谷、内关、脾俞、胃俞等穴，每穴连续刺激1分钟左右，待疼痛缓解后，再予以辨证治疗。

【预防调护】

1.患者要保持心情舒畅，切忌暴饮暴食或饥饱不均，可少食多餐，以清淡易消化的食物为宜，忌食烈酒及辛辣刺激性食物。

2.患者平素可进行自我保健推拿。仰卧，全身放松，双手掌重叠放置于上腹部，以中脘穴为中心做顺时针方向的揉摩动作数分钟。坐位按揉足三里、内关穴数分钟，以有酸胀得气感为佳。

3.胃痛持续不止者，应在一定时间内进流食或半流质食物。

4.严重胃溃疡、胃出血、胃部肿瘤患者不宜进行推拿治疗。

【疗效标准】

1.治愈 胃脘痛及其他症状消失，X线钡餐造影或胃镜检查正常。

2.好转 胃痛缓解，发作次数减少，其他症状减轻，X线钡餐造影或胃镜检查有好转。

3.未愈 症状无改善，X线钡餐造影或胃镜检查无变化。

复习思考

1.胃脘痛的诊断要点是（　　　　）

  A. 胸脘痞闷　　　　B. 脐上至心窝以下疼痛　　　　C. 胃脘部嘈杂

  D. 吐酸水　　　　E. 恶心

2.叙述胃脘痛的推拿基本操作方法。

3.胃脘疼痛剧烈，如何采用推拿方法止痛？

扫一扫，查阅
复习思考题答案

项目五　高血压病

【学习目标】

  1.熟悉高血压病的诊断依据及推拿治疗。

  2.了解高血压病的病因病机、疗效标准和预防调护。

案例导入

  患者金某，男，62岁，退休干部，2017年12月1日就诊。

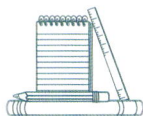

　　主诉：反复头晕 5 年，加重 3 天。

　　现病史：患者诉 5 年前开始无明显诱因反复出现头晕，头重脚轻，每次持续约 1 小时，可自行缓解，测血压均高于 140/90mmHg，不规则服用降压药，血压控制尚可。3 天前因天气炎热而烦躁，未休息好，感觉头晕、头重脚轻明显，休息后仍不能缓解，无视物模糊、视物旋转，无恶心和呕吐，精神、食欲及睡眠欠佳。

　　查体：血压 160/105mmHg。舌红，苔黄腻，脉弦紧。

　　问题：该患者的诊断是什么？如何进行推拿治疗？

　　高血压病是以安静状态下体循环动脉血压（收缩压和 / 或舒张压）增高为主要特征（收缩压 ≥ 140mmHg，舒张压 ≥ 90mmHg），可伴有心、脑、肾等器官的功能或器质性损害的临床综合征。其血压数值介于正常血压和高血压之间者，为临界高血压。临床上，经多日多次测量，其血压数值均在高血压范围，并且没有明确的原发病病因者，可诊断为高血压。高血压是临床最常见的慢性病，也是心脑血管病最主要的危险因素。正常人的血压随内外环境变化在一定范围内波动。

　　高血压可分为原发性和继发性两类。原发性高血压一般称为高血压病，是指病因尚未十分明确，以血压升高为主要表现的一种独立疾病，约占高血压中的 90%。可伴有头痛、头晕、耳鸣、目眩、健忘、失眠、心悸、乏力、心烦不安等症状，晚期可导致心、脑、肾、眼等器官的病变。本病发病率颇高，与年龄、职业、家庭有一定关系。继发性高血压亦称为症状性高血压，血压升高是某些疾病的临床表现，如肾性高血压、内分泌疾病引起的高血压、妊娠高血压等，约占高血压中的 10%。

　　本篇重点讨论原发性高血压的诊治。高血压病属中医学"眩晕""头痛"等疾病范畴。

　　【病因病机】中医学认为本病与情志因素、饮食不节、内伤虚损、先天禀赋等有关。主要病机为肝气郁结、肝火上炎、肝阳上亢，或痰浊上脑，扰动清窍，或气血亏虚，肾精不足，脑髓失养。本病与肝、肾、脾脏关系密切，病理因素主要涉及风、火、痰、瘀、虚。早期以实证为主，中期虚实相兼而偏于实证，后期则以虚证为主。

　　1. 肝阳上亢　常因情志不遂，恼怒伤肝，郁久化火，耗伤肝阴，肝阳上亢而发病。

　　2. 痰浊中阻　因过食肥甘厚腻之品，痰浊内生，阻滞脉络，清阳不升，阴阳失衡而发病。

　　3. 瘀血内阻　跌仆坠损，头脑外伤，瘀血停留，或情志不遂，肝郁气滞，气滞血瘀，或寒凝血脉，血行受阻，瘀血停着，均可使清窍阻塞，气血运行不畅，而发眩晕和头痛等。

　　4. 气血亏虚　久病不愈，耗伤气血，或脾胃虚弱，不能化生气血等原因，以致气血两虚，气虚则清阳不升，血虚则脑失所养，皆能发生眩晕和头痛等症。

　　5. 肾精不足　肾藏精生髓，乃先天之本。如先天不足，肾阴不充，或年老体弱，或久病、过劳伤肾，导致肾精亏损，不能生髓，脑髓空虚，清窍失养，发为头部空痛和眩晕等症。

　　【诊断依据】

　　1. 主要病史　有高血压史，或有高血压病家族史。

　　2. 临床表现

　　（1）西医学根据高血压起病的缓急和病程进展情况，将其分为缓进型和急进型两类。临床绝大多数是缓进型，急进型占 1% ～ 5%。

　　1）缓进型高血压：起病隐匿，发展缓慢。部分患者可以多年无症状，或在体格检查及因其他疾病诊治中测量血压发现。如患者早期仅在疲劳、工作紧张、情绪波动时出现暂时性血压升高，可出现头痛、头胀、头晕、心悸、耳鸣、眼花、烦躁、疲劳等症状，常伴失眠、健忘、烦躁易怒等症状。

2）急进型高血压：又称恶性高血压，临床上较少见，以年轻人多见。其特点为病情发展迅速，血压显著升高，舒张压持续在 130～140mmHg 或更高，常于数月至一两年内出现严重的心、脑、肾损害，引发高血压脑病、心功能不全及尿毒症等。临床表现为患者剧烈头痛、头昏、气促、心动过速、视物模糊，甚至出现心绞痛等表现。

（2）中医学将本病分为以下 5 种类型。

1）肝阳上亢：头痛，头胀，眩晕，心烦易怒，每遇情绪变化加重，面红目赤，口苦咽干，大便秘结，小便黄赤，舌红苔黄，脉弦数。

2）痰浊中阻：头昏头痛，沉重如蒙，胸脘痞闷，呕恶痰涎，食少多寐，体胖，心悸，肢体麻木或浮肿，舌苔厚腻或黄腻，脉濡滑或弦滑。

3）瘀血内阻：头痛剧烈，刺痛如裂，痛点固定，眩晕欲仆，身痛，肌肤甲错，面色紫暗，舌有瘀斑，脉涩或结代。

4）气血亏虚：头痛眩晕，劳累加重，面色无华，神疲乏力，少气懒言，心慌，心悸，舌淡红，脉细弱。

5）肾精不足：眩晕，头部空痛，耳鸣，健忘，腰膝酸软，遗精带下，五心烦热，失眠多梦，夜尿频繁，口燥咽干，舌红，脉弦细。

3. 体征检查

（1）测量血压和心率，必要时测定立卧位血压和四肢血压。静息状态时，收缩压 ≥140mmHg 和（或）舒张压 ≥90mmHg，可以诊断为高血压；收缩压 ≥140mmHg 和舒张压 <90mmHg，诊断为单纯性收缩期高血压。

（2）全面的心肺检查及神经系统体征检查等。

4. 辅助检查

（1）常规检查　血常规、尿常规、肝功能、肾功能、血糖、血脂、心电图、眼底等检查。

（2）推荐检查　必要时做 24 小时动态血压监测、超声心动图、颈动脉超声、颈椎 X 线片、多普勒检查、CT 和 MRI 等检查。

知识链接

表 7-1　血压水平分类和定义

分类	收缩压（mmHg）		舒张压（mmHg）
正常血压	<120	和	<80
正常高值	120～139	和/或	80～89
高血压	≥140	和/或	≥90
1级高血压（轻度）	140～159	和/或	90～99
2级高血压（中度）	160～179	和/或	100～109
3级高血压（重度）	≥180	和/或	≥110
单纯收缩期高血压	≥140	和	<90

注：当收缩压和舒张压分属于不同级别时，以较高的分级为准。

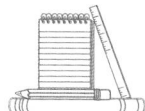

【类证鉴别】

1. 一过性高血压　血压的变化受多种因素影响，在正常水平内可有一定波动，如情绪激动、紧张、剧烈运动及应激状态下，血压短暂升高，很快便自行恢复正常，且无反复发作。一过性高血压一般不引起脏器的损害及典型的临床症状。

2. 晕厥　是各种原因导致一过性脑供血不足引起的意识障碍。患者突然跌仆，不省人事，醒后如常人，血压多无变化。根据病史及症状可进行鉴别。

3. 继发性高血压　肾炎、多囊性肾、妊娠、原发性醛酮增多症、嗜铬细胞瘤、皮质醇增多症、脑部的肿瘤和外伤及感染等均可引起继发性高血压，并出现相关的临床表现。

【推拿治疗】

1. 治疗原则　采取急则治其标，缓则治其本，标本兼治，实则泻之，虚则补之的法则。具体辨证可分为：平肝潜阳、化痰降浊、活血化瘀、滋补肝肾、健脾益气。根据本病的发生原因和证候特点，区分标本缓急，属虚属实，分而治之。

2. 操作部位　头面、腰背及四肢部等。

3. 操作方法　以按法、揉法、推法、擦法、拿法、抹法、扫散法、擦法等手法为主。

4. 基本操作

（1）头面及颈部操作　患者取仰卧位或坐位。医者坐在患者头顶端或立于患者前侧。

1）开天门：用双手拇指交替从印堂推至神庭数遍；分阴阳，再从印堂沿眉弓分推至两侧的太阳穴数遍。

2）按揉头面部穴位：重点按揉印堂、神庭、睛明、攒竹、鱼腰、丝竹空、四白、太阳、头维、角孙、百会等穴，以酸胀舒适为度，反复数遍。

3）推抹眼眶：用拇指腹沿眼眶行"∞"字推抹，反复推抹数遍；大鱼际揉摩前额，从印堂至太阳穴，往返操作数遍，使患者前额有微微发热舒适感为佳。

4）拿五经：从前额发际处至风池穴处行五指拿头部，反复数遍。

5）扫散法：在头部两侧行扫散法，左右两侧交替进行，每侧扫散数遍。

6）捏拿项部至颈项根部：拿风池穴，以酸胀为度，反复数遍。

7）指尖击法：用五指指端击打前额至头顶，反复数遍。

8）推擦项部督脉：用拇指推擦法，从风府推擦至大椎穴，再拿肩井，以酸胀为度，反复数遍。

（2）腰背部操作　患者取俯卧位。

1）医者用叠掌按揉、擦法在背腰部脊柱督脉、膀胱经反复操作数遍。

2）重点指按揉五脏背俞穴，如肺俞、心俞、肝俞、脾俞、肾俞等穴，反复操作数遍。

3）以掌推法施于背腰部督脉和足太阳膀胱经，由上至下，反复操作数遍。

4）横擦五脏背俞穴及膈俞穴，直擦背部膀胱经数遍，以透热为度。

（3）四肢部操作

1）用擦法、捏拿、搓抖施于上肢，从肩至腕部以放松上肢关节，反复操作数遍。

2）重点按揉上肢穴位，如极泉、曲池、手三里、神门等穴，以酸胀为度，每穴1分钟左右。

3）按揉下肢内侧，按揉阳陵泉、足三里等穴，以酸胀为度，每穴1分钟左右；擦涌泉，以透热为度。

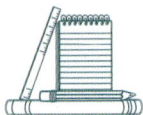

5. 辨证加减

（1）肝阳上亢 重点一指禅推心俞、肝俞、肾俞、命门等穴，每穴 1 分钟左右；拿曲池，按揉三阴交、太冲穴 1 分钟左右；推桥弓，自上而下，两侧交替进行，反复数次。

（2）痰浊中阻 重点一指禅推摩膻中、中府、云门、中脘、天枢等穴，每穴 1 分钟左右；按揉足三里、丰隆穴，每穴 1 分钟左右；一指禅推脾俞、胃俞，每穴 1 分钟左右。

（3）瘀血内阻 揉按中脘、章门、期门、云门、血海、膈俞等穴，每穴 1 分钟左右；患者膝关节屈曲，拿揉承山穴，以酸胀为度。

（4）气血亏虚 一指禅推摩中脘，摩腹，反复操作数分钟；按揉两侧血海、足三里穴，每穴 1 分钟左右；一指禅推心俞、膈俞、脾俞、胃俞，每穴 1 分钟左右；横擦脾俞、胃俞一线，以左侧为重和透热为度。

（5）肾精不足 推大椎，按揉翳风，每穴 1 分钟左右；按揉命门、肾俞、腰阳关、大肠俞，并横擦腰骶部数遍，以透热为度；按揉委中，拿承山，掌推下肢，反复操作数遍，再施擦法于涌泉穴，以透热为度。

【预防调护】

1. 头部推拿时，应固定患者头部，避免晃动，防止头晕加重；慎重使用颈部摇扳法。

2. 患者应注意劳逸结合，且要保证足够的睡眠。

3. 保持心情舒畅、乐观，防止七情内伤及劳逸过度。

4. 忌食辛燥及肥甘厚腻之品，注意饮食清淡。

5. 控制体重，增加体育锻炼。

【疗效标准】

1. 治愈 ①舒张压下降 10mmHg 以上，并达到正常范围。②舒张压虽未降至正常，但已下降 20mmHg 及以上。以上须具备其中 1 项。

2. 好转 ①舒张压下降不及 10mmHg，但已达到正常范围。②舒张压较治疗前下降 10～19mmHg，但未达到正常范围。③收缩压较治疗前下降 30mmHg 以上。以上须具备其中 1 项。

3. 未愈 未达到以上标准者。

复习思考

1. 高血压的常见症状有（   ）

  A. 头痛   B. 心悸   C. 耳鸣   D. 眼花   E. 头晕

2. 试述高血压推拿治疗的基本操作方法。

3. 叙述高血压与晕厥的鉴别诊断。

扫一扫，查阅
复习思考题答案

项目六 痛 经

【学习目标】

1. 熟悉痛经的诊断依据及推拿治疗。

2. 了解痛经的病因病机、疗效标准和预防调护。

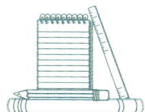

📖 案例导入

患者甘某，女，28 岁，公务员，2017 年 5 月 13 日就诊。

主诉：痛经 2 年，本次行经小腹剧烈疼痛 1 天。

现病史：患者近 2 年来每次经行时小腹均疼痛拒按，但月经周期尚准，经量或多或少，经期 10 天左右，经色紫暗有血块。本次行经小腹疼痛剧烈，伴头面大汗淋漓，不思饮食。

查体：舌紫暗，边有瘀点，脉弦涩。

问题：该患者的诊断是什么？如何进行推拿治疗？

痛经是妇女在行经期间或行经前后，出现小腹及腰部疼痛，甚至剧痛难忍，常伴有面色苍白、头面冷汗淋漓、手足厥冷、泛恶呕吐等症，并随月经周期发作，亦称"经行腹痛"。

西医学将痛经分为原发性和继发性两种。原发性痛经多见于青年妇女，系生殖器官无明显异常者，容易痊愈。继发性痛经常继发于生殖器官器质性病变，如炎症、子宫肌瘤或子宫内膜异位症等，病情缠绵难愈。

【病因病机】妇女在经期及月经前后，生理上冲任气血较平时变化急骤，若此时感受病邪或肝气郁结，导致冲任胞宫气滞血瘀，不通则痛而致痛经；或先天不足、久病等致使肝肾亏虚，气血虚弱，冲任胞宫失于濡养，不荣则痛而发生痛经。

1. 气滞血瘀　情志不舒，肝郁气滞，气机不畅，气滞血瘀，则冲任失调，不通则痛，发生痛经。

2. 寒湿凝滞　经期感寒饮冷，寒邪内侵，寒客冲任，气血凝滞，不通则痛而致痛经。

3. 气血不足　素体虚弱或久病体虚，气血亏虚，不能濡养冲任及胞脉，不荣则痛而致痛经。

4. 肝肾虚损　多因先天禀赋不足，或因病损及肝肾，肝血不足，肾精亏虚，则冲任不足，胞脉失养，不荣则痛而致痛经。

【诊断依据】

1. 主要病史　有随月经周期规律性发作小腹疼痛史。

2. 临床表现　妇女在经期及月经前后发生腹痛，多在经前 1～2 天开始，行经第 1 天达高峰，可呈阵发性、痉挛性，或胀痛伴下坠感，严重者可放射到腰骶部、肛门、阴道、股内侧等处，腹痛波及全腹，甚至可见面色苍白、出冷汗、手足发凉等晕厥之象。

（1）气滞血瘀　经前或经期小腹胀痛，经行量少，血色紫暗伴有瘀块，块下则痛减，常伴有两乳房及两胁胀痛不舒，舌暗边红，脉弦。

（2）寒湿凝滞　经前或经期小腹冷痛，常引及腰脊酸痛，畏寒恶风，四肢欠温，经行量少，伴有血块，得热则舒，苔白腻，脉沉紧。

（3）气血不足　经期或经后腹痛隐隐，经行量少，色淡质稀，腹部喜温喜按，面色少华，神疲乏力，舌淡体胖，苔薄白，脉细弱。

（4）肝肾不足　经期或经后一两日小腹绵绵作痛，腰膝酸软，腰骶酸痛，头晕耳鸣，经行量少，色淡质稀，小便清长，小腹空坠不温，舌淡红，苔薄白，脉沉细。

3. 体征检查　原发性痛经一般无腹壁紧张及反跳痛，妇科检查无明显异常，少数患者可见子宫发育稍差或较小，多见于未婚未育女性。继发性痛经多由生殖器官器质性病变如盆腔炎、子宫肿瘤、子宫内膜异位症等引起，妇科检查可见盆腔有包块、结节、肿块或增厚等异常现象。

4. 辅助检查　临床上常行 B 超、腹腔镜、宫腔镜、盆腔静脉造影、子宫输卵管造影等检查，

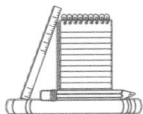

可以了解盆腔内有无器质性病变，排除子宫肌瘤、子宫内膜异位、卵巢肿瘤、盆腔炎症等。

【类证鉴别】痛经应与胃及十二指肠溃疡、结肠炎、慢性阑尾炎、子宫肌瘤、子宫内膜异位症、慢性盆腔炎、膀胱炎等引起的腹痛鉴别。痛经之疼痛以随月经周期发作为主要特征，疼痛一般无腹壁紧张及反跳痛，无发热现象，疼痛多呈阵发性，经血排出顺畅时疼痛常可缓解，经净后腹痛自然消失，而其他原因的腹痛不具有随月经周期发作的特点，且伴见相应症状及体征。

1. 胃及十二指肠溃疡　以上腹部经常疼痛为主，疼痛多与进餐有密切关系，常伴有恶心呕吐、反酸嗳气等症状，严重者可伴发消化道出血及急腹症。

2. 结肠炎　以左下腹痉挛性绞痛与压痛为主，伴腹泻、里急后重、排便后缓解等症状，粪便检查及消化道造影检查可证实之。

3. 慢性阑尾炎　以右下腹疼痛、麦氏点压痛及反跳痛为主，并有发热、白细胞计数增高等临床表现。

4. 子宫肌瘤　本病最主要的症状为子宫出血，其中以周期性出血为多，可表现为月经量增多、经期延长或周期缩短，亦可表现为不规则阴道流血。一般情况下子宫肌瘤不引起疼痛，但不少患者可诉有下腹坠胀感，腰背酸痛，白带增多。部分患者腹部可触及包块，有压迫症状如尿频、尿急等。由于长期月经过多或不规则阴道流血，可引起贫血。

5. 子宫内膜异位症　痛经症状随月经周期而发，进行性加重，常于月经来潮前 1～2 天开始，经期第 1 天最剧，至月经干净时症状逐渐消失。妇科检查可于子宫直肠陷凹及子宫骶韧带处扪及单个或多个触痛性硬结或包块，月经期其结节稍增大。

6. 慢性盆腔炎　平素腰骶部及小腹坠痛，劳累后加重。白带量多，有异味。月经提前、量多，甚至经期延长。

7. 膀胱炎　虽以下腹正中疼痛为主，但伴有尿急、尿频、尿痛及排尿困难等膀胱刺激症状。

【推拿治疗】

1. 治疗原则　通调气血、通络止痛。气血虚弱者，宜补益气血止痛；气滞血滞者，宜理气活血化瘀；寒湿凝滞者，宜温经散寒除湿；肝肾虚损者，宜益肝养肾、填精补血。

2. 操作部位　腹部、腰背部及四肢部等。

3. 操作方法　以一指禅推法、摩法、揉法、点法、按法、擦法等手法为主。

4. 基本操作

（1）腹部操作

1）患者取仰卧位，用摩法顺时针方向摩小腹部，时间数分钟，以小腹内有热感为宜。

2）用一指禅推法施术于气海、关元、中极、归来等穴，每穴 1 分钟左右。

（2）腰背骶部操作

1）患者取俯卧位，用擦法施术于腰骶部，时间数分钟。

2）用一指禅推法施术于八髎、肝俞、肾俞等穴，每穴 1 分钟左右。

3）用擦法在腰骶及八髎穴处操作，以透热为度。

（3）四肢部操作

1）点按内关、神门等穴，每穴 1 分钟左右。

2）点按太冲、三阴交、地机、血海等穴，每穴 1 分钟左右。

5. 辨证加减

（1）气滞血瘀　按揉章门、期门、肝俞、膈俞、血海等穴，每穴约半分钟，并拿三阴交、足三里，以酸胀为度。

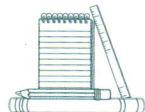

（2）寒湿凝滞　直擦背部督脉，横擦腰部肾俞、命门穴，以透热为度；按揉血海、三阴交，每穴约 1 分钟。

（3）气血虚弱　直擦背部督脉，横擦右侧背部，以透热为度；摩腹时加揉中脘穴数分钟；按揉足三里、脾俞、胃俞穴，每穴约 1 分钟。

（4）肝肾虚损　直擦背部督脉，横擦腰部肾俞、命门穴，以透热为度；按揉照海、太溪、肝俞、肾俞、涌泉等穴，每穴约半分钟。

知识链接

　　痛经自我推拿方法如下：仰卧位，用双手食、中、无名三指沿腹正中线，由脐向下擦至中极穴约 3 分钟；按揉天枢、关元、气海、归来、子宫等穴，每穴 1 分钟左右；再用手掌揉摩小腹部 10 分钟。端坐位，双手紧贴于腰骶部，由腰擦至骶部，以透热为度。自我推拿一般在每次月经前 7 天开始治疗，每天 2 次，至经净后 3 天停止治疗。

【预防调护】

1. 经期应注意保暖，避免受寒；注意经期调理饮食，忌食寒凉生冷食品；注意经期卫生，经期禁止房事。

2. 适当休息，避免剧烈运动，不要过度疲劳；情绪要安宁，避免暴怒、忧郁、恐惧和焦虑等精神因素的刺激。

3. 生活要有规律，保证适当的营养和充足的睡眠；加强身体锻炼，以增强体质，如伴有全身性疾病，应予以及时治疗。

4. 一般在月经来潮前 1 周治疗，每天 1 次，5 次为一疗程，连续治疗 3 个月。

【疗效标准】

1. 治愈　疼痛消失，连续 3 个月经周期未见复发。

2. 好转　疼痛减轻或消失，但不能维持 3 个月以上。

3. 未愈　疼痛未见改善。

复习思考

1. 痛经的诊断要点是（　　　）

　　A. 行经期间腹部及腰部疼痛

　　B. 行经前后出现小腹疼痛

　　C. 手足发凉

　　D. 面色苍白

　　E. 出冷汗

2. 叙述寒湿凝滞型痛经推拿治疗的操作方法。

3. 痛经如何进行预防调护？

扫一扫，查阅
复习思考题答案

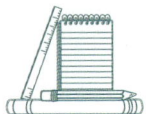

项目七　月经不调

案例导入

　　患者李某，女，27岁，老师，2017年5月14日就诊。

　　主诉：月经异常两月余，近日来加重。

　　现病史：患者月经异常两月余，近期由于加班过多，月经经期缩短，经量过多，黏稠、有血块，并伴有乳房胀痛及小腹胀满疼痛，失眠，时常心胸烦闷，难以忍受，口渴喜冷饮，大便闭结，前来就诊。

　　查体：面色红赤，舌红，苔薄黄，脉滑数。

　　问题：该患者的诊断是什么？如何进行推拿治疗？

　　月经不调是指月经的周期、经期、经色、经质等发生异常改变，并伴有少腹不适、胀满疼痛，乳房或胁肋胀满疼痛，以及头痛、恶心、呕吐、二便失常等其他症状的一种妇科疾病，又称经血不调。临床上包括月经先期、月经后期、月经先后不定期、月经过多、月经过少等症。本项目主要讨论月经先期、月经后期、月经先后不定期。月经先期为月经周期提前7天以上者；月经后期为月经周期延后7天以上，甚至四五十天一次，但经期正常者；月经先后不定期为月经不按周期来潮，提前或延后7天以上者。

扫一扫，查阅PPT、视频、知识链接等数字资源

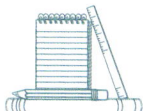

【病因病机】

1.月经先期

　　（1）血热　素体内热或阴虚阳盛，或失血伤阴，耗伤精血，或忧思郁结，郁久化火，或偏食辛辣食物、过服暖宫之药物，热蕴胞宫，热伤冲任，迫血妄行，致使月经提前。

　　（2）气虚　素体虚弱，或饮食失节、劳倦过度、思虑过极，损伤脾气，中气虚弱，统摄无权，或久病伤肾，肾气不足，以致冲任不固，导致月经先期。

2.月经后期

　　（1）血寒　经行产后，外感寒邪或过食生冷，寒邪乘虚搏于冲任，血为寒凝，留滞胞宫，血行迟滞；或素体阳虚，或久病伤阳，肾阳不足，胞宫失于温养，血海不能按时而满导致经行后期。

　　（2）血虚　大病久病，长期失血，耗伤阴血，致冲任血虚，血海不足而致经行后期。

　　（3）气滞　情志抑郁，气机不畅，气滞血瘀，血行受阻，血海不能满盈均可发生经行后期。

3.月经先后不定期

　　（1）肝郁　多因情志抑郁，气郁不舒，致肝失疏泄，气机逆乱，气血失调，冲任失司，导致月经先后无定期。

　　（2）脾虚　饮食失节，或思虑过度，损伤脾气，脾虚统摄无权及生化不足，冲任气血失调，

血海蓄溢失常，导致经行先后无定期。

（3）肾虚　先天禀赋素弱，或房劳过度，损伤肾气，肾气不足，冲任虚损，闭藏失职，血海蓄溢失常，导致经行先后无定期。

西医学认为，体内雌激素分泌失调、自主神经功能紊乱、精神因素、寒冷刺激、疲劳、营养失调和某些全身性疾病等，都可导致本病的发生。

【诊断依据】月经不调表现为月经的周期、经期、经量、经色、经质的异常。周期、经期的紊乱表现为先期、后期、先后不定期、经期缩短、经期延长。经量的异常表现为月经过多、月经过少。经色的异常可表现为经色深红、淡红、鲜红、暗红、暗淡等。经质的异常可表现为黏稠、清稀、瘀块、有异味等。可伴有少腹不适、胀满疼痛、乳房或胸胁胀满疼痛，以及恶心呕吐、头痛、二便失常等症。

1. 月经先期　月经先期而至，甚则一月行经两次。若经量多，色紫黏稠，心烦胸闷，口渴喜冷，大便结，小便黄，面红目赤，舌红苔黄，脉滑数为实热；经量少，色红，颧赤，手足心热，舌红苔黄，脉细数为阴虚血热；若夹瘀块，经前胸胁、乳房、小腹胀痛，烦躁易怒，口苦咽干，舌红，苔黄，脉弦数为肝郁化热；若经量多，色淡质稀，神疲乏力，少气懒言，小腹空坠，纳少便溏，舌淡，苔薄，脉弱为脾气虚；若经量少，色淡，质清稀，腰酸腿软，头晕耳鸣，夜尿多，舌淡，苔薄，脉沉细为肾气虚。

2. 月经后期　经期延后，若经量少，色暗红有块，小腹冷痛拒按，得热痛减，面青肢冷，舌苔薄白，脉沉紧为实寒；经量少色淡，小腹隐痛，喜按喜暖，面色苍白，舌淡苔白，脉沉迟无力为虚寒；若经量少，经色暗红或有血块，小腹胀痛，精神郁闷不舒，嗳气稍减，舌苔黄，脉弦涩为气郁；若小腹空痛，面色萎黄，皮肤不润，头晕眼花，心悸心慌，舌淡苔薄，脉细为血虚；若经量少，色淡暗，质清稀，腰酸腿软，头晕耳鸣，带下清稀，面色晦暗，舌淡，苔薄，脉沉细为肾虚。

3. 月经先后无定期　经期或先或后，若经行而不畅，胸胁、小腹胀痛，精神抑郁，胸闷不舒，喜太息，纳少，脉弦为肝郁；若经量少，色淡质清稀，面色暗，腰膝酸软，头晕耳鸣，夜尿多，舌淡苔薄，脉沉细为肾虚；若经量多，色淡质稀，神疲乏力，脘腹胀满，纳呆食少，舌淡，苔薄，脉缓为脾虚。

【类证鉴别】月经先期要与经间期出血相鉴别，月经后期与早孕激经鉴别，月经先后无定期主要注意与崩漏相鉴别。

1. 经间期出血　是指两次月经中间，即排卵期周期性的阴道出血，易与月经先期相混淆。这种出血也称排卵期出血，是由于雌激素水平暂时下降所致的撤退性出血，属生理现象，不是月经先期。经间期出血多发生在月经周期的第12～16天，一般出血很少，持续1～2天，很难达到正常经血量，常伴下腹一侧疼痛，而月经先期的一月两潮，时间并不限于排卵期，且每次月经量基本正常。

2. 激经　妊娠初期仍按月行经而量少、无损胎儿者，称为激经。出血特点为阴道少量周期性出血，数天自止，早期很难与月经过少鉴别，若伴有困倦思睡、背微恶寒或恶心择食者，可资鉴别。早孕测定可与月经过少进行鉴别。

3. 崩漏　指妇女非周期性子宫出血，其发病急骤、暴下如注、大量出血者为"崩"，病势缓、出血量少、淋漓不绝者为"漏"。月经不调是指月经周期、经量、经色等发生改变，并伴有其他症状。

【推拿治疗】

1.治疗原则　以调和气血、调经治本为主。血热则应清热凉血；气虚则应补气摄血；血寒宜温经散寒；肝郁宜疏肝理气；血虚则养血调经为主；肾虚宜补肾调经。

2.操作部位　腹部、下肢部及气海、关元、肝俞、肾俞等穴。

3.操作方法　摩小腹、揉气海、关元、中极、中脘等穴，一指禅推背部两侧膀胱经，点按肝俞、脾俞、肾俞、八髎、血海、阴陵泉、足三里、三阴交、太溪、昆仑等穴。

4.基本操作　先顺时针摩腹数分钟；按揉气海、关元、中极、中脘、天枢等穴，每穴操作1分钟左右；再一指禅推背部两侧膀胱经，重点在肝俞、肾俞、脾俞、八髎等处；然后点按脾俞、肝俞、肾俞、命门、八髎、血海、三阴交、足三里、太冲、太溪、昆仑，每穴1分钟左右，以酸胀为度。

5.辨证加减

（1）血热　宜加按揉大椎穴，并擦此处，以透热为度；点按合谷、曲池等穴，每穴操作1分钟左右，以得气为度，最后搓擦涌泉。

（2）血寒　宜加掌按神阙穴，持续按压1分钟左右，使患者下腹部出现发热感；掌擦背部督脉和肾俞、命门、八髎穴，反复摩擦1分钟左右，以热透小腹为度。

（3）气血虚　宜加顺时针摩腹数分钟，按压中脘、气海、关元等穴，并掌振关元穴，使腹部出现发热感。

（4）肝郁　搓摩两胁肋数遍，分推胁肋反复数遍，再以拇指按揉膻中、章门、期门等穴。

（5）肾虚　掌按腹部，掌揉腹部，点按血海、关元等穴，再直擦背部督脉和足太阳膀胱经，重点擦肾俞、命门、八髎等穴，以透热为度；最后再掌擦涌泉穴，以透热为度。

【预防调护】

1.推拿治疗月经不调疗效较好，操作时动作宜和缓从容，循序渐进，切忌动作粗暴，急于求成。

2.推拿宜在经期前后进行。

3.月经不调需注意气候环境变化，注意保暖防寒。

4.保持心情舒畅，避免情志过度扰及冲任而发本病。

5.注意调节饮食，不应暴饮暴食，或过食肥甘厚味及生冷寒凉和辛辣之品。

6.注意休息，不宜过度疲劳或剧烈运动。

7.避免房劳过度，注意避孕，以免流产损伤冲任而发本病。

8.对器质性病变引起的月经不调者，尚需配合药物、针灸等多种综合方法调理，以提高疗效。

【疗效标准】

1.治愈　经量恢复正常，能维持3个月以上。

2.好转　经量明显减少或行经期正常，但不能维持3个月以上。

3.未愈　月经周期、经量无变化。

复习思考

1.月经不调的表现是（　　　）

　　A.周期的异常　　　　　　B.经期的异常　　　　　　C.经质的异常

　　D.经色的异常　　　　　　E.行经期间出现血块

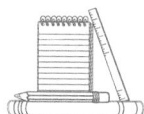

扫一扫，查阅
复习思考题答案

2. 叙述月经不调推拿治疗的基本操作方法。

3. 月经不调应如何进行预防调护？

项目八　近　视

【学习目标】

1. 熟悉近视的诊断依据及推拿治疗。

2. 了解近视的病因病机、疗效标准和预防调护。

📖 案例导入

患者蔡某，男，12岁，学生，2018年3月26日就诊。

主诉：视远物模糊2年，加重1个月。

现病史：患者2年前出现看黑板模糊，逐渐发展到看远物模糊，休息及自我推拿眼部后可缓解。最近由于长时间玩电脑，发现看书、看电脑屏幕等须贴近才能看清，伴眼球酸胀、流泪，易疲劳。

查体：视力表检查双眼0.8，屈光度 −4.0，舌淡，苔白有齿痕，脉细弱。

问题：该患者的诊断是什么？如何进行推拿治疗？

扫一扫，查阅
PPT、视频、
知识链接等
数字资源

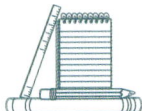

近视是以视近物清晰而视远物模糊为主要表现的眼病，中医学称为"目倦""能近怯远证"。西医学将本病分为轴性近视、非轴性近视和假性近视。

知识链接

轴性近视是指眼球的前后轴的长度超过了正常范围，以致所成的像在视网膜之前，但其眼球的屈光系统的屈光力正常。

非轴性近视是指眼球的前后轴的长度正常，但眼的屈光中间质的屈折率增强，因而也可以称为"屈光性近视"。

【病因病机】近视眼形成的原因很多，但以不良用眼习惯，如阅读、书写、近距离工作时照明不足、光线强烈、姿势不正确、持续时间过久，使眼过度疲劳为主要因素。中医学认为先天禀赋不足，或后天发育不良，致睛珠形态异常；或因劳心伤神，心阳耗损，加之久视细微，目络瘀阻，目窍不为心使，光华不得发越而成病；或因肝肾亏虚，精血不足，不能上荣于目，遂成本病。

1. 肝肾亏虚　肝藏血，开窍于目，目得血而能视；肾藏精，精生髓。久视伤目或过劳伤肾，髓海空虚，目失所养，故视物不清。

2. 脾虚气弱　脾主运化而统血，为气血生化之源。脾失健运，则气血化生不足，影响升清输布，而发本病。

3. 心阳不足　心主血脉，内寓君火。心阳衰弱，目窍失去温养，神光不得发越于远处，故视远模糊。

【诊断依据】

1.主要病史　有不良用眼史，如长时间看电视、手机、电脑屏幕和书等；有家族性近视。

2.临床表现　远距离视物不清，阅读时须将书报距离眼睛很近才看得清。轻度近视，眼底与玻璃体可正常，中度近视与高度近视常并发玻璃体变形、液化、混浊，部分患者眼前可出现黑影飘动、状如蚊蝇。近视眼的前后轴延长，可呈现眼球凸出的外貌。如不戴眼镜，较长时间视物或阅读时易产生肌性眼疲劳，出现视物双影、眼胀痛、头痛、恶心等症。

（1）肝肾亏虚　视力减退，目视昏暗，眼易疲劳，进展期则表现为双目疼痛，伴腰酸乏力、头晕耳鸣、夜寐多梦等症，舌淡红，脉沉细。

（2）脾胃虚弱　视物模糊，视远模糊，双目疲劳，眼痛，前额痛，视力下降，神疲乏力，四肢不温，纳差，便溏，舌质淡，苔薄白，脉弱。

（3）心气不足　视近清晰，视远不清，瞳仁无神，面色无华，神疲乏力，心悸，失眠，健忘，舌淡，脉细弱。

3.体征检查　近视力正常，远视力明显减退，或视力表检查低于1.0（5.0对数视力表），并用凹透镜能加以矫正的，可诊断为近视。临床上把 –3.0 屈光度以内者，称为轻度近视；–3.0～–6.0 屈光度者，称为中度近视；–6.0 屈光度以上，并导致眼底改变者，称为高度近视。

4.辅助检查

（1）视力检查　用远视力表检查远视力，再用近视力表检查近视力。近视眼患者的远视力不好，而近视力好。

（2）眼底检查　用眼底镜检查患者的眼底，轻度近视眼的眼底正常，中度和高度近视眼出现近视眼性的眼底改变。

（3）验光　验光时如果用凹透镜使视力得以改善，则确认为近视眼。通过验光可观察视力有无改善。

（4）眼压测量　成年人要测量眼压，以排除青光眼。

【类证鉴别】

1.假性近视　假性近视为功能性，多发生于青少年，视力可在数周或1～2个月内下降，适当休息后又可得到某种程度的恢复。验光无近视屈光度则是假性近视。若使用睫状肌麻痹药或作雾视后，即能使近视消失，呈正视或远视者，为假性近视。

2.真性近视　为器质性改变，不能自然恢复。睫状肌麻痹法是最为可靠的真、假性近视的诊断方法。用1%滴眼液或0.5%托吡卡胺散瞳，滴眼药水前后分别检查小孔镜下裸眼视力，如果散瞳后视力不变就是真性近视。验光有近视屈光度为真性近视。

3.远视眼　远视是平行光线进入眼内后在视网膜之后形成焦点，外界物体在视网膜不能形成清晰的影像。患者主观感觉看远模糊，看近更模糊。用凸透镜矫正远视。

【推拿治疗】

1.治疗原则　疏通经络、解痉明目。肝肾亏虚者，治以滋补肝肾；脾胃虚弱者，治以补益脾胃；心气不足者，治以养心安神。

2.操作部位　头面部及四肢部。

3.操作方法　以一指禅推法、揉法、抹法、按法、点法、擦法等手法为主。

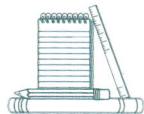

4. 基本操作

（1）头面部操作

1）患者取仰卧位，双目微闭，医者坐在患者右侧。医者用一指禅推法从右侧太阳穴→右侧阳白→印堂→左侧阳白→左侧太阳穴，再从左侧太阳穴→左侧阳白→印堂→右侧阳白→右侧太阳穴，往返操作数遍。

2）用双手拇指端或食指端按揉双侧睛明、攒竹、鱼腰、丝竹空、太阳、承泣、四白、养老、光明等穴，每穴1分钟左右。

3）用双手拇指指腹分抹上下眼眶，从内向外反复分抹数遍。

（2）四肢部操作

1）点按合谷、神门穴，每穴约1分钟；拿揉风池穴、肩井穴，每穴1分钟左右，以有酸胀感为度。

2）点按光明、太冲、曲泉等穴，每穴1分钟左右。

5. 辨证加减

（1）肝肾亏虚　按揉肝俞、肾俞各1分钟左右；横擦肾俞、命门，以透热为度。

（2）脾胃虚弱　按揉脾俞、胃俞、中脘各1分钟左右；点按足三里、三阴交穴各1分钟左右，以酸胀为度。

（3）心气不足　按揉心俞、膈俞各1分钟左右；点按神门、内关穴各1分钟左右，以酸胀为度。

【预防调护】

1. 眼部穴位推拿手法不宜过重，医者应注意手部卫生。推拿治疗近视眼，一般以轻度或中度的假性近视为宜，多用于17岁以下的青少年学生。

2. 治疗期间嘱患者坚持做眼保健操，注意用眼卫生习惯。减少看电视、电脑、手机的时间，不宜长时间看书学习，以免眼肌过度疲劳而影响疗效。

知识链接

推拿对于近视眼的疗效尚佳，尤以假性近视为好；因为遗传或发育因素所致进行性近视眼患者，推拿效果较差。治疗如配合针灸及中药治疗，可使疗效更佳。

【疗效标准】

1. 治愈　远、近视力正常，近视屈光度消失。

2. 好转　远视力提高2排以上，近视屈光度降低1D。

3. 未愈　远视力提高小于2排，屈光如故。

复习思考

1. 近视的诊断要点是（　　　）

A. 看远模糊　　B. 出现视物双影　　C. 看近更模糊　　D. 看近清晰　　E. 恶心

2. 叙述近视推拿治疗的基本操作方法。

3. 真、假性近视如何鉴别诊断？

扫一扫，查阅
复习思考题答案

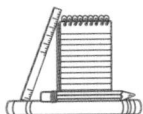

项目九　面　瘫

📖 **案例导入**

　　患者宋某，女，36岁，IT工作者，2018年9月18日就诊。

　　主诉：左侧口眼㖞斜伴面部麻木2天。

　　现病史：因天气炎热，患者连续两晚开空调入睡，昨天早晨起床后发现左侧面部肌肉板滞、麻木，不能做皱眉、露齿、鼓腮等动作，且有口角㖞斜，漱口漏水，进食时食物停滞，并伴有轻微咳嗽、鼻塞流涕，前来就诊。

　　查体：左侧鼻唇沟变浅，左侧眼睑闭合不全，左侧耳后及面部疼痛较甚，舌红，苔薄黄，脉浮数。

　　问题：该患者的诊断是什么？如何进行推拿治疗？

　　面瘫是指由面神经麻痹导致的以面部表情肌群运动功能障碍为主要特征的一种病证，中医学称为口僻、歪嘴巴、口眼㖞斜、吊线风，西医学是指面神经麻痹、贝尔麻痹、亨特综合征等。本病可分为周围性面瘫和中枢性面瘫，周围性面瘫发病率相对较高，最常见为面神经炎或贝尔麻痹。常说的面瘫一般是指面神经炎而言，好发于20～40岁，男性多于女性，单侧多于双侧发病。

　　【病因病机】中医学认为本病是由正气不足，络脉空虚，卫外不固，风寒之邪侵入阳明经脉、少阳经脉，寒凝经脉，以致经气阻滞，经筋失养，肌肉弛缓不收而发病；或风热之邪乘虚而入，痰热瘀阻经络，气滞血瘀，经脉不通而发病。

　　西医学认为周围性面瘫多因面神经在茎乳孔内急性非化脓性炎症引起，中枢性面瘫多因颅内原因而导致。

　　【诊断依据】

　　1.主要病史　有吹风受寒史，或有病毒感染史。

　　2.临床表现　起病突然，以口眼㖞斜为主要特点，多数患者往往于清晨洗脸、漱口时突然发现一侧面颊动作不灵，口角㖞斜。初起耳后部轻微疼痛。病侧面部表情肌完全瘫痪者，前额皱纹消失，眼裂扩大，鼻唇沟平坦，口角下垂，露齿时口角向健侧偏歪。病侧不能做皱额、蹙眉、闭目、鼓气和噘嘴等动作。鼓腮和吹口哨时，因患侧口唇不能闭合而漏气。进食时，食物残渣常滞留于病侧的齿颊间隙内。可有同侧舌前三分之二味觉减退及听觉过敏。中枢性仅限于病变对侧脸部下面的肌肉瘫痪，故皱额、蹙眉皆无障碍，且常有一侧上下肢体瘫痪。

　　3.体征检查

　　（1）部分患者耳后乳突处有压痛感。

扫一扫，查阅
PPT、视频、
知识链接等
数字资源

（2）额部皮肤皱纹变浅或消失，眉目不对称。

（3）眼裂变小或变大，眼睑下垂或外翻。

（4）鼻唇沟变浅、消失或加深。

（5）面颊部不对称、平坦、增厚或见抽搐，面部感觉改变。

（6）口角不对称，下垂、上提或有抽搐。

（7）部分患者可有舌前 2/3 味觉改变。

4. 辅助检查　周围性面瘫行脑 CT、MRI 检查无异常病变，肌电图检查可表现为异常。

【类证鉴别】

1. 痉证　痉证是以项背强直，四肢抽搐，甚至口噤、角弓反张为主要临床表现的一种病证。而周围性面瘫主要为口眼㖞斜，是以口、眼向一侧㖞斜为主要表现的病证，无其他肢体症状。

2. 中风　中风是以猝然昏仆，不省人事，半身不遂，口角㖞斜，语言不利为主症的病证。而周围性面瘫则精神无异常，无半身不遂、语言不利等症，故容易鉴别。

知识链接

中枢性面瘫与周围性面瘫

1. 中枢性面瘫　核上组织（包括皮质、皮质脑干纤维、内囊、脑桥等）受损时引起，出现颜面下部肌肉麻痹，从上到下表现为鼻唇沟变浅，露齿时口角下垂（或称口角歪向病灶侧，即瘫痪面肌对侧），不能吹口哨和鼓腮等，常伴有上下肢体的瘫痪。多见于脑血管病变、脑肿瘤和脑炎等。

2. 周围性面瘫　面神经核或面神经受损时引起，出现病灶同侧全部面肌瘫痪，从上到下表现为不能皱额、皱眉及闭目，角膜反射消失，鼻唇沟变浅，不能露齿、鼓腮、吹口哨，口角下垂，可出现舌前 2/3 味觉障碍、说话不清晰等。多见于受寒、耳部或脑膜感染、神经纤维瘤引起的周围型面神经麻痹。

【推拿治疗】

1. 治疗原则　疏经通络、行气活血。风寒袭络宜疏风散寒，风热袭络宜清热祛风。

2. 操作部位　头面、颈项及上肢部。

3. 操作方法　以一指禅推法、抹法、推法、按法、揉法、拿法、擦法等手法为主。

4. 基本操作

（1）头面部操作

1）患者取仰卧位，用一指禅推法在印堂、阳白、太阳、睛明、四白、迎香、下关、颊车、地仓等穴往返施术数遍。

2）拇指推印堂至神庭一线，分抹印堂沿眉弓至太阳一线、睛明沿四白至太阳一线、迎香沿颧髎至听宫一线，承浆沿地仓至颊车一线，施术约数分钟。

3）指按揉印堂、太阳、听宫、牵正、翳风、颊车、地仓等穴，每穴约 1 分钟。

4）大鱼际揉摩面部 2～3 分钟；擦患侧颜面部，以透热为度。

（2）颈项部及上肢操作

1）患者取坐位，用一指禅推法施于风池及项部，随后拿风池，点按大椎、筋缩等穴。

2）点按对侧合谷穴 1 分钟左右，以酸胀感为度；再点按足三里、曲池穴 1 分钟左右。

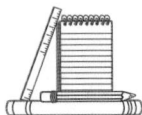

5. 辨证加减

（1）风寒袭络　点按外关、列缺穴，以酸胀为度；擦风池、大椎、风门、肺俞，以发热为度。

（2）风热袭络　点按曲池、内庭、大椎、合谷等穴。

【预防调护】

1. 本病发病后，若及时治疗，疗效显著。

2. 注意面部保暖，避免寒冷刺激，可配合滴眼药水或涂眼膏，以预防眼部感染。

3. 当神经功能恢复后，嘱患者对镜练习瘫痪面肌的随意运动。

【疗效标准】

1. 治愈　眼睑闭合良好，其他面肌功能也基本恢复。

2. 好转　临床症状改善，但仍有不同程度的面肌功能障碍。

3. 未愈　症状及体征均无明显改善。

复习思考

1. 面瘫的诊断要点是（　　　）

　　A. 前额皱纹消失　　　　　　B. 眼裂扩大　　　　　　C. 口角下垂

　　D. 露齿时口角向健侧偏歪　　E. 鼓腮漏气

2. 描述面瘫推拿治疗的基本操作方法。

3. 周围性面瘫和中枢性面瘫如何鉴别诊断？

扫一扫，查阅
复习思考题答案

下篇　推拿保健

模块八　推拿保健方式

推拿保健是一种运用推拿手法技能，施术于人体体表的某一特定部位、经络或腧穴，甚至全身，以达到强身防病、消除疲劳、促进疾病康复、提高生活质量、延年益寿目的的方法。推拿保健主要针对健康人或亚健康状态的人，它和医疗推拿性质不同，对象、目的和特点也不同；医疗推拿主要用于患者，其目的主要是治病。随着推拿保健的发展，形成了许多流派，其分类方法有多种。按术者的不同，推拿保健分为自我推拿保健和他人推拿保健；按保健目的不同，推拿保健分为预防推拿保健、运动推拿保健、美容推拿保健等。进入 21 世纪后，随着生活水平的提高，广大民众对健康越来越重视，对医学服务的需求不断增长，使现代医学从单纯的以疾病为中心、以治疗为目的，发展到以健康为中心、以治未病和预防保健为目的。目前，国际上涌现推拿保健之热潮，我国的中医推拿已走向世界，成为推拿保健的热点，受到世界各国人民的欢迎。除中医推拿保健外，在当今海内外流行广又具影响的还有港式、泰式、日式等各种推拿保健。

项目一　中式推拿保健

一、全身推拿保健

【学习目标】
掌握全身推拿保健的操作方法。

（一）头部推拿保健

中医学认为头为"诸阳之会""清阳之府"，五脏六腑精华之血、清阳之气皆上注于头。头感受各种内外邪之后，或当人工作过度劳累之后，头部会出现许多不适症状，如头痛、眩晕、耳鸣、目疾、失眠、嗜睡、倦怠等，因此头部的推拿保健极为重要。头部推拿保健具有缓解疲劳、调节神志、治疗或缓解头部症状、治疗眼疾的作用。

1. 指揉前额法　受术者取仰卧位，术者坐在其头侧。用双手拇指的罗纹面自印堂穴交替揉至前发际处，时间 1 分钟左右。操作时力量宜轻，速度宜快（图 8-1）。

2. 分推前额法　术者以两手拇指末节的桡侧自前额中向两旁分推至太阳穴，并在太阳穴处做点揉。分推时力量可以稍重些，但速度不宜太快，点太阳穴时力量应稍重，以受术者局部有酸胀感为最佳，反复数遍（图 8-2）。

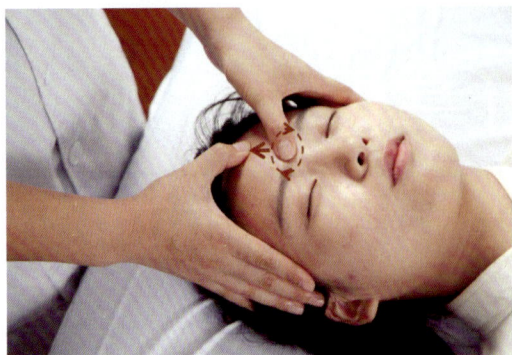

图 8-1　指揉前额法

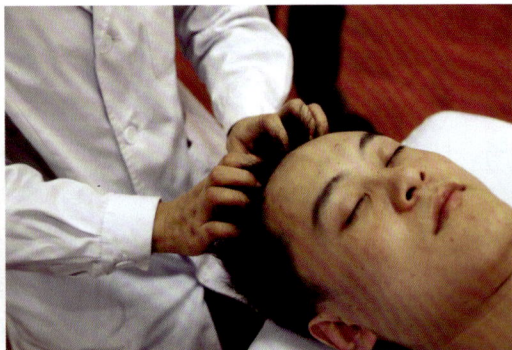

图 8-2　分推前额法

3. 推按眼周法　术者两手拇指末节桡侧分别自印堂穴分推向攒竹、鱼腰、丝竹空、太阳穴，然后从内眼角经承泣推向瞳子髎穴，如此反复操作数遍。自印堂穴推向太阳穴时力量可稍重，并在经过每一个穴位时稍加点揉或点按；自内眼角推向瞳子髎穴时力量宜轻（图 8-3）。

4. 点按头顶法　术者以两手拇指从前发际向后，交替点按督脉，其余四指轻放于头的两侧保持不动，从前至后点按数遍。然后用两手拇指同时点按距督脉 1cm、3cm、5cm、7cm 的侧线，方向也是从前发际向后，每条线点按数遍。点按时力量应由轻到重，点按速度要适中，并且要连贯。点按时应注意从前至后依次点压，不要出现跳跃现象（图 8-4）。

5. 揉捻耳郭法　以两手拇指和食指自上而下揉捻两侧耳郭，至耳郭发红发热，揉捻的力量可稍重，以耳郭有微痛感为佳（图 8-5）。

6. 梳头栉发法　术者两手五指屈曲并分开，从前至后做梳理头发的动作，反复数遍。操作时，指头应直接接触皮肤，以头的两侧为主、以头顶为辅，动作应轻快流畅（图 8-6）。

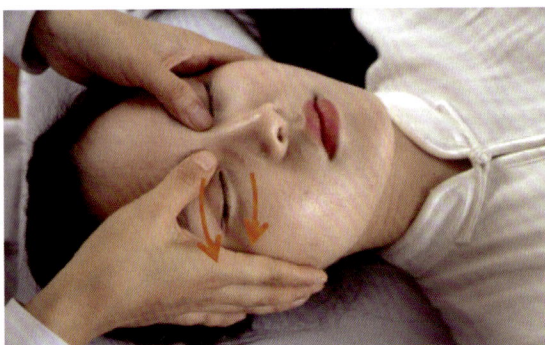

图 8-3　推按眼周法

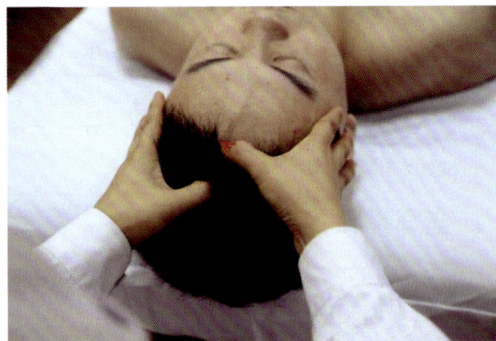

图 8-4　点按头顶法

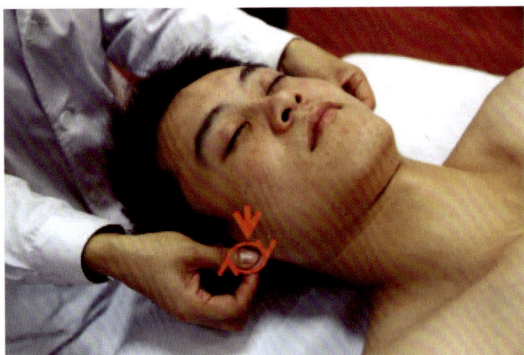

图 8-5　揉捻耳郭法

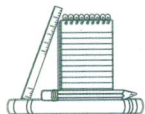

图 8-6　梳头栉发法

7. 点揉枕后穴位法 接上法，当梳理至最后一次结束时，以食指、中指点揉枕后风池、大椎、玉枕等穴。点揉的力量可稍重，以局部有较强的酸胀感为度（图8-7）。

8. 摩掌熨目法 两掌相互摩擦，搓热后将两手掌心放置两眼之上，使眼部有温热舒适感为佳（图8-8）。

图8-7 点揉枕后穴位法　　　　图8-8 摩掌熨目法

（二）颈肩部推拿保健

颈肩部是连接头颅与躯干的重要部位。在日常生活中，人们总是低头学习和工作，站立行走时又要保持头的中立位，因此颈肩部是极易劳损的部位。颈肩部推拿保健既能缓解颈肩部的疲劳，也可缓解头部症状，特别是后枕部的疼痛，起到预防和治疗颈肩部的劳损、疾病的作用。

1. 拿头夹肌法 术者用拇指与其余四指捏拿颈部两侧的头夹肌和斜方肌的上部，反复数遍。捏拿时应使力量作用在肌肉层，顺序应从上到下（图8-9）。

2. 拿斜方肌法 术者用拇指与其余四指捏拿肩部的斜方肌，反复数次。捏拿时拇指横放在肩后，四指在肩前，手指不要触及锁骨上窝。拿的动作要轻快柔和，拿的方向应从脊柱分向两外侧（图8-10）。

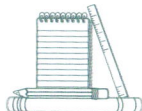

图8-9 拿头夹肌法　　　　图8-10 拿斜方肌法

3. 揉拨肩胛提肌法 以两手拇指分别揉拨两侧肩胛提肌的止点，即肩胛骨的内上角，反复数遍。本手法对颈肩部的劳损及神经根型颈椎病的上肢麻木疼痛有很好的疗效（图8-11）。

4. 拔摇头项法 受术者取坐位，术者以双手捧住头部，拇指在后托住后枕部，其余四指在前托住下颌，两手同时用力向上拔伸头部，并在拔伸状态下做缓慢摇颈动作（图8-12）。

5. 点按风池法 术者一手扶住头顶，另一手拇指与食指、中指分别置于两侧风池穴，先向下按，再向内上方用力点按风池穴；也可以拿两侧风池穴（图8-13）。

6. 点揉天宗及肩贞法 术者以两手拇指分别点揉和弹拨两侧天宗、肩贞穴。点揉天宗时宜自下向上用力。点揉肩贞时，术者应站在受术者患侧后方，一手置肩前，另一手置肩后，以拇指点揉，用力方向应自外下向内上方（图 8-14）。

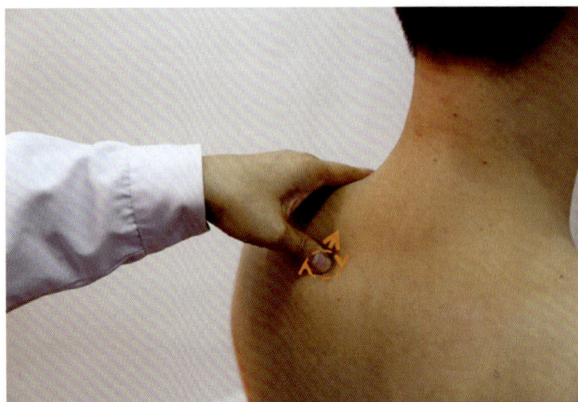

图 8-11 揉拨肩胛提肌法

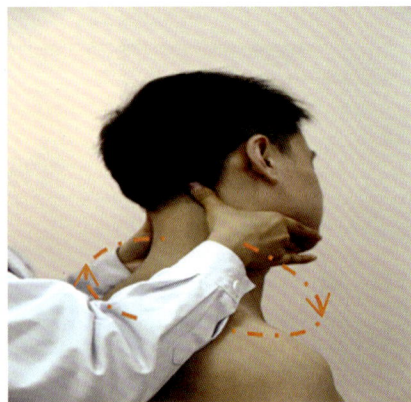

图 8-12 拔摇头项法

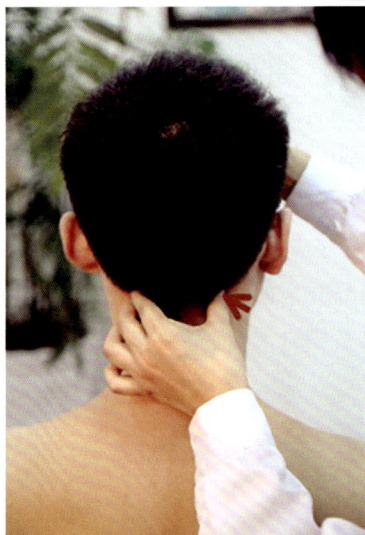

图 8-13 点按风池法

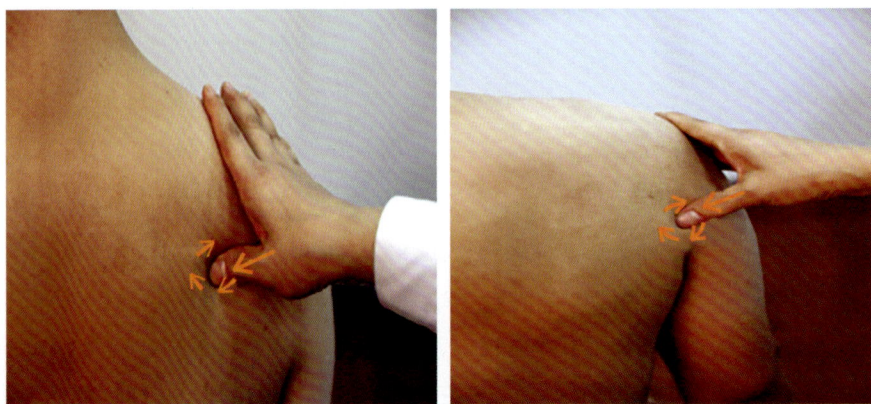

图 8-14 点揉天宗及肩贞法

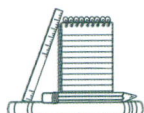

（三）腰背部推拿保健

人们在日常生活和工作中，绝大部分时间腰背部是处于屈曲、半屈曲、直立的状态，因此腰背部肌肉经常处于紧张状态，这就导致腰背部的肌肉容易劳损。腰背部推拿保健具有缓解与预防腰背肌的劳损、解除疲劳、强腰壮肾、调节脏腑功能等作用。

1. 推背部七条线法 术者用掌根推法分别推背部督脉、两侧夹脊线、足太阳膀胱经第一侧线和第二侧线，两侧共七条线，每条线推数遍。操作时应以掌根着力，手指在前、掌根在后，力量应轻而不浮，重而不滞，自上而下操作。督脉应从大椎穴推至长强穴，足太阳膀胱经应分别从第一侧线和第二侧线开始推至腰骶部（图8-15）。

2. 揉腰背部法 术者用双掌揉法，按揉脊柱两侧的腰背肌，反复数遍（图8-16）。

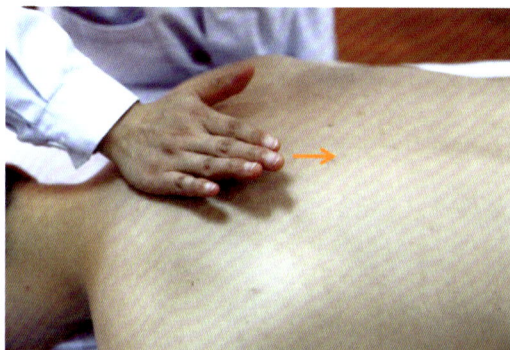

图 8-15 推背部七条线法

图 8-16 揉腰背部法

3. 弹拨腰背肌法 术者两手拇指分别置于腰背部肌肉两侧，或以一手拇指横纹置于脊柱的腰背肌上，另一手按压于拇指上，两手同时着力拨动腰背肌，反复数遍。拨动时应从上向下依次弹拨，以中等刺激量为宜（图8-17）。

4. 按揉髂腰角法 以两手拇指重叠按揉或弹拨髂腰角（髂腰角即髂骨与腰骶椎形成的夹角）。其浅层是骶棘肌的起点，也是髂腰韧带所在之处，这一点是最容易发生疲劳损伤的部位，因此在做推拿保健时，应给予充分的注意。每侧应按揉数遍，弹拨的方向宜从外上到内下，按揉、弹拨的力量可大些（图8-18）。

5. 掌揉臀部法 以两掌置于臀部，做环旋揉动，刺激量中等，反复操作数遍（图8-19）。

6. 轻拍腰骶部法 术者以两掌轻拍腰骶，拍时应虚掌拍打，拍打的力量可大些，反复数遍。在腰骶部施用拍法时，应注意有弹性地拍打，切忌实掌而又无弹性地拍打（图8-20）。

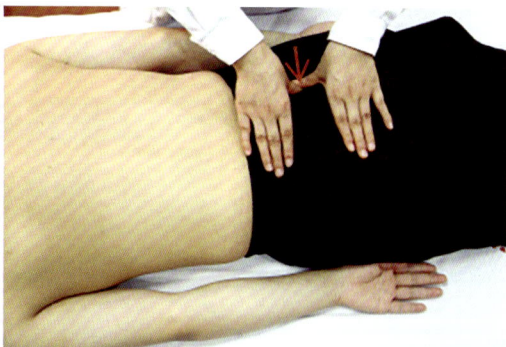

图 8-17 弹拨腰背肌法

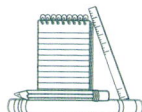

图 8-18 按揉髂腰角法

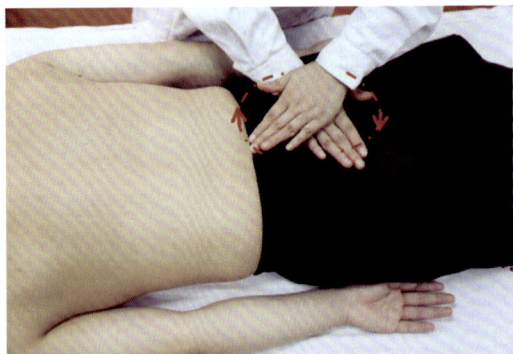

图 8-19　掌揉臀部法

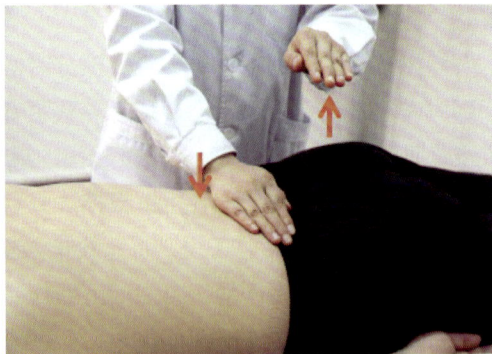

图 8-20　轻拍腰骶部法

7. 横擦腰骶部法　用一掌横擦腰骶部，反复数遍。施用本法时，压力要适中，速度要快（图 8-21）。

图 8-21　横擦腰骶部法

（四）胸腹部推拿保健

胸腹部推拿保健主要是通过手法施术于胸腹部，具有宽胸理气、疏肝利胆、调理脾胃、温暖下元、调节脏腑功能的作用。

1. 开胸顺气法　术者站于床边，两手五指分开并稍屈曲，沿肋间隙自胸前正中线向两边分推数遍。施术操作时应做到轻快柔和，自然流畅（图 8-22）。

2. 摩运膻中法　术者以多指在膻中穴处施摩法，反复数遍。本手法具有加强开胸顺气的作用，施术时力量宜轻，速度宜快（图 8-23）。

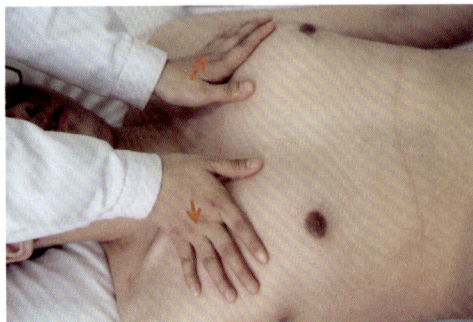

图 8-22　开胸顺气法

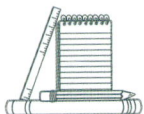

图 8-23　摩运膻中法

3. 分推腹部法　术者两手拇指和大鱼际从腹部正中线沿肋弓向两侧分推，反复数遍。分推的力量要适中，速度不宜太快（图 8-24）。

4. 摩腹助运法　术者坐或站于床边，用双掌摩法施术于腹部，反复数遍。摩法的方向一般应以左上腹→脐→小腹→右下腹→右上腹→左上腹→左下腹顺序进行。应使摩法产生的力作用于胃肠腑中（图 8-25）。

5. 点揉腹部诸穴法　术者以拇指、食指或中指分别点揉腹部的中脘、梁门、天枢、气海、关元、归来等穴，每穴点揉数下。在点揉中脘时，手指随其呼气向下点按，手下有搏动感，停留片刻再抬起，如此反复操作数次，至腹部有温热舒适感为佳（图 8-26）。

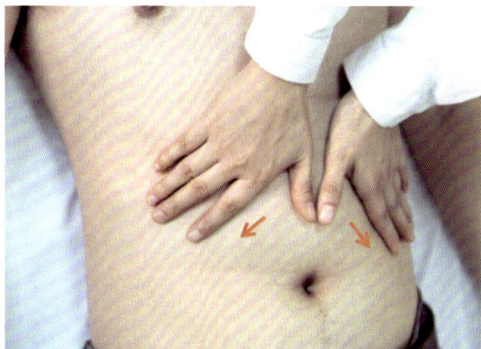

图 8-24　分推腹部法　　　　　图 8-25　摩腹助运法

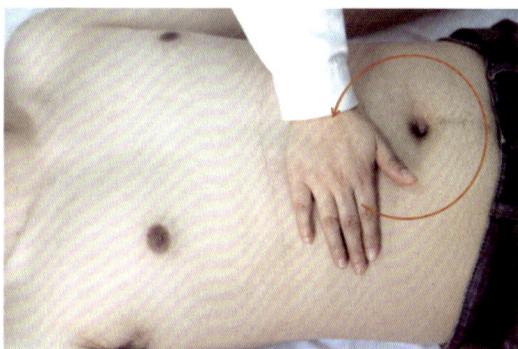

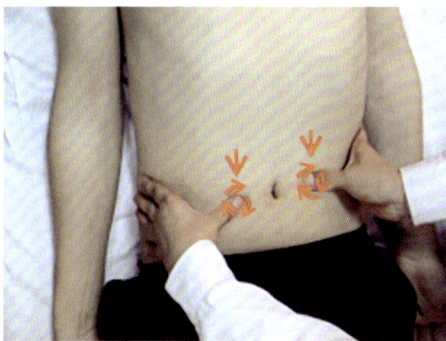

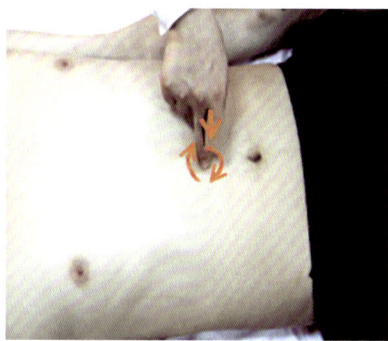

图 8-26　点揉腹部诸穴法

6. 振颤小腹法　术者用掌振法施于小腹部，施以上下快速颤动的手法，反复数遍（图 8-27）。

图 8-27　振颤小腹法

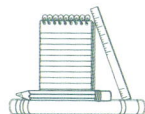

7. 调畅三焦法 术者用掌根推法自上而下，分别推任脉和足阳明胃经。推任脉时，应从天突穴到曲骨穴，推足阳明胃经时，应从气户到气冲穴，反复数遍。本法可调畅上、中、下三焦（图 8-28）。

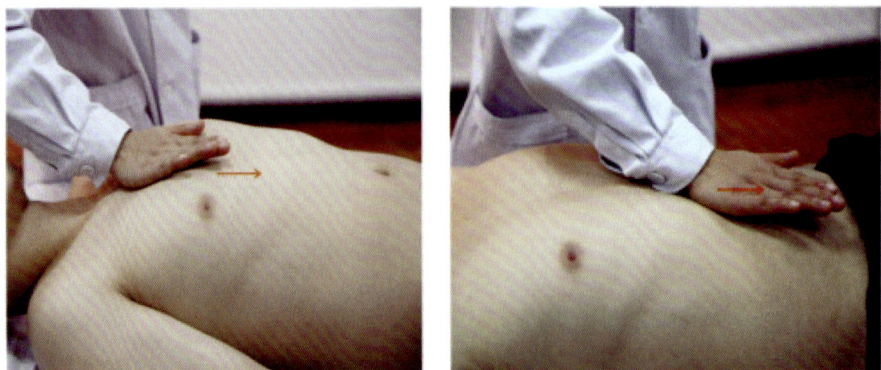

图 8-28 调畅三焦法

（五）上肢部推拿保健

上肢是人们进行各种活动的主要参与者，因此在学习、工作之余，常常有疲劳感。上肢部推拿保健具有缓解上肢的疲劳、解除上肢的部分症状、改善上肢的运动功能、改善末梢血液循环的作用。

1. 拿揉上肢肌肉法 术者用单掌在受术者上肢部做拿揉手法，由肩部到手部，其顺序是先上肢内侧，再上肢的前、外侧，最后后侧，依次进行。以上肢的外侧为重点部位（图 8-29）。

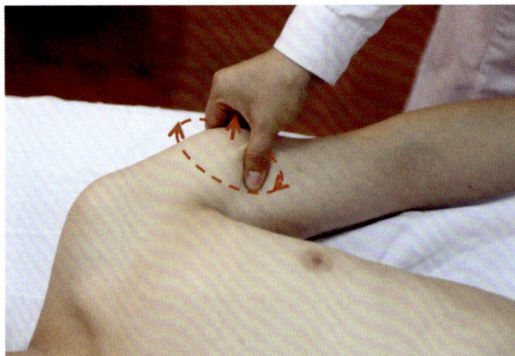

图 8-29 拿揉上肢肌肉法

2. 叩击舒搓上肢法 术者用空拳或双掌由肩部到手部往返叩击，然后双掌相对往返舒搓上肢数遍，并牵抖上肢，拨极泉穴数次（图 8-30）。

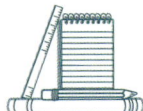

图 8-30 叩击舒搓上肢法

3. 活动上肢法　术者分别运动上肢的肩关节和肘关节，使肩关节充分外展、内收、上举及内旋、外旋，然后使肘关节做屈伸、环转等动作（图 8–31）。

4. 分推掌心法　术者用两手拇指桡侧分推其掌心，分推的方向是从掌根向手指，分推的力量要稍大，分推数遍（图 8–32）。

图 8–31　活动上肢法

图 8–32　分推掌心法

5. 捻揉手指法　术者以拇指的罗纹面和食指末节桡侧，依次揉捻受术者拇指、食指、中指、无名指及小指，反复数遍。操作时应注意捻揉手指的两侧，捻揉的方向是从指根到指尖（图 8–33）。

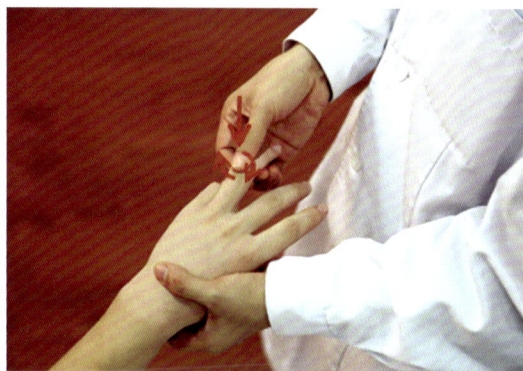

图 8–33　捻揉手指法

6. 拔伸手指法　术者用一手拿住其腕部，另一手握拳，拇指盖住拳眼，以食指、中指张开，轻轻夹住受术者手指，做快速牵拉拔伸动作，使受术者手指从术者手指中滑出，并发出一声清脆的响声。如此依次拔伸拇指、食指、中指、无名指及小指（图8-34）。

7. 环摇腕部法　术者用五指分别与受术者五指交叉握住，先做掌屈、背伸、尺偏、桡偏等动作，然后做腕关节的环旋摇转活动（图8-35）。

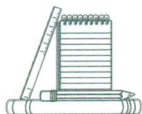

图 8-34　拔伸手指法　　　　　　　图 8-35　环摇腕部法

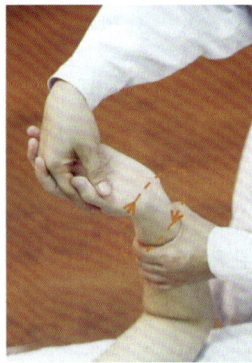

（六）下肢部推拿保健

下肢是人体负重最重要的部分，因此也是容易疲劳的部位。另外，下肢静脉血回流较其他部位困难，因此易造成下肢静脉曲张，静脉血液回流受阻。下肢部推拿保健具有缓解下肢疲劳、加快下肢静脉血液回流速度、改善下肢远端血液循环、缓解下肢不适症状的作用。

1. 推下肢后侧部法　受术者取俯卧位，术者用掌推法施术于下肢的后侧。注意推的方向应该是自上而下，这样有助于下肢静脉的血液循环（图8-36）。

2. 揉拿下肢法　受术者取俯卧位，术者用拇指与其余四指在下肢的后侧做揉拿法。在施术时，可分别在下肢的外侧、后侧、内侧进行操作，使下肢后侧部肌肉充分放松（图8-37）。

3. 叩打下肢后侧部法　受术者取俯卧位，术者用两手侧掌或空拳在其下肢后部进行有节律、有弹性的叩击、拍打。叩打时应自上而下或自下而上地反复操作数遍（图8-38）。

4. 屈膝屈踝法　受术者取俯卧位，术者用一手压住臀部，另一手握住踝前部，然后握踝手抬足使其屈膝屈踝，且使足跟部尽量与臀部接触，以牵拉下肢前侧肌肉（图8-39）。

图 8-36　推下肢后侧部法　　　　　　图 8-37　揉拿下肢法

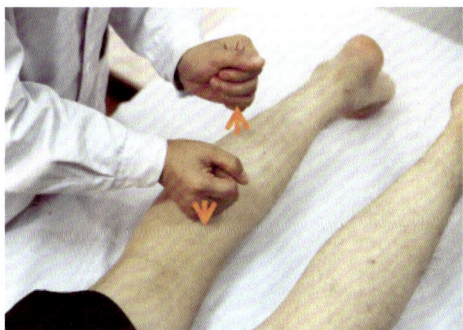

图 8-38　叩打下肢后侧部法　　　　图 8-39　屈膝屈踝法

5. 按擦下肢腧穴法　受术者取俯卧位，术者用拇指点按下肢部后侧的环跳、承扶、殷门、委中、承山等穴，然后用单手掌擦足底部和大鱼际擦涌泉穴，以透热为度，此法可使局部产生温热舒适感（图 8-40）。

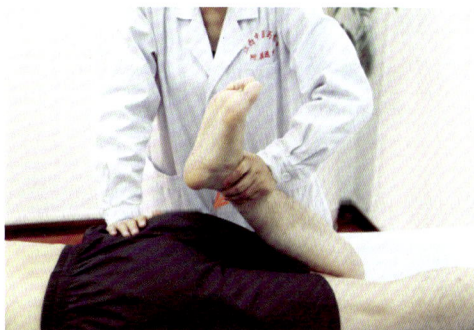

图 8-40　按擦下肢腧穴法

6. 掌推下肢前部法　受术者取仰卧位，术者用一手掌自上而下推下肢前部，从大腿根部掌推至足尖处。在施术推法时，大腿以前外侧为主，小腿部以外侧为主，反复数遍（图 8-41）。

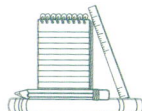

图 8-41　掌推下肢前部法

7. 揉拿下肢前侧部法　受术者取仰卧位，术者用多指揉拿下肢前侧，在施术时要注意揉与拿的结合，此法可使下肢前侧肌肉放松、疲劳消除。反复数遍（图 8-42）。

8. 叩拍下肢前侧部法　受术者取仰卧位，术者用虚掌、空拳或侧掌在其下肢前侧进行有节律、有弹性的叩击和拍打。叩打时应自上而下，再自下而上顺序进行，反复操作数遍（图 8-43）。

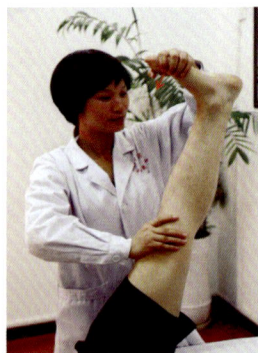

图 8-42　揉拿下肢前侧部法　　　　　图 8-43　叩拍下肢前侧部法

9. 屈膝屈髋顿拉法　受术者取仰卧位，术者一手扶膝部，另一手握住踝部，先使膝、髋关节尽量屈曲，然后进行内收、内旋、外展、外旋，在此基础上再做下肢顿拉手法。操作过程应注意髋、膝关节的回旋幅度，要由小到大。顿拉下肢时，力量不可过猛，以免造成下肢肌肉拉伤（图 8-44）。

10. 直膝屈髋伸踝法　受术者取仰卧位，术者一手扶住膝部，另一手握住足掌，将其下肢伸直抬起，并尽量屈髋伸踝，以牵拉下肢后部的肌肉（图 8-45）。

11. 揉捻牵伸足趾法　受术者取仰卧位，术者用拇指和其余四指依次揉捻受术者足趾，顺序为大趾→第 2 趾→第 3 趾→第 4 趾→第 5 趾，然后再以此顺序牵伸足趾，反复数遍（图 8-46）。

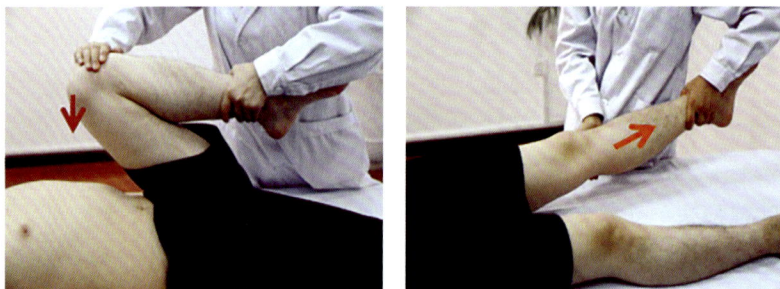

图 8-44　屈膝屈髋顿拉法

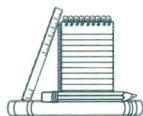

图 8-45　直膝屈髋伸踝法　　　　　图 8-46　揉捻牵伸足趾法

二、足部推拿保健

【学习目标】

　　熟悉足部推拿保健的操作。

　　足部推拿保健是以现代生物全息论、经络学说、反射原理及循环原理为理论基础，在人体足部反射区上施以推拿手法，达到防治疾病和强身健体目的的一种保健推拿方法。它又称"足反射疗法""足部反射区保健按摩法""足部反射带刺激疗法""足部按摩""足道养生"等。它具有简单易行、操作方便，一般不需要任何器械，只要加以学习、练习就能掌握的特点，是养生保健和治疗及辅助诊断的一种很好的方法，目前已发展成一门独立的学科，备受人们的欢迎和关注。

（一）足部推拿保健作用原理

　　关于足部推拿保健的作用原理，经过多年的研究和探讨，有以下几种学说。

　　1. 全息学说　从生物全息理论来看，生物每一个局部都包含着整体的信息，只不过局部越小，包含的整体信息越少，复制出的整体形象越模糊而已。生物体上任何一个相对独立的部分都包含着整体的信息，把这样相对独立的部分称为"全息胚"。人体双足与其他全息胚相比，因面积大而包含的信息也丰富，复制的整体形象也较清楚，容易辨认和掌握，因此足部是个理想的全息胚器官。它包含着人体的全部信息，从足部的变化可以反映出人体脏腑及器官的病变。手法刺激足部反射区，通过全息反射，可以调节人体相关脏腑和器官的功能，从而达到防治疾病的目的。

　　2. 经络学说　根据经络学说，人体足部通过经络系统与脏腑有着密切的关系。人体十二经脉和奇经八脉中，足三阴经及阴维脉、阴跷脉均起于足部，而足三阳经及阳维脉、阳跷脉止于足部，而且足部六条经脉又分别与其同名手部六条经脉交汇于头面部及胸腹部，从而使十二经脉循行相连，气血相通，加强了足部与人体脏腑组织器官的相互联系，构成了足与全身的统一性和整体性，且人体足部分布有许多腧穴，足部推拿保健通过经络传导的作用进而调整脏腑功能，达到防病治病的目的。

　　3. 反射学说　人体各个系统能彼此保持密切的联系及协调，主要是依靠神经系统来完成的。人体体表和脏器到处都有丰富的感受器，当感受器接受外界或体内环境的变化后就会引起神经冲动，沿传入神经到中枢神经，并产生新的冲动，再沿传出神经传至人体体表和器官，做出相应反应，这就是神经反射的过程。足部分布有许多神经末梢构成的触觉、压觉和痛觉等感受器，是一个反应最敏感的反射地带。足部受到刺激后会经过神经反射传递到全身，因此当人体各部位脏腑器官发生异常时，通过神经反射足部就会出现某些相关的信息；推拿足部反射区后，通过神经反射能调整机体，使其恢复到正常水平。

　　4. 循环学说　心脏有节律地搏动，维持人体血液全身流动。当人体器官功能产生异常或发生病变时，就会产生一些对人体有害的代谢产物沉积在循环通道上。由于足部是位于人体最低位置，离心脏最远，血液流经此处的速度最慢，加之地心引力的影响，这些有害物质就容易在足部沉积下来，造成足部皮肤组织产生条索、硬结节、皮下颗粒和皮肤变色等变异现象。通过采用足部反射区推拿刺激，可促进局部循环及全身血液循环，减轻心脏负担，使新陈代谢加快，最终通过肾脏等排泄器官将这些沉积物排出体外，从而恢复脏腑器官的正常功能。

（二）足部反射区的位置

　　足部反射区共62个（图8-47），这62个反射区代表着人体的各个脏腑器官及组织。为便于掌握和查阅足部反射区的定位、功效和适应证，用表8-1介绍如下。

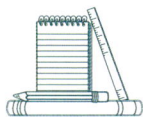

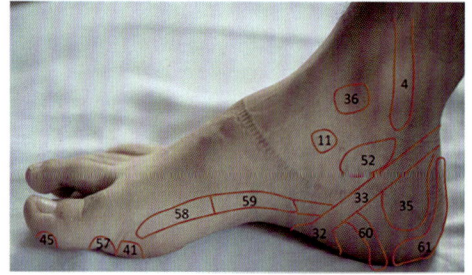

9 扁桃体
10 上身淋巴结
11 下身淋巴结
12 胸部淋巴结
14 喉、气管
16 横膈膜
37 胸（乳房）
47 上颌
54 肋骨
62 内耳迷路

（1）

4 坐骨神经	11 下身淋巴结
32 膀胱	33 尿道、阴茎、阴道
35 前列腺、子宫	36 腹股沟
41 甲状旁腺	45 鼻
52 髋关节	57 颈椎
58 胸椎	59 腰椎
60 骶椎	61 尾骨

（2）

4 坐骨神经	6 失眠
10 上身淋巴结	34 生殖器
38 月经不调	50 肩胛骨
51 肘关节	52 髋关节
53 膝关节	61 尾骨

（3）

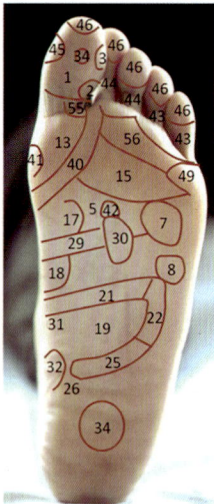

1 头	32 膀胱
2 小脑、脑干	34 生殖腺
3 三叉神经	39 脑垂体
5 腹腔神经丛	10 甲状腺
7 心脏	41 甲状旁腺
8 脾脏	42 肾上腺
13 降压点	43 耳
15 肺、支气管	44 目
17 胃	45 鼻
18 十二指肠	46 额窦
19 小肠	49 肩关节
21 横结肠	55 颈项
22 降结肠	56 斜方肌
25 乙状结肠及直肠	
26 肛门	
29 胰腺	
30 肾脏	
31 输尿管	

（4）

1 头	28 胆囊
2 小脑、脑干	29 胰腺
3 三叉神经	30 肾脏
5 腹腔神经丛	31 输尿管
13 降压点	32 膀胱
15 肺、支气管	34 生殖腺
17 胃	39 脑垂体
18 十二指肠	10 甲状腺
19 小肠	41 甲状旁腺
20 升结肠	43 耳
21 横结肠	44 目
23 盲肠、阑尾	45 鼻
24 回盲瓣	46 额窦
25 直肠	49 肩关节
26 肛门	55 颈项
27 肝脏	56 斜方肌

（5）

图 8-47   足部反射区

表 8-1　足部反射区定位、功效和适应证

反射区	定位	功效	适应证
头（脑）	位于双足底踇趾腹全部。左半球大脑的反射区在右足，右半球大脑的反射区在左足	平肝潜阳、镇静安神、开窍明日、疏通经络	高血压病、脑中风、脑震荡、眩晕、头痛、失眠、阿尔茨海默病等
小脑及脑干	位于双踇趾基底部外侧。右半部小脑及脑干的反射区在左足，左半部小脑及脑干的反射区在右足	调节身体平衡、疏通经络、镇静止痛、解除紧张	脑震荡、高血压病、失眠、眩晕、头痛、头昏等各种原因引起的肌肉痉挛及关节疾患
三叉神经	位于双足踇趾末节上中段，在小脑反射区上前方。右侧三叉神经反射区在左足，左侧三叉神经反射区在右足	镇静止痛、祛风清热、疏通经络	三叉神经痛、偏头痛、牙痛、面神经麻痹、腮腺炎、失眠、牙龈炎及耳、眼、鼻、牙等疾患
坐骨神经	内侧坐骨神经位于双腿内踝关节后上方，沿胫骨后缘上行至胫骨内侧下。外侧坐骨神经位于双腿外踝前缘，沿腓骨前侧上至腓骨小头处	疏通经络、活血止痛	坐骨神经痛、腰椎间盘突出症、腰椎管狭窄症、急性腰扭伤、下肢静脉炎、下肢肌肉萎缩及痉挛、中风后遗症等
腹腔神经丛	位于双足足底中心，分布在肾反射区与胃反射区附近的椭圆形区域	解痉止痛、和胃降逆、止泻通便	胃肠功能紊乱、腹胀、腹痛、胸闷、腹泻、便秘、呃逆、反酸等
失眠	位于双足足底跟骨中央的前方，生殖腺反射区上方	镇静安神、止晕止痛	失眠、烦躁、头痛、头晕、三叉神经痛等
心	位于左足底第 4 趾骨与第 5 跖骨间，在肺反射区下方	宁心安神、行气活血	心律不齐、心绞痛、心力衰竭、冠心病、风心病、肺心病、高血压性心脏病、早搏、心动过速、心动过缓
脾	位于左足足掌第 4、5 趾骨之间，心脏反射区下方约一横指处	健脾益气、和胃化湿，具有增强机体免疫能力的作用	食欲不振、消化不良、腹泻、便秘、感冒、贫血
扁桃体	位于双足足背踇趾第 2 节上，肌腱两侧	消炎止痛、抗感染、增强免疫能力	扁桃体炎、发热、感冒、慢性咽喉炎、上呼吸道感染、机体免疫力低下
上身淋巴结	位于双足外踝前，由距骨与外踝构成的凹陷处	消炎止痛、抗感染、增强机体免疫功能和抗癌能力	各种炎症、各种囊肿、子宫肌瘤、发热、蜂窝织炎、腮腺炎等
下身淋巴结	位于双足内踝前缘，距骨与内踝构成的凹陷区域	消炎止痛、增强机体免疫能力和抗癌能力	各种炎症、发热、囊肿、肌纤维瘤、蜂窝织炎等，机体免疫力低下
胸部淋巴结	位于双足足背第 1 跖骨及第 2 跖骨间缝处	消炎止痛、扶助正气、增强机体免疫能力	各种炎症、发热、胸痛、乳房肿块、胸部肿瘤、食管疾患等，白细胞减少、白细胞增多、再障性贫血、各种癌症、免疫功能低下
降压点	位于双足足底第 1 跖骨上端，颈项反射区下方，甲状旁腺反射区外侧	平肝潜阳、降压止痛	高血压病、头痛、头晕、失眠等
咽喉、气管及食管	位于双足足背第 1、2 跖趾关节处	清利咽喉、宣肺泻火、消炎止痛	咽炎、喉炎、支气管炎、食管炎、咳嗽、气喘、上呼吸道感染、声音嘶哑等

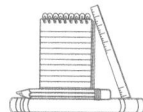

反射区	定位	功效	适应证
肺及支气管	位于双足斜方肌反射区下方，自甲状腺反射区向外呈带状到足底外侧肩下方，宽约　指。右肺反射区在右足上，左肺反射区在左足上	宽胸理气、清热消炎、止咳平喘	肺炎、支气管炎、哮喘、咳嗽、肺结核、肺气肿、胸闷等肺部及支气管疾患
横膈膜	位于两足背跖骨、楔骨关节连接呈带状区域，横跨足背左右	宽胸理气、降逆止呕、和胃止痛	胸闷、恶心、呃逆、呕吐、腹胀、腹痛、膈肌痉挛疼痛等
胃	位于双足足掌第1跖趾关节后方与甲状腺反射区之间，约一横指宽	益气和胃、降逆止呕、消炎止痛	胃胀、胃痛、恶心、呕吐、消化不良、胃酸过多等
十二指肠	位于胃反射区的后方，第1跖骨的基底部	行气消积、健脾和胃	腹部饱胀、消化不良等胃肠道消化系统疾患
小肠	位于双足足底中部凹陷区域，被升结肠、横结肠、降结肠、乙状结肠及直肠等反射区所包围	行气健脾、消食导滞、消炎止痛	胃肠胀气、腹痛、腹泻、便秘、肠扭转、肠套叠、急慢性肠炎等疾患
升结肠	位于右足足底从跟骨前缘，沿骰骨外侧至第5跖骨底部，在小肠反射区的外侧与足外侧平行的带状区域	行气导滞、消食和胃、止泻通便	腹胀、腹痛、泄泻、便秘、急慢性肠炎等
横结肠	位于双足足底1至5跖骨底部与1至3楔骨、骰骨交界处，横越足底中部的带状区	行气导滞、润肠通便、涩肠止泻	腹泻、腹痛、便秘、肠炎等肠道疾患
降结肠	位于左足足底中部第5跖骨底，沿骰骨外缘至跟骨前缘，与足外侧平行的竖条状区域	行气导滞、润肠通便、涩肠止泻	腹泻、便秘、便血、痔疮、直肠息肉、直肠癌等肠道疾患
盲肠及阑尾	位于右足足底跟骨前缘靠近外侧，与小肠及升结肠反射区连接	消炎止痛	盲肠炎、阑尾炎、下腹部胀气、腹胀痛等
回盲瓣	位于右足足底跟骨前缘靠近外侧，在盲肠反射区前方	健脾和胃、增强回盲瓣的功能	消化系统吸收障碍性疾病
乙状结肠及直肠	位于双足足底跟骨前缘，呈横带状区域	清热消炎、通便止泻、止血止痛	便秘、便血、腹泻、痔疮、直肠息肉、直肠癌等
肛门	位于左足足底跟骨前缘，乙状结肠及直肠反射区的末端	消痔止痛、通便止脱	痔疮、肛瘘、肛门脓肿、脱肛、便秘、便血等肛肠疾患
肝	位于右足底第4、5跖骨间，在右肺反射区的后方	平肝潜阳、补益肝血、消炎利胆、清热解毒	各种肝炎、肝硬化、肝肿大、门静脉高压、肝功能不良等
胆	位于右足底第3、4跖骨头间，在肝反射区的内下方	疏肝利胆、消炎止痛	胆囊炎、胆道蛔虫、胆石症、消化不良等
胰	位于双足足底内侧，胃反射区与十二指肠反射区之间	降糖消炎，促进胰岛素的分泌	糖尿病、胰腺炎、胰腺囊肿、腹痛、腹胀、消化不良、十二指肠溃疡等
肾	位于双足足掌第1跖骨与趾骨关节所形成的"人"字形交叉后方中央凹陷处	补肾填精、温经通脉、清热利湿、利尿通淋、醒神开窍、强身健体	阳痿、早泄、遗精、不孕、不育、性欲冷淡、小便淋漓涩痛、前列腺炎、急慢性肾炎、肾功能不全、肾结石、泌尿系统疾患等
输尿管	位于双足足底，肾反射区至膀胱区之间，呈一斜线状区域	清热利湿、通淋排石	输尿管结石、急慢性前列腺炎、排尿困难等泌尿系疾病

续表

反射区	定位	功效	适应证
膀胱	位于内踝前下方，双足掌内侧足舟骨下方、踇展肌内侧缘处	清热利湿、通利小便、泻火解毒	肾结石、膀胱结石、尿频、尿急、尿痛、小便不利、尿潴留等疾患
阴茎、阴道、尿道	位于双足足跟内侧，自膀胱反射区向上斜至距骨、跟骨间骨缝处止	清热解毒、消炎止痛、利尿通淋	尿路感染、尿频、尿急、尿痛、排尿困难、阴道炎、白带增多、前列腺炎、尿路结石等生殖系和泌尿系疾患
生殖腺	位于双足足底跟骨中央处	补肾填精	遗精、阳痿、性功能低下、不孕症、月经不调、痛经、更年期综合征等
前列腺、子宫	位于双足足跟骨内侧，内跟后下方的似三角形区域	补肾益精、利尿通淋、养血安胎	急慢性前列腺炎、阳痿、早泄、遗精、滑精、痛经、子宫肌瘤、子宫脱垂、性欲冷淡、不孕症、不育症等疾患
腹股沟	位于双足内踝尖上方二横指，胫骨前肌腱内侧凹陷处	补肾填精、壮阳回疝	阳痿、早泄、遗精、不孕不育、月经不调、性冷淡、子宫脱垂、闭经、疝气等生殖系统疾患
胸（乳房）	位于双足足背第2、3、4跖骨所形成的区域	清热解毒、消炎止痛、理气散结	急慢性乳腺炎、乳腺结核、乳腺增生、乳腺纤维瘤、乳腺癌、胸闷胸痛等
月经不调	位于双足腓骨外侧后方，由外踝向上延伸4cm的区域	活血化瘀、行气止痛	闭经、痛经、月经量多或量少、月经先期或后期或不定期、崩漏等月经病
脑垂体	双踇趾趾腹中央隆起部位	调节内分泌、抗衰老	甲状腺功能亢进或低下、脾功能亢进、胰腺炎、糖尿病、小儿发育不良、遗尿、更年期综合征等
甲状腺	位于双足足底第1跖骨与第2跖骨之间，呈"L"形带状	平衡阴阳、调节激素分泌、消炎止痛	甲状腺功能亢进或低下、甲状腺炎、甲状腺肿大及肥胖症、糖尿病等内分泌疾患
甲状旁腺	位于双足底内缘第1跖骨与第1趾关节处	补益肝肾、强筋壮骨、加强胃肠功能	甲状旁腺功能低下及功能亢进、筋骨酸痛、抽筋、手足麻痹或痉挛、白内障等
肾上腺	位于双足掌第1跖骨与趾骨关节所形成的"人"字形交叉点稍外侧	宁心安神、消炎止痛、抗过敏	心律不齐、昏厥、过敏性哮喘、心悸、心慌、关节炎等
耳	位于双足第4趾与第5趾两侧、掌面及根部。右耳反射区在左足，左耳反射区在右足	补肾充耳、通窍止痛	各种耳病如耳鸣、耳聋、中耳炎、重听及鼻咽癌等
眼	位于双足第2、3趾根部，包括足底和足背两个位置。左眼反射区在右足，右眼反射区在左足	清肝明目、消炎止痛、养肝荣目	各种眼疾如结膜炎、角膜炎、老花眼、青光眼、白内障、眼底出血、青少年近视、远视等
鼻	位于双踇趾关节趾骨内侧，自趾腹边缘延伸到踇趾甲根部，呈"L"形。鼻中隔左侧的反射区在右足，鼻中隔右侧的反射区在左足	通利鼻窍、消炎止痛	各种鼻部疾患如鼻炎、鼻窦炎、鼻塞、鼻出血等
额窦	位于双足十个足趾顶端约1cm范围。右边额窦在左足，左边额窦在右足	通窍安神、清热疏风、消炎止痛	脑中风、脑震荡、头痛、头晕、失眠、鼻窦炎、发热及五官疾患等

反射区	定位	功效	适应证
上颌	位于双足踇趾第1趾骨间关节横纹前方处，呈一条横带状区域	消炎止痛、活血化瘀	上颌感染、上颌关节炎、牙周炎、牙龈炎、打鼾、三叉神经痛等
下颌	位于双足足背趾间关节横纹后方处，呈一条横带状区域	消炎止痛、活血化瘀	下颌感染、下颌关节炎、牙周炎、牙龈炎、口腔溃疡、牙痛、三叉神经痛、打鼾等
肩关节	位于两足底外侧小趾骨外缘凸起的趾关节处	舒筋通络、活血止痛	肩周炎、肩关节脱位、颈肩背酸痛、肩部麻木等
肩胛骨	位于双足足背第4跖骨、第5跖骨与骰骨连成的一带状区域	舒筋通络、消炎止痛	肩周炎、肩背酸痛、颈椎病、肩关节活动受限等
肘关节	位于双足外侧第5跖骨与楔骨关节凸起处的前后两侧	祛风除湿、活血化瘀、通络止痛	肘关节炎、网球肘、肘关节酸痛、风湿性关节炎、肩周炎等
髋关节	位于双足内外踝关节下部	疏通经络、活血止痛	髋关节扭挫伤、髋关节炎、弹响髋等
膝关节	位于双足外侧骰骨与跟骨前缘所形成的凹陷处	活血通络、祛风除湿、消炎止痛	膝关节炎、膝关节骨质增生、膝关节损伤等膝部疾患
肋骨	位于双足足背，内侧肋骨反射区位于足背第1楔骨与舟骨间，外侧肋骨反射区位于骰骨、舟骨和距骨间	宽胸理气、消炎止痛	各种肋部酸痛如肋软骨炎、胸闷、胸膜炎、肋间神经痛等
颈项	位于双足踇趾根部横纹处。左侧颈项反射区在右足，右侧颈项反射区在左足	活血祛瘀、舒经活络、解痉止痛	颈部酸痛、颈部僵硬、颈椎骨质增生、颈椎病、颈部软组织损伤等颈项部疾患
斜方肌	位于双足底眼、耳反射区的近心端，呈一横指宽的带状区	舒经活络、活血止痛	落枕、颈椎病、斜方肌综合征、肩背劳损、手指麻木无力等
颈椎	位于双足踇趾根部内侧横纹尽头	疏经通络、活血止痛	颈椎病、颈项酸痛、颈项僵硬、头痛、上肢麻木、颈椎骨质增生等各种颈椎疾病
胸椎	位于双足足弓内侧缘，第1跖骨头下方到第1楔骨前	疏经通络、活血止痛	胸背部酸痛、胸椎压缩性骨折、胸椎间盘突出症、胸椎小关节紊乱症等胸椎疾患
腰椎	位于双足足弓内侧缘，第1楔骨至舟骨，前接胸椎反射区，后连骶骨反射区	疏经通络、活血止痛	腰椎间盘突出症、急性腰扭伤、慢性腰肌劳损、腰椎骨质增生等腰部疾患
骶椎	位于双足足弓内侧缘，起于舟状骨后方，距骨下方到跟骨前缘	疏经通络、活血止痛	腰骶部病变如腰5骶1椎间盘突出、急慢性腰部损伤、梨状肌损伤、坐骨神经痛等
尾骨	尾骨反射区有内、外之分，内侧位于双足足底内侧，沿跟骨结节向后一带状区域；外侧位于双足外侧，跟骨结节向后上一带状区域	疏经通络、消痔止痛	尾骨部病变如尾骨脱位、尾骨骨折后遗症、骶椎裂、坐骨神经痛、痔疮等
内耳迷路	位于双足足背第4跖骨和第5跖骨骨缝的前端，止于第4、5趾关节	平衡阴阳、补肾益肝	眩晕、眼花、耳聋、耳鸣、晕车、晕船、高血压、低血压、昏迷、梅尼埃病等

（三）足部反射区基本手法

足部推拿手法的基本操作要领同推拿手法学部分所述，但由于足部的面积相对较小，足部肌肉组织坚实松软程度不一，操作上有其特点，常用手法也与传统的推拿手法不尽相同，故在此将特殊的足部推拿手法作一简单介绍。

1. 单食指扣拳法　着力点在食指第 1 指间关节背面。操作时食指第 1、2 指间关节弯曲扣紧，其余四指握拳，以中指及拇指分别放在食指的第 2 指间关节处固定之。本法适用于头、额窦、脑下垂体、眼、耳、斜方肌、肺、胃、十二指肠、胰腺、肝脏、胆囊、腹腔神经丛、输尿管、膀胱、大肠、心脏、脾脏、生殖腺等反射区（图 8-48）。

2. 拇指推掌法　着力点在拇指指腹处。操作时拇指与四指分开约 60°（视反射区而定）。本法适用于横膈膜、肩胛骨、内外侧肋骨等反射区（图 8-49）。

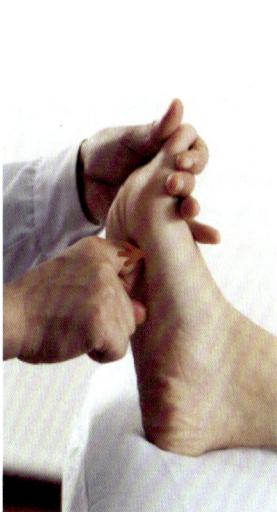 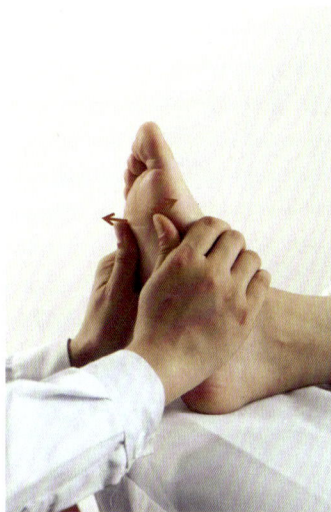

图 8-48　单食指扣拳法　　　　图 8-49　拇指推掌法

3. 扣指法　着力点在拇指指尖。操作时拇指与四指分开呈圆弧状，四指为固定点。本法适用于小脑、三叉神经、鼻、颈项、扁桃体、上腭、下腭等反射区（图 8-50）。

4. 捏指法　着力点在拇指指腹。操作时拇指伸直与四指分开固定。本法适用于髋关节、腹股沟、内侧肋骨、脊椎等反射区（图 8-51）。

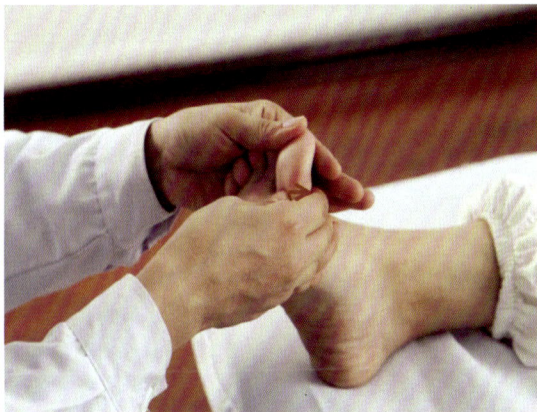 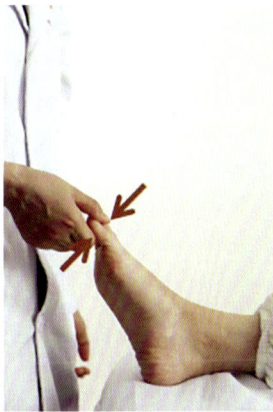

图 8-50　扣指法　　　　图 8-51　捏指法

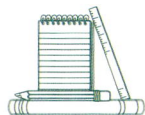

5. 双指钳法　着力点为食、中二指第 2 节指骨尺、桡侧缘。操作时食指、中指弯曲呈钳状着力于足部反射区，做钳夹捏拿或均匀滑动，拇指指腹辅助加压。本法适用于副甲状腺、颈椎等反射区（图 8-52）。

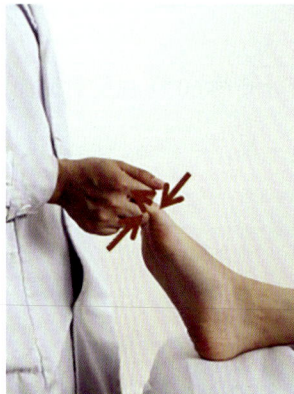

6. 握足扣指法　着力点为食指近端指间关节突起部。操作时一手食指第 1、2 节弯曲，四指握拳如单食指扣拳法，另一手拇指伸入食指中，其余四指为握足之固定点。本法适用于肾上腺、肾脏等反射区（图 8-53）。

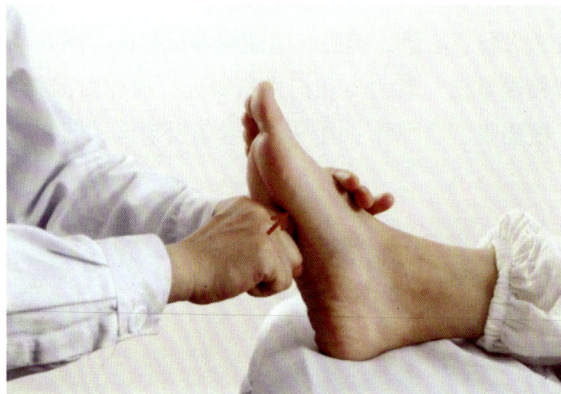

图 8-52　双指钳法　　　　　　　　图 8-53　握足扣指法

7. 单食指钩掌法　着力点为食指桡侧缘。操作时食指、拇指张开，拇指固定，其余三指呈半握拳状辅助手掌用力。本法适用于甲状腺、内耳迷路、胸部淋巴结、喉头（气管）、内尾骨、外尾骨、卵巢、睾丸等反射区（图 8-54）。

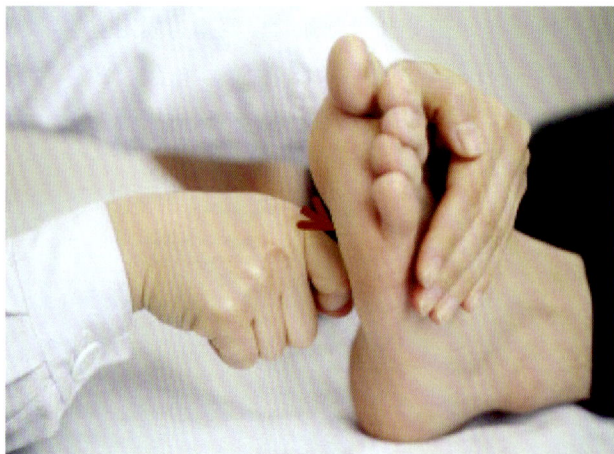

8. 拇食指扣拳法　着力点为食指近端指间关节突起部。操作时双手拇指、食指张开，食指第 1、2 节弯曲，拇指固定，另三指握拳。本法适用于上身淋巴结、下身淋巴结、横膈膜等反射区（图 8-55）。

图 8-54　单食指钩掌法　　　　　　图 8-55　拇食指扣拳法

9. 双掌握推法　着力点为拇指的指腹。操作时主手（施力之手）四指与拇指张开，四指扣紧，辅助之手紧握脚掌，主手以施力方向顺手上推。本法适用于卵巢、睾丸、下腹部、子宫、尿道、直肠、内外侧坐骨神经等反射区（图 8-56）。

10. 双指拳法　着力点为中指、食指之凸出关节。操作时手握拳，中指、食指弯曲，均以第

1 指间关节凸出，拇指与其余二指握拳固定。本法适用于小肠、胸、脑、结肠、直肠等反射区（图 8-57）。

图 8-56 双掌握推法

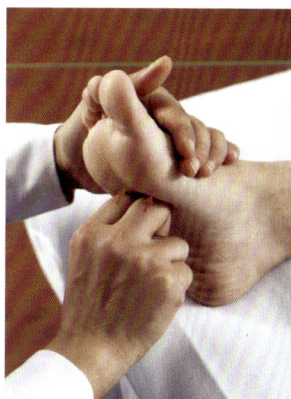

图 8-57 双指拳法

11. 双拇指扣掌法 着力点为拇指重叠处的指腹。操作时双手张开成掌，拇指与四指分开，两拇指相互重叠，并以四指紧扣脚掌。本法适用于肩、肘、子宫、前列腺等反射区（图 8-58）。

12. 推掌加压法 着力点为拇指指腹。操作时一手拇指与四指分开，余四指为其支点，另一手掌加压其拇指上。本法适用于胸椎、腰椎、骶骨、尾骨、内外侧坐骨神经、尿道等反射区（图 8-59）。

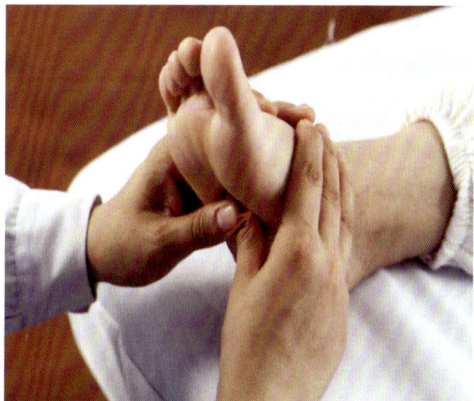

图 8-58 双拇指扣掌法

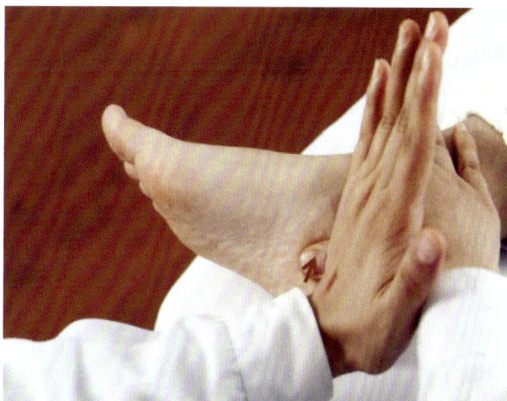

图 8-59 推掌加压法

（四）足部推拿保健的操作顺序

先左后右，自上而下，先内后外，先底后背。具体流程如下。

1. 左足顺序

（1）用拇指指腹或单食指扣拳以轻、中、重 3 种不同力度在心脏反射区处定点向足趾方向推按、定点按压 3 ～ 5 次，用于检查心脏功能。

（2）用拇指指尖或单食指扣拳在肾上腺反射区处定点向足趾方向按压 5 ～ 7 次。

（3）用单食指扣拳在肾反射区处定点按压并由前向后推按 5 ～ 7 次。

（4）用单食指扣拳在输尿管反射区处开始端深压并从肾脏反射区推按至膀胱反射区 5 ～ 7 次。

（5）用单食指扣拳在膀胱反射区处定点按压并由前向后推按 5 ～ 7 次（实际施术中，肾上腺、肾脏、输尿管、膀胱 4 个反射区可作为一组反射区一次操作完成）。

扫一扫，查阅 PPT、视频、知识链接等数字资源

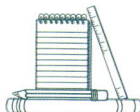

（6）用拇指指腹或拇指指间关节背侧屈曲在三叉神经反射区处，由趾端向趾根部方向推按5～7次。

（7）用单食指扣拳在踇趾额窦反射区由内向外推压5～7次，其余趾的额窦反射区由前向后推压5～7次。

（8）用拇指或单食指扣拳在鼻反射区推压5～7次。

（9）用拇指指腹或单食指扣拳在大脑反射区由前向后推压5～7次。

（10）用拇指指端或单食指扣拳在小脑反射区定点按压，再由前向后推压5～7次。

（11）用双指钳法在颈椎反射区由后向前推压5～7次。

（12）用拇指指端在颈项反射区由外向内推压5～7次。

（13）用单食指扣拳在眼、耳反射区定点按压5～7次，或由趾端向趾根方向推压5～7次。

（14）用单食指扣拳在斜方肌反射区由内向外压刮5～7次。

（15）用单食指扣拳在肺反射区由外向内压刮5～7次。

（16）用拇指桡侧在甲状腺反射区由后向前推按5～7次。

（17）用单食指扣拳在食管反射区由前向后推压5～7次。

（18）用单食指扣拳在肾脏、胰脏、十二指肠反射区定点按压或由前向后推按5～7次（实际施术中，胃、胰脏、十二指肠反射区可作为一组反射区一次操作完成）。

（19）用单食指扣拳或拇指指腹在横结肠、降结肠、乙状结肠及直肠反射区压刮5～7次。

（20）用单食指扣拳在肛门反射区定点按压5～7次（实际施术中，横结肠、降结肠、乙状结肠及直肠、肛门反射区可作为一组反射区一次操作完成）。

（21）用双食指扣拳在小肠反射区定点按压并由前向后压刮5～7次。

（22）用单食指扣拳在生殖腺反射区定点按压5～7次。

（23）用单食指桡侧在前列腺或子宫反射区由后上向前下方刮推或用单拇指指腹推压5～7次。

（24）用拇指指腹或拇指指端在胸椎、腰椎、骶椎反射区由前向后推压5～7次（实际施术中，胸椎、腰椎、骶椎反射区可作为一组反射区一次操作完成）。

（25）用双食指桡侧在横膈膜反射区由反射区中点向两侧同时刮推5～7次。

（26）用单食指扣拳在上身淋巴结反射区定点按压5～7次。

（27）用双食指桡侧在生殖腺（输卵管）反射区由反射区中点向两侧同时刮推5～7次。

（28）用单食指扣拳在下身淋巴结反射区定点按压5～7次（实际施术中，上身淋巴结、下身淋巴结反射区可作为一组反射区双手同时操作完成）。

（29）用食指桡侧在尾骨（外侧）反射区由上而下再向前刮、点、推压5～7次。

（30）用单食指扣拳在膝关节反射区定点按压并环绕反射区半月形周边压刮5～7次。

（31）用单食指扣拳或双食指扣拳在肘关节反射区第5跖骨基底部从前、后各向中部按压5～7次。

（32）用单食指扣拳在肩关节反射区分侧、背、底3个部位由前向后各压刮5～7次，或双指钳夹肩关节反射区的背部和底部5～7次。

（33）用拇指指端在躯体淋巴结反射区背面点状反射区定点按压和用单食指扣拳在底面点状反射区定点按压各5～7次。

（34）用双拇指指端或双食指指端在扁桃体反射区同时定点向中点挤按5～7次。

（35）用拇指指端或食指指端在喉和气管反射区定点按压或按揉5～7次。

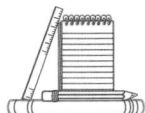

（36）用双拇指指腹在胸部反射区由前向后推按，双拇指平推 1 次，单拇指补推 1 次，各做 5 ～ 7 次。

（37）用单食指桡侧在内耳迷路反射区由后向前压刮 5 ～ 7 次。

（38）用拇指指腹在坐骨神经反射区（内、外侧）由下向上推按 5 ～ 7 次。

（39）重复肾脏、输尿管、膀胱 3 个反射区手法操作 3 ～ 5 次。

2. 右足顺序　右足与左足有相同的反射区，也有不同的反射区。相同反射区的推拿方法同左足，不同反射区的推拿方法如下。

（1）用单食指扣拳在肝脏反射区由后向前压刮 5 ～ 7 次。

（2）用单食指扣拳在胆囊反射区定点深压 5 ～ 7 次。

（3）用单食指扣拳在盲肠、阑尾、回盲瓣反射区定点按压 5 ～ 7 次。

（4）用单食指扣拳或拇指指腹在升结肠反射区由后向前推按 5 ～ 7 次。

（五）足部推拿保健操作时间

一般足部反射区保健推拿时间为 45 ～ 60 分钟，每个反射区推拿不少于 1 分钟，但具体应根据受术者体质或病证确定推拿时间。常规在足部推拿时首选肾上腺、肾、输尿管和膀胱四大基础反射区行推拿操作，然后选取其他相关反射区。这样有利于体内代谢废物排出体外，调整脏腑功能。

饭前半个小时及饭后一个小时之内不宜做足部推拿。

每天推拿 1 ～ 2 次均可，或每天 1 次，或隔天 1 次，推拿时间可在上午、下午或晚上。每个疗程为 10 次，疗程之间可不用间歇。

在操作过程中，嘱受术者多喝温开水，一般宜 300 ～ 500mL。

（六）足部推拿后的反应

足部推拿数次后，部分受术者可能会产生一些反应，大部分属正常反应或是一种好的征兆，在短时间内会自行消失，仍可继续推拿，不必恐慌。可能出现的常见反应如下。

1. 肿胀　如踝部出现肿胀，淋巴回流障碍者更易出现，或曲张的静脉肿得更明显，这是机体循环增强的正常反应。

2. 睡眠增加　如睡眠时间增长，这是机体得到休整的表现，少数人会出现睡眠时常做梦，均不需担心。

3. 分泌物增加　如出汗增多、排尿增加，鼻腔、咽喉、气管、眼的分泌物增多；妇女白带增多，或有异味；肾病受术者短时间内可能出现黑色或红色尿；受术者小便变黄且臭，甚至出现絮状物等现象。这些均是机体毒物排出，代谢增强，机体功能得到改善的表现。

4. 发热　这是机体与病邪抗争，机体免疫力增强的表现。

（七）足部推拿保健禁忌证

1. 足部有溃烂、出血及传染性皮肤病等，宜先行治疗，病愈后方可推拿。

2. 各种传染病急性期，如肝炎、结核、流脑、乙脑、伤寒及性病等。

3. 各种出血性疾病，如出血性紫癜、脑出血、支气管扩张出血、子宫出血、消化道出血等。

4. 各种急性病发作期，如急性心肌梗死、严重肾衰、心衰等。

5. 妇女月经期及妊娠期。

6. 空腹、暴饮暴食、洗澡后 1 小时内及极度疲劳之余，均不宜做足部推拿。

7. 一些外科疾病，如急性阑尾炎、腹膜炎、肠穿孔、骨折及关节脱位等。

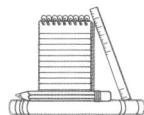

（八）足部推拿注意事项

1.术者在进行足部推拿保健前，应详细了解受术者的全身情况，以排除禁忌证，制定合适的推拿方案。

2.术者操作前宜做好各项准备工作，包括术者的个人卫生、修剪指甲等；在推拿足反射区前，先将受术者的双足用热水浸泡、清洗，然后涂上按摩膏等润滑剂，以润滑和保护皮肤，防止对受术者和术者造成损伤。

3.术者操作时宜集中精力，随时观察受术者对手法的反应，及时调整手法的力度，以防出现意外。

4.推拿足部的力度大小要适当、均匀。所谓力度适当，推拿时以反射区出现酸、沉、胀、麻等"得气"感为原则，以受术者能够承受为度。刺激反应区要有一定的疼痛感觉，但绝不是越痛越好。所谓均匀，是指推拿力度要缓慢渗入，手法要有一定节奏，不可忽快忽慢、时轻时重，否则不能达到应有的效果。

5.推拿后半小时内，受术者尽量多饮温开水，水量宜在500mL以上，这样有利于把代谢废物排出体外。肾脏病、水肿、心衰患者，喝水不宜超过150mL，推拿时间不宜过长。

6.推拿后如有不良反应时，应查明原因，及时处理，以保证足部推拿的安全可靠。

知识链接

足部推拿治疗疾病时配方原则：一是寻找某脏腑或某器官相应的反射区；二是观察有关反射区的疼痛反应情况，如无疼痛反应，则该反应区可免用手法治疗。

三、踩背推拿保健

【学习目标】

1.熟悉踩背推拿保健的操作方法。

2.了解踩背推拿保健的要求与注意事项。

踩背推拿保健是术者以双足的足趾、足掌、足跟为着力部位，做踩压、点按、搓揉、滑推、拍击、踢打等足法技巧动作，施术于受术者的体表，同时配合双手的悬吊和支撑动作来调节足法力度及技巧发挥，以达到消除疲劳、强身健体目的的一种方法。

（一）踩背推拿保健的基本方法

1.足点按法 以足踇趾罗纹面或趾端为着力点，进行按压或点按穴位的一种方法，主要用于穴位，常与揉法配合，形成足踇趾揉按或揉点的复合手法。此法可单侧或双侧同时操作。

2.足踩压法 用足前掌或足全掌踩压身体体表经穴或肌肉的一种方法，主要用于腰背及四肢，可单侧或双侧同时操作。

3.足揉摩法 用足趾、足前掌或足全掌揉摩身体体表经穴的一种方法，主要用于腰背及四肢，可单侧或双侧同时操作。

4.足滑推法 用足全掌或足掌心在体表进行滑推的一种方法，主要用于腰背及四肢，可单侧或双侧同时操作。

5.足振颤法 用足趾、足前掌或足跟着力于穴位上进行颤抖的一种方法，主要用于腰背及四肢的穴位上，可单侧或双侧同时操作。

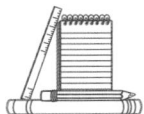

6. 足搓擦法　用双足全掌交替往返快速地搓动，使被操作部位发热的一种方法，主要用于腰背部。

7. 足踢打法　用足跟部或足前掌踢打受术部位的一种方法，主要用于足跟、足掌、腰背和臀部。

8. 足掌拍法　足背伸直，通过膝关节的屈伸，用足全掌拍打腰背部的一种方法。

（二）踩背推拿保健的具体操作

1. 足推压脊　术者一足着力于受术者腰骶部，另一足由腰部沿脊柱的正中向前推压至颈部，重心从后足逐渐转移至前足。推压时要注意足掌平行移动，力度均匀，速度缓慢，反复推压数遍（图 8-60）。

2. 足踩压脊　术者后足着力于受术者腰骶部，前足着力于受术者胸背部，前足沿脊柱的正中由胸背部踩压回腰部，反复踩压数遍。要注意踩压时力度均匀，速度缓慢（图 8-61）。

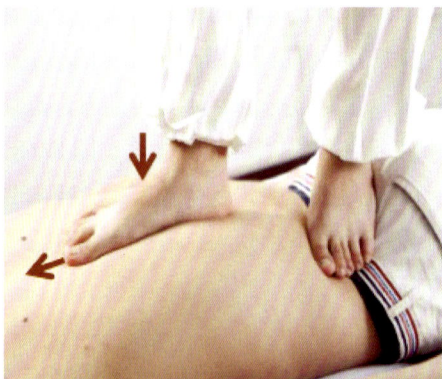

图 8-60　足推压脊

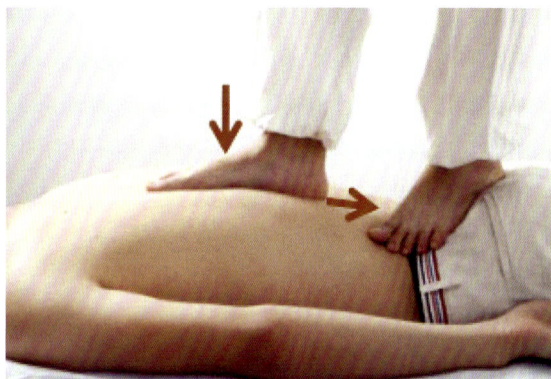

图 8-61　足踩压脊

3. 足推压腰背两侧　术者一足着力于受术者腰骶部，另一足由腰部沿脊柱侧部向同侧肩部用力推压，重心从后足逐渐转移至前足，反复操作数遍，推压完一侧腰背部再换足推压另一侧。推压时注意足掌平行移动，力度均匀，动作灵活（图 8-62）。

4. 足分推肩背　术者以两足置于受术者肩背部，然后向两侧分推滑压，至上臂部为止，反复分推滑压数遍。分推滑压时注意力量要控制好，根据受术者的体质区别对待（图 8-63）。

5. 足斜推腰背　术者以两足置于受术者脊背部，然后两足呈八字形沿脊柱两侧斜推滑压至腰部两侧，反复斜推滑压数遍。在腰部要注意用力不可过大（图 8-64）。

6. 足点腰眼　术者两足直立，用两足同时向下点压受术者腰部两腰眼处，反复点压数遍（图 8-65）。

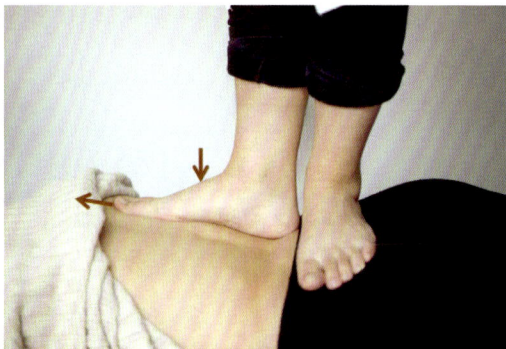

图 8-62　足推压腰背两侧

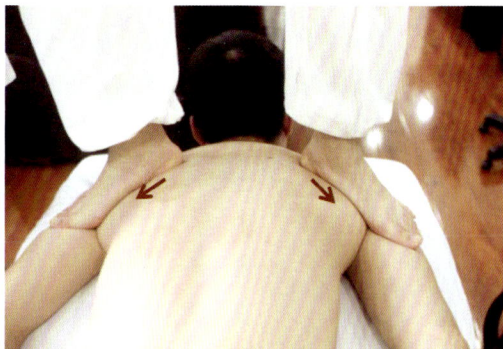

图 8-63　足分推肩背

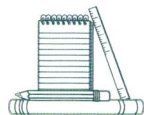

图 8-64　足斜推腰背

图 8-65　足点腰眼

7. 足颤抖腰臀　术者将两足跟置于受术者腰骶部，然后同时向下用力颤抖，带动受术者腰臀部颤动，反复颤动半分钟左右（图 8-66）。

8. 足分推腰部　术者将两足跟并拢置于受术者腰骶部，以两足掌向两侧分别滑推腰部，反复滑推数遍。要注意足跟落床时双臂用力上提，以减轻足跟压力，使两足缓慢落床（图 8-67）。

9. 足点居髎　术者一足着力于受术者腰骶部，另一足以足跟点居髎穴半分钟左右，点压完一侧居髎穴后再换腿点另一侧。注意点压时用力要由小到大，以受术者能忍受为度（图 8-68）。

10. 足点环跳　术者一足着力于受术者腰骶部，另一足以足跟点受术者臀部环跳穴半分钟左右，点压完一侧环跳穴后再换腿点压另一侧。点压时注意用力要由小到大，以受术者能忍受为度（图 8-69）。

图 8-66　足颤抖腰臀

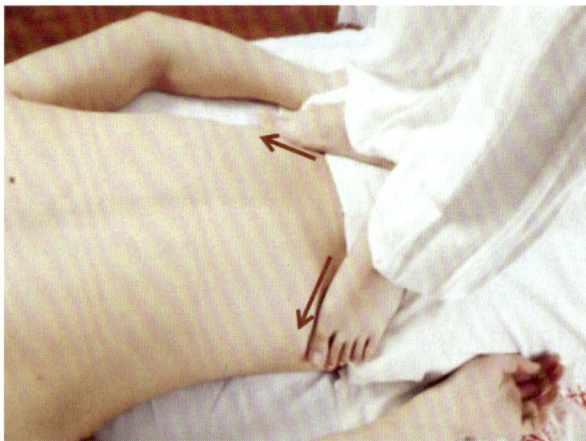

图 8-67　足分推腰部

图 8-68　足点居髎

图 8-69　足点环跳

11. 足分推臀部　术者将双足跟并拢置于受术者骶部，以双足掌向两侧分别滑推臀部，反复滑推数遍。足跟落床时应注意双臂要用力上提，以减轻足跟压力，使双足缓慢落床（图 8-70）。

12. 足踩压大腿根部　术者双手轻扶一侧单杠，一足足掌着力于受术者一侧大腿后侧根部，另一足足掌置于此足足背上，双足合力踩压受术者大腿后侧根部 1 分钟，踩压完一侧下肢再踩压另一侧（图 8-71）。

13. 足滑推小腿　术者一足足掌着力于受术者一侧大腿的根部，另一足自该腿的腘窝部缓缓向下滑到跟腱外，反复滑推数遍。术者重心要始终放在踩踏大腿根部的足上（图 8-72）。

14. 足掌踩足　术者用双足足掌的前部交替踩踏受术者足心至足尖部，反复踩踏 1 分钟左右（图 8-73）。

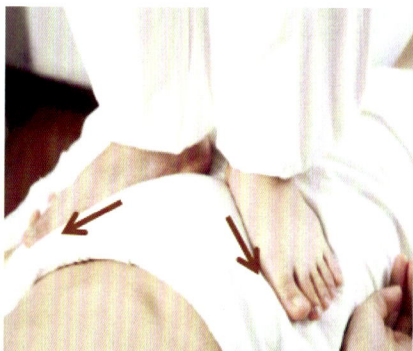

图 8-70　足分推臀部

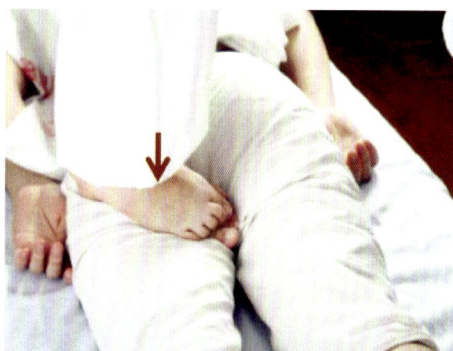

图 8-71　足踩压大腿根部

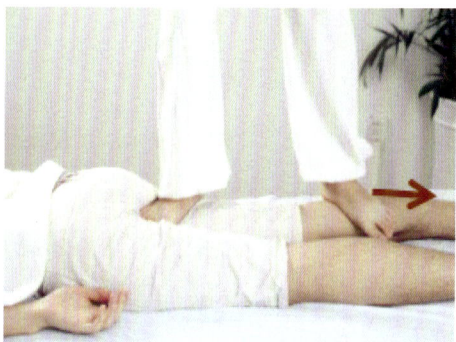

图 8-72　足滑推小腿

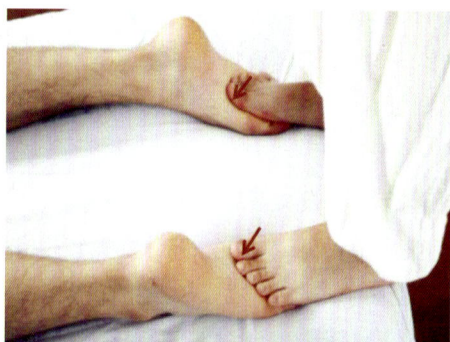

图 8-73　足掌踩足

15. 足尖踢足　术者用一足的足尖踢打受术者一足的足掌半分钟左右，然后术者换足再踢打受术者另一足的足掌。注意：用足尖踢打时节奏感要强，用力以受术者能忍受为度（图 8-74）。

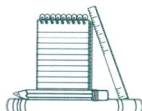

图 8-74　足尖踢足

知识链接

踩背操作时，术者需脚法娴熟，身体轻巧，力量适中，千万不要使用暴力或蛮力，以免引起受术者骨折。

（三）踩背推拿保健要求与注意事项

1. 要严格掌握其适应证。由于踩背推拿力度较强，只适用于肌肉发达、体格健壮、耐受力强的人。

2. 要排除其禁忌证。年老体弱、少年儿童、骨质疏松、骨结核、肿瘤、脊柱强直、脊柱骨折、心血管疾病、重症高血压、皮肤损伤、传染性皮肤病等受术者禁用。过饱、过饥、酒后、孕妇、经期等不要踩背。

3. 踩背推拿保健应在饭后 1 小时进行，并应先排空大小便。

4. 操作过程中要密切观察受术者的反应，及时调整力度，若有明显不适，应立即停止操作。

5. 术者要求脚法娴熟，身体轻巧，力量重而不滞，轻而不浮，以受术者能够忍受为度。

6. 受术者要求全身放松，呼吸自然，不可憋气，如有不适，随时提出。

7. 全套踩背推拿的时间一般为 15～30 分钟，也可根据受术者的情况而定。

四、美容推拿保健

【学习目标】

1. 熟悉美容推拿保健的操作方法。

2. 了解美容推拿保健的临床运用。

随着生活水平及文明程度的不断提高，人们对美的追求越来越强烈，美容已成为一种时尚，成为人们生活中不可缺少的一部分。美容推拿保健具有简单实用、无副作用、疗效显著等特点，以其独特的作用，越来越受到人们的重视，受到广大民众所喜欢。美容推拿保健是运用不同的推拿手法，重点对受术者头面部及身体其他部位的体表、腧穴进行有效的刺激，以美化面容的保健方法。通过推拿能增强面部皮肤、肌肉的弹性，延缓面部皱纹的出现，防治面部色斑等，促使面色红润、容貌增辉、青春常驻。一次美容推拿保健时间以 15～30 分钟为宜。自我保健美容推拿可隔日 1 次，而治疗性推拿可每日或隔日 1 次，10～15 次为一疗程。

（一）美容推拿基本手法

1. 分推前额　术者用双手拇指指面置于受术者额头正中线，向上推，自印堂→神庭，开天门，再自额中向双侧分推至太阳穴，并按揉太阳穴数遍（图 8-75）。

2. 推摩眼眶　术者用拇指指面在受术者眼部周围从内到外、从上到下按"∞"形推摩眼眶，来回数遍（图 8-76）。

3. 捏拿眉弓　术者用双手拇指与食指分别捏住受术者眉弓处皮肤，由内向外轻轻捏拿数遍（图 8-77）。

4. 揉摩面颊　用中指、食指指腹或掌面揉摩面颊，从内向外操作（图 8-78）。

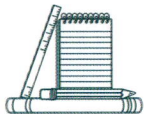

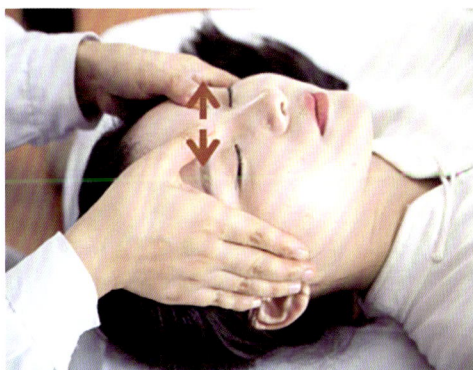

图 8–75 分推前额

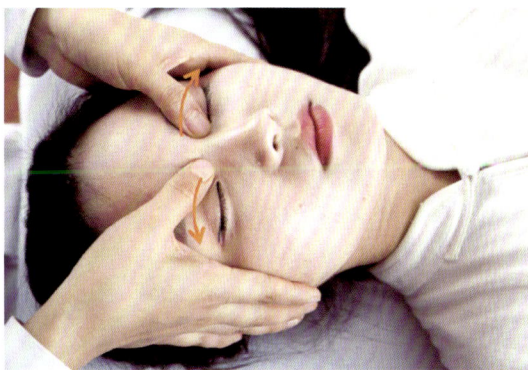

图 8–76 推摩眼眶

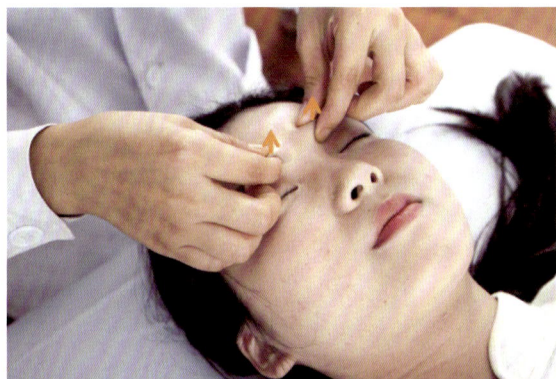

图 8–77 捏拿眉弓

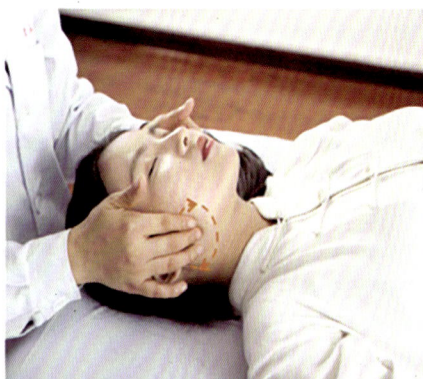

图 8–78 揉摩面颊

5. 按揉颜面穴位 按揉印堂、攒竹、丝竹空、太阳、耳门、听宫、睛明、迎香、地仓、承浆、翳风等穴数遍（图 8–79）。

6. 推擦鼻梁 双手中指、食指并拢，用指腹推擦鼻梁部数遍（图 8–80）。

7. 推擦耳部并鸣天鼓 用双手掌面推擦两耳部数次，并指揉耳郭；然后用双手掌心紧按两耳孔，骤然离开，进行鸣天鼓的操作。反复数遍（图 8–81）。

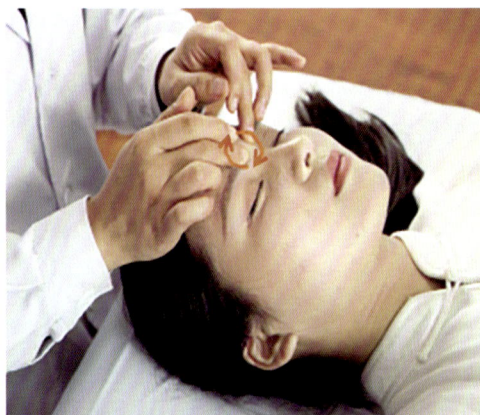

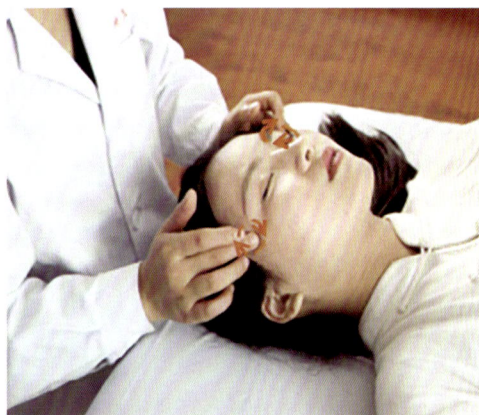

图 8–79 按揉颜面穴位

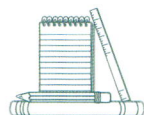

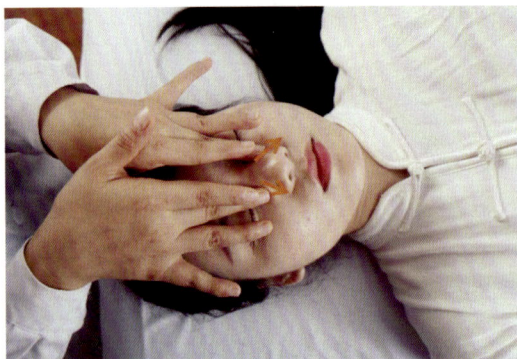

图 8-80　推擦鼻梁

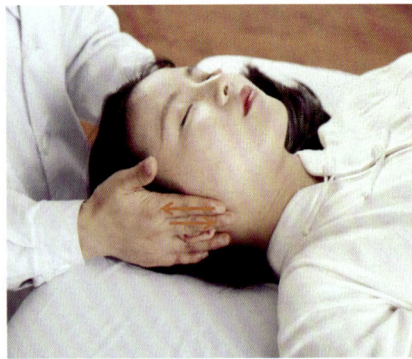

图 8-81　推擦耳部并鸣天鼓

8. 干洗浴面　双掌相互擦热，紧贴颜面，稍用力摩擦，使整个面部微热为度，结束手法操作（图 8-82）。

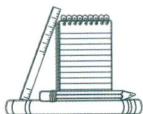

图 8-82　干洗浴面

（二）美容推拿保健手法要求

1. 美容推拿手法的特点是用指腹操作为主，常称指腹推拿，有时也用掌面、指尖，甚至指甲和虚拳。

2. 手法常采用推、摩、揉、搓、抹、擦、捏、拿、按、压、掐、点、拍、叩、击等。

3. 手法要轻快、柔和、均匀、有节律。

4. 手法强度以局部有温热感为宜。一般用力大小视受术者年龄、体质、性别等因素而定，体弱及年龄偏大者用力稍轻一些，30 岁以下者施力可稍大些。

5. 推拿要顺肌肉、皮肤纹理走向进行，从上而下，由中到外，依顺序而行。

6. 手法常配合介质进行，如洗面奶、清洁乳霜、蜂蜜等，以保护皮肤，增强疗效。

（三）美容推拿注意事项

面部美容推拿要排除其禁忌证。

1. 消除不良情绪，保持心情舒畅是美容的秘诀。

2. 保证充足的睡眠，每天保证 8 小时左右的睡眠时间十分重要。

3. 合理的饮食是美容的一个重要方面，美容食品有苹果、花生、西红柿、白木耳、大豆、核桃、鲜鱼肉、新鲜蔬菜等。

4. 避免强烈的日光照射，饮用足够的水。

知识链接

面部美容应注意各种急性、烈性传染病或具有传染性的皮肤病，以及推拿部位皮肤有破损、溃疡或并发感染者；有严重的心脑血管疾病者及孕妇，有急性面神经炎、静脉瘤、血管扩张者不要做。

五、减肥推拿保健

【学习目标】

1. 熟悉减肥推拿保健的操作方法。

2. 了解减肥推拿保健的临床运用。

肥胖症是指人体体重超过正常人标准体重的 20% 以上，或体重指数大于 25 者，一般是指单纯性的肥胖。近年来，伴随生活方式和饮食结构的改变，单纯性肥胖症的发病率呈不断上升趋势。其原因与家庭遗传、运动偏少、膳食高脂肪量等因素有关。肥胖人较体重正常的人易患心脏病、糖尿病及高血压等疾病，严重危害着人们的身体健康。多年来肥胖症一直困扰着人们的正常生活，因而减肥已经成为当今的一个热门话题，为此各式各样的减肥方法也应运而生，其中减肥推拿保健因为安全有效、无痛苦，以其独特的魅力而大受人们的青睐。

减肥推拿保健是针对人体脂肪堆积的部位，采取中医传统的推拿手法，对受术者特定的体表部位、经络和腧穴进行有效的刺激，达到转化或消耗、减少脂肪的目的，从而减轻心脏负担，增强机体的抗病能力，恢复形体健美的一种保健方法。

知识链接

标准体重的计算公式如下。

1. 成人

男性：身高（cm）–105= 标准体重（kg）

女性：身高（cm）–100= 标准体重（kg）

2. 儿童

1 ～ 6 个月：出生体重（kg）+ 月龄 ×0.6= 标准体重（kg）

7 ～ 12 个月：出生体重（kg）+ 月龄 ×0.5= 标准体重（kg）

1 岁以上：8+ 年龄 ×2= 标准体重（kg）

体重指数的计算公式：体重指数 = 体重（kg）/ 身高（m）的平方

（一）全身减肥推拿法

1. 提拿腹肌　受术者取仰卧位，两下肢自然伸直，全身放松。术者以一手提拿受术者中脘穴处肌肉组织，另一手提拿气海穴处肌肉组织，拿完腹部正中后，再双手拿两侧腹胁肋肌肉。注意：拿起时加捻压动作，且提拿面积要大，力量要深沉，反复操作数十次（图 8-83）。

2. 环摩脘腹　将两手掌搓热，趁热置于脐上顺时针方向摩腹数分钟（图 8-84）。

3. 分推腹阴阳　用两手四指分置于剑突下，自内向外下方沿季肋下缘分推数十次（图

扫一扫，查阅 PPT、视频、知识链接等数字资源

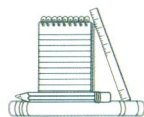

8-85）。

4. 按揉脘腹　用单掌或叠掌置于脘腹部，做顺时针方向缓慢揉动数十次，对于上脘、中脘、下脘、神阙、天枢、气海等重点穴位，要重点刺激（图 8-86）。

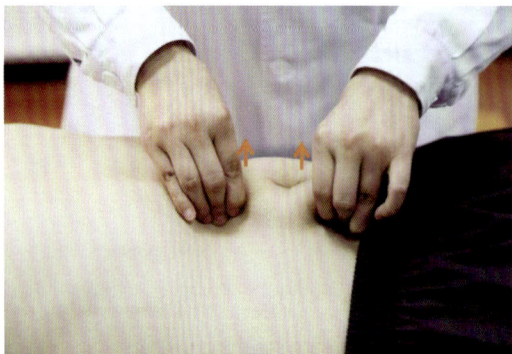

图 8-83　提拿腹肌

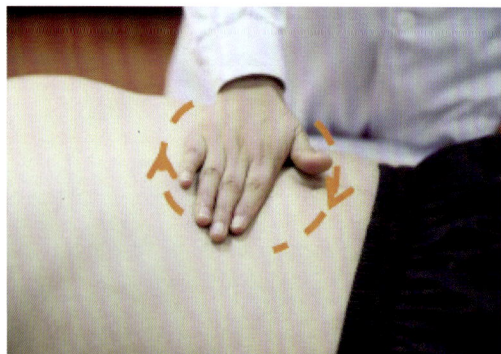

图 8-84　环摩脘腹

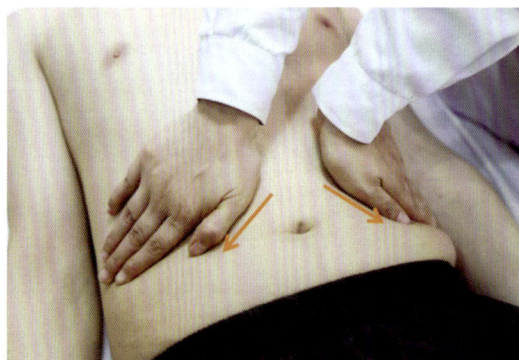

图 8-85　分推腹阴阳

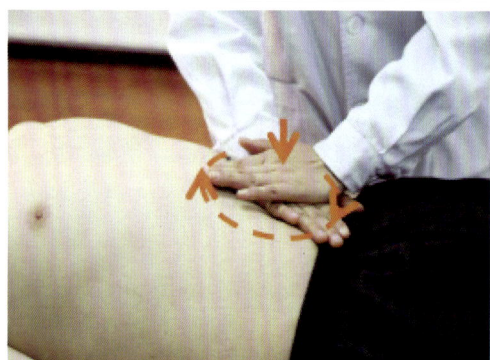

图 8-86　按揉脘腹

5. 推擦腹部　用双掌自胁下向腹部用力推擦，并逐渐向下擦至小腹部，以透热为度（图 8-87）。

6. 擦腰骶部　用双手掌根部着力于腰骶部，进行擦法操作，以局部透热为度（图 8-88）。

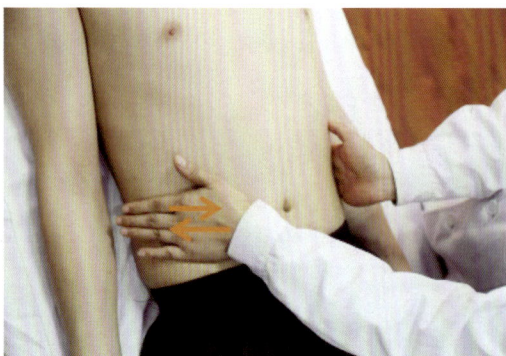

图 8-87　推擦腹部

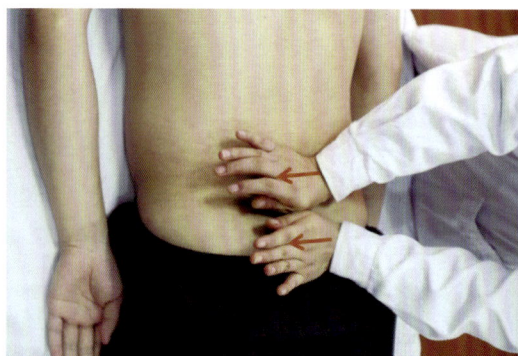

图 8-88　擦腰骶部

7. 推上肢　用一手掌大鱼际或全掌沿上肢内侧从上而下推到腕，然后转掌沿上肢外侧从下向上推至肩，并搓擦肩关节，反复数十次。另一侧用同法（图 8-89）。

8. 拿下肢　以一手拇指与四指相对用力沿下肢外侧自上而下捏拿至踝，然后沿下肢内侧，从下向上捏拿至腹股沟，反复数十次，再换另一侧（图 8-90）。

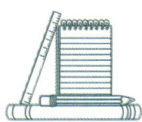

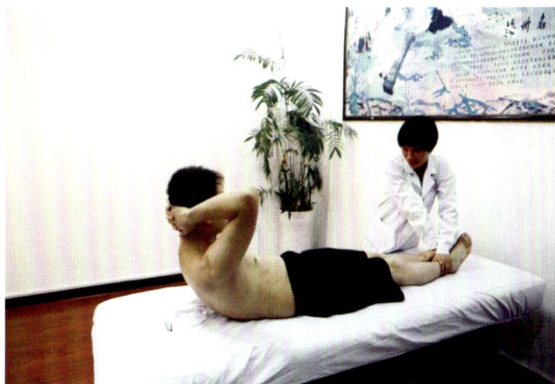

图 8-89　推上肢　　　　　　　　　　图 8-90　拿下肢

9.仰卧起坐　术者用双手固定受术者下肢，嘱其仰卧起坐。反复数遍，循序渐进（图 8-91）。

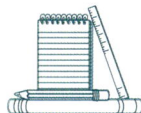

图 8-91　仰卧起坐

（二）各部位减肥推拿法

根据各部位减肥的需要，术者在全身推拿减肥法的基础上，着重在相应的部位进行手法操作，采用揉捏、提拿、弹拨、叩击手法为主，使之达到减肥目的。

（三）减肥推拿注意事项

1.推拿减肥主要适用于单纯性肥胖，对于继发性肥胖者则应首先进行病因治疗。

2.推拿手法应以中度、重度为主，总体原则倾向于泻法。

3.要树立信心，持之以恒，坚持长期减肥推拿保健。

4.注意饮食调理，少食高脂肪食物及油炸制品，尤其是晚餐不宜过饱。

5.为增强减肥效果，可嘱受术者每日一次坚持进行全身自我减肥推拿，并注意加强身体锻炼。

6.饭后 1 小时内不宜推拿；过度饥饿及疲劳时禁做推拿。

六、运动推拿保健

【学习目标】

1.熟悉运动推拿保健的操作方法。

2.了解运动推拿保健的临床运用。

运动推拿保健又称运动按摩保健，是指用手或肢体的其他部位，以一定的技巧动作作用于运动员，以预防运动创伤、加快体能恢复、提高竞技成绩为目的的一种推拿方法。其分类有以下三种：运动前推拿保健、运动中推拿保健和运动后恢复性推拿保健。

（一）运动前推拿保健

运动前推拿的主要目的是使运动者保持良好的竞技状态。运动员在比赛前或多或少地呈现出赛前状态。一般来讲，比赛规模越大，离比赛时间越近，赛前状态的反应就越明显，如心神不定、精神紧张、睡眠不好、心率加快、脉搏加快、呼吸加快、血压升高、血糖上升等。对此术者应该首先解决运动员的思想情绪问题，消除精神过度紧张的内在因素；掌握好运动员的心理，善于疏导，调节好情绪，使其心情舒畅，解除思想顾虑，正确对待比赛的胜负，消除比赛前精神紧张。在此基础上，再采取镇静性推拿手法，使运动员安静下来，得到必要的休息，为比赛做好体力准备。如果运动员在比赛以前表现出精神不振、信心不足、对比赛表现淡漠、食欲不振、四肢乏力、动作迟钝等，对此可采取兴奋性的推拿手法，调节其神经及精神状态，以解除疲劳，提高其兴奋性。运动前推拿每次施术 10 ～ 30 分钟，一般要求在运动前 30 分钟内完成。

1. 镇静性推拿保健　镇静性推拿又称催眠推拿，适用于赛前亢奋状态。在施行镇静性推拿手法时，要求环境安静，运动员仰面而卧，全身肌肉放松，呼吸均匀，双目微闭，思想集中；术者手法要求轻巧柔和，节律缓慢，力量适中。镇静性推拿整套手法操作时间约 30 分钟，受术者可有明显的睡意而入睡。

镇静性推拿的手法及操作步骤如下。

（1）推揉印堂穴　受术者取仰卧位。术者先用双手拇指指面由下向上交替平推印堂穴 30 ～ 60 次，然后在印堂穴处做顺时针及逆时针方向旋转揉动各 30 ～ 60 次（图 8-92）。

（2）推按眉弓至太阳　术者用双手拇指指面着力，由印堂穴向两侧先平推、后按压眉弓至太阳穴数遍（图 8-93）。

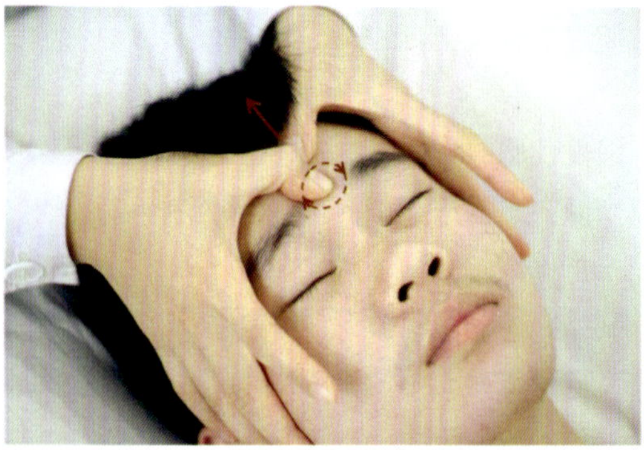

图 8-92　推揉印堂穴 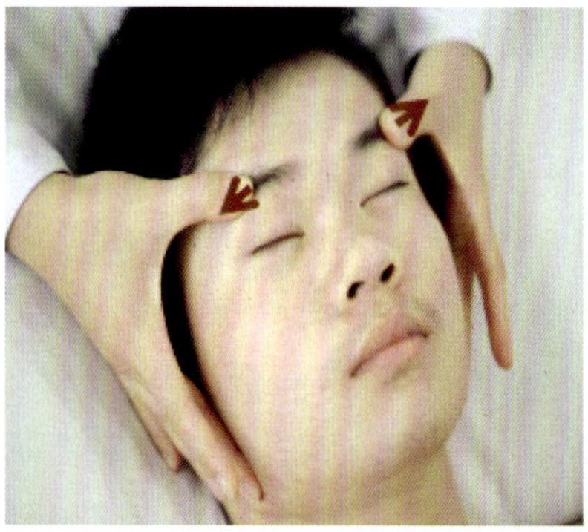　　　　　　　图 8-93　推按眉弓至太阳

（3）推擦头部　术者用双手拇指指面由前发际正中轻缓地向两侧推抚至耳后完骨穴处数次，继之用双手拇指指面由百会向两侧颞部分推数遍，然后用拇指擦百会穴、多指擦两侧颞部各 30 ～ 60 次（图 8-94）。

（4）揉压枕部　术者用一只手固定受术者的头部，用另一只手拇指指面揉压一侧风池穴至完骨穴一段各数遍，然后再揉压对侧（图 8-95）。

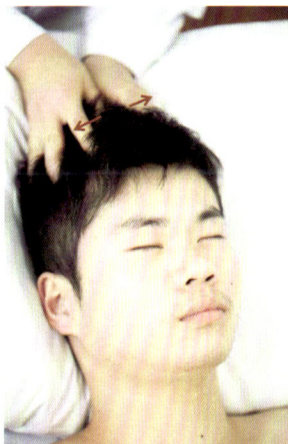

图 8-94　推擦头部

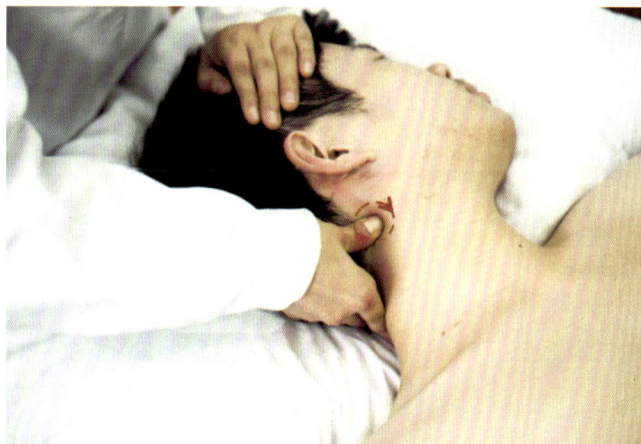

图 8-95　揉压枕部

（5）对压印堂及风府穴　术者用双手拇指分别放于印堂穴及风府穴处，相对用力挤压数秒钟，重复数次（图 8-96）。

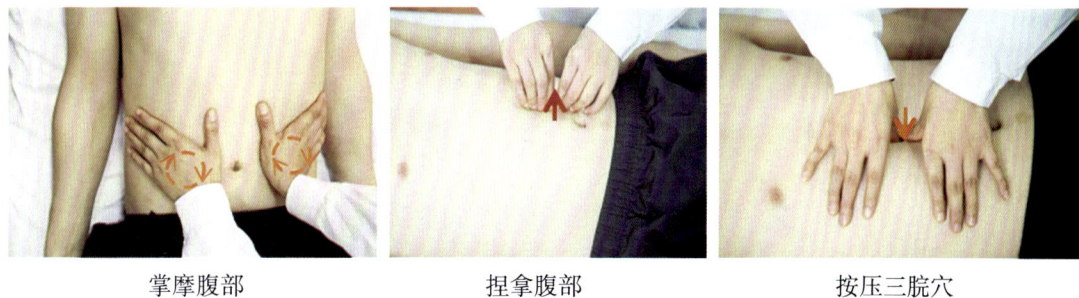

图 8-96　对压印堂及风府穴

（6）推摩捏拿腹部、按压三脘穴　术者用双手掌沿结肠方向顺时针推摩腹部多次，然后用双手指面缓慢地由上而下捏拿腹部数遍，继之用双手拇指由轻到重缓慢地随呼吸逐渐用力深压任脉的上脘、中脘、下脘穴，停留数秒钟，再慢慢抬起，重复数次（图 8-97）。

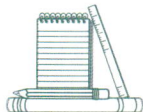

掌摩腹部　　　　　　　　　捏拿腹部　　　　　　　　　按压三脘穴

图 8-97　推摩捏拿腹部、按压三脘穴

（7）按揉足三里和三阴交穴　术者用拇指按揉两侧的足三里穴及三阴交穴数分钟（图 8-98）。

图 8-98 按揉足三里和三阴交穴

2. 兴奋性推拿保健 此手法多在比赛前 30 分钟内进行。兴奋性推拿的手法及操作步骤如下。

（1）掐擦前顶至后顶穴 术者先用一只手固定头部，另一只手拇指爪甲部着力，快速地由前顶穴经百会穴掐至后顶穴处数遍，然后多指并拢、指端着力快速地擦前顶穴至后顶穴一段数十次（图 8-99）。

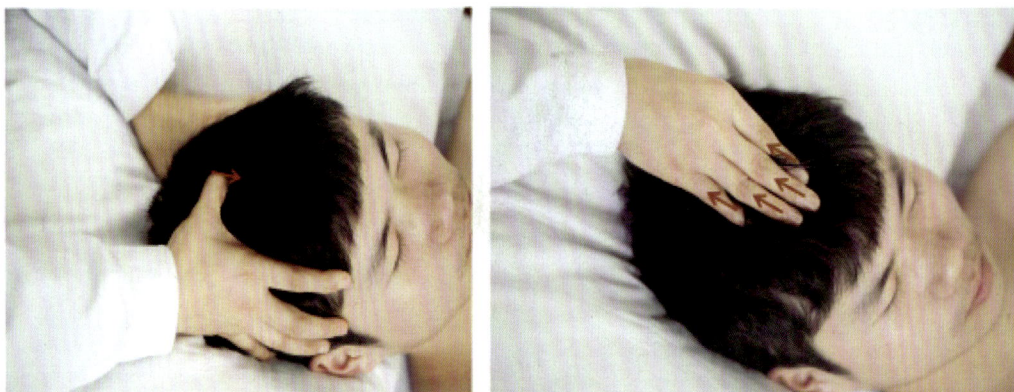

图 8-99 掐擦前顶至后顶穴

（2）按揉太阳穴并叩击颞部 术者先用双手中指同时按揉两侧太阳穴十数遍，然后用双手多指端快速叩击两侧颞部数十次（图 8-100）。

按揉太阳穴　　　　　　　　　　　　　叩击颞部

图 8-100 按揉太阳穴并叩击颞部

（3）掐擦大椎穴 术者先用拇指爪甲部着力，重掐大椎穴 5～7 次，然后用手掌根部着力，上下往返快速擦大椎穴数十次（图 8-101）。

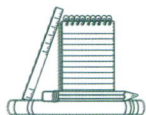

（4）揉拿曲池和合谷穴　术者用一只手固定前臂，另一只手拇指先重揉再捏拿合谷穴数遍，然后用拇指揉再捏拿曲池穴数遍（图8-102）。

（5）揉拨足三里、申脉和昆仑穴　术者用双手拇指同时施力，依次重揉、快拨两侧足三里、申脉及昆仑穴，要多揉、少拨，以酸胀感为度（图8-103）。

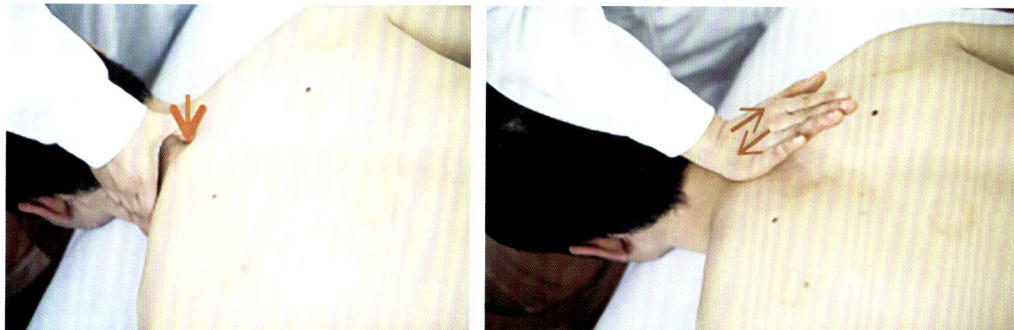

图8-101　掐擦大椎穴

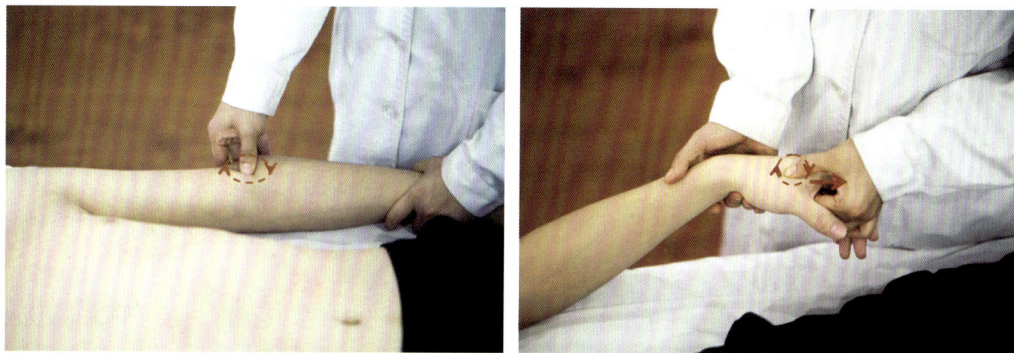

图8-102　揉拿曲池和合谷穴

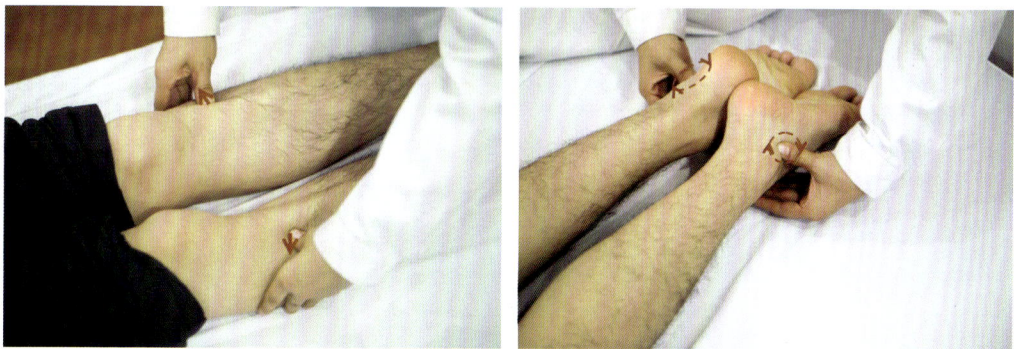

图8-103　揉拨足三里、申脉和昆仑穴

（6）捏拿叩击四肢部　术者根据运动项目，对需运动的肢体施行重而快的捏拿及叩击手法数遍（图8-104）。

（7）擦叩背部、捏提肩井穴　术者先擦背腰部数遍，继之用双手掌或空拳拍打、叩击背腰部脊柱及两侧数遍，然后双手同时捏提两侧肩井穴及肩部数遍，结束手法操作（图8-105）。

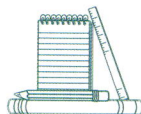

图 8-104　捏拿叩击四肢部

搓叩背部　　　　　　　　　　　　　　　　　捏提肩井穴

图 8-105　搓叩背部、捏提肩井穴

兴奋性按摩手法一般刺激较强、速度较快、时间较短，整套手法操作应在 30 分钟内结束。

（二）运动中推拿保健

1. 揉太阳、拿五经及拿风池　运动员取坐位。

（1）先用双手拇指或食指、中指指面按揉其两侧太阳穴。

（2）一手扶住枕后部，另一手五指微屈，以五指指腹着力捏拿其头部五经（即督脉及两旁足太阳、足少阳在头部循行的节段），从前发际捏拿至后枕部。反复操作数遍，紧拿慢移，左右同法，各 1 分钟左右。

（3）一手扶持其前额，另一手以拇指和食指、中指相对着力捏拿两侧风池，先上后下，由轻渐重，反复操作数次（图 8-106）。

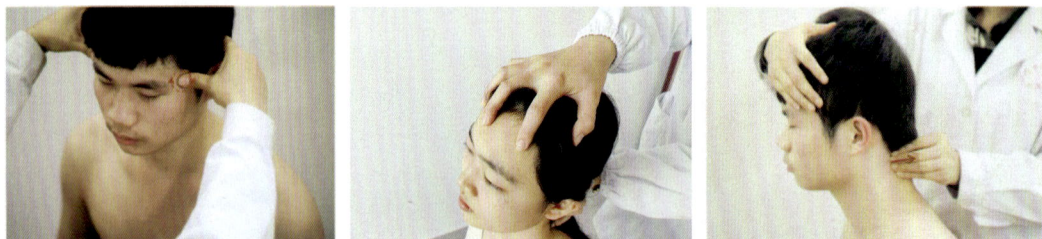

揉太阳　　　　　　　　　　拿五经　　　　　　　　　　拿风池

图 8-106　揉太阳、拿五经及拿风池

2. 抹前额、振眉头及啄头顶　运动员取坐位。

（1）两手张开，以食、中、无名三指扶持其头颞部，拇指指腹着力相继交替推抹其前额、攒竹至丝竹空穴，各数次。

（2）一手扶持其后枕部，另一手用拇指和食指相对按其两侧眉头攒竹穴，并做节律持续振颤 1 分钟左右。

（3）两手五指微屈，用指端啄击头顶数次（图 8-107）。

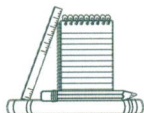

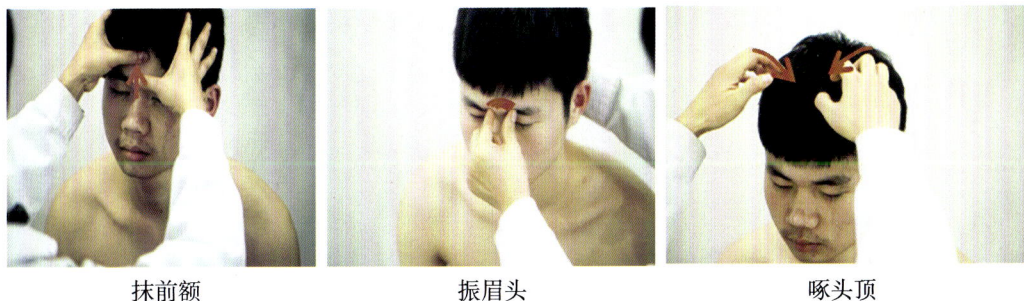

抹前额　　　　　　　振眉头　　　　　　　啄头顶

图 8-107　抹前额、振眉头及啄头顶

3. 擦腰背、按脊柱及叩八髎　运动员取俯卧位。

（1）用擦法施于腰背脊柱及其两侧大椎至八髎部，紧擦慢移数分钟。

（2）两掌相叠，以掌根、鱼际着力按压其腰背脊柱，反复按压数遍。手法稳实明快，富有弹性。

（3）用虚掌或空拳叩击腰骶部各数遍（图 8-108）。

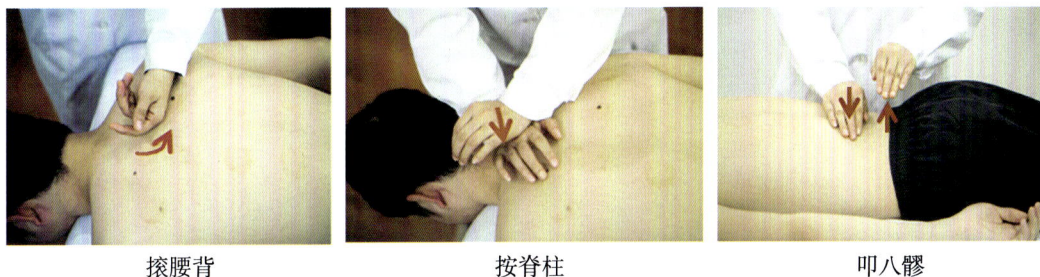

擦腰背　　　　　　　按脊柱　　　　　　　叩八髎

图 8-108　擦腰背、按脊柱及叩八髎

4. 提肩肌、按背俞及搓胁腰　运动员取俯卧位。

（1）用两手拇指和食指、中指相对捏拿其两侧肩肌各数遍，由轻渐重，缓和明快，左右交替。

（2）用两手拇指指腹自上而下按揉脊柱两侧背俞穴，着重于肺俞、心俞、脾俞、肾俞、大肠俞等穴，反复数遍。

（3）用两手掌面相对搓摩其胸胁、腰部（自腋下至髂前上棘部）数遍，紧搓慢移（图 8-109）。

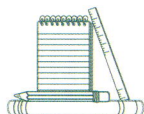

提肩肌　　　　　　　按背俞穴　　　　　　搓胸胁

图 8-109　提肩肌、按背俞及搓胁腰

5. 搓肩臂、抖上肢及拔伸五指　运动员取坐位。

（1）用两手掌面相对搓摩上肢，从肩、肘至腕部，反复数遍。快搓慢移，左右交替。

（2）用两手握持其腕掌部，做小幅度的上下持续颤抖 1 分钟左右，左右交替。

（3）用屈曲的食指、中指指间紧夹，依次拔伸手五指各 1 次，左右交替（图 8-110）。

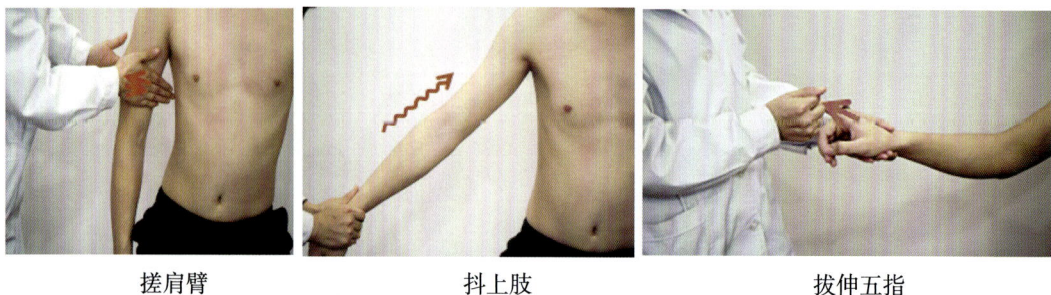

搓肩臂   抖上肢   拔伸五指

图 8-110   搓肩臂、抖上肢及拔伸五指

6. 屈髋膝、摇踝部及搓下肢   运动员取仰卧位。

（1）用两手握持其小腿部，做髋、膝关节屈伸活动，并做较小幅度的过伸扳动各数遍，柔缓蓄劲，左右交替。

（2）用两手握持其足跟和足掌部，同时用力使踝部做环转旋摇和屈伸扳动动作各数遍，稳实蓄劲，左右交替。

（3）用两手掌面相对用力搓摩其下肢内外两侧，自上而下，各数遍，紧搓慢移，左右交替（图 8-111）。

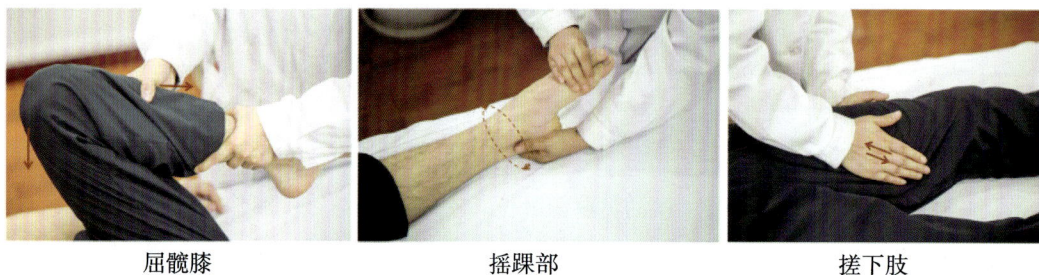

屈髋膝   摇踝部   搓下肢

图 8-111   屈髋膝、摇踝部及搓下肢

（三）运动后恢复性推拿保健

部分运动员在比赛后或训练后出现腰背酸痛、四肢酸软、全身疲乏等，可采用恢复性推拿，以帮助运动员消除疲劳、恢复体力和消除伤痛。恢复性推拿可起抑制、镇静作用，故手法动作较缓，刺激量较重，时间也较长。

运动后推拿要注意全身系统推拿和主要运动部位局部推拿的密切结合，根据不同的运动项目，着重施术于负荷较大的器官和部位。对极度疲乏的运动员，可以实行全身系统性的恢复按摩，以全面消除疲劳和紧张状态，迅速恢复运动能力。手法强度和用量的掌握，手法操作规程的选择，均应个别对待，即根据其所表现的疲劳和紧张状况酌定，通常以轻柔和缓的手法为宜。

恢复性推拿的手法操作部位应根据运动员的运动项目有所侧重。运动后恢复性推拿保健的常规操作部位及手法如下。

1. 推摩揉拨背腰部   受术者取俯卧位。术者立其侧方，用双手掌由上而下同时或交替先推后摩再揉，最后弹拨背腰部的督脉及两膀胱经各数遍（图 8-112）。

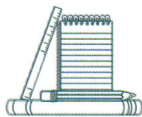

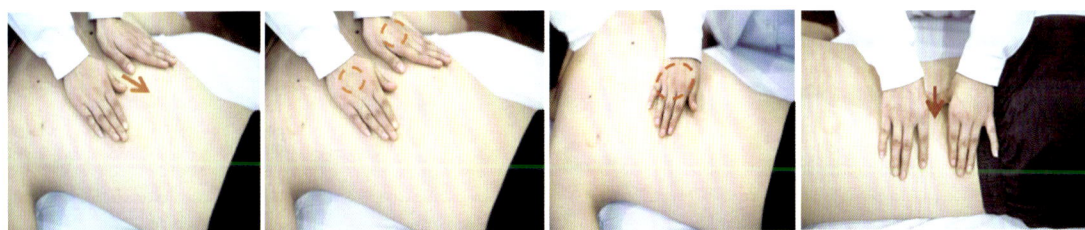

| 推背腰部 | 摩背腰部 | 揉背腰部 | 拨背腰部 |

图 8-112　推摩揉拨背腰部

2. 捏挤搓叩背腰部　受术者取俯卧位。术者先用双手指面自上而下捏拿背腰部数遍；再用双手掌从腰部两侧向脊柱方向用力推挤数遍，以腰部有酸胀感为度；然后自上而下搓背腰骶部数遍；最后用双手虚掌、空拳或掌侧轻快地反复叩击背腰骶部数遍（图 8-113）。

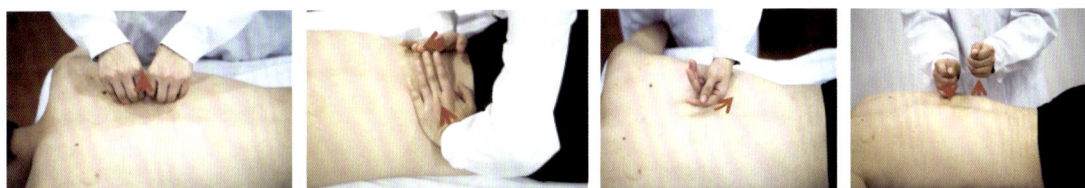

| 捏背腰部 | 挤背腰部 | 搓背腰部 | 叩背腰部 |

图 8-113　捏挤搓叩背腰部

3. 按揉压背腰部腧穴　受术者取俯卧位。术者先用双手拇指由上而下按压督脉腧穴数遍，然后用双手拇指重点按揉两侧的肺俞、肝俞、脾俞、肾俞、腰阳关各数秒钟，以有酸胀感为佳（图 8-114）。

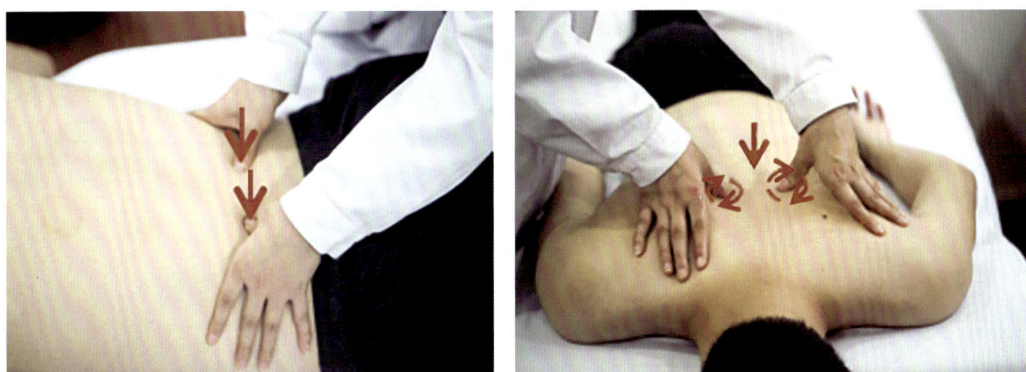

| 按压背腰部腧穴 | 按揉背腰部腧穴 |

图 8-114　按揉压背腰部腧穴

4. 推揉捏拿叩搓下肢后侧　受术者取俯卧位。术者用双手掌面由小腿至臀部后侧先推后揉再捏拿各数遍；然后用双手虚拳或掌侧轻快地上下往返交替叩击、拍打并搓动下肢后侧数遍（图 8-115）。

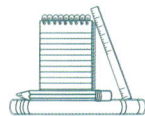

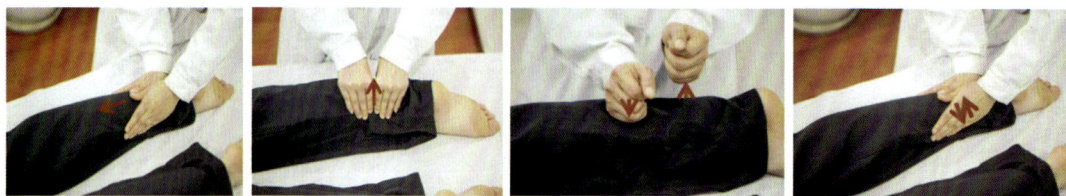

| 推揉下肢后侧 | 捏拿下肢后侧 | 叩下肢后侧 | 搓下肢后侧 |

图 8-115   推揉捏拿叩搓下肢后侧

5. 按揉下肢后侧腧穴   受术者取俯卧位。术者用双手拇指指面按揉环跳、承扶、殷门、委中、承筋、承山、昆仑、太溪等穴数秒钟（图 8-116）。

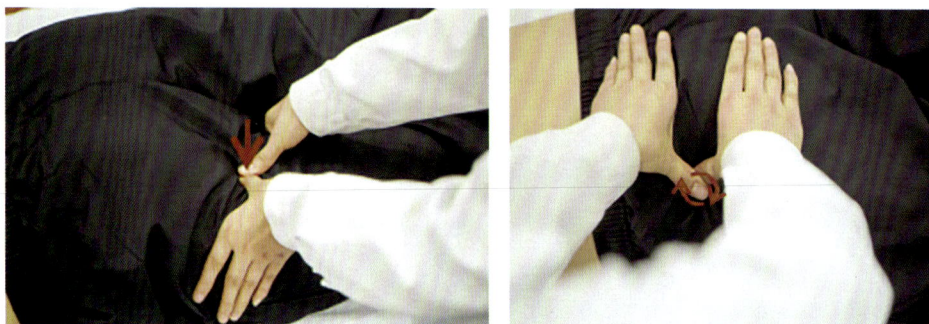

图 8-116   按揉下肢后侧腧穴

6. 推揉捏拿叩搓下肢   受术者取仰卧位。术者用双手掌面由小腿至臀部前侧先推后揉再捏拿各数遍；然后用双手虚拳或掌侧轻快地上下往返交替叩击、拍打并搓动下肢数遍（图 8-117）。

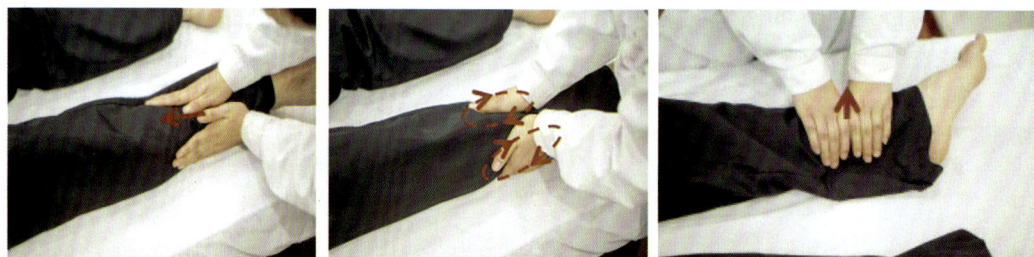

| 推下肢 | 揉下肢 | 捏拿下肢 |

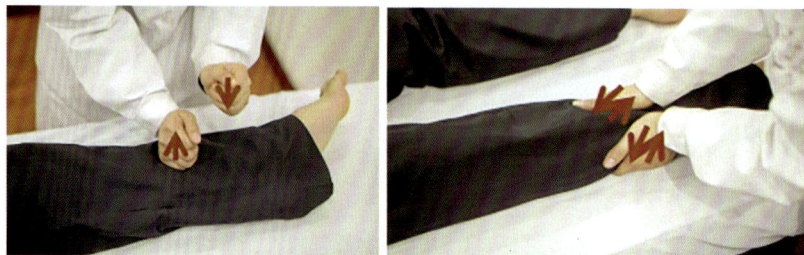

| 叩下肢 | 搓下肢 |

图 8-117   推揉捏拿叩搓下肢

7. 按揉下肢前侧腧穴并活动下肢   受术者取仰卧位。术者先用双手拇指按揉压髀关、风市、梁丘、阳陵泉、足三里、解溪、血海、阴陵泉、三阴交等穴各数秒钟；再以大鱼际压放气冲穴1次，以有热流传至下肢为佳；然后用双手握拿下肢肌肉；屈伸和摇转髋、膝、踝关节数遍，再快速牵抖下肢数遍（图 8-118）。

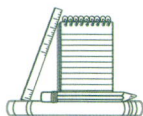

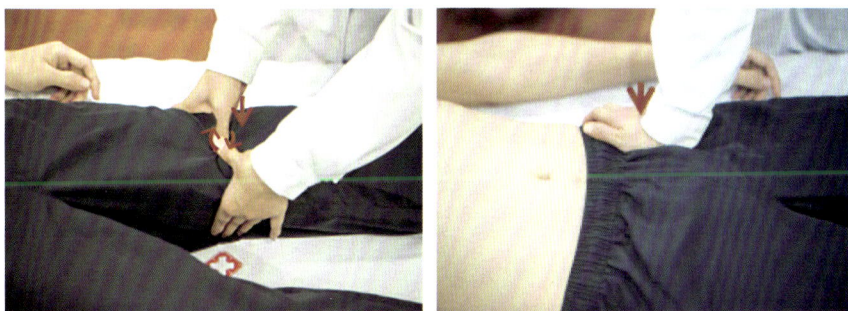

按揉下肢前侧腧穴

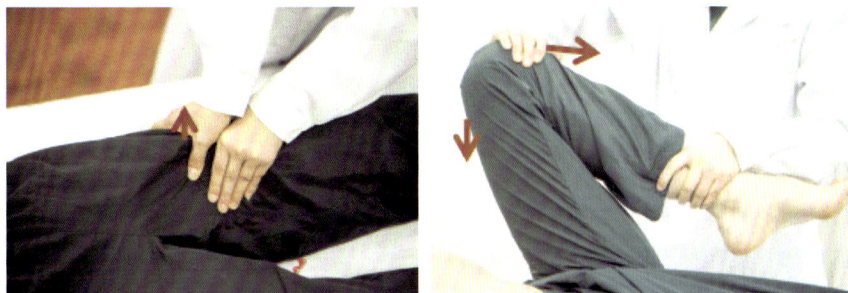

活动下肢

图 8-118 按揉下肢前侧腧穴并活动下肢

8. 推揉捏拿叩擦胸部（不适用于女性运动员） 受术者取仰卧位。术者先用双手指面或手掌由胸部正中向两侧推、揉各数遍，再捏拿或弹拨胸大肌数遍，用指端轻快地叩击胸部数十次，最后掌擦胸部数十次或抚摩胸部数遍（图 8-119）。

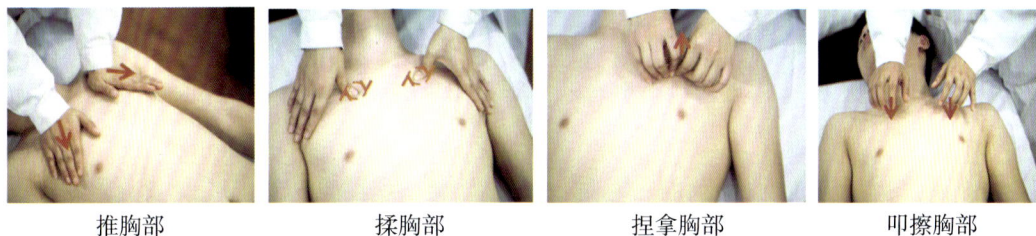

推胸部　　　　　　揉胸部　　　　　　捏拿胸部　　　　　　叩擦胸部

图 8-119 推揉捏拿叩擦胸部

9. 揉拿叩搓活动上肢 受术者取仰卧位。术者先用双手上下往返轻快地揉捏、拿挤上肢各数遍，然后用掌侧或空拳轻快地上下叩击上肢部数遍，再快速地往返搓上肢数遍，最后抖动上肢数遍（图 8-120）。

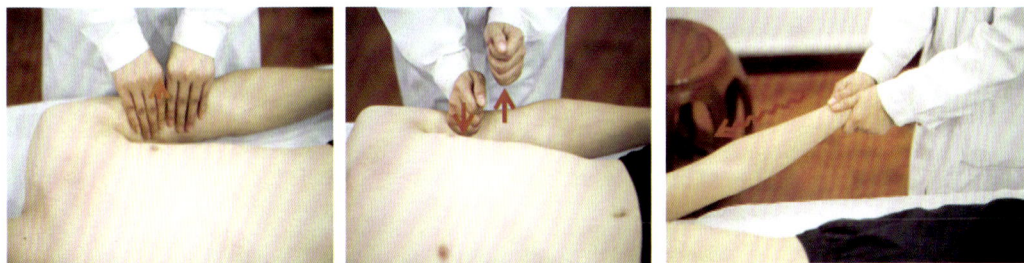

揉拿上肢　　　　　　　叩搓上肢　　　　　　　活动上肢

图 8-120 揉拿叩搓活动上肢

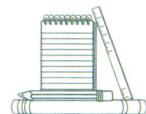

10. 按揉上肢腧穴　受术者取仰卧位。术者先用拇指按揉上肢的肩髃穴、肩贞穴、曲池穴、手三里穴、外关穴、合谷穴、神门穴、后溪穴各数秒钟，按压颈臂穴，以上肢产生胀、麻、热感为度（图 8-121）。

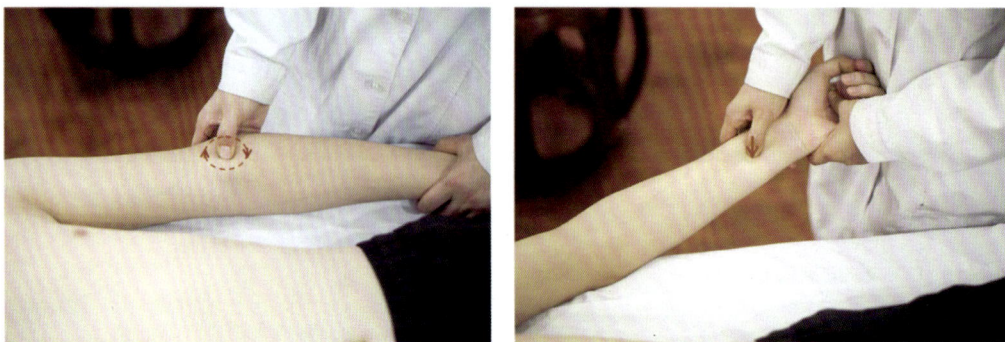

图 8-121　按揉上肢腧穴

11. 揉颈部、拿肩井　受术者取仰卧位。术者揉拿颈部数十次，然后拿肩井穴及肩部肌肉数遍，结束运动后的全身恢复性推拿（图 8-122）。

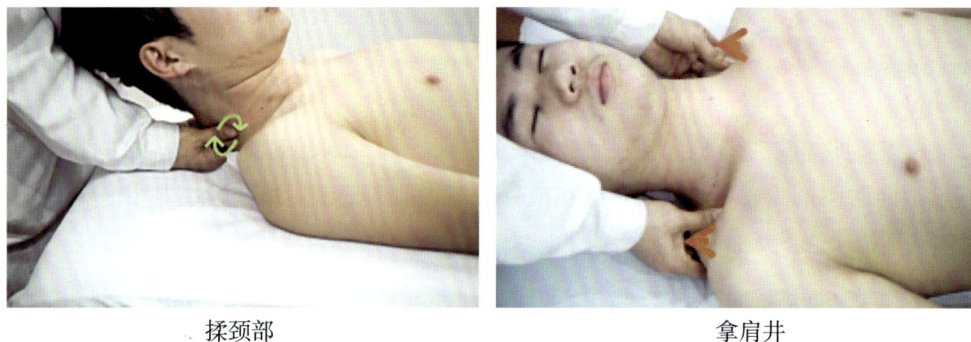

揉颈部　　　　　　　　　　　　　　　　　拿肩井

图 8-122　揉颈部、拿肩井

知识链接

进行运动推拿保健时，一定要根据运动员的具体情况选择适宜的部位、体位及手法。

项目二　自我推拿保健

【学习目标】

熟悉自我推拿保健的操作方法。

自我推拿保健又称自我按摩保健，是术者运用推拿手法，亦可借助于器械，在自身上进行操作，以保健强身、防治疾病的一种推拿方法。通过自我推拿保健，可以达到调整阴阳、调和气血、疏通经络、调整脏腑功能、增强体质、强筋壮骨等功效。它属于主动性推拿保健类别，具有操作简便、适应证广、疗效明显、经济安全、容易推广、不需别人帮助、不受时间及地点限制等优点，因此在中医养生保健学中占有重要的地位，越来越受到人们的重视。自我推拿保

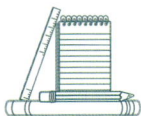

健常结合易筋经、八段锦等推拿练功，可以提高疗效，为历代医家所推崇。在自我推拿时，一般多用仰卧位（用于头面颈项胸腹部、肢体的前侧及外侧部）、侧卧位（用于胁肋腰臀部）和坐位（用于全身各部位）。操作时要求思想专注集中，调节呼吸，动作意念配合，且要持之以恒，方能收效，故又称为自我推拿保健功。自我推拿保健的操作方法灵活易行，可根据具体情况来选择应用；可以身体的某一部位为重点，如单独做腰部推拿保健等，也可以全身为重点，做广泛性的全身自我推拿保健。每次操作时间 30 分钟左右，早晚各 1 次为佳，时间选在清晨起床前或夜间临睡前。坚持每天做 1 次，每 7 次为 1 个疗程，每疗程之间休息 3 天，可长期坚持，效果更佳。自我推拿的保健方法很多，不少方法大同小异，这里介绍其中一套方法。

一、自我推拿保健操作方法

1. 开天门　坐位，两手微握拳，用两大拇指指腹从印堂交替直推至前发际正中，30 ～ 60 次（图 8-123）。

2. 推坎宫　坐位，两手食指屈曲，大拇指按于太阳穴上，用屈曲食指的桡侧缘置于前额正中，由内向外沿眉弓上方分推至眉梢处，反复操作 30 ～ 60 次（图 8-124）。

扫一扫，查阅 PPT、视频、知识链接等数字资源

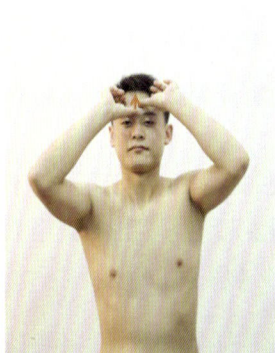

图 8-123　开天门

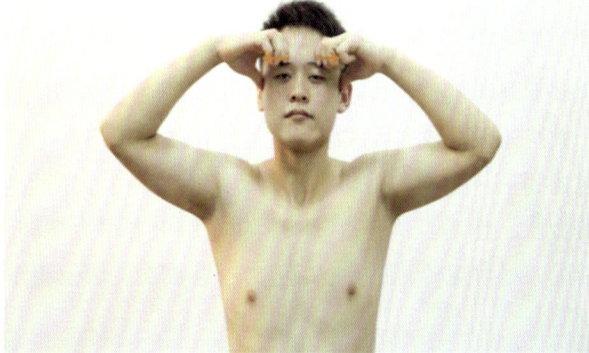

图 8-124　推坎宫

3. 推太阳　坐位，用两手中指指端置于太阳穴上，稍用力做顺、逆时针方向的按揉各 1 分钟左右，然后再用力向上、向耳后推挤太阳穴至风池穴，以局部有酸胀感为宜（图 8-125）。

4. 挤风池　坐位，双手拇指分别置于脑后风池穴上，余四指置于头侧部，两肘尖外翘，然后两肘部内收，拇指用力向内上方按揉 1 分钟左右，同时四指指腹与拇指相对用力拿头的后侧部，放松，重复再按数次，以局部有明显酸胀感为度（图 8-126）。

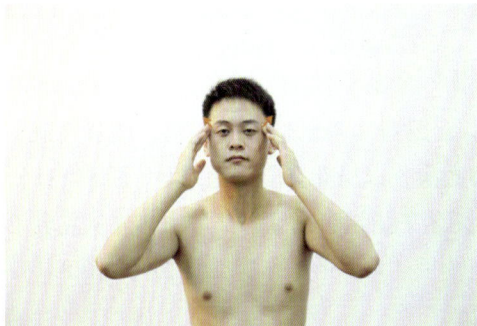

图 8-125　推太阳

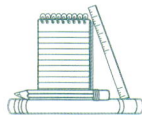

图 8-126　挤风池

5. 揉百会 坐位，闭目静息，用单手中指指腹或指端按揉头顶百会穴（两耳尖连线的中点处）1 分钟左右，以出现明显酸胀感为宜（图 8-127）。

6. 五指击头 坐位，双手十指分开微屈，用指端由前发际向后叩击至后发际，叩击时需连续不断，腕关节放松，用力不要太大，叩 1 分钟左右（图 8-128）。

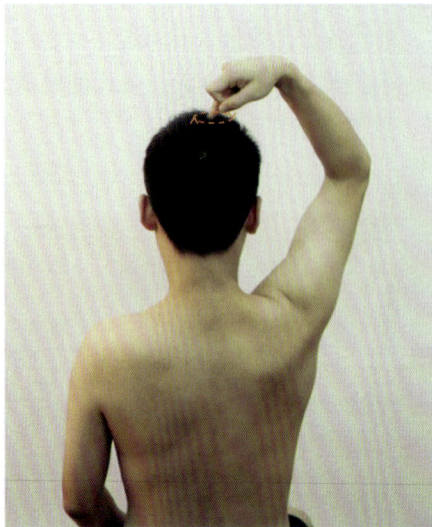

图 8-127 揉百会

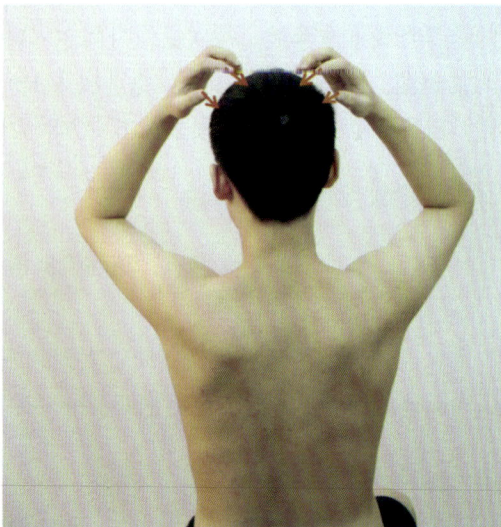

图 8-128 五指击头

7. 搓擦双耳 坐位，用双手食指、中指分别夹住两耳并做上下搓擦数次，然后将中指插入两耳孔，做快速振颤数次后拔出，重复操作数次（图 8-129）。

8. 捏摇颈项 坐位，用两手掌大鱼际或者一手大拇指与其余四指对合用力由上向下反复提捏颈项部数次，然后身体正直，头颈向左后上方尽力摇转，眼看左后上方，再回到中立位，头颈向右后上方尽力摇转，眼看右后上方，各数次。切记动作要缓慢（图 8-130）。

图 8-129 搓擦双耳

图 8-130 捏摇颈项

9. 擦迎香 鼻是呼吸出入的门户，为肺之窍。经常推拿鼻部能宣肺通窍、调节气道。用双手中指指腹分别置于鼻旁迎香穴上，上下快速推擦数次，以局部有温热感为度（图 8-131）。

10. 摩胸膛 右掌按于两乳之间，用食、中、无名三指指腹或掌根部着力，先从左乳下环形推摩心前区，复原，再沿右乳下环形推摩，如此连续呈"∞"形操作，反复数次（图 8-132）。

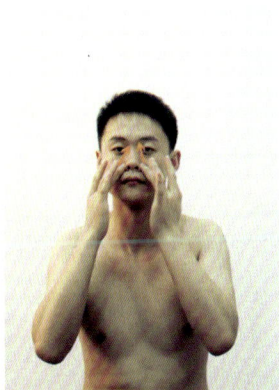

图 8-131　擦迎香

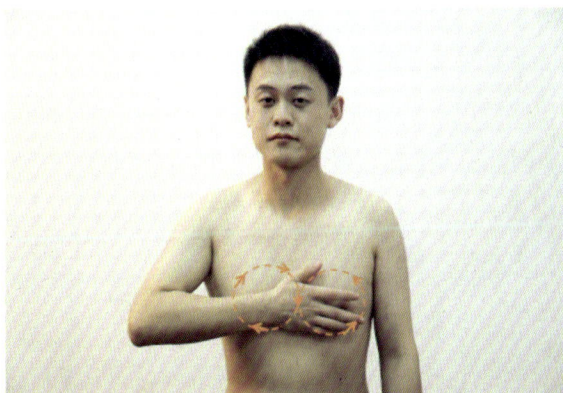

图 8-132　摩胸膛

11. 擦摩膻中　坐位或仰卧位，左手或右手的四指并拢置于膻中穴，顺、逆时针方向运膻中穴各 1 分钟左右，然后上下往返推擦膻中穴 1 分钟左右，以局部有温热感为度（图 8-133）。

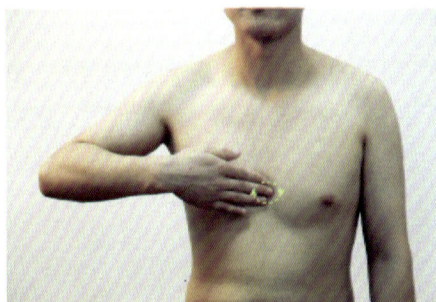

运膻中　　　　　　　　　　　　　　　推擦膻中

图 8-133　擦摩膻中

12. 勾天突　用中指或食指指端置于天突穴处，向下向内勾揉 1 分钟左右（图 8-134）。

13. 点揉中府　坐位，两手臂交叉抱于胸前，用两手中指指端置于两侧中府穴上，稍用力顺、逆时针方向点揉各数次（图 8-135）。

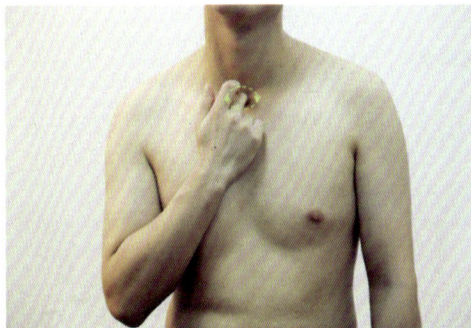

图 8-134　勾天突

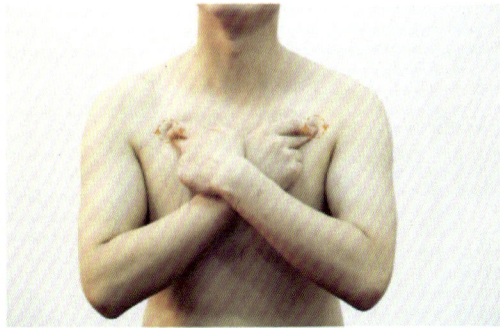

图 8-135　点揉中府

14. 理三焦　坐位或仰卧位，两手四指相交叉，横按于膻中穴，两掌根按于两乳内侧，配合呼吸，呼气时自上而下，稍用力平推至下腹尽处，吸气时双手上移，推至膻中穴，反复数次（图 8-136）。

15. 疏肋间　坐位或仰卧位，两手掌横置于两腋下，手指张开，指间距与肋骨的间隙等宽，

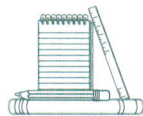

先用右手掌向左分推至胸部，再用左手掌向右分推至胸部，由上而下，交替分推，往返数次。亦可先用左手掌横置于胸部正中，手指分开，指距与肋间隙等宽，从胸部正中向右侧腋下分推梳理肋间，然后用右手掌向左梳理肋间，两手交替分推至胁肋，从上至下，往返数次。注意手掌应紧贴肋间，用力平稳，动作轻快柔和，以胸肋有温热感为宜（图 8-137）。

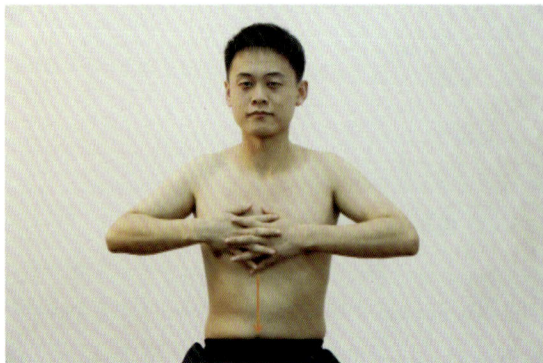

图 8-136   理三焦   图 8-137   疏肋间

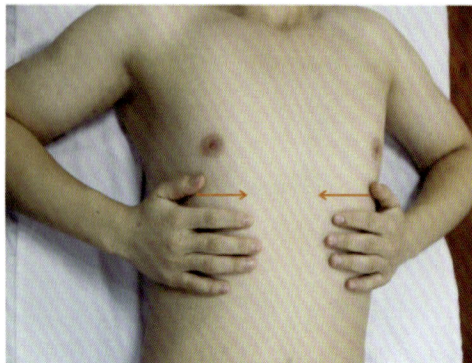

16. 宽胸法   坐位，右手虚掌置于左乳上方，适当用力拍击并逐渐横向移动至另一侧，来回数次。再以两手掌交叉紧贴乳上方及腋下，由腋下沿季肋向下至髂嵴，来回推擦，横向用力擦动数次。然后两手掌虎口置于两腋下，由腋下沿季肋向下至髂嵴，来回推擦，以透热为度（图 8-138）。

拍胸部   推擦胸部

图 8-138   宽胸法

17. 按揉章门、期门等胸胁部穴位   用两手指面或掌面分别置于两侧的章门、期门、日月穴上，稍用力按揉各 1 分钟左右（图 8-139）。

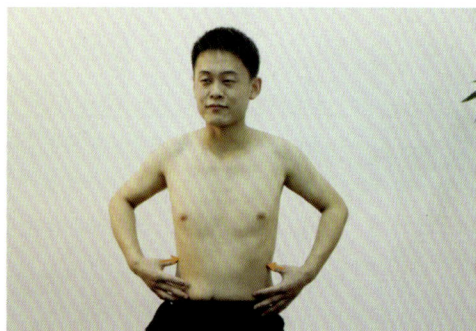

图 8-139   按揉章门、期门等胸胁部穴位

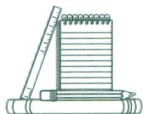

18. 擦胁肋　两手五指并拢置于胸前乳下，沿胁肋方向搓擦并逐渐下移至浮肋，往返数次，以胁肋部有温热感为宜（图 8-140）。

19. 分推腹阴阳　两手掌置于剑突下，稍用力沿肋弓自内而外向两边分推，逐渐向下移动至肚脐处，往返数次（图 8-141）。

图 8-140　擦胁肋

图 8-141　分推腹阴阳

20. 摩脘腹　单手或双手叠掌置于肚脐部，顺、逆时针方向摩运脘腹部数分钟（图 8-142）。

21. 按揉中脘　用食、中二指或食、中、无名三指并拢置于中脘穴上，采用腹式呼吸，吸气时稍用力下按，呼气时做轻柔的环形揉动，如此操作数分钟（图 8-143）。

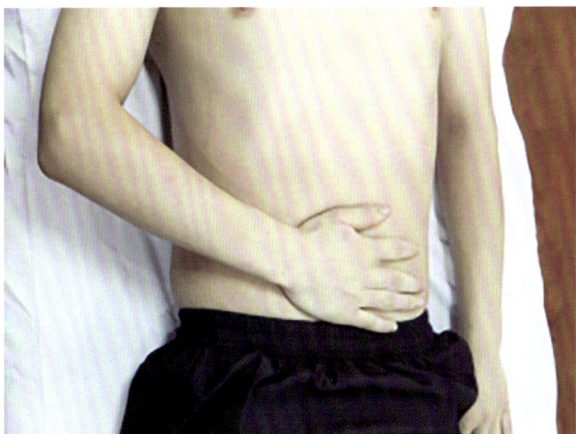

图 8-142　摩脘腹

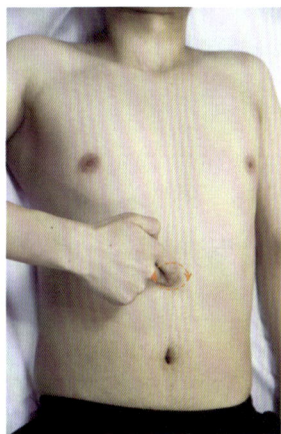

图 8-143　按揉中脘

22. 按揉天枢　用食、中二指按揉双侧天枢穴，顺、逆时针按揉数分钟（图 8-144）。

23. 按揉气海　取坐位或仰卧位，用食、中二指或食、中、无名三指并拢置于气海穴上，稍用力按揉，以出现酸胀感为度（图 8-145）。

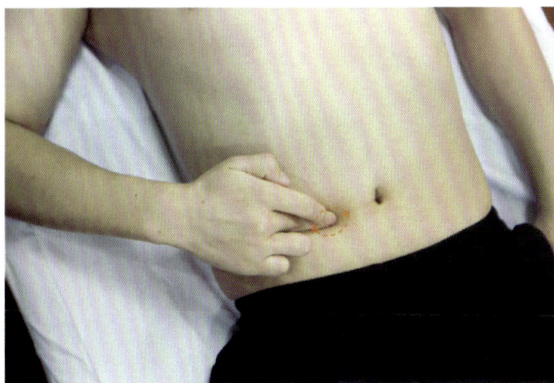

图 8-144　按揉天枢

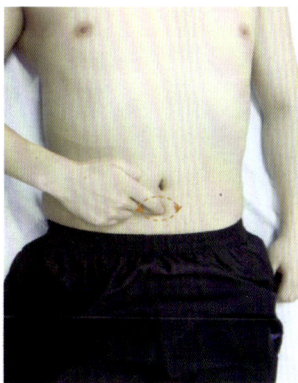

图 8-145　按揉气海

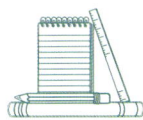

24. 掌揉神阙　双手叠掌，掌根置于神阙穴处，做顺、逆时针方向的揉动各数次（图 8-146）。

25. 摩关元　用单掌掌根置于关元处，以关元为中心，做顺、逆时针方向的摩动各数次，配合呼吸，呼气时向内向下按压关元穴 1 分钟左右，吸气时放松（图 8-147）。

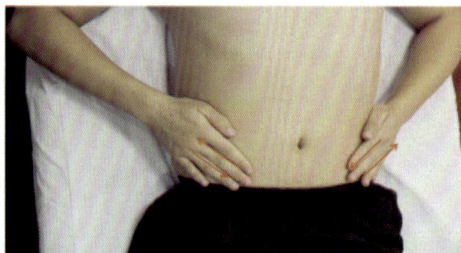

图 8-146　掌揉神阙

图 8-147　摩关元

26. 擦少腹　双手掌分别置于两胁下，同时用力斜向少腹部推擦至耻骨联合部，往返操作，以透热为度（图 8-148）。

27. 揉腰眼　站立位，两手握拳，屈肘，将拳眼置于腰眼处，做顺、逆时针方向的按揉各数次，以局部有酸胀感为宜（图 8-149）。

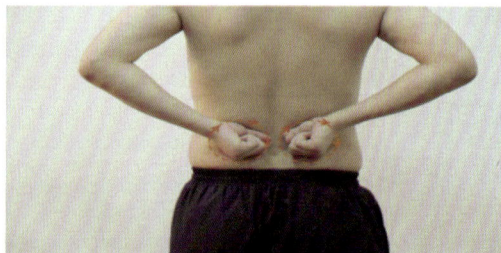

图 8-148　擦少腹

图 8-149　揉腰眼

28. 晃腰脊　站立位，两足分开与肩同宽，两手虎口自然叉腰，做腰部顺、逆时针方向的摇晃各数次，亦可同时配合腰部的俯仰活动（图 8-150）。

29. 摩肾俞　先把两手掌搓热后置于肾俞穴上，然后同时做环形转动抚摩，共 30 ～ 60 次。若有肾虚腰痛诸症者，可适当增加次数（图 8-151）。

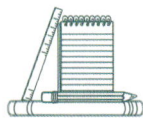

图 8-150　晃腰脊

图 8-151　摩肾俞

30. 揉命门 以单手掌根或食、中二指点按在命门穴上，做环形揉动，用力大小以局部有明显酸胀感为度，可顺、逆时针方向各做数次（图 8-152）。

31. 擦腰骶 身体微前倾，屈肘，两手掌分别置于两侧腰部，以全掌或小鱼际部着力，做快速的往返擦动至骶尾部，以透热为度。亦可使用干毛巾，手握两端，做横擦腰骶部动作，以透热为度（图 8-153）。

图 8-152 揉命门　　图 8-153 擦腰骶

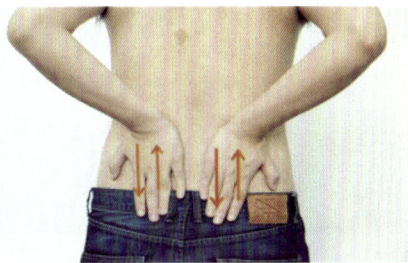

32. 揉肩臂 坐位，先以右手掌指面按在左肩上，拇指及其余四指相对，沿着肩臂的内外侧，用力向下拿揉到腕指部，如此重复数次，再换左手同法操作（图 8-154）。

33. 清肺经 右手掌先置于左锁骨外侧下方，用食、中、无名三指指腹推擦中府、云门穴至透热后，以掌根沿着肩前、上臂内侧前上方，经前臂桡侧至腕、拇指、食指背侧（肺经循行路线），上、下往返推擦数次，然后换左手用同法操作右侧（图 8-155）。

34. 拿心经 右手拇指置于左侧腋下，余四指置于上肢内侧，虎口张开如钳状，边拿捏边按揉，沿上臂内侧渐次向下操作至腕部神门穴，如此往返操作数次，再换手用同法操作右侧（图 8-156）。

35. 点拨极泉 以右手四指置于左侧胸大肌外侧，拇指置于胸大肌内侧，此时食指、中指自然点按在腋下极泉穴，边做捏拿胸大肌，边以食指、中指点揉极泉穴，操作数次，再拨极泉穴，然后换手同法操作右侧数次（图 8-157）。

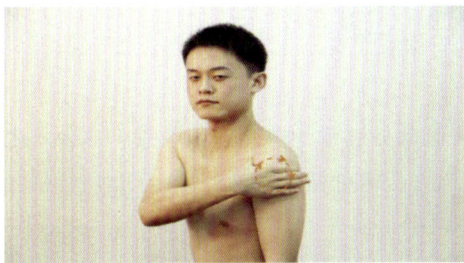

图 8-154 揉肩臂　　图 8-155 清肺经

图 8-156 拿心经　　图 8-157 点拨极泉

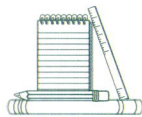

36. 点按内关 用右手拇指点按在左手内关穴上，余四指在腕背辅助，拇指用力点按内关穴约1分钟，然后按揉内关穴，重复数次，再换手用同法操作右侧（图8-158）。

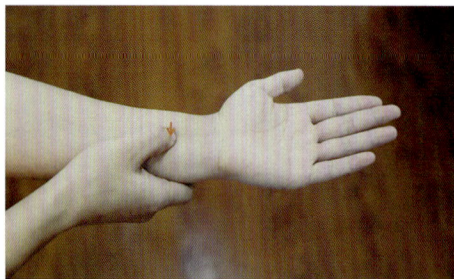

37. 揉神门 右手握住左手腕部，拇指置于左腕尺侧神门穴处，以拇指端用力向内向上点按神门穴约1分钟，然后按揉神门穴，重复数次，再换手用同法操作右侧（图8-159）。

图 8-158 点按内关

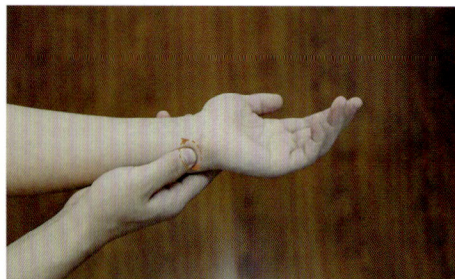

图 8-159 揉神门

38. 拿合谷 右手拇指、食指相对按拿、点揉左侧合谷穴1分钟左右，然后换手用同法操作对侧（图8-160）。

39. 搓腿股 坐位，双掌先夹持一侧大腿内、外侧，尽量从上向下搓动至小腿数次，然后换另一侧进行同样操作（也可用叩击法）（图8-161）。

图 8-160 拿合谷

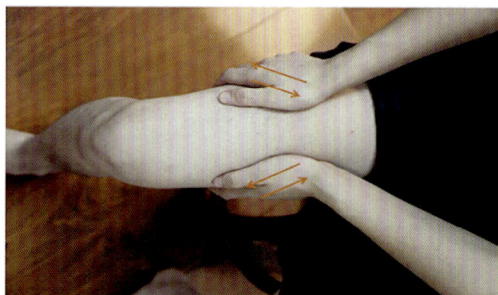

图 8-161 搓腿股

40. 按揉足三里 取坐位，双手拇指或食指、中指置于足三里穴上，稍用力按揉，以出现酸胀感为度（图8-162）。

41. 拨击阳陵泉 两手拇指或中指指间关节突起部分别置于两侧的阳陵泉（八会穴之筋会）上，先点按1分钟左右；再用两拇指指端用力横向弹拨该处肌腱数次，以出现酸胀感并能耐受为度，然后双手自然握拳叩击阳陵泉穴数次（图8-163）。

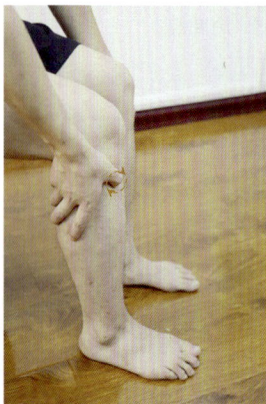

图 8-162 按揉足三里

图 8-163 拨击阳陵泉

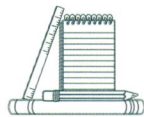

42. 点按太冲 用两手拇指的指尖分别置于两侧的太冲穴上，稍用力点按1分钟左右，以出现明显酸胀感并能耐受为度（图8-164）。

43. 揉跟腱 坐位，先将右下肢屈曲置于左大腿上，用左手拇指与食指相对用力揉捏小腿跟腱，并按揉踝关节两侧的昆仑穴和太溪穴半分钟左右，然后顺、逆时针摇动踝关节数次，再换足操作左下肢（图8-165）。

| 图8-164 点按太冲 | 图8-165 揉跟腱 |

44. 擦涌泉 盘膝而坐，先把两手掌搓热，然后从三阴交过踝关节至足踇趾根一线往返推擦至透热，再左右手分别搓擦涌泉穴至发热为度（图8-166）。

45. 拍击法 站立位，按顺序以虚掌左右交替拍击肩、上肢到手，重点拍击肌肉丰厚部位；单掌拍击膻中穴；双掌拍击腰臀部；双掌拍击下肢，同样重点拍击肌肉丰厚部位，反复数次（图8-167）。

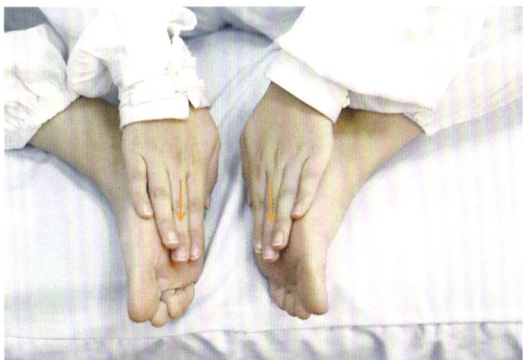

图8-166 擦涌泉　　　　　图8-167 拍击法

知识链接

　　自我推拿保健时，操作手法要少而精，贵在长期坚持，方能达到益寿延年的效果。

二、自我推拿保健注意事项

1. 自我推拿保健时应掌握好适应证和禁忌证，凡肿瘤、结核、骨折、出血、心脏病急性发作期、局部皮肤破损、溃烂等情况，禁用推拿。

2. 避免过饥、过饱、酗酒或过度疲劳时做自我推拿。

3. 做自我推拿时最好穿宽松衣裤，充分暴露操作部位，以便手法直接作用于肌肤。

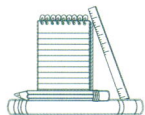

4. 为了保护皮肤、提高效果，可选用一定介质作为润滑剂，如按摩乳、红花油等。

5. 推拿后如有汗出，应注意避风寒，以防感冒。

6. 自我推拿宜早晚各 1 次，每次 30 分钟左右，时间选在清晨起床前或夜间临睡前为佳。

项目三　小儿推拿保健

> **【学习目标】**
>
> 熟悉小儿推拿保健的操作方法。

小儿推拿保健是术者应用小儿推拿手法在体表特定部位或穴位上进行操作，以达到健脾和胃、增进食欲、强壮身体、预防疾病、促进小儿健康发育成长目的的一种保健方法。它具有经济简便、安全可靠、朝夕可做、无痛苦的特点，易为小儿接受。一方面能起到很好的预防疾病、强健身体的功用，另一方面可用于治疗疾病和巩固疗效。小儿推拿保健对于 3 岁以下儿童效果更佳，年龄稍大的小儿，可适当增加推拿次数和手法刺激强度。每天做 1 次，约 30 分钟，每 7 次为 1 个疗程，每疗程之间休息 3 天，长期坚持，效果更佳。小儿保健推拿除按以下要求全部操作外，也可根据需要选择性地增加其他操作，疗效更好。下面介绍一套临床上常用的小儿推拿保健方法。

知识链接

推拿运用于小儿保健，距今已有一千多年的历史，如唐代《备急千金要方》记载"小儿虽无病，早起常以膏摩囟上及手足心，甚避寒风"，说明小儿推拿保健具有强身健体、预防疾病的良好作用。

扫一扫，查阅
PPT、视频、
知识链接等
数字资源

一、操作顺序

患儿一般取卧位或者坐位，以卧位为佳。

1. 开天门　术者两手四指扶其头部，两手拇指罗纹面交替自眉心推至前发际 30 ～ 60 次。

2. 推坎宫　术者两手四指固定其头部，两手拇指罗纹面或桡侧面自眉头向眉梢直线分推 30 ～ 60 次。

3. 运太阳　术者两手四指固定其头部，两手拇指罗纹面运太阳穴 30 ～ 60 次。

4. 揉耳后高骨　术者两手拇指或中指指端揉耳后高骨穴 30 ～ 60 次。

5. 摩囟门　术者食、中、无名三指指腹摩囟门 30 ～ 60 次。

6. 揉百会　术者拇指或中指指端揉百会穴 30 ～ 60 次。

7. 分推膻中　术者两手拇指指腹自膻中穴向两侧分推 30 ～ 60 次。

8. 分推腹阴阳　术者两手拇指指腹自剑突沿肋弓向两侧分推 30 ～ 60 次。

9. 摩腹　术者以全掌或食、中、无名三指指腹，按顺、逆时针方向摩上腹部各 3 ～ 5 分钟。

10. 揉肚脐　术者以掌根或食、中、无名三指指腹，按顺、逆时针方向揉脐各 3 ～ 5 分钟。

11. 揉丹田　术者以拇指或食、中、无名三指指腹揉丹田穴 3 ～ 5 分钟。

12. 推脊　小儿暴露脊背，术者以拇指或食、中、无名三指指腹自大椎向龟尾推 100～300次。

13. 捏脊　小儿暴露脊背，术者以拇指和食指指面相对用力，从骶尾部向颈部捏脊 3～5次。

14. 补脾经　100～300次。

15. 揉板门　100～300次。

16. 运内八卦　100～300次。

17. 补肾经　100～300次。

18. 分腕阴阳　100～300次。

19. 揉小天心　100～300次。

20. 揉足三里　小儿仰卧，术者以拇指指端揉足三里穴 3～5分钟。

21. 推涌泉　小儿仰卧，术者左手托小儿足根部，以右手拇指推涌泉 100～300次。

二、注意事项

1. 掌握好小儿推拿保健的适应证及禁忌证。

2. 急性病期间须暂停推拿。

3. 操作时要保持环境安静整洁、空气流通。

4. 室内温度要适宜（25～27℃），避免过冷或过热。室温过高小儿易出汗，影响手法操作，室温过低小儿容易受凉而发生感冒。

5. 操作前应松解小儿衣服，暴露出操作部位，体位要自然舒适，便于手法操作。

6. 操作前术者必须修剪指甲，以免划伤小儿皮肤。

7. 操作时术者态度要和蔼，争取小儿配合，不要让小儿产生惧怕心理。

8. 因为小儿皮肤娇嫩，操作时常配合使用介质，以润滑、保护皮肤，防止擦伤，提高保健效果。

9. 术者双手不宜过凉，避免因手凉刺激引起小儿惊恐哭闹。

10. 推拿手法要求轻快柔和、平稳着实。

项目四　港式推拿保健

> **【学习目标】**
> 了解港式推拿保健的操作方法及套路。

港式推拿保健是在我国南方沿海地区澡堂搓背、掏耳等基础上，吸取西方的推油法，结合我国独有的踩背法等，并随着香港地区 20 世纪 60 年代经济的迅猛发展，逐步形成的一种推拿保健手法，20 世纪 90 年代初传入内地，并很快在各大中城市流传。其推拿手法主要包括三部分，即指压法、踩背法及推油法。指压法是术者用单手或双手的拇指指腹施力于受术者体表的手法。它与中医推拿保健的点按手法类似，但又有不同之处。港式指压推拿注重指腹用力，而中医推拿保健点按法主要是用拇指指端垂直于受术者体表用力。踩背法是术者双手握住踩床横杆或吊环，以单足或双足踩踏于受术者身体一定部位的方法。它与中医推拿保健的踩法相类似，

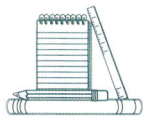

但也有不同之处。中医推拿保健中的踩法主要是以足掌趾踩踏受术部位，而港式踩背法主要是用足跟部、足趾部及脚掌部踩踏受术部位。推油法是术者在受术者的背部涂上按摩油（主要以橄榄油、婴儿油、薄荷膏等油膏为主），将双手平展开，施力于受术者腰背部做推的动作，使背部肌肉微皱起向前滚动的一种方法。它简单实用，无须经络腧穴基础理论知识，与中医推拿保健的掌推法有类似之处。掌推法是以全掌或掌根着力于特定的部位或穴位上，做单方向的直线推移的手法。其推拿用油（即推拿介质）主要选用冬青油、松节油、红花油、万花油、肉桂油等。港式推拿保健具有消除肌肉疲劳、改善血液循环、促进新陈代谢、增强人体免疫功能的作用，从而达到预防保健、益寿延年的目的。

知识链接

港式推拿保健是东西方推拿的融合，包括踩背、推油、热敷、指压、手法按摩五道程序，尤其适合于性格柔和、工作压力大的女性。

一、操作要点及注意事项

（一）港式推拿保健的操作要点

1. 港式推拿术者体位以站立为主（部分操作可用坐式）。

2. 港式推拿操作手法和缓、均匀，以按、压、揉、推、踩背、推油等操作方法为主。

3. 港式推拿保健按摩有一定的施术顺序，应按顺序进行。

（二）港式推拿保健的注意事项

港式推拿保健虽比较安全可靠，但在进行推拿之前，还是要选择好最佳适用群体。最佳适用群体是那些为保健而不是为治病的人群，如消除紧张工作后的身心疲惫，调整恢复机体功能状态；运动员赛前的紧张状态调节；皮肤美容保健等。通过推拿可以提高生活质量、提高身体素质、强身健体、美容美体、消除亚健康。港式推拿还具有治疗作用，对以治疗为目的的推拿群体，术者应具有一定的基础医学和临床医学知识，才能有针对性、有目的地选择和运用各种推拿方法。

为了防止出现不良反应和意外伤害事故，港式推拿保健应注意如下几点。

1. 受术者有下列情况之一者，禁止推拿：恶性肿瘤部位、骨折部位、骨质疏松症、正在出血或内出血的部位、骨和关节结核、化脓性关节疾患、妇女妊娠期及月经期、老年体衰、传染病、严重心血管疾病及精神失常、醉酒等。

2. 受术者若有皮肤病、皮肤溃烂、皮肤破损、水火烫伤，则应避开患处，不予推拿。

3. 受术者不宜在过饥、过饱及过度疲劳状态下接受推拿。受术者在进行推拿前要排空大小便，尽量保持身心安静、轻松自如状态。

4. 受术者应穿宽松肥大的衣服，进行面部推拿时，应涂护肤乳，以防止肌肤被擦伤。

5. 受术者体位应适当，一般在推拿预备姿势中有一定体位要求，应以受术者感觉舒适、能维持较长时间、有利于术者操作的体位为最适宜。

6. 术者应修剪指甲，手上不得佩带戒指等装饰品。推拿前后均应洗手，烘干双手，保持双手温暖。

7. 术者应根据受术者形体胖瘦、体质强弱、年龄、性别不同，调整用力的大小，切忌使用暴力。在进行大背、小背及踩背等手法时，应与受术者密切配合，用力应柔和、适当，以免造成不良后果。

8.保持室内通风良好、温度适宜、环境整洁、优雅安静，床上用单应做到一人一单，用后清洗消毒。

二、操作顺序

1.俯卧位 开始动作→颈肩部→后头部→肩及上肢部→背腰骶部→下肢部。

2.仰卧位 肩及上肢部→下肢部→头面部→结束动作。

3.俯卧位 踩背、推油。

三、套路

（一）俯卧位推拿

开始动作

1.分推腰背 受术者俯卧在床上。术者站在受术者的旁边，两手掌平放在受术者脊椎两侧，从腰背正中央向两侧做往返推动操作，反复数遍（图8-168）。

2.肩臀反向分推 受术者俯卧在床上。术者用双手掌面相对放于受术者腰背部，从其背腰部正中处反向分推至一侧肩部及对侧臀部，反复数遍（图8-169）。

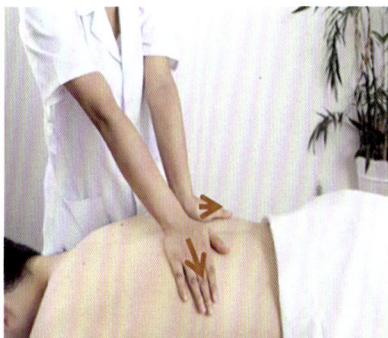

图8-168 分推腰背　　　　　　　图8-169 肩臀反向分推

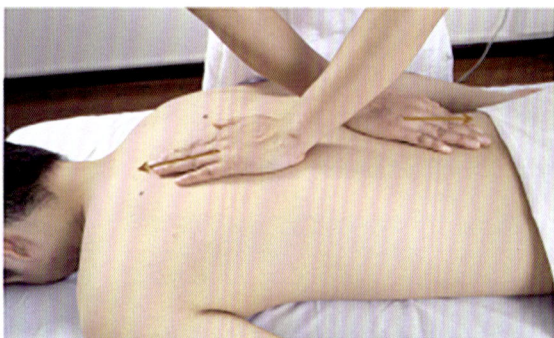

3.推压足骶 受术者取俯卧位。术者用一手抵住受术者的腰骶部，另一手放在受术者一侧臀部，自臀根部向下缓慢沿大腿、小腿推压至足跟部，并在此处做用力按压、快速弹起松开动作，反复数遍（图8-170）。

4.叠掌弹压按背 受术者取俯卧位。术者站在受术者头部的正前方，双手叠掌放在受术者上背部，用力后随即放松弹起，做叠掌弹压按背动作（图8-171）。

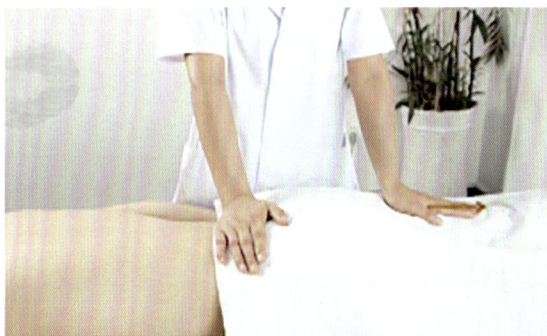

图8-170 推压足骶　　　　　　　图8-171 叠掌弹压按背

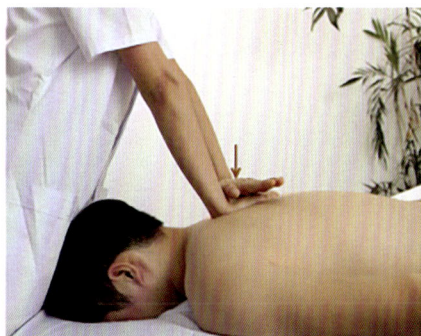

扫一扫，查阅PPT、视频、知识链接等数字资源

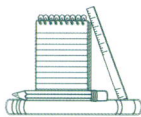

颈肩部

1. 点按肩胛内侧　受术者俯卧在床上。术者用双手拇指在受术者的两肩胛骨下角平行于脊椎处，沿着胸椎两侧与肩胛骨内侧缘之间，依次向上按压，最后双手拇指按至双肩胛骨上角与胸椎骨之间隙处（图 8-172）。

2. 点按颈根　受术者俯卧在床上。术者站在受术者的旁边，以两手拇指放在受术者颈根处，点按数遍（图 8-173）。

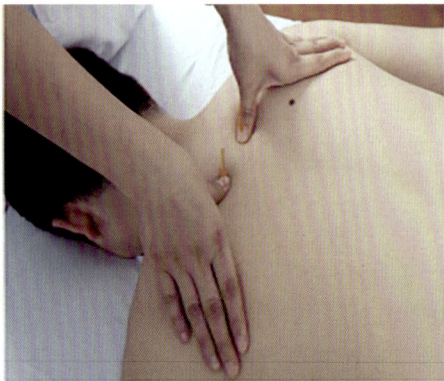

图 8-172　点按肩胛内侧　　　　　图 8-173　点按颈根

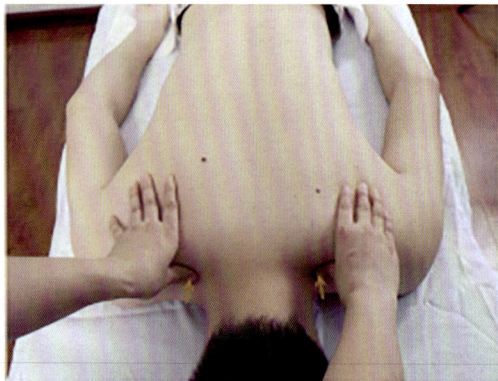

3. 点按缺盆穴　受术者俯卧在床上。术者站在受术者的头部正前方，以两手拇指放在锁骨上窝凹陷处缺盆穴，点按数遍（图 8-174）。

4. 点按肩筋处　受术者俯卧在床上，术者站在受术者的头部正前方，用双手拇指放在其肩上大筋处（即肩至颈部肌肉之间的隆起处），点按数遍（图 8-175）。

图 8-174　点按缺盆穴　　　　　图 8-175　点按肩筋处

5. 按压颈侧肌筋　受术者俯卧在床上。术者单手或双手拇指指腹着力于受术者的颈椎外侧缘两侧肌筋，从下向上有节律地进行按压，反复数遍（图 8-176）。

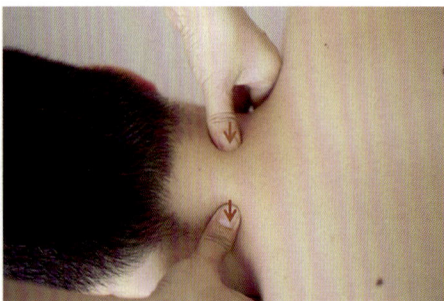

图 8-176　按压颈侧肌筋

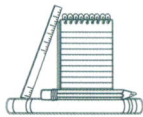

后头部

1. 横向推压后发际　受术者俯卧在床上。术者站在受术者的正前方或体侧，以两手拇指指腹靠拢着力于其后发际正中凹陷处哑门穴，沿枕骨下向两侧推压，经风池、完骨穴，入耳后翳风穴，往返数遍（图 8-177）。

2. 指压后正中线　受术者俯卧在床上。术者站在受术者的正前方，双手拇指并拢放在受术者后头正中枕外隆凸处，沿后头正中线，从下而上依次按压至头顶处，每个按压点相距 1 寸左右（图 8-178）。

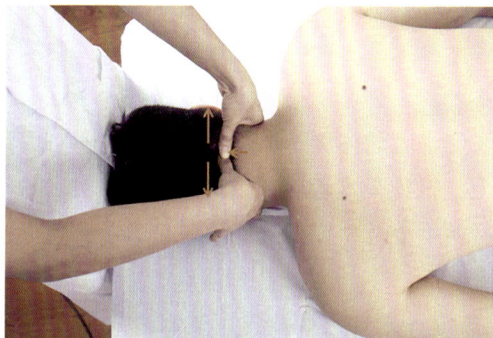

図 8-177　横向推压后发际

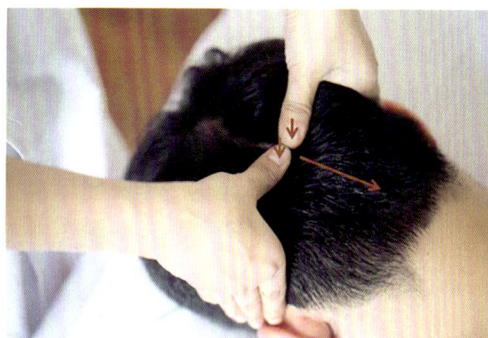

図 8-178　指压后正中线

3. 指压双侧线　受术者俯卧在床上。术者站在受术者的正前方，双手拇指并拢，沿着平行后头正中线外 2 寸处，自下而上，从后发际处依次按压至耳尖上部，每个按压点相距 1 寸左右（图 8-179）。

4. 十指梳头　受术者俯卧在床上。术者站在受术者的正前方，用双手十指稍分开并弯曲，类似梳头样，从前发际向后发际方向搓擦头部皮层及头发，反复数遍（图 8-180）。

図 8-179　指压双侧线

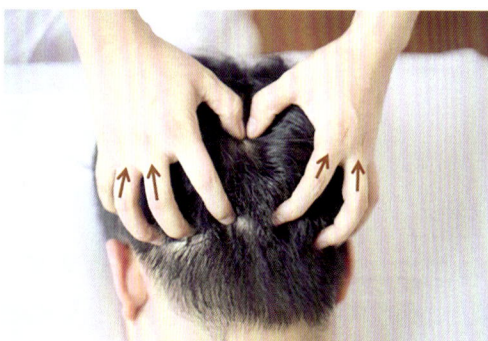

図 8-180　十指梳头

5. 提拉头皮　受术者俯卧在床上。术者立于受术者正前方，用两手五指抓住受术者头发，迅速向上提拉并瞬间松开，自头顶部向后头部依次进行，反复数遍（图 8-181）。

6. 叩击头部　受术者俯卧在床上。术者立于受术者正前方，双手拇指并拢，两手的小指与无名指交叉握好，并拢两手的中指和食指指间分开，腕部放松，有节律地叩击受术者头部，先正中线，后两侧线，反复数遍（图 8-182）。

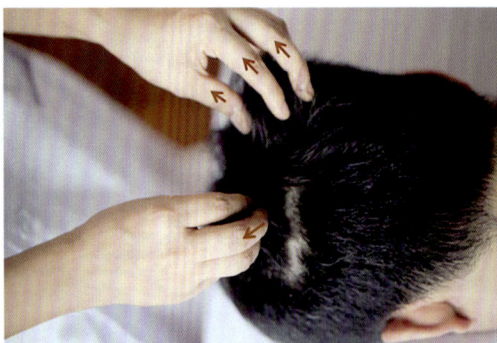

图 8-181　提拉头皮

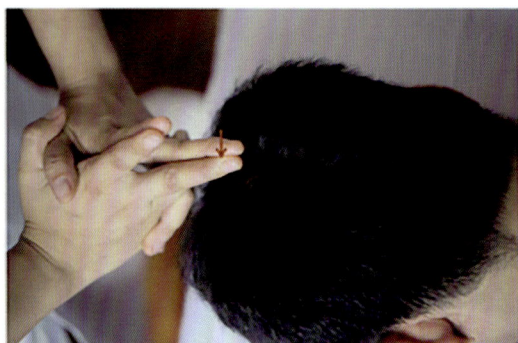

图 8-182　叩击头部

肩背部

1. 压肩胛骨缝　受术者俯卧在床上。术者站在受术者的体侧，把受术者一侧手臂向后背至腰部，术者将自己靠近床尾的一侧腿屈膝抬至床上，抵住受术者后背手臂的肘部，使肩胛骨缝暴露明显，取其正中点，术者用两拇指合压，然后两手分开，拇指分别放在受术者肩胛骨缝上下两点分压，反复数遍（图 8-183）。

2. 点压冈下窝　让受术者恢复原位，俯卧在床上。术者以拇指点压受术者肩胛冈冈下窝（图 8-184）。

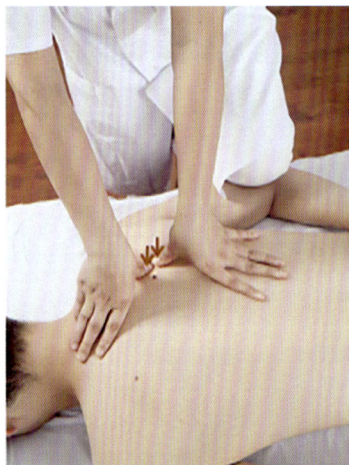

图 8-183　压肩胛骨缝

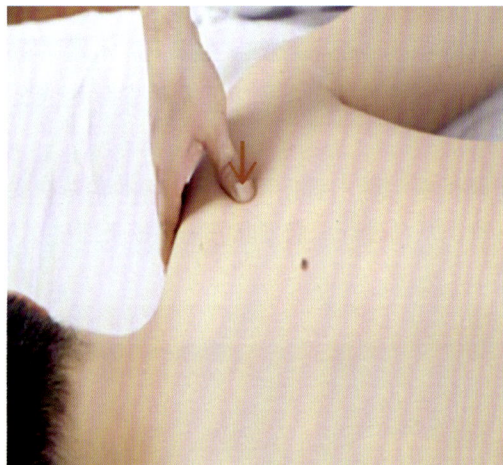

图 8-184　点压冈下窝

3. 揉按肩胛　受术者俯卧在床上。术者以单手或双手掌根着力，揉按受术者肩胛部，放松肩胛周边的肌肉等组织（图 8-185）。

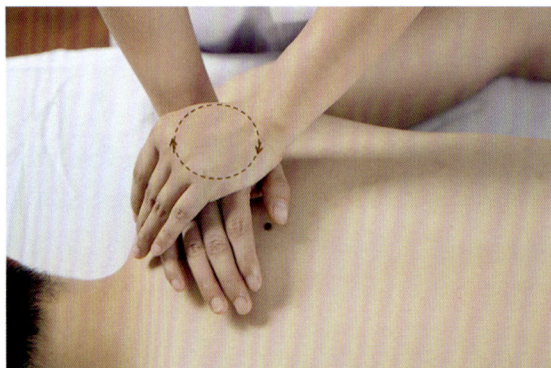

图 8-185　揉按肩胛

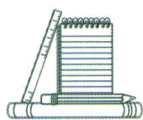

上肢部

1. 按压上臂内侧　受术者取俯卧位，两上臂自然放松，掌面向上。术者站在受术者的体侧，双手拇指并拢放在受术者上臂内侧，从腋下至肘部依次进行按压，反复数遍（图 8-186）。

2. 指压前臂屈肌群　受术者取俯卧位，两上臂自然放松，掌面向上。术者站在受术者的体侧，面朝床尾，用双手拇指放在受术者的肘部前臂屈肌肌腱上，依次向下按压至腕部，反复数遍（图 8-187）。

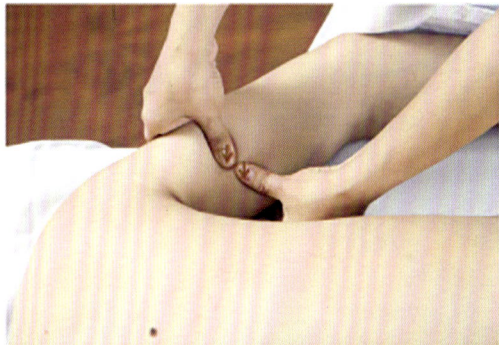

图 8-186　按压上臂内侧　　　　　　图 8-187　指压前臂屈肌群

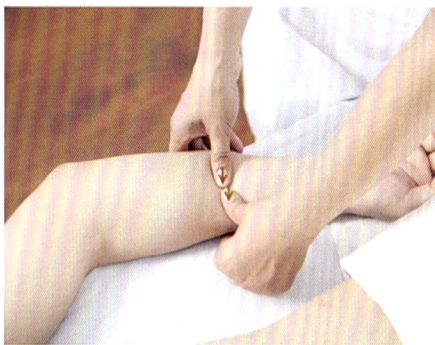

3. 指压掌面　受术者取俯卧位，掌心朝上，自然放松。术者以双手拇指并拢压放在受术者掌根部的大、小鱼际之间，向前推压至掌心，反复数遍（图 8-188）。

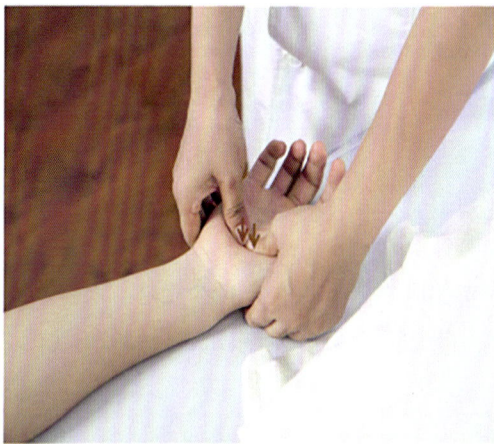

图 8-188　指压掌面

背腰骶部

1. 指压骶尾部　受术者俯卧在床上。术者跪在受术者的床边或站在其体侧，双手拇指放在受术者骶部上部，分别向下点压至近尾骶部，反复数遍（图 8-189）。

2. 指压腰背　受术者俯卧在床上。术者跪在受术者的床边或站在其体侧，以双手拇指放在受术者腰部两侧肌肉处，从上到下依次点压，反复数遍（图 8-190）。

3. 指压胸背　受术者俯卧在床上。术者跪在受术者的床边或站在其体侧，双手虎口张开，用两拇指放在胸背部两侧肌肉处，自肩胛骨上角向下依次按压至下角，反复数遍（图 8-191）。

4. 指压脊侧　受术者俯卧在床上。术者站在受术者体侧，两手虎口张开，两拇指沿受术者脊柱两侧，自肩胛骨上角平脊柱处开始，依次向下按压至腰骶部，每个按压点间距 1 寸左右，反复数遍（图 8-192）。

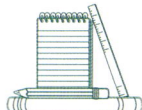

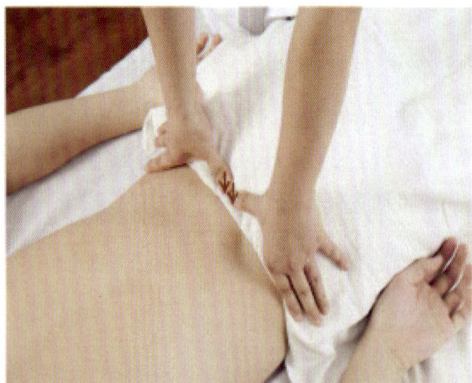

图 8-189　指压骶尾部

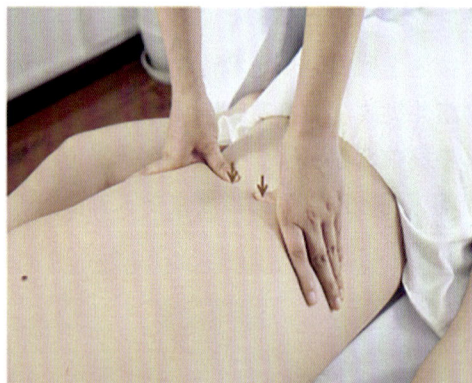

图 8-190　指压腰背

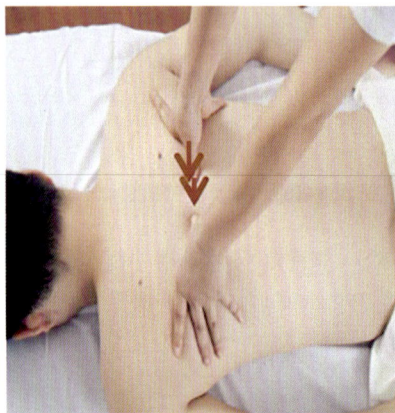

图 8-191　指压胸背

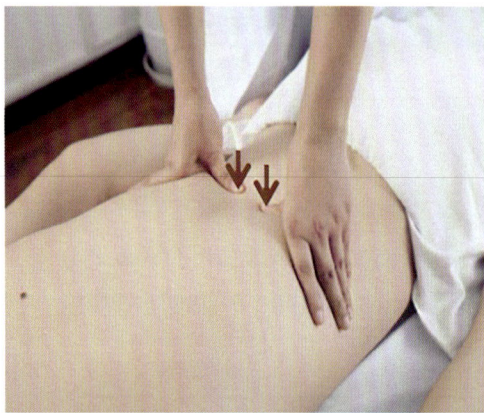

图 8-192　指压脊侧

下肢部

1. 指压臀上　受术者俯卧在床上。术者站在受术者的体侧，两手拇指并拢放在其臀上部，点压数遍，以放松臀部肌肉（图 8-193）。

2. 按压大腿外侧　受术者俯卧在床上，全身自然放松。术者站在受术者的体侧，两手拇指并拢放在受术者大腿外侧部，自上而下依次进行按压，反复数遍（图 8-194）。

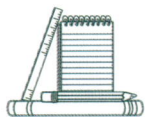

图 8-193　指压臀上

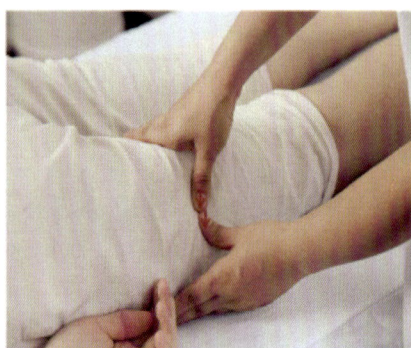

图 8-194　按压大腿外侧

3. 按压小腿外侧　受术者俯卧在床上，全身自然放松。术者站在受术者的体侧，两手拇指并拢放在受术者小腿外侧部，自上而下依次进行按压，反复数遍（图 8-195）。

4. 按压大腿后侧　受术者俯卧在床上。术者站在受术者的体侧，两拇指放在大腿后侧，自臀横纹处从上到下依次按压至腘窝处，以放松大腿后侧肌肉，反复数遍（图 8-196）。

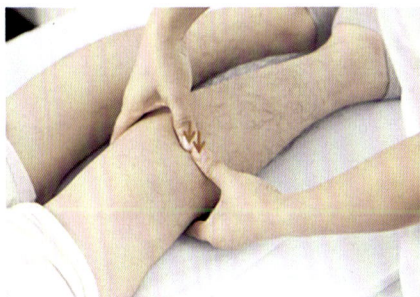

图 8-195　按压小腿外侧

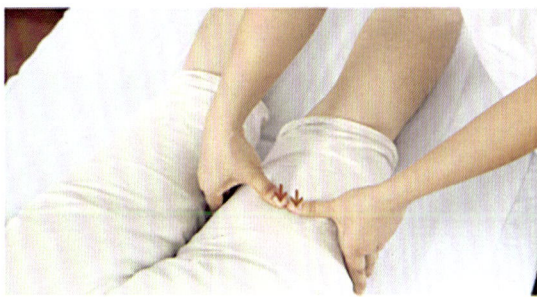

图 8-196　按压大腿后侧

5. 按揉腘窝　受术者俯卧在床上。术者站在受术者的体侧，一手拇指放在受术者腘窝正中，先按压后揉动委中穴（图 8-197）。

6. 按压小腿后侧　受术者俯卧在床上，全身自然放松。术者站在受术者的体侧，两手拇指并拢，放在受术者小腿后侧部，自上而下依次进行按压，反复数遍（图 8-198）。

7. 掐捏跟腱部　受术者俯卧在床上。术者站在受术者的床尾，用拇指、食指分别放在跟腱两侧，相对用力做掐捏动作（图 8-199）。

8. 搓擦足跟部　受术者俯卧在床上。术者立于床尾，双手十指交叉相扣，放在受术者的足跟上方，做搓擦动作（图 8-200）。

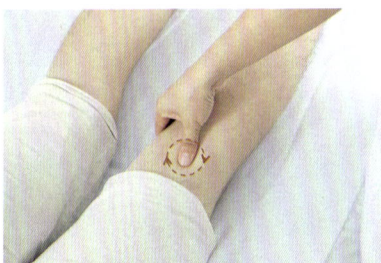

图 8-197　按揉腘窝

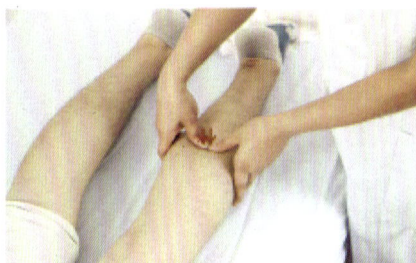

图 8-198　按压小腿后侧

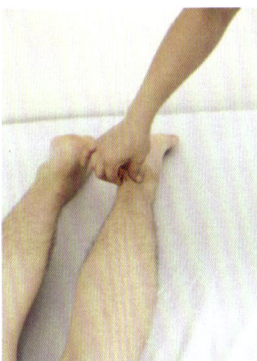

图 8-199　掐捏跟腱部

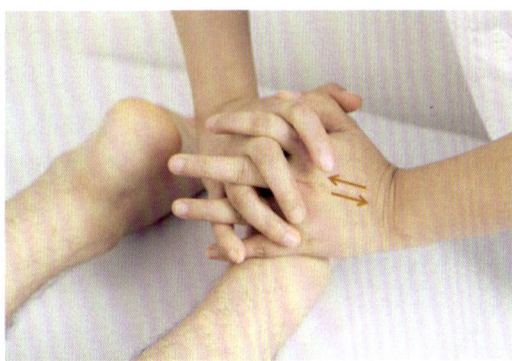

图 8-200　搓擦足跟部

9. 指按足掌部　受术者俯卧在床上。术者以双手握住足底部，用双手拇指并拢放在受术者足底上部正中的凹陷处涌泉穴，向下按压，并缓慢按压移动至足掌心部，反复数遍（图 8-201）。

10. 屈膝按压足趾　受术者俯卧在床上。术者站在床尾旁边，将受术者一侧小腿屈成 90° 垂直床面，术者一只手扶住受术者足跟部，另一只手用拇指将受术者的足趾由小到大依次按压至一定限度，常可听到"咔咔"的响声，重复数遍（图 8-202）。

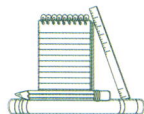

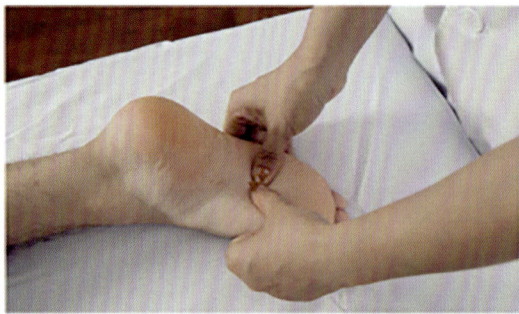

图 8-201　指按足掌部

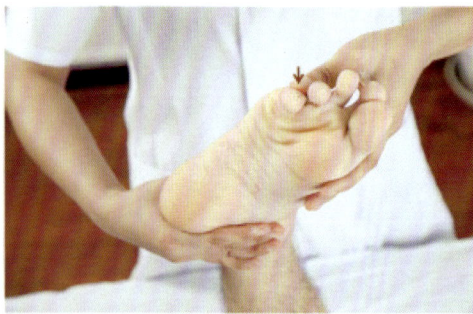

图 8-202　屈膝按压足趾

11. 肘压足心部　受术者俯卧在床上。术者站在受术者的体侧，将受术者一侧小腿屈成 90° 垂直床面，一手扶住受术者足背部，另一手肘尖放在受术者足心，做顶压动作，反复顶压数遍 （图 8-203）。

12. 虚拳叩击足掌　受术者俯卧在床上。术者站在受术者的体侧，将受术者一侧小腿屈成 90° 一手扶住踝部，另一手握虚拳，有节奏地叩击受术者的足掌中后部，反复数遍（图 8-204）。

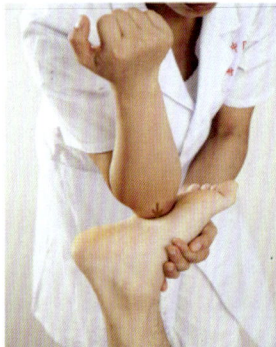

图 8-203　肘压足心部

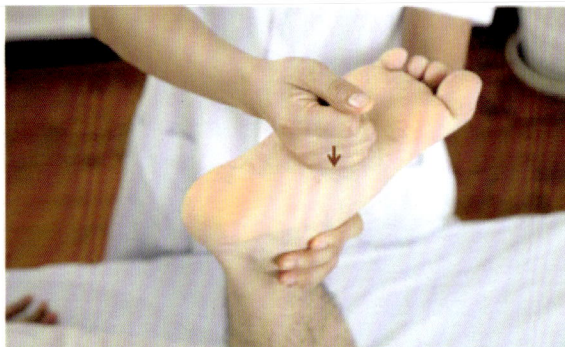

图 8-204　虚拳叩击足掌

13. 摇动足踝　受术者俯卧在床上。术者站在受术者的体侧，将受术者一侧小腿屈成 90°， 用一手扶握受术者足跟部，另一手反握住受术者脚趾及足背上部，缓慢摇动受术者足踝关节， 沿顺时针和逆时针方向各摇动数遍（图 8-205）。

14. 扳弹小腿部　受术者取俯卧位，全身自然放松。术者站在受术者的体侧，一手握住受术者的踝关节，另一手放在受术者膝关节上方，快速向上用力托起受术者下肢，同时两手配合， 握踝手臂用力下压，使受术者的膝关节做伸直动作（图 8-206）。

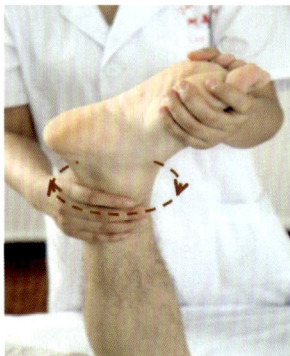

图 8-205　摇动足踝

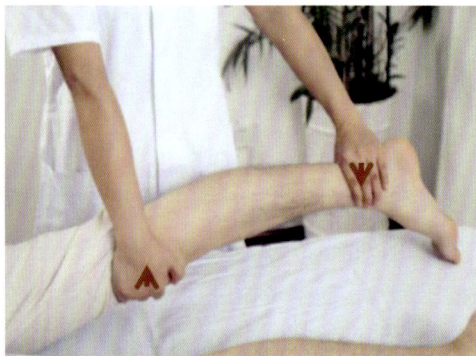

图 8-206　扳弹小腿部

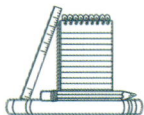

15. 卧位叩击法　受术者取俯卧位，全身自然放松。术者两手握虚拳，指间关节放松，从上到下有节律地叩击受术者的腰背臀部肌肉组织，以能发出锤击声为佳。此操作为身体背部、腰部、骶部、腿部的各种手法做完后整体放松的整理动作（图 8-207）。

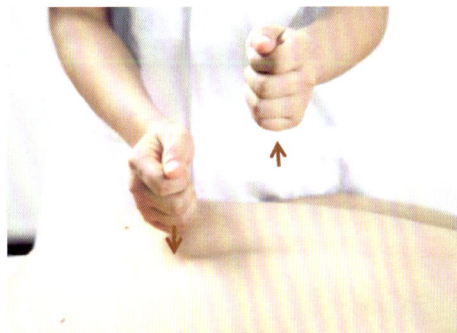

图 8-207　卧位叩击法

（二）仰卧位推拿

肩部

1. 掌根压肩　受术者仰卧在床上。术者站在受术者的体侧，以一手掌扶住受术者上肢上臂部，另一手掌根压住受术者肩关节内侧前部，身体略前倾，以重心前移做按压动作，重力传给掌根，作用于肩部，反复数遍（图 8-208）。

2. 指压肩内侧　受术者仰卧在床上。术者站在受术者的体侧，以两拇指点压受术者的肩关节内侧凹陷处数遍，其余四指扶在受术者肩臂外侧（图 8-209）。

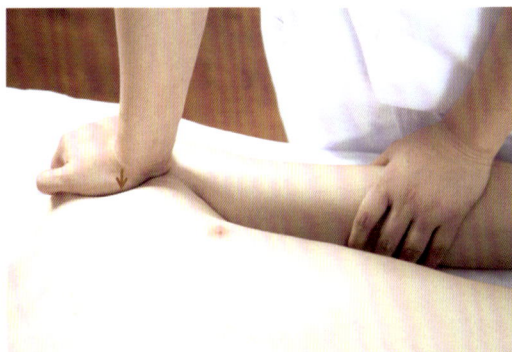

图 8-208　掌根压肩

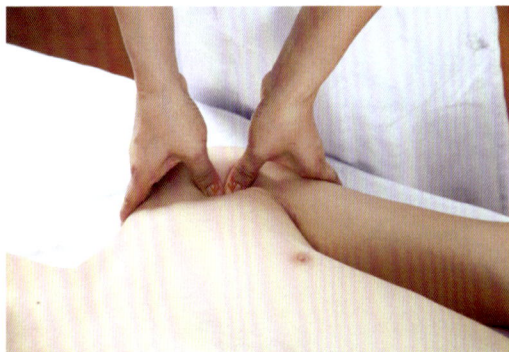

图 8-209　指压肩内侧

3. 捏拿肩肌　受术者仰卧在床上。术者站在受术者的体侧，一手五指张开放在受术者肩关节部，做捏拿动作以放松肩部肌肉，反复数遍（图 8-210）。

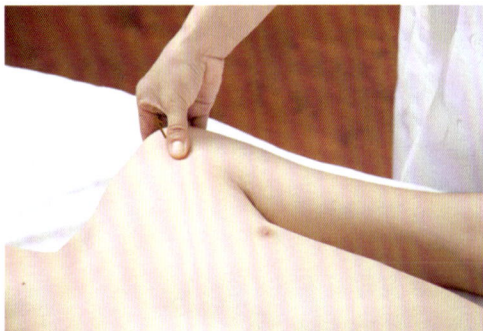

图 8-210　捏拿肩肌

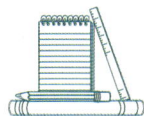

上肢部

1. 推抹掌心　受术者手臂屈曲 90º，与床面垂直，手腕背伸、掌心朝上。术者双手握住受术者手掌，两手拇指放在其掌心处，分别向手掌两侧做倒"八"字推抹动作，反复数遍（图8-211）。

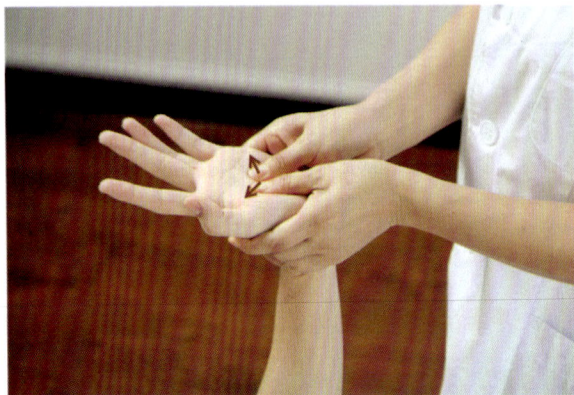

2. 叉手摇腕　受术者仰卧在床上。术者一只手握住受术者的腕部，另一只手五指与受术者的五指交叉环绕，先向后按压腕关节，然后摇动腕部，并迅速向前牵拉手腕，反复数遍（图8-212）。

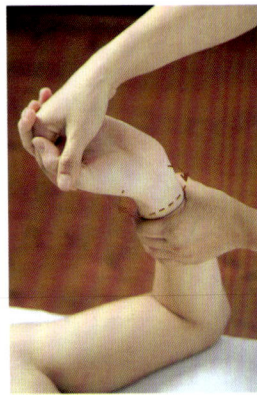

图 8-211　推抹掌心

图 8-212　叉手摇腕

3. 牵拉上肢　受术者仰卧在床上。术者站在受术者的头前方，以双手握住其手腕部，将受术者上肢缓慢举过头部，向受术者头顶方向用力做牵拉动作（图8-213）。

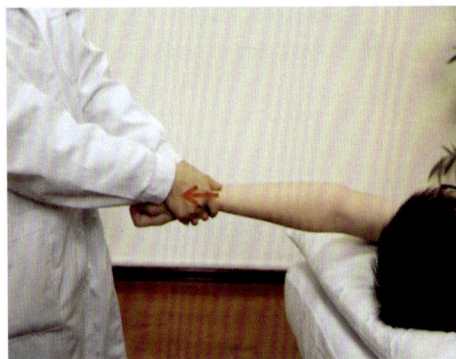

4. 捏揉合谷　受术者取坐位或仰卧位。术者一只手握住受术者的四指，另一只手拇指放在受术者的合谷穴上做捏揉动作，反复数遍（图8-214）。

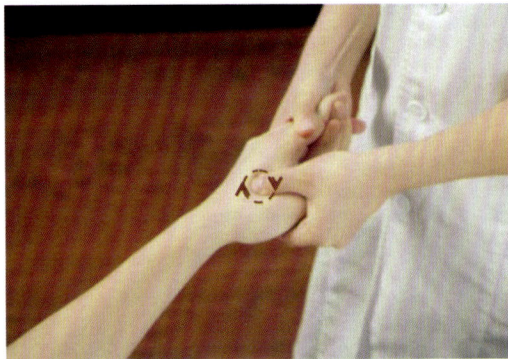

图 8-213　牵拉上肢

图 8-214　捏揉合谷

5. 拔伸手指关节　受术者取坐位或仰卧位。术者以一只手拿握受术者腕部，另一只手以食指、中指指节夹住受术者的手指节末端，迅速向前做拔伸牵拉动作，由拇指至小指依次操作，反复数遍（图8-215）。

6. 抖动上肢　受术者取坐位或仰卧位。术者以双手握住受术者的指掌，以自己手腕的抖动带动受术者的上肢做上下颤动，反复数遍（图8-216）。

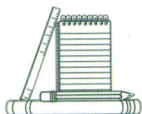

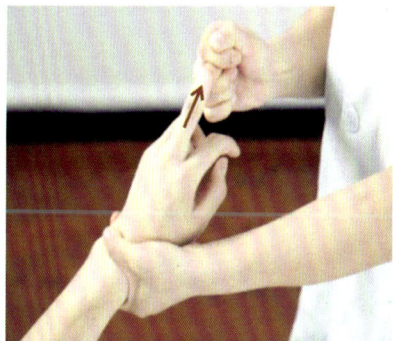

图 8-215　拔伸手指关节

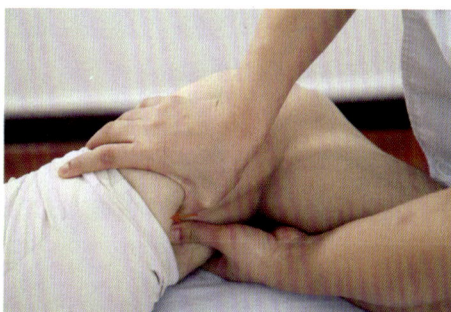

图 8-216　抖动上肢

下肢部

1. 按压下肢外侧　受术者仰卧在床上。术者立在受术者的体侧，以双手拇指并拢，按压受术者的大腿及小腿的外侧部，大腿外侧均匀分 4 点按压，小腿均匀分 5 点按压，重复数遍（图 8-217）。

2. 按压大腿前部　受术者仰卧在床上。术者立在受术者的体侧，以单手拇指或双手拇指相对，手掌分开，以拇指按压受术者的大腿前部肌肉组织，均分 4 点按压，重复数遍（图 8-218）。

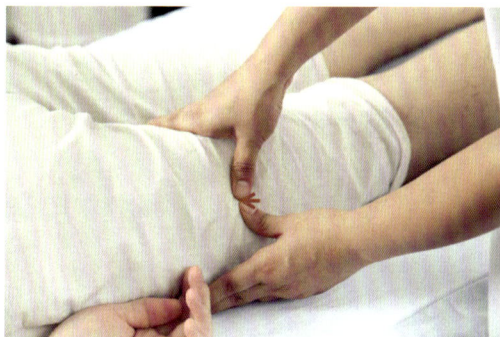

图 8-217　按压下肢外侧

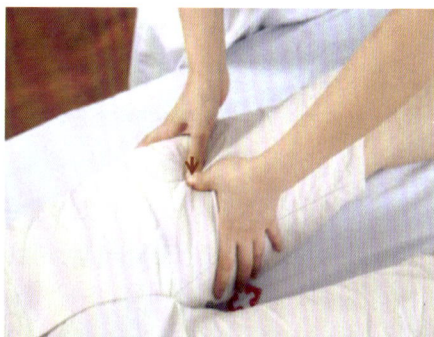

图 8-218　按压大腿前部

3. 掌揉髌骨　受术者仰卧在床上。术者立在受术者的体侧，以手掌掌根扣在受术者的髌骨之上，前后推移、揉动髌骨数遍（图 8-219）。

4. 屈膝外展按压股后侧和内侧　受术者仰卧在床上，取屈膝外展位。术者坐在受术者的床边或站在其体侧，以近床侧的腿屈膝置于其膝下方，以双手拇指从两侧伸入其大腿后部，按压股后侧肌群（图 8-220），然后以双手按压其股内侧肌群（图 8-221），并以单手捏拿股内侧肌肉（图 8-222），再用双手拇指按压小腿后侧肌肉（图 8-223），最后双手十指交叉，夹压小腿后侧肌肉（图 8-224）。

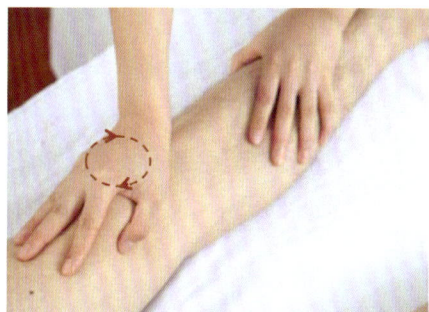

图 8-219　掌揉髌骨

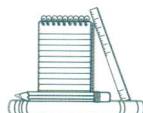

图 8-220　屈膝外展按压股后侧肌群

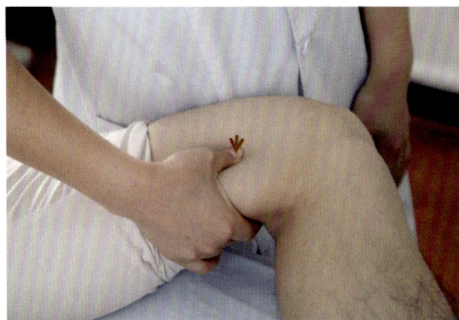

图 8-221　屈膝外展按压股内侧肌群

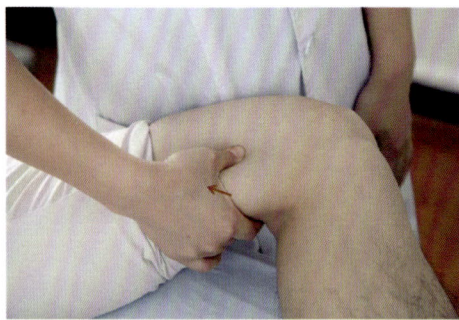

图 8-222　屈膝外展单手捏拿股内侧肌群

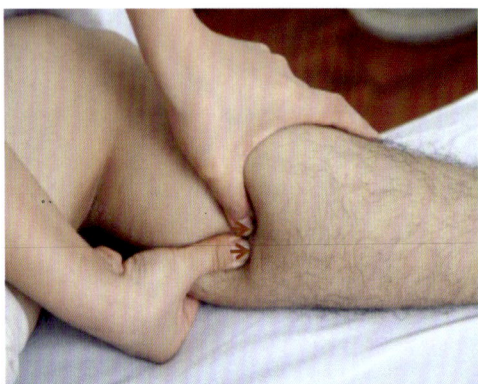

图 8-223　屈膝外展按压小腿后侧肌群

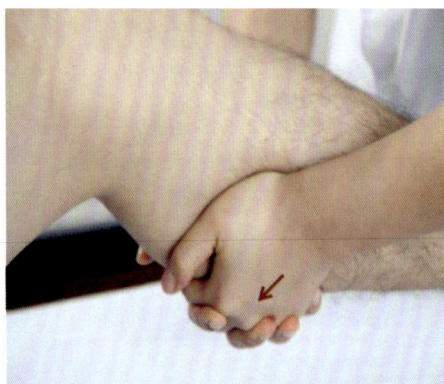

图 8-224　双手夹压小腿后侧肌肉

5. 捏提足趾　受术者仰卧在床上。术者站在受术者的床尾，以拇指、食指捏住其足趾向上提拉，从踇趾至小趾依次进行操作，反复数遍（图 8-225）。

6. 压膝扳足　受术者仰卧在床上。术者站在受术者的体侧，以一只手的手掌握住其足跟，另一只手掌面按住受术者膝部，两手分别向相反方向用力压膝抬足，将其下肢抬离床面10º ～ 15º，反复数遍（图 8-226）。

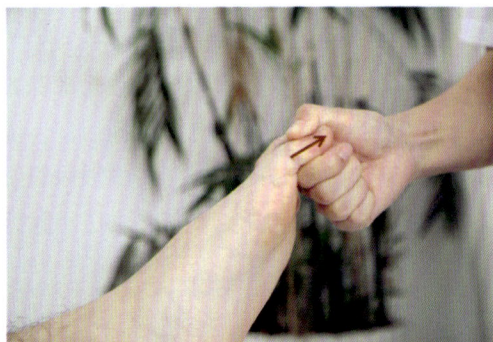

图 8-225　捏提足趾

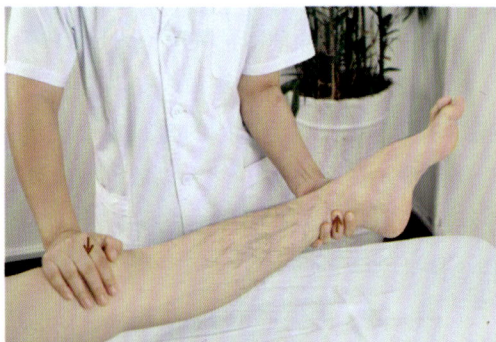

图 8-226　压膝扳足

7. 屈蹬法　受术者仰卧在床上。术者站在受术者的体侧，以一只手掌面放在受术者的膝部，另一只手握住其踝部，使受术者屈膝屈髋，然后握踝的手迅速向下牵拉，伸直其下肢部，重复数遍（图 8-227）。

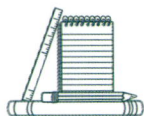

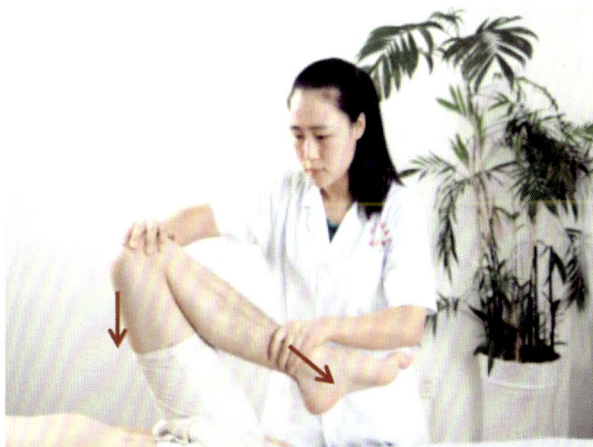

图 8-227　屈蹬法

头面部

1. 点压眶下　受术者仰卧在床上。术者坐在受术者的头前，以双手拇指指端分别点压受术者双侧眼眶的下缘，由内向外，即眉头、眉中、眉梢三点，重复数遍（图 8-228）。

2. 按压眼外侧三点　受术者仰卧在床上。术者坐在受术者的头前，以双手拇指分别点按受术者双侧目外太阳、眉梢、眼角梢三处，重复数遍（图 8-229）。

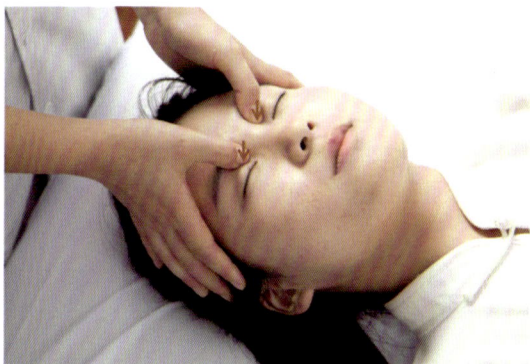

图 8-228　点压眶下

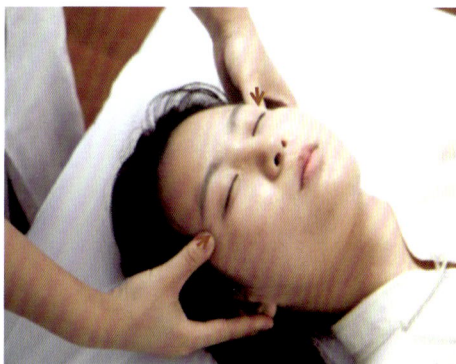

图 8-229　按压眼外侧三点

3. 轮推印堂　受术者仰卧在床上。术者坐在受术者头前，以双手拇指交替自受术者的两眉心即印堂穴处，推抹至前额发际处，重复数遍（图 8-230）。

4. 分抹额头　受术者仰卧在床上。术者坐在受术者的头前，以双手拇指指腹由受术者的额正中分别向两侧太阳穴推抹，重复数遍（图 8-231）。

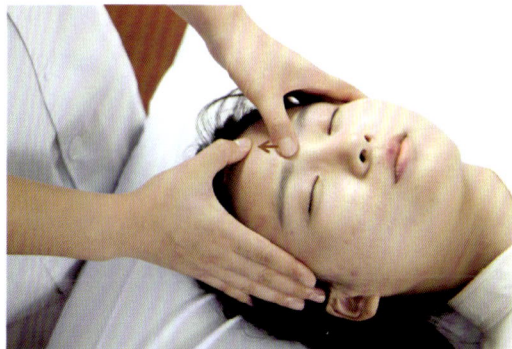

图 8-230　轮推印堂

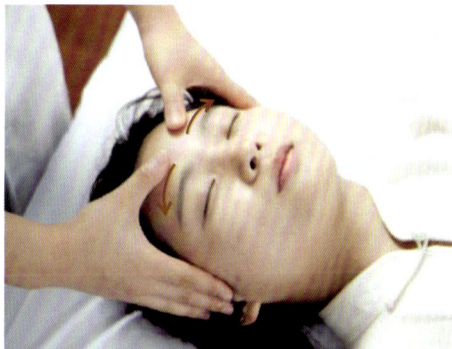

图 8-231　分抹额头

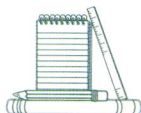

5. 搓擦鼻部   受术者仰卧在床上。术者坐在受术者的头前，以食、中两指轻夹受术者的鼻梁，上下搓擦数遍（图 8-232）。

6. 点压推抹鼻旁   受术者仰卧在床上。术者坐在受术者的头前，以双手拇指在受术者鼻根两旁点压数遍，然后分别沿其鼻梁两侧呈倒"八"字抹至鼻翼两旁，重复数遍（图 8-233）。

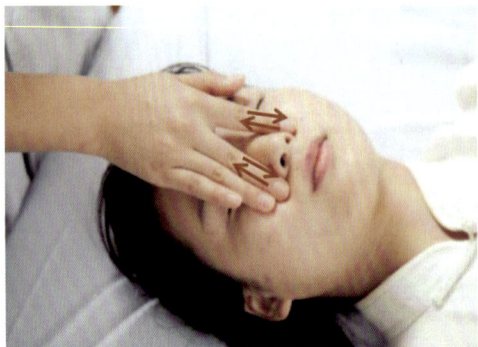

图 8-232   搓擦鼻部

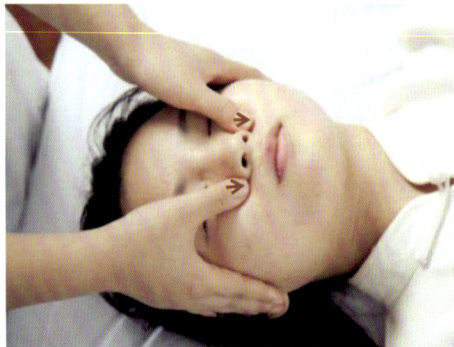

图 8-233   点压推抹鼻旁

7. 推抹唇周   受术者仰卧在床上。术者坐在受术者的头前，以双手拇指自受术者的鼻翼旁先推抹至人中处，然后从人中处推抹至嘴角，再由嘴角环绕抹至唇下中央处，重复数遍（图 8-234）。

8. 捻揉搓擦双耳   受术者仰卧在床上。术者坐在受术者的头前，以双手拇指、食指捻揉受术者的整个耳郭（图 8-235），然后用双手食指、中指夹住其双耳根部，做上下搓擦两耳及耳根的动作，重复数遍（图 8-236）。

9. 回旋擦面   受术者仰卧在床上。术者坐在受术者的头前，以双手掌根夹在受术者双侧颧骨部，用双手十指自其面颊下方依次向上擦抹，做回旋擦面操作，反复数遍（图 8-237）。

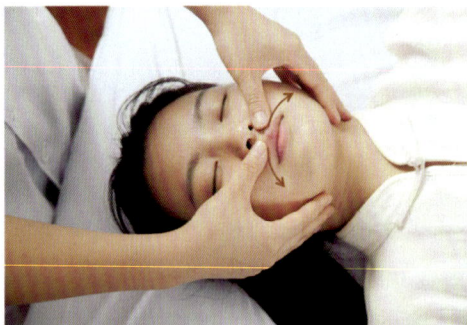

图 8-234   推抹唇周

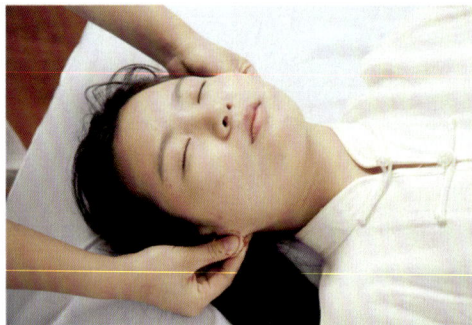

图 8-235   捻揉双耳

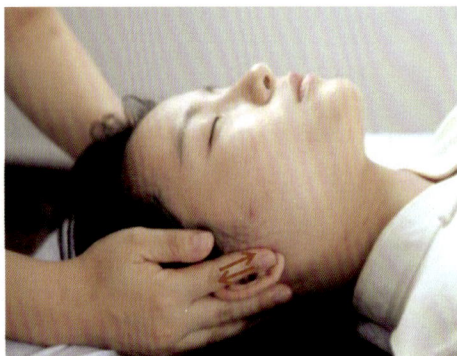

图 8-236   搓擦双耳

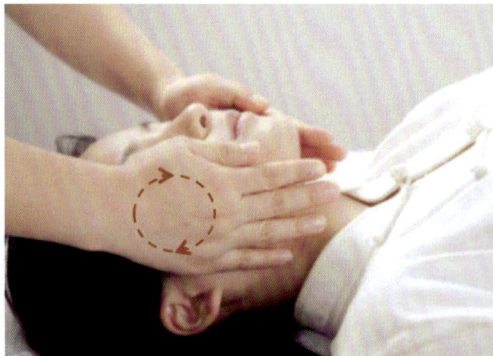

图 8-237   回旋擦面

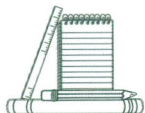

10. 按压头部　受术者仰卧在床上。术者坐在受术者的头前，以双手拇指并拢按压其头部的正中线，自前发际处向上至头顶，然后按压两侧，双手拇指指腹抵于受术者前额两发角处，由前发角至头顶正中处进行按压，反复数遍（图 8-238）。

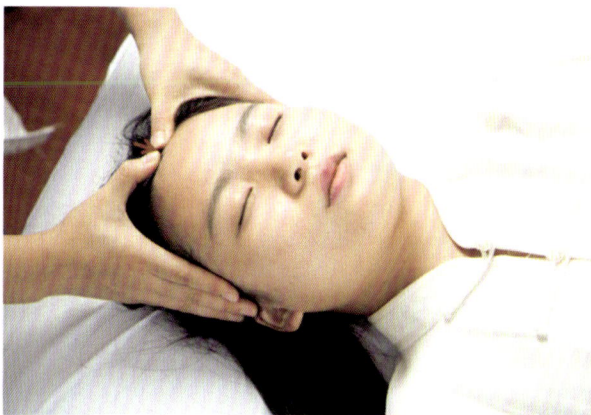

图 8-238　按压头部

结束动作

1. 托头起身　受术者仰卧在床上。术者站在受术者的头前，双手前臂交叉，置于受术者的头下，左手搭其右肩，右手搭其左肩，两臂用力将其头部及上半身抬起，并使其处于坐位（图 8-239）。

2. 拿肩整理　受术者取坐位。术者跪在受术者身后的床上，以双手捏拿受术者肩部的肌肉，再叩击、拍打其肩颈及上背部数遍（图 8-240）。

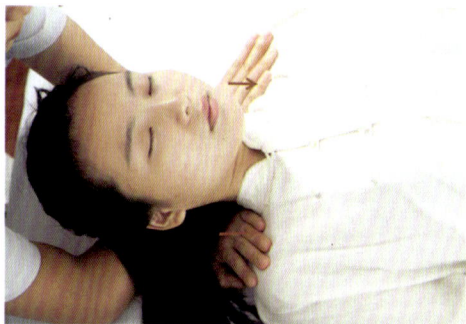

图 8-239　托头起身

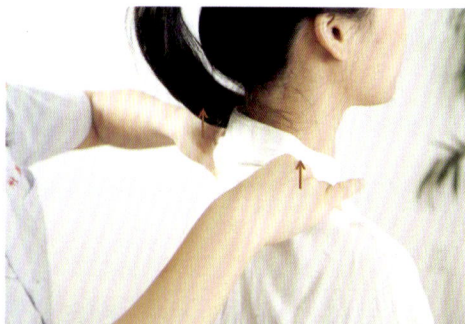

图 8-240　拿肩整理

（三）踩背

踩背的顺序：开始动作→踩背→踩腰臀→踩背肩臀→倒滑背腰足→踩下肢→结束动作。

开始动作

1. 双足踩臀下　受术者俯卧在床上。术者双腿放在受术者大腿根部两侧，面向受术者头部，双手握住床上吊杆，先上一只脚，另一只脚相继踏在受术者大腿的根臀部，做踩踏动作（图 8-241）。

2. 横踏腰骶部　受术者俯卧在床上。术者站在受术者的床上，双手扶住床上吊杠，以调节自身的体重和控制踩踏的力量，然后用双足掌横向交替踩踏受术者的腰骶部数分钟，或运用膝关节的一屈一伸使者身体一起一落，踩踏受术者的腰骶部（图 8-242）。

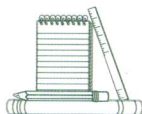

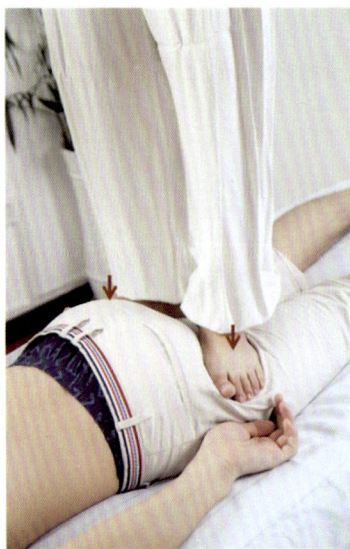

图 8-241 双足踩臀下

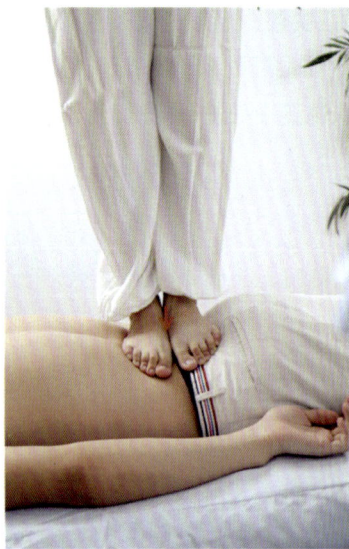

图 8-242 横踏腰骶部

背部

1. 单足轮推擦背 术者以一足踏在受术者的腰骶处，用另一足由其腰部沿脊柱侧部向同侧肩部用力推擦，至肩部后抬腿撤回。重心从后脚逐步转移至前脚，等前脚撤回至起始位置后，再撤回后脚，然后重新换脚用同样操作（图 8-243）。

2. 单足推压脊柱 受术者俯卧在床上。术者站在受术者的床上，双手扶住床上吊杆，以一足踏在其腰骶部，另一足踏在其腰部，沿脊柱正中，反复推压至颈部。然后术者用足大拇指罗纹面或趾端为着力点，从受术者颈部点压至腰骶部（图 8-244）。

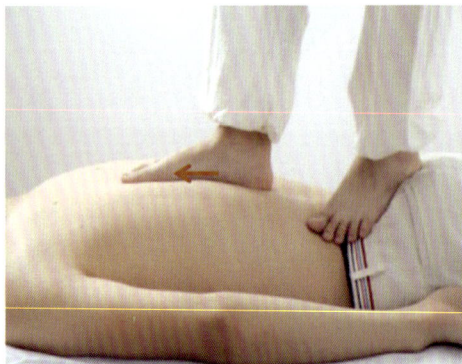

图 8-243 单足轮推擦背

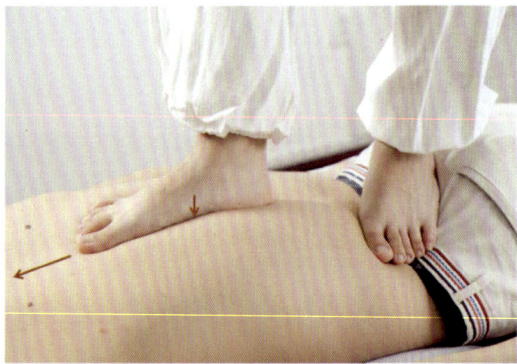

图 8-244 单足推压脊柱

腰臀部

1. 双足点压腰眼 受术者俯卧在床上。术者站在受术者的床上，双手握吊杆，双手臂用力，将两足垂直于受术者的腰部，用两足大拇指罗纹面或趾端为着力点向下点压腰眼处（图 8-245）。

2. 双足分推腰 受术者俯卧在床上。术者站在受术者的床上，双手握吊杆，将两足"八"字分开，足尖朝向腰两侧，踏在受术者的两侧腰部，两足跟由并拢而分开，分推受术者腰部，反复操作数遍（图 8-246）。

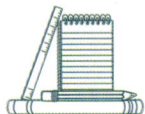

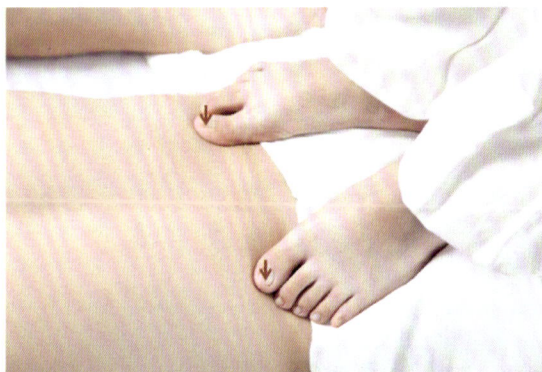

图 8-245 双足点压腰眼

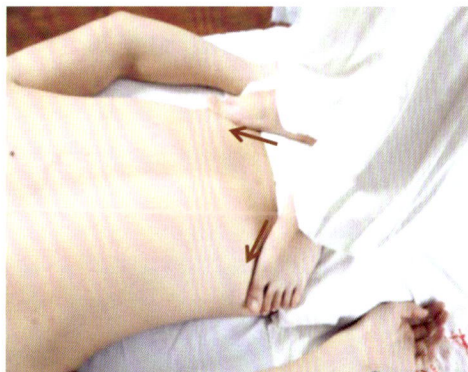

图 8-246 双足分推腰

3. 双足分推臀 受术者俯卧在床上。术者站在受术者的床上,两手握吊杆,将两足"八"字分开,踏在受术者的两侧臀部,然后两足跟由并拢而分开,分别向臀两侧分推,反复数遍(图 8-247)。

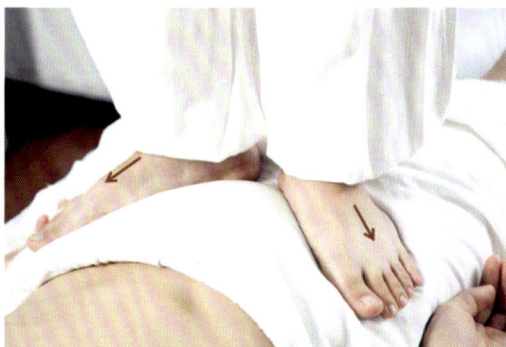

图 8-247 双足分推臀

背肩臀部

受术者俯卧,术者站立于床上,双手握吊杠,两脚掌从受术者腰部开始,向肩部划倒"八"字分推后,两脚掌移动呈正"八"字进行点压,然后再划倒"八"字向两侧分推滑行,并以倒"八"字压肩。最后,两脚掌自两上臂部推压过去,两脚掌轻松滑至受术者肩上方床边,结束本套动作。反复数遍。

背腰足部

1. 双足推滑背腰 受术者俯卧,术者面向受术者足掌站立于床上,双手握吊杆,以双脚掌踏于受术者背肩部,足跟并拢,呈"八"字形沿受术者脊柱两侧滑推至腰部,反复操作数遍(图 8-248)。

2. 双足颤动腰臀 接上一动作,术者以两足跟抵住受术者腰骶部,脚掌抵于臀部,术者利用前脚掌力量颤动受术者腰臀部数十秒钟(图 8-249)。

3. 滑推压足 受术者与术者体位同上一动作。术者将两足大幅度前移,然后将两足掌沿两腿向足跟部滑去,两足心压在受术者的两足跟之上,再压两足掌,并迅速将两手再次大幅度前移,保持身体直立并站稳,可重复一遍(图 8-250)。

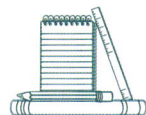

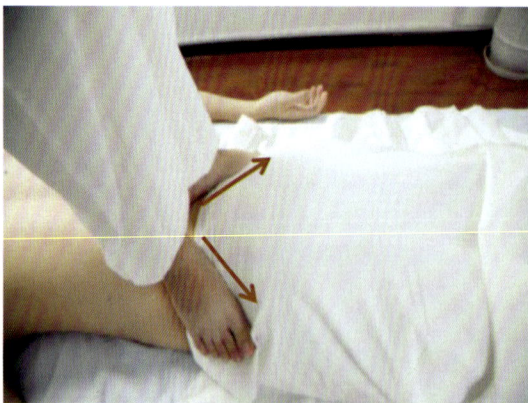

图 8-248　双足推滑背腰

图 8-249　双足颤动腰臀

图 8-250　滑推压足

下肢

1. 叠足踩压大腿根部　受术者取俯卧位，术者站立床上，以一足踩压在受术者大腿后根部，双手扶吊杆，另一足心置于此足背之上，踩压约数分钟，旨在阻断下肢血流，然后缓慢将足放开，立于床边（图 8-251）。

2. 推压小腿　接上一动作，术者一足踏于大腿根部，另一足用全掌自受术者小腿上部缓缓向下推压至跟腱部数次（图 8-252）。

图 8-251　叠足踩压大腿根部

图 8-252　推压小腿

3. 屈膝压腿　受术者取俯卧位，术者站立于床上，双手握吊杆，以一脚掌横向踩在受术者大腿根部，另一脚用脚背将受术者小腿勾起，使其屈膝，并用此脚掌压住受术者小腿胫前下部，稍用力向下压数次（图 8-253）。

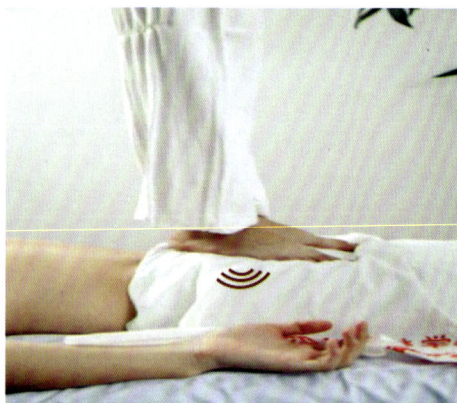

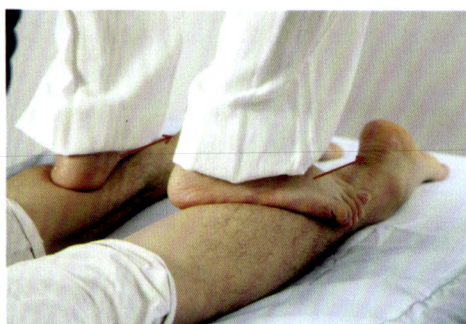

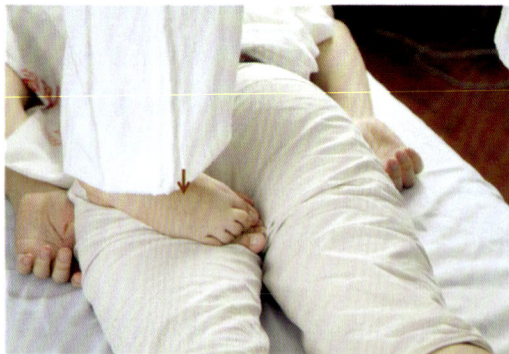

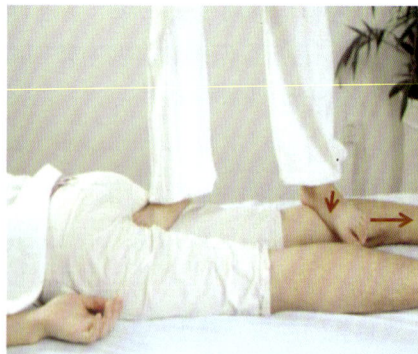

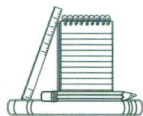

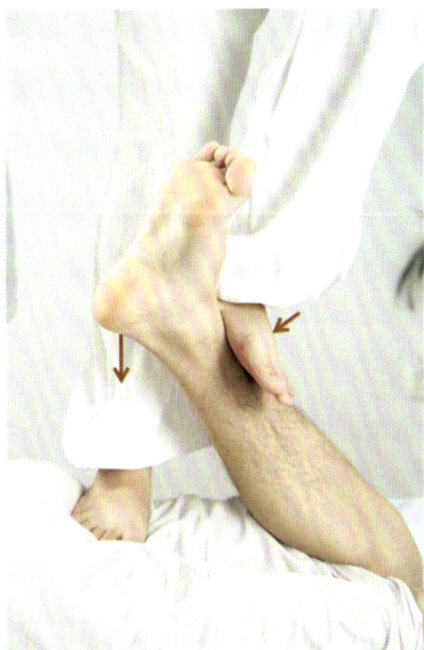

图 8-253　屈膝压腿

结束动作

1. 踩压足掌　受术者取俯卧位，足心朝上。术者站在床尾，双手握吊杆，以双脚横踩、直踩受术者双脚掌及脚跟，两脚交替进行或依次进行数次（图 8-254）。

2. 踢打脚掌法　受术者取俯卧位，术者站在床尾，以一脚的脚前掌部踢打受术者一脚掌及脚跟部，再换另一脚以同法踢打数次（图 8-255）。

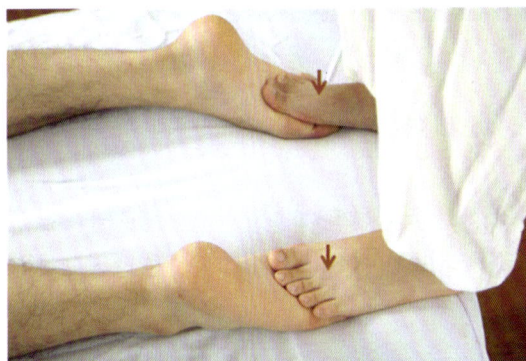

图 8-254　踩压足掌

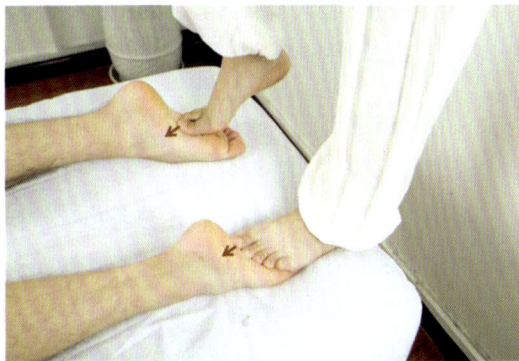

图 8-255　踢打脚掌法

（四）推油

推油的顺序：涂抹油→推摩背→捏提背→搓揉背→拍打背→毛巾热敷。

1. 涂抹油　受术者取俯卧位，术者站在床旁，以双手将油膏均匀地自腰部向背部涂擦（图 8-256）。

2. 推摩背　受术者取俯卧位，术者站在床旁，以双手掌面均匀柔和地推摩其整个背部（图 8-257）。

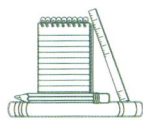

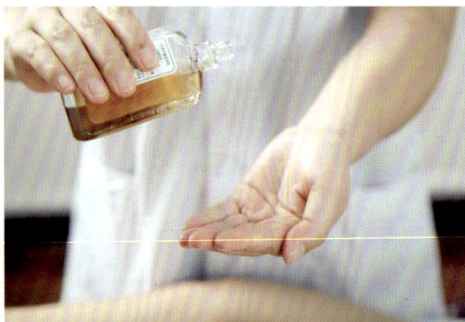

图 8-256 涂抹油法

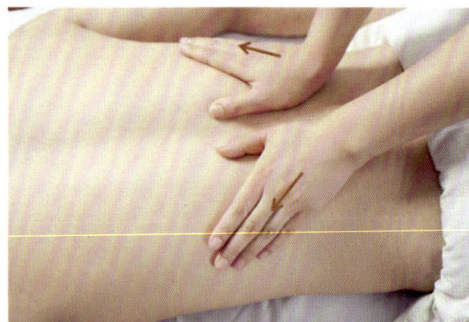

图 8-257 推摩背法

3. 双手捏提脊背 受术者取俯卧位，术者站立于床旁，双手握空拳，平行相对，用食指中节桡侧及背面紧贴在受术者腰部脊柱两侧处，拇指伸直前按，并对准食指中节处，随即将皮肤捏起，轻轻提捻，随捏随提，缓慢向颈部移动，直至第 7 颈椎处，重复数遍（图 8-258）。

4. 双手搓揉背肌 受术者取俯卧位，术者站立于床头旁，面向受术者足部，以双手掌根或大小鱼际搓摩、按揉受术者背部脊柱两侧肌肉隆起处，由肩背部开始，自上而下，直至腰骶部，可往返交替进行数次（图 8-259）。

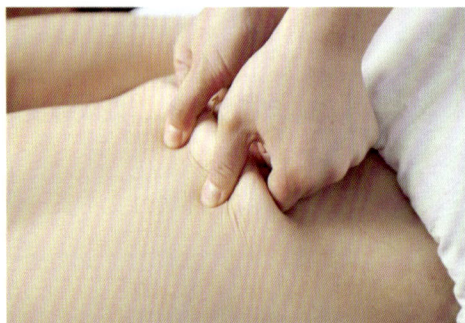

图 8-258 双手捏提脊背

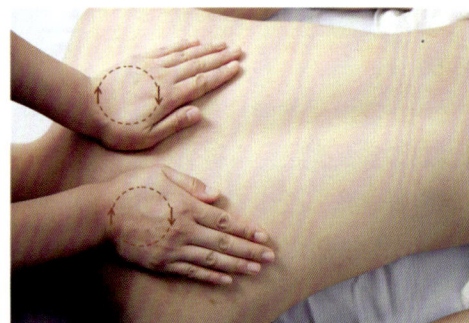

图 8-259 双手搓揉背肌

5. 拍打背部 受术者取俯卧位，术者站立于床旁，以双手掌面交替拍打受术者肩背、脊柱两旁及腰骶部数遍（图 8-260）。

6. 毛巾热敷 用干毛巾裹住热毛巾，拧干其热水，然后将热毛巾抖开，待温度适合（以不烫伤为度）后，铺在受术者腰背部（可放置 3 ~ 5 块热毛巾），并以大浴巾盖好，待过 5 分钟左右，将全部毛巾撤去（图 8-261）。

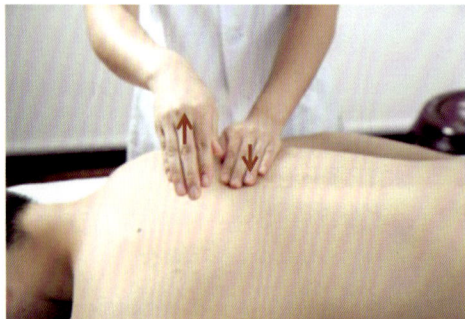

图 8-260 拍打背部

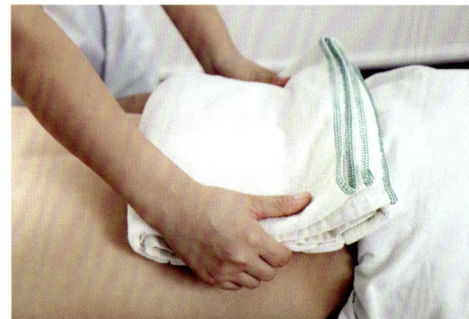

图 8-261 毛巾热敷

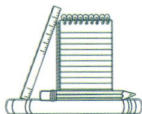

项目五　泰式推拿保健

　　泰式推拿保健是流行于泰国的一种推拿手法。它是在我国传统推拿手法基础上加入泰国的独特推拿方式和手法而逐步形成的。

知识链接

　　泰式推拿发源于古印度的西部，创始人是印度王的御医吉瓦科库玛，他至今仍被泰国人民奉为医学之父。泰式推拿是古代泰王招待皇家贵宾的最高礼节。

　　其特点：术者多半是跪坐式服务；操作部位均在人体躯干、四肢及关节，无穴位之说，不使用按摩油；其手法是以关节活动手法为主，多采用推、拉、压、扳、踩、按等手法，左右手交替进行，且用力要均匀柔和，操作快慢适中，按照顺序进行；手法刚柔相济，简便易学，实用性强。泰式推拿保健具有放松肌肉、消除疲劳、恢复体能、增强关节韧性、恢复关节功能、促进体液循环、保健防病、健体美容的功效。全套动作约需120分钟，也可根据具体情况增减手法和操作时间。

一、操作要点及注意事项

（一）泰式推拿保健的操作要点

1. 服务的独特性　泰式推拿保健是跪式操作服务。

2. 操作的向心性　泰式推拿一般从足部开始操作，并逐步向人体中心部位进行推拿。

3. 动作的细腻性　泰式推拿多采用细腻的指压法，着重对人体四肢和大肌肉群进行反复拉伸推压等，使手指和手掌的力量均匀渗透到肌肉深处，从而起到舒筋通络、调和气血的作用。

4. 关节的活动性　泰式推拿非常注重背部和腰部的舒展，主要是通过应用独特的推、拉、蹬、摇、踩等手法，达到活动关节、舒筋活络的作用。推拿后如同进行了高强度运动，故泰式推拿又称为被动瑜伽。第一次体验者可能接受不了泰式推拿大背翻和小背翻的动作幅度，这时术者会与受术者沟通推拿力度，并提醒其彻底放松身体、不要对抗。

5. 治疗保健的双重性　泰式推拿具有明显的消除疲劳、放松肌肉、调节情志的作用，另外对于肌肉损伤、关节粘连等有明显疗效。

（二）泰式推拿保健的注意事项

　　泰式推拿保健虽比较安全可靠，但为了防止意外伤害事故，在进行推拿之前，还是要注意以下几个问题。

1. 诊断要明确　受术者有下列情况之一者，应禁止推拿：恶性肿瘤部位、骨折部位、骨质疏松症、正在出血或内出血部位、骨和关节结核、化脓性关节疾患、妇女妊娠期和月经期、年老体衰、传染病、严重心血管疾病、精神失常、皮肤病、皮肤溃烂、皮肤破损、水火烫伤、醉酒。另外，在过饥、过饱及过度疲劳状态下也不应进行推拿。

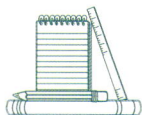

2. 精力要集中　术者操作时要全神贯注，密切注意受术者反应，随时调整手法强度，以防意外。

3. 体位要适宜　应以受术者感觉舒适且能维持较长时间，又有利于术者操作的体位为最适宜。

4. 用力要适当　术者应根据受术者形体、体质、年龄、性别不同，调整推拿用力的大小，切忌使用暴力。尤其在进行扳腰及踩背等手法时，两者应密切配合，术者用力应适当，以免造成不良后果。

5. 操作要卫生　除推拿室要保持清洁安静的环境外，术者应修剪指甲，手上不得佩带戒指等装饰品，推拿前后均应洗手，烘干双手，保持双手温暖。床上用单应做到一人一单，用后清洗消毒。受术者在进行推拿前宜排空大小便。

二、操作顺序

1. 仰卧位　足部→下肢部→上肢部。

2. 侧卧位　下肢部→背部→上肢部。

3. 俯卧位　腰→下肢后侧。

4. 特殊体位　反向背→同向背等需特殊体位的动作。

5. 头部推拿　点压眶下→叩击头部等至结束式。

三、套路

（一）仰卧位推拿

受术者仰卧，双腿分开略宽于肩，术者面向受术者站立或两腿跪在受术者双腿之间。以下各种推拿方法均在此姿势基础上进行。

1. 足部推拿

（1）下压足背法　术者双手大拇指放在受术者踇趾内侧缘，其余四指自然放在足背，手掌扇形扣住足五趾，左右手交替下压足背数遍（图8-262）。

（2）指压足心法　术者双手大拇指放于受术者足心部，其余四指自然放在足背，虎口夹住足部内缘，大拇指用力点压足心，左右手交替指压足心数遍（图8-263）。

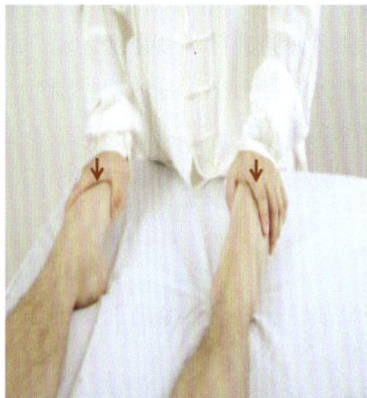

图8-262　下压足背法　　　　　　　图8-263　指压足心法

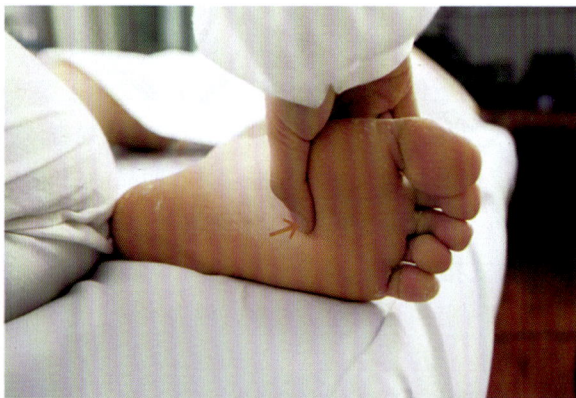

（3）点揉足背法　术者双手大拇指放于受术者足背与小腿交界处，其余四指自然下垂，左右手交替点揉足背并向足趾方向缓慢移动，反复数遍（图8-264）。

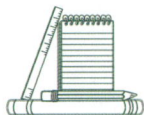

（4）牵拉足趾法　术者双手大拇指和食指夹住受术者足趾，做牵拉动作，从小趾依次牵拉到大趾，反复数遍（图8-265）。

（5）推扳足趾法　术者双手五指扣住受术者双足五趾，做往返的推扳动作，左右手交替进行，反复数遍（图8-266）。

（6）掌压足跟法　术者双手掌根分别放在受术者足跟内侧缘，垂直用力向外按压，左右手交替进行，反复数遍（图8-267）。

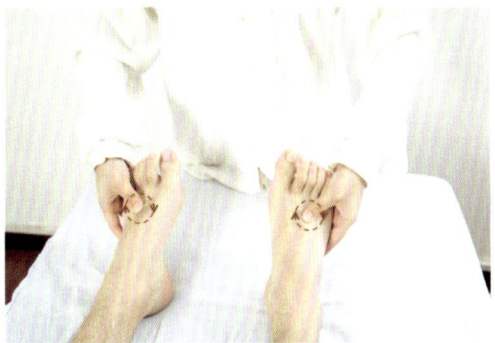

图8-264　点揉足背法

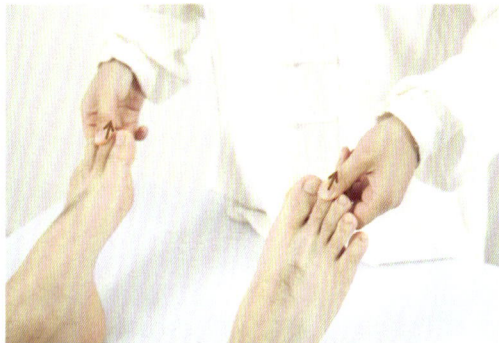

图8-265　牵拉足趾法

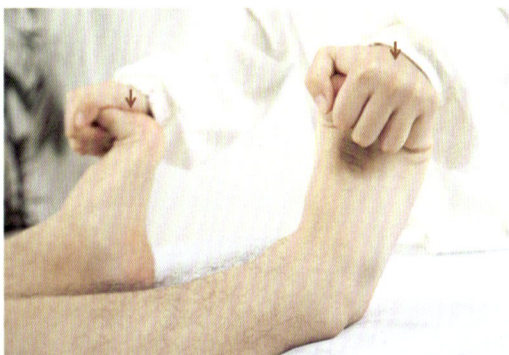

图8-266　推扳足趾法

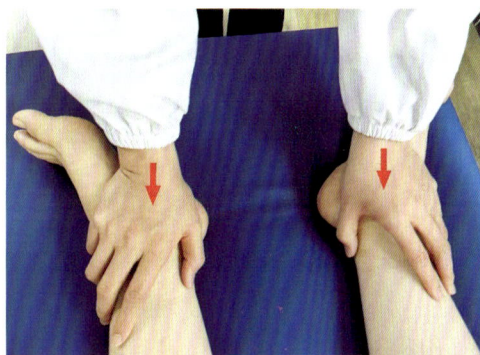

图8-267　掌压足跟法

（7）肘点揉足心法　术者一手握住受术者足跟部，抬起到术者胸前，另一手屈肘，用肘尖点揉受术者足心，反复数遍（图8-268）。

（8）抹足背法　术者跪坐于受术者两腿之间，背向受术者，将受术者的腿放在术者的大腿上。术者双手扶住受术者足两侧（手掌放受术者足底，拇指放其足背），双手大拇指由内向外做倒"八"字推抹的动作，由足趾根部逐步缓慢向足踝根部方向移动，反复数遍（图8-269）。

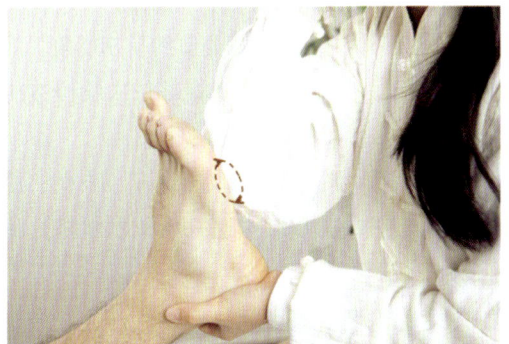

图8-268　肘点揉足心法

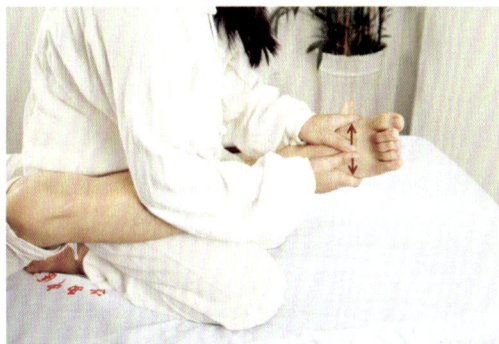

图8-269　抹足背法

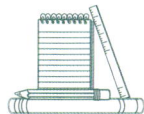

（9）扳足背法　术者跪坐于受术者两腿之间，背向受术者，将受术者的腿放在术者的大腿上。术者双手握住受术者足背前端，向足背用力做扳动操作，反复数遍（图8-270）。

2. 下肢部推拿

（1）指压双侧小腿内侧法　术者双手大拇指指腹作用于受术者小腿内侧（靠胫骨后缘），其余四指自然并拢下垂，从内踝向上按压至胫骨内侧髁，左右手交替按压，反复数遍（图8-271）。

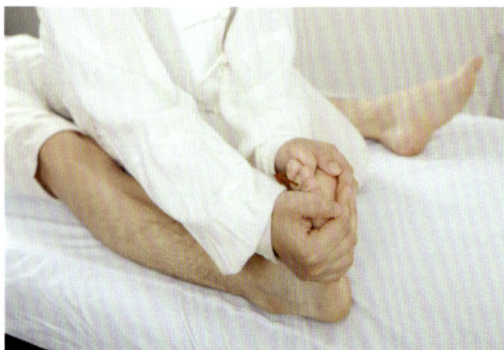

图 8-270　扳足背法

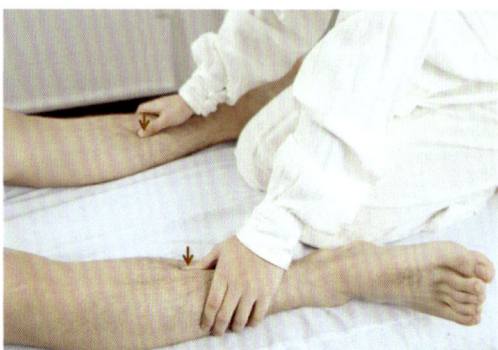

图 8-271　指压双侧小腿内侧法

（2）按揉膝部法　术者双手掌心着力于受术者的髌骨上，身体略前倾，用双手掌心做按揉动作，反复数遍（图8-272）。

（3）掌按大腿前侧法　术者双手掌面作用于受术者的大腿前侧，从膝上部开始，逐渐按到大腿根部，左右手交替进行，反复数遍（图8-273）。

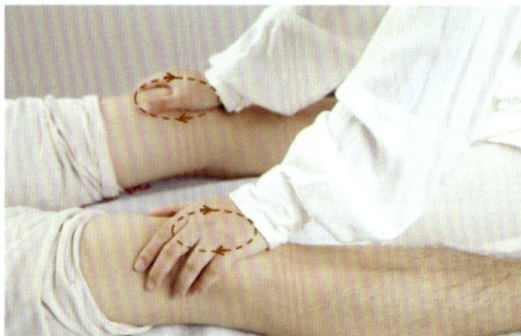

图 8-272　按揉膝部法

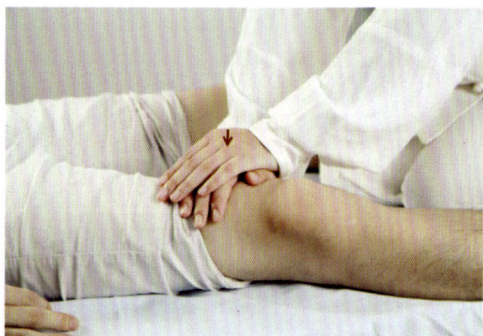

图 8-273　掌按大腿前侧法

（4）指压单侧小腿内侧法　先将受术者的一侧下肢外展外旋，屈曲膝关节约呈90°角，放置于床上，术者面对其屈曲的下肢而跪，然后用一手拇指指腹着力于面对的小腿内侧胫骨内侧缘，另一手扶住膝部，从内踝至胫骨内侧髁做单侧按压，反复数遍（图8-274）。

（5）双手指压大腿内侧法　先将受术者的一侧下肢外展外旋，屈曲膝关节约呈90°角，放置于床上，术者面对其屈曲的下肢而跪，双手拇指反向并拢，从膝部至大腿根部依次缓慢按压大腿内侧肌肉，反复数遍（图8-275）。

（6）双手提拿大腿内侧法　先将受术者的一侧下肢外展外旋，屈曲膝关节约呈90°角，放置于床上，术者面对其屈曲的下肢而跪，用双手拿大腿内侧肌肉，从膝内侧开始依次拿至大腿根部，反复数遍（图8-276）。

（7）叩击下肢内侧法　将受术者两下肢外展，术者跪坐两下肢之间，双掌相合，五指分开呈扇形，自然放松，以手尺侧缘叩击大腿、小腿内侧肌肉，从大腿根部叩击至小腿下端，往返

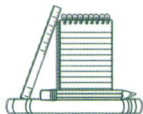

数遍（图 8-277）。

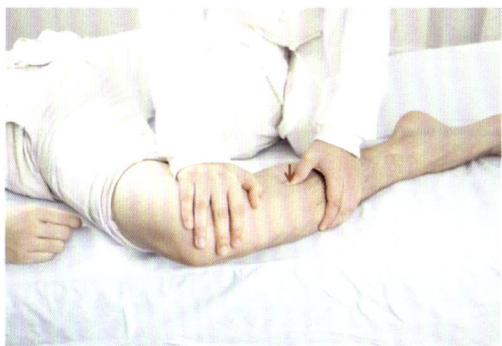

图 8-274　指压单侧小腿内侧法

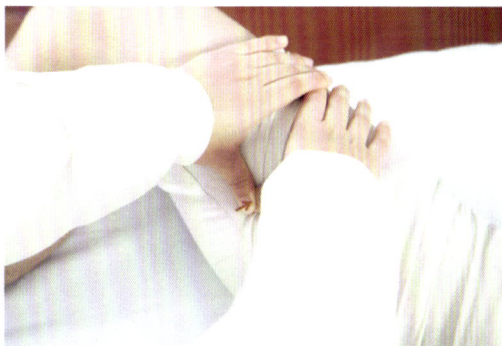

图 8-275　双手指压大腿内侧法

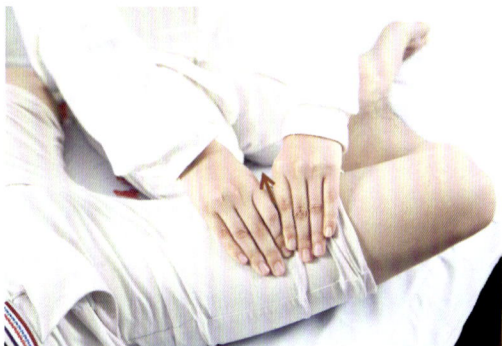

图 8-276　双手提拿大腿内侧法

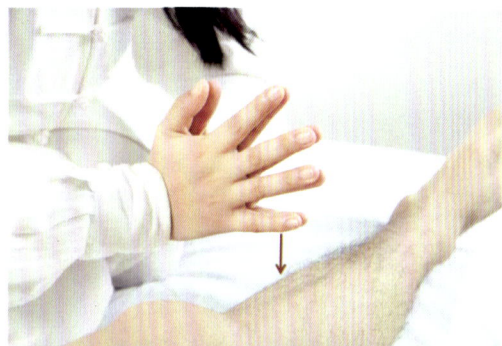

图 8-277　叩击下肢内侧法

（8）肘点按大腿内侧法　术者将受术者一侧大腿放在自己的腿上，一手扶住受术者膝，用另一手肘尖点按大腿内侧，从大腿内侧上端至大腿内侧下端，点按后再用前臂外旋下压，反复数遍（图 8-278）。

（9）肘点按小腿外侧法　受术者一侧下肢屈曲，膝关节屈曲约呈 90° 角，足底贴近床面。术者跪坐，面向屈曲下肢一侧，一膝压在受术者足背下端，一手扶住受术者足背上方，另一手上肢屈曲，以肘尖点按受术者小腿外侧（胫骨、腓骨之间），由膝下（膝关节）至小腿外踝上方，反复数遍（图 8-279）。

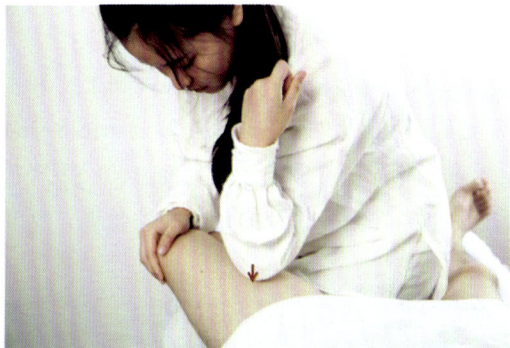

图 8-278　肘点按大腿内侧法

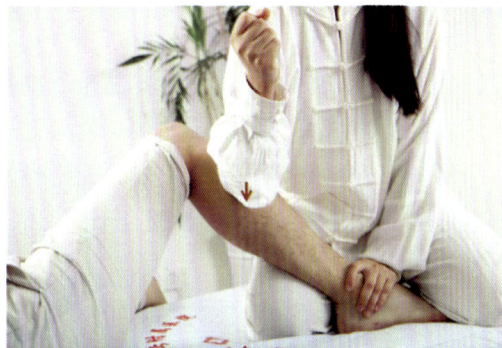

图 8-279　肘点按小腿外侧法

（10）足蹬大腿内侧法　术者双下肢伸直，坐在受术者双下肢之间，双手握住受术者足踝部，将其膝关节屈曲约呈 90° 角。术者双足蹬压其大腿内侧，靠近腘窝处的足蹬住不动，另一足由大腿根部依次蹬压至大腿腘窝处，反复数遍（图 8-280）。

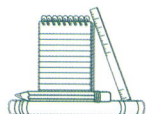

（11）指按小腿内侧法　术者双下肢盘曲坐在受术者双下肢间，面对受术者。受术者被推拿的下肢屈曲约呈 90°，立于床面，另一下肢伸直。术者一手扶住被推拿下肢的膝盖，另一手的拇指按压小腿内侧，从踝关节起按压至小腿内侧近腘窝处，反复数遍（图 8-281）。

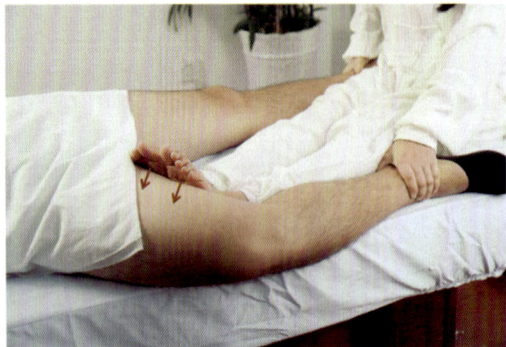

图 8-280　足蹬大腿内侧法

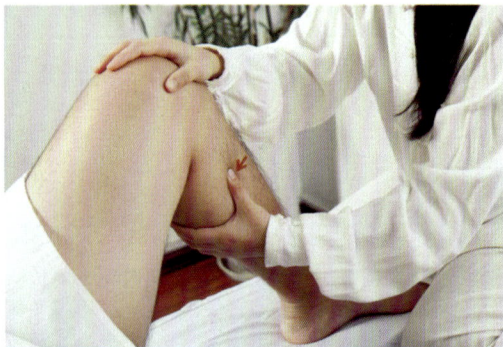

图 8-281　指按小腿内侧法

（12）掌按大腿内侧法　术者双膝跪在受术者双下肢之间，面向被推拿肢体一侧，外侧手扶住膝部，内侧手掌面按于被推拿肢体的大腿内侧，由大腿根部按压至大腿近腘窝处，反复数遍（图 8-282）。

（13）搂大腿外侧法　受术者被推拿的下肢屈曲约呈 30° 放于床面上。术者的双腿盘曲，面向受术者，一只手扶住被推拿下肢的膝盖，另一只手扣住被推拿大腿外侧的肌肉向内做搂的动作，依次由大腿根部搂至膝部，反复数遍（图 8-283）。

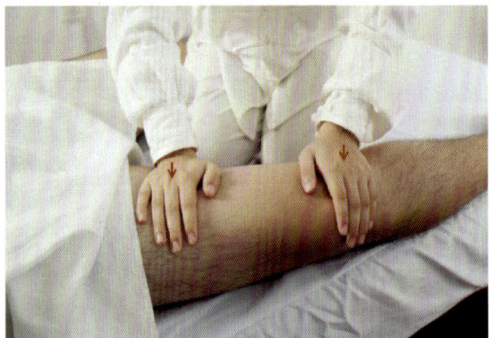

图 8-282　掌按大腿内侧法

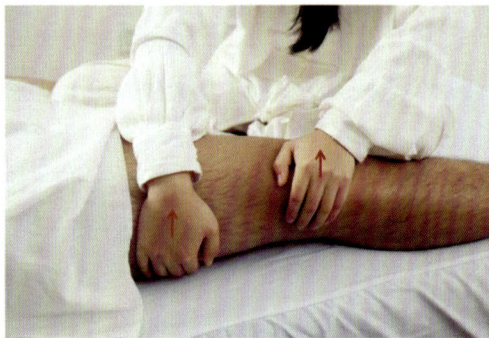

图 8-283　搂大腿外侧法

（14）叩击大腿内侧法　术者盘腿坐于推拿床上，受术者大腿放于术者的大腿上，并稍外旋，术者双手握空拳，叩击大腿内侧，由大腿根部至大腿近腘窝处，往返叩击数遍（图 8-284）。

（15）按小腿外侧法　受术者屈曲一侧下肢，术者双膝跪压在屈曲下肢足面上，一手轻扶屈曲下肢的膝部，另一手以拇指指腹自下而上依次按压小腿外侧胫骨和腓骨之间的骨缝，反复数遍（图 8-285）。

（16）按大腿外侧法　受术者屈曲一侧下肢，术者双膝跪压在屈曲下肢足面上，一手轻扶屈曲下肢的膝部，另一手以拇指指腹自腘窝外侧部按压至大腿根部外侧，反复数遍（图 8-286）。

（17）夹大腿正侧法　受术者屈曲一侧下肢，足底贴在床面。术者双膝跪在床上，双腿夹住受术者屈曲下肢足背和小腿下端，双手十指交叉，夹住大腿正侧部肌肉，自下而上依次由松到紧夹按，反复数遍（图 8-287）。

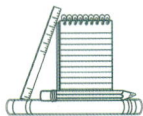

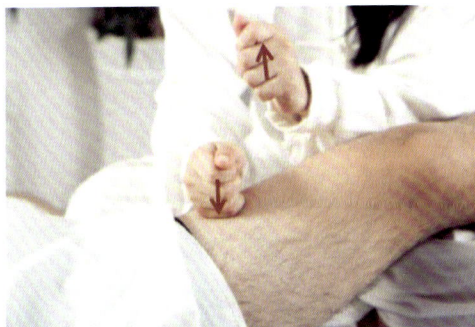

图 8-284　叩击大腿内侧法

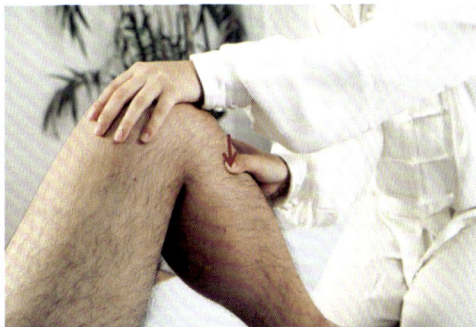

图 8-285　按小腿外侧法

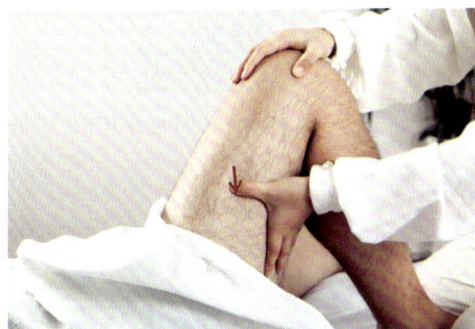

图 8-286　按大腿外侧法

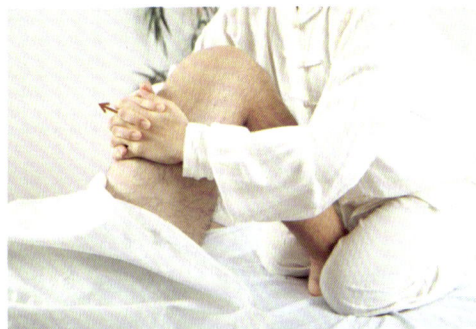

图 8-287　夹大腿正侧法

（18）搂小腿法　受术者屈曲一侧下肢，术者双膝压在屈曲下肢的足面上，一手扶住屈曲下肢的膝盖，另一手以手掌搂住小腿后部肌肉群，由里向外用力，反复数遍（图 8-288）。

（19）拉蹬踩压大腿法　术者取坐式，双手握住受术者被推拿下肢的踝关节部，一脚蹬住被推拿下肢的腘窝部，另一脚自腘窝部至大腿根部进行踩压，反复数遍（图 8-289）。

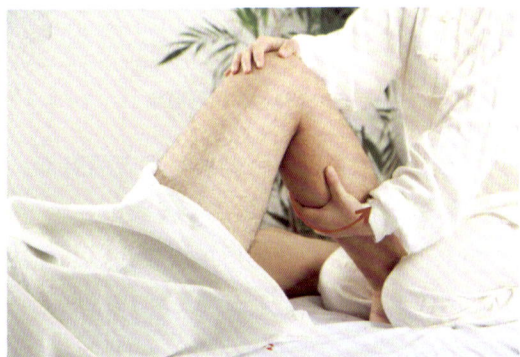

图 8-288　搂小腿法

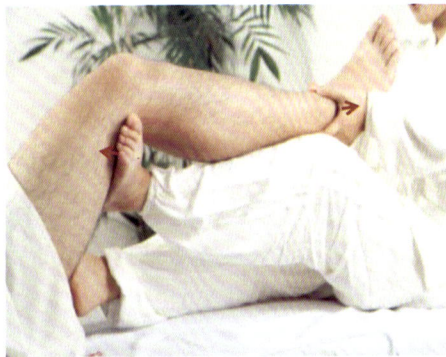

图 8-289　拉蹬踩压大腿法

（20）按压大腿前侧肌肉法　术者一下肢跪在床上，另一下肢屈膝呈弓步。受术者伸直小腿，搭在术者屈膝弓步的膝上方，术者一手握住被推拿下肢的足踝部，另一手按压受术者大腿前侧的肌肉群，由下至上依次进行按压，反复数遍（图 8-290）。

（21）屈膝屈髋下压法　术者站在受术者被推拿下肢的一侧，一手扶住受术者的膝部，另一手握住其踝部，并用前臂压住受术者小腿，利用身体前倾重力下压，使受术者下肢屈膝屈髋，使大腿贴近腹部，然后伸直下肢，反复数遍（图 8-291）。

（22）弯腰双掌压膝法　术者站在治疗床尾部，面向受术者，弯腰将受术者双下肢抬起，受术

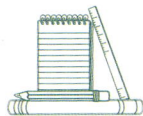

者的双脚跟抵在术者的大腿根部，术者双手扶在受术者的双膝上，用力下压膝部，反复数遍（图 8-292）。

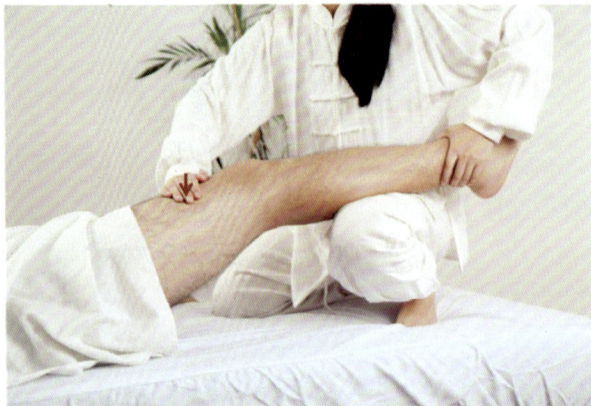

图 8-290 按压大腿前侧肌肉法

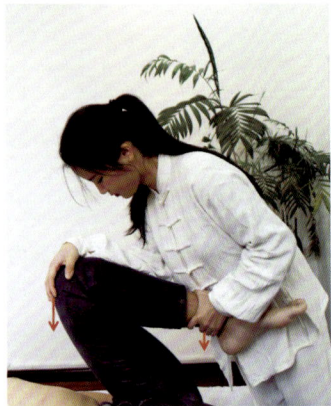

图 8-291 屈膝屈髋下压法

3. 上肢部推拿

（1）按压肩前法 术者以一手轻扶受术者的腕部，另一手以拇指用力按压受术者的肩前凹陷处，按压数秒后减力再按，反复数遍（图 8-293）。

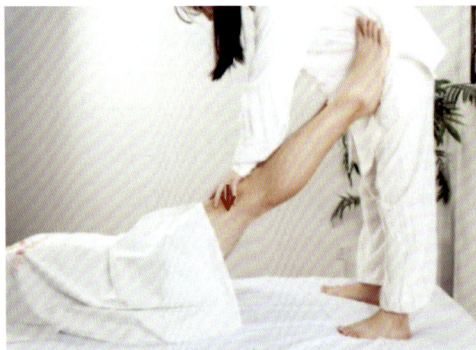

图 8-292 弯腰双掌压膝法

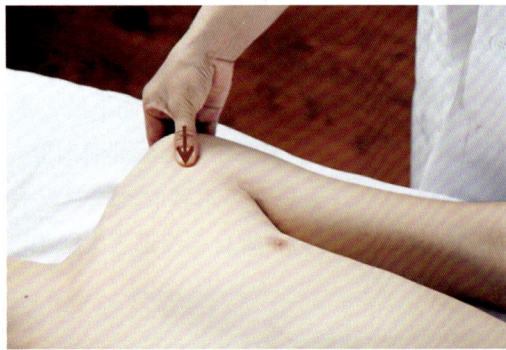

图 8-293 按压肩前法

（2）按压手臂内侧法 受术者手臂伸平，自然放松，术者以一手轻扶受术者的腕部，另一手用大拇指指腹由上肢腋前内侧依次按压至腕部内侧，反复数遍（图 8-294）。

（3）搓推掌心法 受术者屈肘，腕部后伸，掌心向上。术者双手拇指指腹并齐，自被推拿手的掌根部用力向掌心处搓推，反复数遍（图 8-295）。

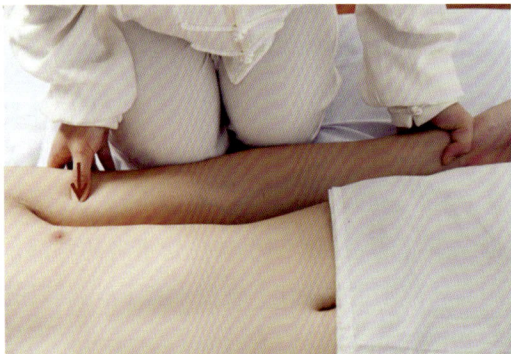

图 8-294 按压手臂内侧法

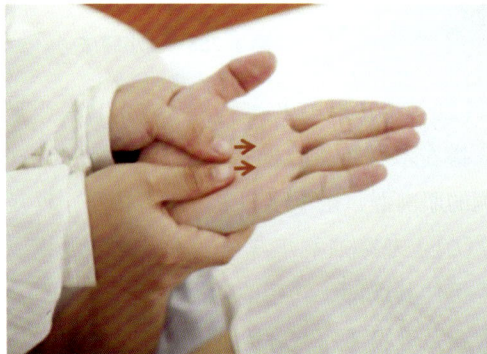

图 8-295 搓推掌心法

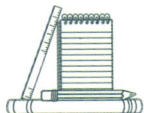

（4）叉指环摇叩击掌心法　受术者屈肘，腕部后伸，掌心向上。术者一手扶住受术者腕部，另一手五指分开，与受术者五指交叉，环绕摇腕数遍，并向背侧扳压其手掌数下，然后握空拳叩击受术者掌心数下，反复数遍（图 8-296）。

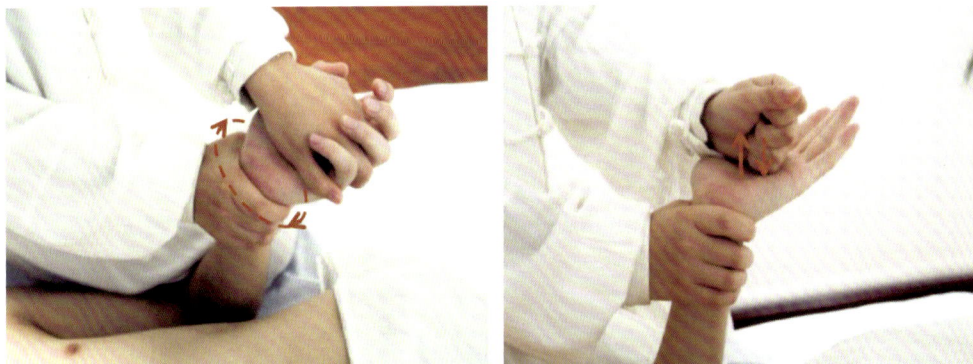

图 8-296　叉指环摇叩击掌心法

（5）前臂背屈压法　受术者前臂背屈，手掌面贴近床面。术者一手扶住受术者肘部，另一手以拇指指腹自肘部至腋后部依次按压上臂内侧，反复数遍（图 8-297）。

（6）肘部屈伸点压法　术者一手扶住受术者手掌，另一手把持其肘部，用拇指点压肘窝，两手配合屈伸肘关节，反复数遍（图 8-298）。

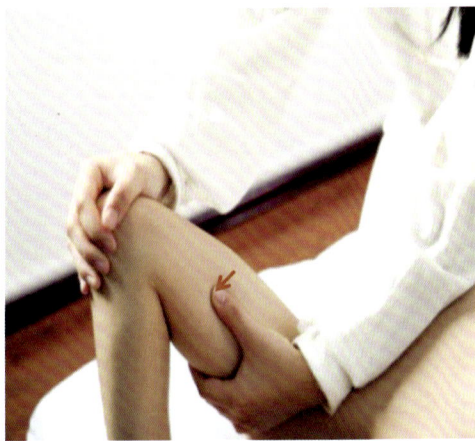

图 8-297　前臂背屈压法　　　　图 8-298　肘部屈伸点压法

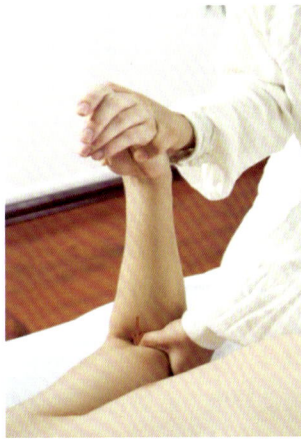

（二）侧卧位推拿

1. 下肢部推拿

（1）下肢后侧按压法　受术者被推拿下肢屈膝，术者一腿跪于受术者两下肢之间，另一腿跪于伸直腿外侧。术者双手拇指相对，按压小腿侧后方，自下而上，从小腿侧后方一直按至大腿根部，最后压到臀部骶骨之间。反复数遍（图 8-299）。

（2）大腿后侧蹬压法　术者坐于受术者双下肢之间，被推拿下肢屈膝。术者一手握住被推拿腿的足踝部，另一手扶住另一侧小腿部；一脚掌抵于被推拿下肢的腘窝上方，另一脚掌自臀部踩压臀部肌肉和大腿后部肌肉，往返蹬压，反复数遍（图 8-300）。

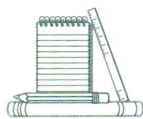

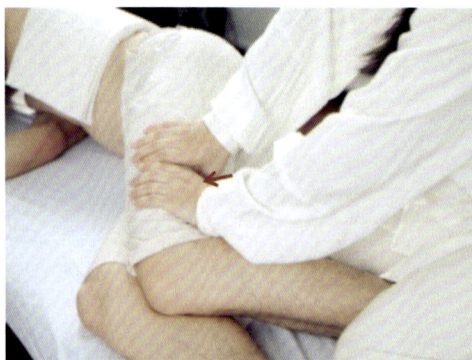

图 8-299　下肢后侧按压法

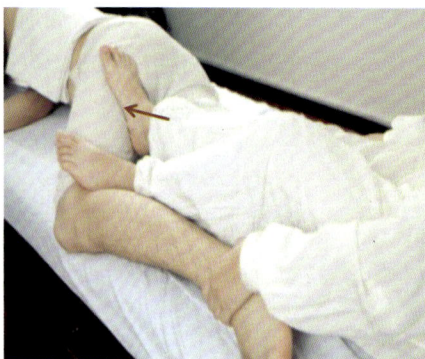

图 8-300　大腿后侧蹬压法

2. 背部推拿

（1）颈项捏拿法　术者双膝跪在受术者的背面，一手扶住受术者肩部，另一手拇指及其他四指放在颈项部肌肉两侧做捏拿动作，反复数遍（图 8-301）。

（2）膝顶揉背法　术者双膝跪在受术者背部，以一手扶住受术者肩部，另一手扶住髋部，用膝关节顶压受术者背部，配合轻揉动作，自上而下，依次进行，顶压完毕后，术者用手掌反复揉摩背部（图 8-302）。

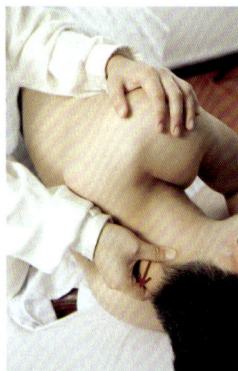

图 8-301　颈项捏拿法

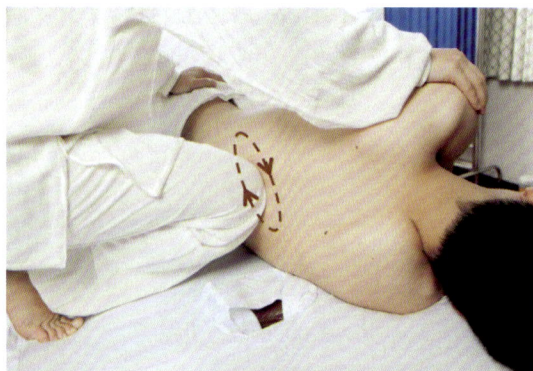

图 8-302　膝顶揉背法

（3）扳腰法　术者跪坐于受术者背部，一手扶住受术者臀部，另一手扶住其肩部，两手向相反的方向扳动腰椎，有时可听到咯噔声（图 8-303）。

（4）侧摇髋关节法　术者跪于受术者的背后，一手扶住受术者肩部，一腿的膝盖顶住其腰骶部，另一手扶持受术者被推拿下肢的腘窝处，将腿抬起，摇动屈曲的大腿，活动髋关节（图 8-304）。

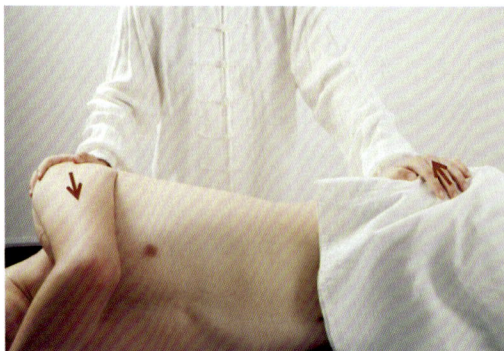

图 8-303　扳腰法

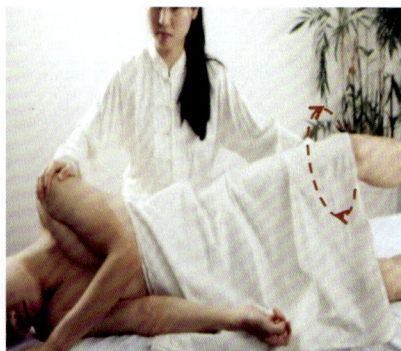

图 8-304　侧摇髋关节法

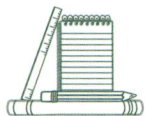

3. 上肢部推拿

拉手臂法 术者站立于受术者的背后，一脚踩踏在受术者的髋部，双手握住受术者手指，向上牵拉，反复数遍。

（三）俯卧位推拿

1. 双掌压腰法 受术者双下肢略外展，术者蹲跪在其臀部上方，以双手掌根相对，从腰部正中开始同时向两侧用力按压，往返数遍（图 8–305）。

2. 牵拉脚踩压法（单侧） 术者站在受术者体侧，一手牵拉住受术者一侧手腕，另一手握住同侧脚踝部，用单脚掌踩压其背部肌群（图 8–306）。

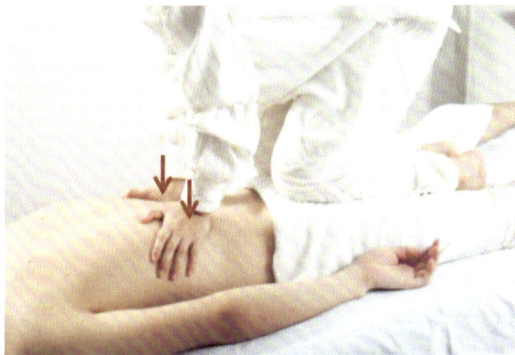

图 8–305 双掌压腰法

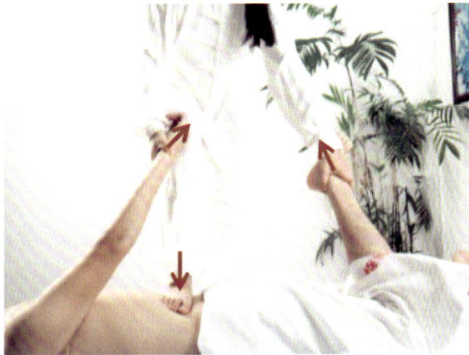

图 8–306 牵拉脚踩压法（单侧）

3. 牵拉脚踩压法（双侧） 术者站在受术者双下肢之间，用双手握住受术者的双脚踝部，然后将大腿拉起，用单脚掌踩压受术者的背腰部，自上而下，依次踩压数遍（图 8–307）。

4. 后伸坐扳腰法 受术者双手十指交叉置于脑后。术者坐于受术者臀部，双腿置于受术者身体两侧，双手握住受术者的两肘部，重心后移，四肢用力，使受术者腰部后伸（图 8–308）。

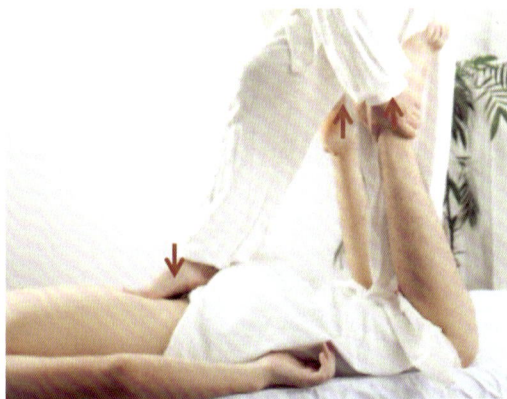

图 8–307 牵拉脚踩压法（双侧）

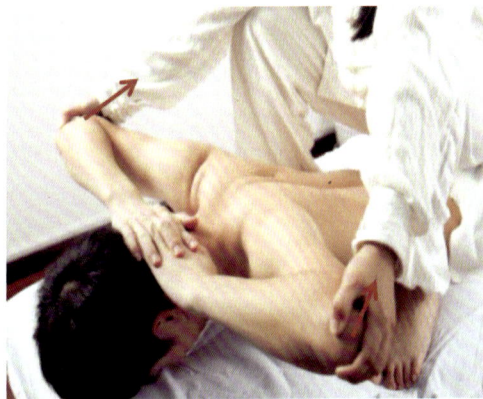

图 8–308 后伸坐扳腰法

5. 后伸站扳腰法 受术者双下肢伸直呈"八"字形，术者双脚踩于受术者的臀根部，弯腰，双手握住受术者两手掌，受术者双手反手握住术者两手腕，术者身体重心缓慢向后移动，使受术者腰部后伸（图 8–309）。

6. 双膝顶压小腿法 术者背向坐于受术者腰骶部，两手扶受术者两足踝部，使其两小腿直立，以双膝顶压小腿后部肌群，自上而下，反复数遍（图 8–310）。

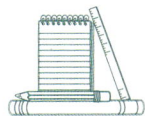

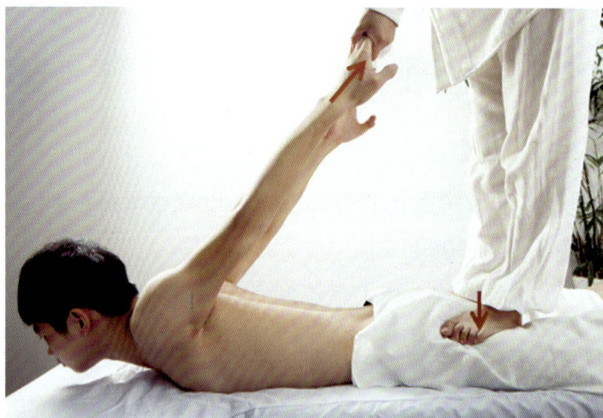

图 8-309　后伸站扳腰法

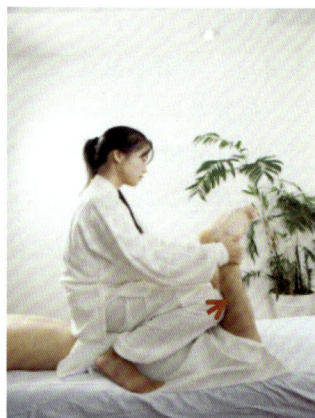

图 8-310　双膝顶压小腿法

7. 倒提腿后伸腰法　术者直立，背向受术者，弯腰，双手扶持受术者双膝部，使其双腿后伸，被倒提的双下肢置于术者身体两侧，使腰后伸（图 8-311）。

8. 提腿敲击法　术者直立，背向受术者，弯腰，一手托起受术者膝部，另一手握空拳自膝部外侧依次敲击至大腿根部外侧肌肉，反复数遍（图 8-312）。

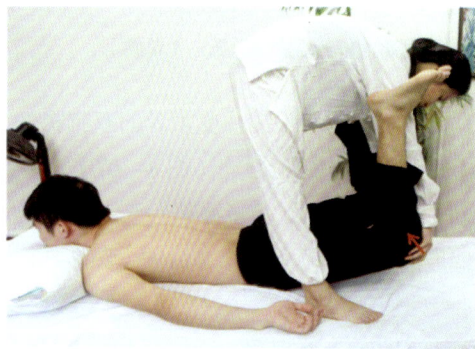

图 8-311　倒提腿后伸腰法

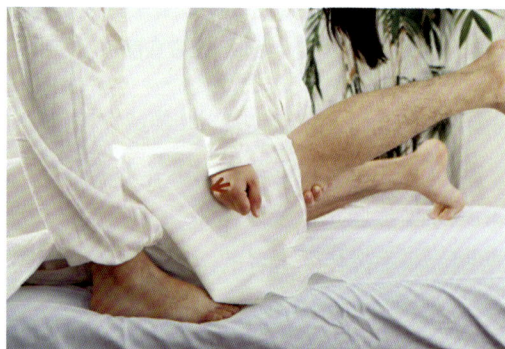

图 8-312　提腿敲击法

9. 踩足法　术者直立，背向受术者，双手握住吊杆，以双足跟踩压受术者双足心数分钟（图 8-313）。

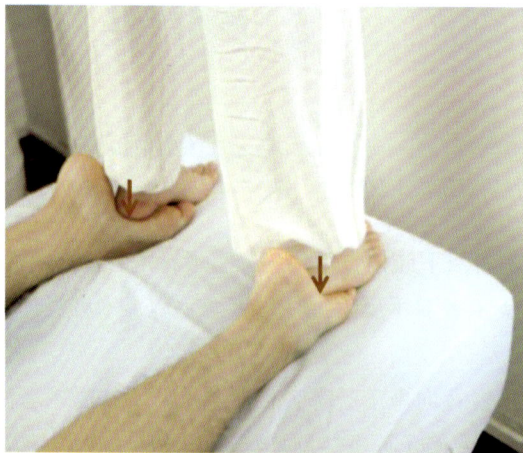

图 8-313　踩足法

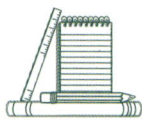

（四）特殊体位推拿

1.双膝顶腰反向背法　受术者取仰卧位，术者取屈膝跪位，抬起受术者两下肢和腰臀部，术者双膝抵于受术者腰部，双手扶持受术者双膝两侧。术者缓慢将身体后仰，使自身重心后移，带动受术者的身体由倒立式变成仰卧腰后伸式，受术者双腿自然分开，置于术者身体的两侧，同时术者双手自然握受术者的双手，双膝顶住受术者的腰部，形成一个稳定的弓形（图8-314）。

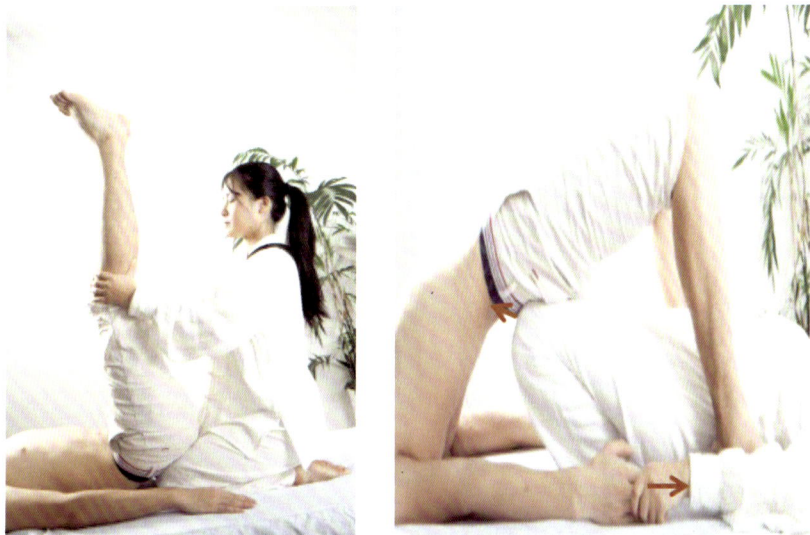

图8-314　双膝顶腰反向背法

2.双膝顶腰同向背法　受术者取坐位，双手交叉置于脑后。术者取蹲位，双膝抵住受术者的腰部，双手自其腋下穿过，越过其后头部，握住其同侧腕部向后拉。术者重心后移，以臀部先着床，然后缓慢后倒至整个肩背着床，从而带动受术者屈膝仰卧后伸腰部，同时术者将手从受术者的臂弯中撤出，扶持其后头部，并用双膝顶住其后腰部（图8-315）。

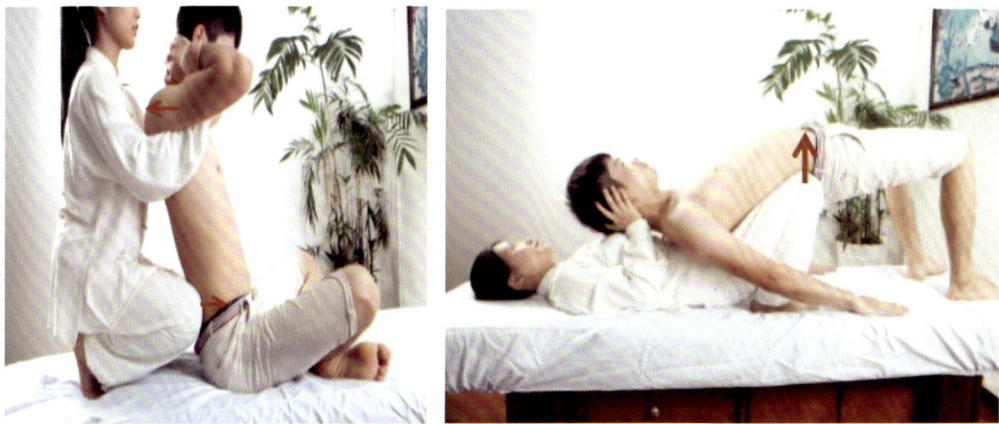

图8-315　双膝顶腰同向背法

3.腰前屈牵拉法　受术者取仰卧位，双下肢屈曲交叉，术者面向受术者而坐，同时以双脚跟抵于受术者两侧臀根部或身体两侧，双手拉受术者双手，术者重心逐渐后移，带动受术者被动前屈弯腰，并直立坐起，俗称"划小船"（图8-316）。

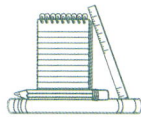

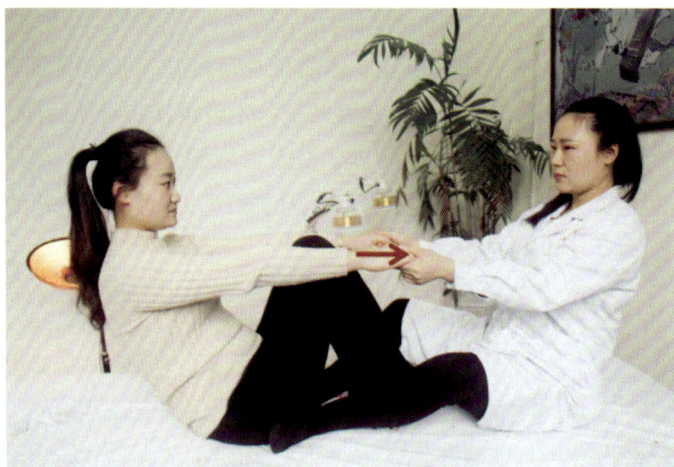

图 8-316   腰前屈牵拉法

4. 坐位斜扳腰法   受术者取坐位，双腿弯曲，双手十指交叉抱住后头部。术者单腿跪在受术者背后，另一腿呈弓步跨于其身旁，一手自对侧腋下穿过握住其腕部，另一手扶持其同侧屈曲的肘部，两手配合向一侧用力使其腰部斜向扳动，常可听到"咯噔"声响（图 8-317）。

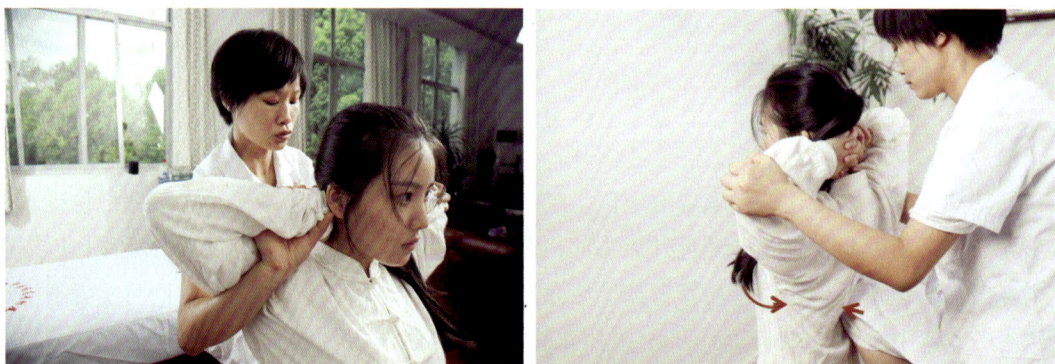

图 8-317   坐位斜扳腰法

5. 倒拉踩背法   受术者取坐位，两手后伸，术者在其后取坐位，握住受术者手腕。术者以一足抵住受术者腰骶部，另一足掌自其上背部依次踩压至腰部，反复数遍（图 8-318）。

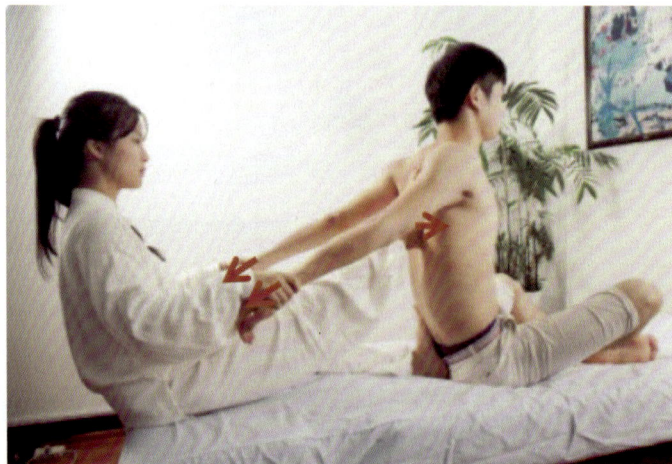

图 8-318   倒拉踩背法

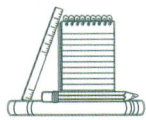

（五）头部推拿

术者坐在床头，受术者取仰卧位，两眼闭合，全身自然放松。

1. 点压眶下法　术者以两手拇指指腹自受术者眼眶内缘开始（攒竹穴），沿其眼眶下缘点压至眉梢处，最后至两眼角外侧凹陷处，反复数遍（图 8-319）。

2. 推抹前额正中线法　术者以双手拇指指腹放在受术者前额正中线眉心印堂上，向上推抹至前发际处，反复数遍（图 8-320）。

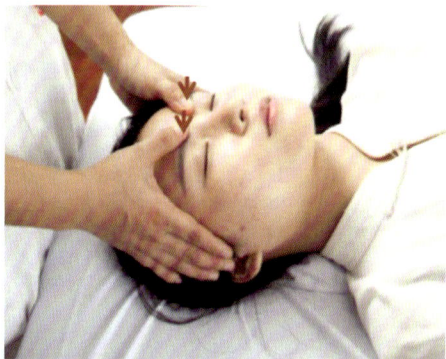

图 8-319　点压眶下法　　　　图 8-320　推抹前额正中线法

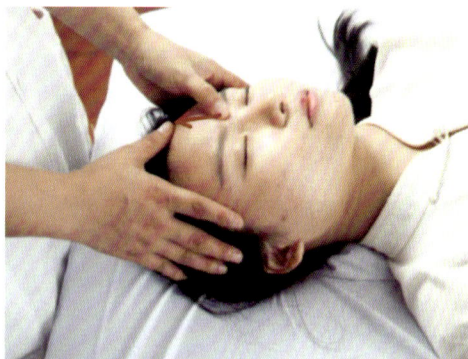

3. 分推前额法　术者以双手拇指指腹由受术者额部正中分别向两侧太阳穴推抹，反复数遍（图 8-321）。

4. 搓擦鼻法　术者以单手食指、中指轻夹受术者的鼻翼两旁，上下反复搓擦，反复数遍（图 8-322）。

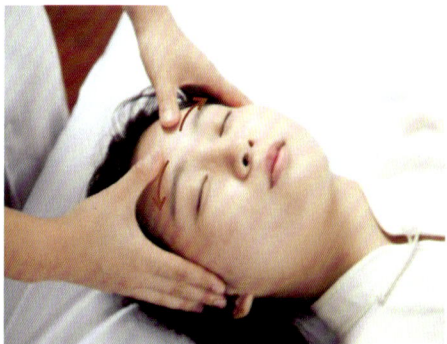

图 8-321　分推前额法　　　　图 8-322　搓擦鼻法

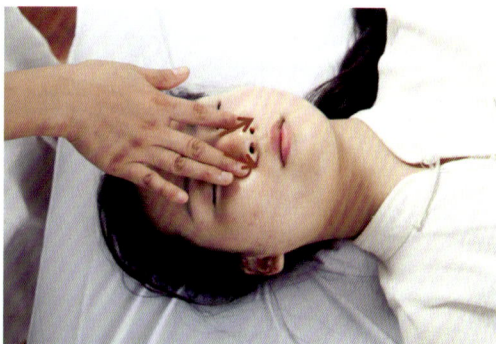

5. 推抹口唇法　术者以双手拇指指腹从受术者人中穴开始，沿唇周环嘴推抹至唇下部（承浆穴），反复数遍（图 8-323）。

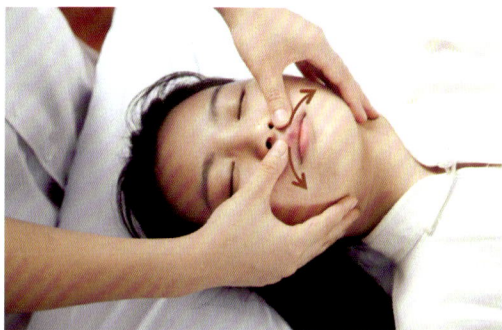

图 8-323　推抹口唇法

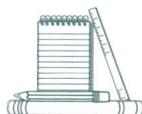

6. 搓耳揉面法 术者先以双手拇指、食指搓揉受术者的整个耳郭，然后用双手食指、中指夹住其双耳耳郭，做上下推搓两耳的动作，最后以双手掌根放于其两侧颧骨部，做回旋揉搓面部的动作，反复数遍（图 8-324）。

7. 指压头部法 术者双手拇指指腹并拢，先自受术者头前正中线发际处开始向后按压至百会穴处，然后沿前正中线两侧发际处向后按至头顶正中，再折向耳尖上方，反复数遍（图 8-325）。

8. 指端叩击头部法 术者双手指掌并拢，略呈扇形张开，用小指和无名指的指端叩击受术者的头部，顺序由左到右，由上至下（图 8-326）。

9. 拿肩整理法 受术者取坐位。术者跪于受术者身后，用双手提拿其肩部及周围肌肉（图 8-327）。

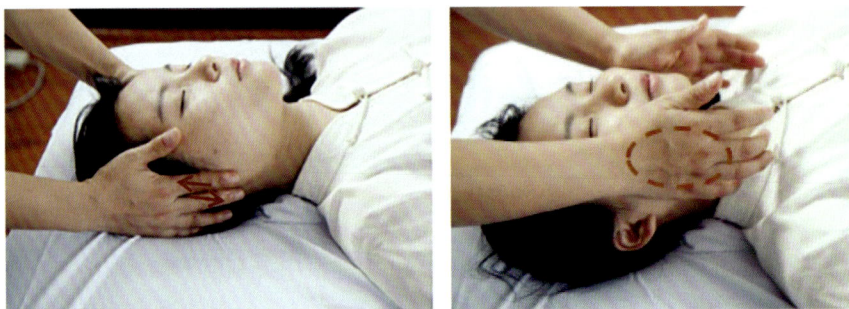

图 8-324 搓耳揉面法

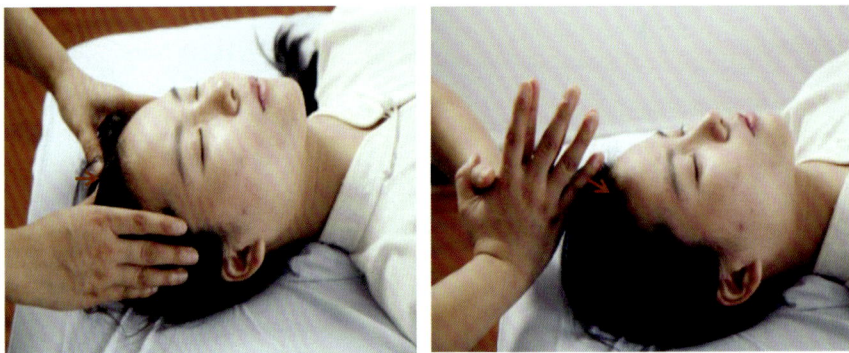

图 8-325 指压头部法

图 8-326 指端叩击头部法

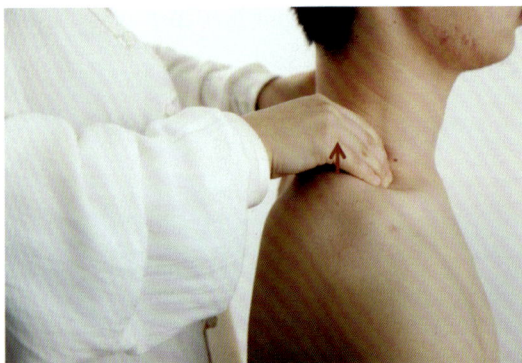

图 8-327 拿肩整理法

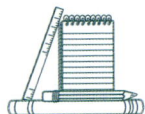

项目六　日式推拿保健

【学习目标】

　　了解日式推拿保健的操作方法及套路。

知识链接

　　日本式推拿保健简称日式推拿保健。日本的推拿分为三大类：一是日本传统的指压疗法；二是与中医学相结合的整体疗法推拿术；三是和西医学相结合的整脊疗法。

　　日式推拿保健是日本传统的指压疗法结合中医的推拿手法形成的保健方法。它是日本整体疗法推拿术之一。其特点是手法细腻、节奏感强，不注重摆动类手法，而注重按压类和摩擦类手法的应用，尤其是按压类手法。其按压类手法主要分为单手拇指按压、双手拇指按压、单手手掌按压、双手手掌按压等。日式推拿保健具有促进人体血液循环、减轻疲劳、恢复体力、提高人体免疫能力、调节脏腑功能及美容减肥的功效，从而达到有病治病、无病防病、益寿延年的效果。日式推拿保健全套动作共需 45～60 分钟，如果身体某一部位患病或不舒服，可针对性地增加手法或重复操作。

一、操作要点及注意事项

（一）日式推拿保健的操作要点

1.强调按压时是垂直性的向下用力。

2.按压的力量应由轻渐重，稳而持续，不可使用暴力。

3.手指按压用于全身各部位或穴位，掌面按压主要用于胸腹、腰背等面积大而又平坦的部位。

4.跪压主要用于腰背臀及大腿等肌肉发达处，且在受术者呼气时用力下压。

5.为了缓解按压对身体部位可能造成的不适感，常配合搓、揉、拍打等推拿手法。

6.推拿背部时，术者会跪在受术者背上用膝盖进行推拿，体现出典型的日式风格。

（二）日式推拿保健的注意事项

　　日式推拿保健虽然比较安全可靠，但是为了防止出现不良反应及意外，在做推拿保健之前，仍应注意以下几个问题。

1.严格掌握适应证和排除禁忌证　　操作时应严格掌握日式推拿保健的适应证（如用于减缓疲劳、赛前放松肌肉、美容减肥、各种软组织损伤等），排除禁忌证（如各种肿瘤、严重的心脏病、出血性疾病、骨质疏松症、皮肤病、传染病、醉酒、神志不清、孕妇、月经期等）。

2.选择好合适体位　　一般以受术者感觉舒适、肌肉放松且能长时间维持，又有利于术者操作的体位为最适宜。

3.操作力量要适当　　应根据受术者体质而定，对年老体弱者和儿童手法力量宜轻，体质强壮者力量要重些。

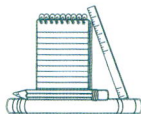

4. 选穴要求准确　日式推拿保健与港式、泰式推拿保健相比，一个最大的特点是必须推拿穴位，点按穴位的保健效果比普通推拿保健的效果要好些，所以日式推拿保健应特别注意准确选穴。

5. 操作环境要安静　除推拿室要保持清洁安静的环境外，术者还要全神贯注，做到手随意动，功从手出，同时还要密切注意受术者对手法的反应，以随时调整手法的刺激强度，以防意外。

6. 操作要卫生整洁　术者要注意个人清洁卫生，经常修剪指甲，手上不得佩带戒指等装饰品。要强调一人一巾，治疗巾要求消毒。受术者推拿前要排空大小便。

二、操作顺序

1. 俯卧位　头颈部→肩背及腰骶部→下肢部。

2. 仰卧位　下肢部→颈和胸胁及上肢部→腹部及面部。

三、套路

（一）俯卧位推拿

1. 头颈部推拿

（1）指按百会穴　术者用一手拇指指腹在受术者百会穴上先按压数遍，然后顺时针及逆时针揉按数遍，最后术者五指分开，每指间隔一指宽左右，从受术者前发际按压至后发际，反复数遍（图8-328）。

（2）指按角孙穴　术者用两手中指指腹同时按压受术者头部两侧的角孙穴数遍，然后顺时针和逆时针方向各揉按数遍，最后术者将食指、中指、无名指和小指并列，沿受术者头发边缘向哑门穴处按压，反复数遍（图8-329）。

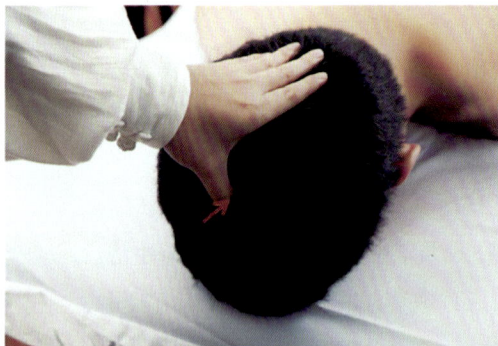

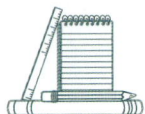

图8-328　指按百会穴

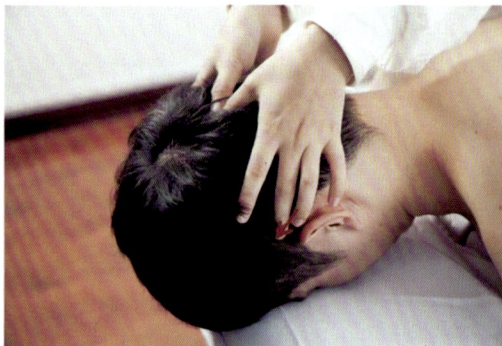

图8-329　指按角孙穴

（3）指按翳风穴　术者用双手中指指腹同时按压受术者两耳后方的翳风穴数遍，然后再顺时针和逆时针方向各揉按数遍，反复数遍（图8-330）。

（4）指按颈椎正中线　术者用单手拇指指腹按压受术者哑门穴数遍，再沿颈椎正中线由哑门穴按压至第7颈椎为止，由上至下反复操作数遍（图8-331）。

（5）指按颈椎两侧线　术者用双手拇指按压受术者风池穴数遍，然后从上到下至第7颈椎水平，按压受术者颈椎旁两侧线肌肉数遍，最后再用拇指揉按其颈椎两侧的肌肉，反复操作数遍（图8-332）。

（6）指推颈中线及侧线　术者用拇指指腹推受术者颈椎正中线，从风府穴到第7颈椎，反

复直推数遍；然后推颈椎两侧线，从风池穴到第7颈椎水平线，反复推数遍。推完左侧再推右侧（图 8-333）。

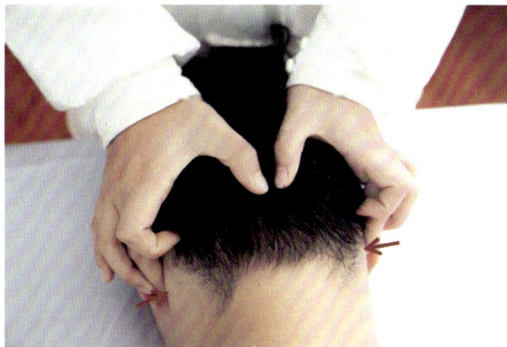

图 8-330 指按翳风穴

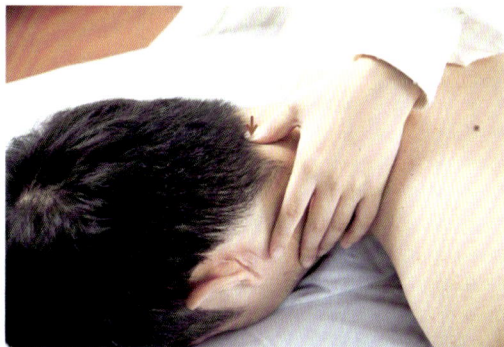

图 8-331 指按颈椎正中线

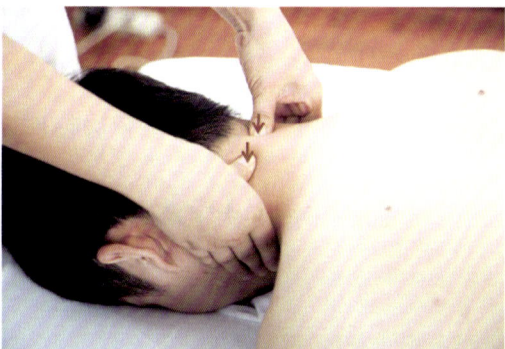

图 8-332 指按颈椎两侧线

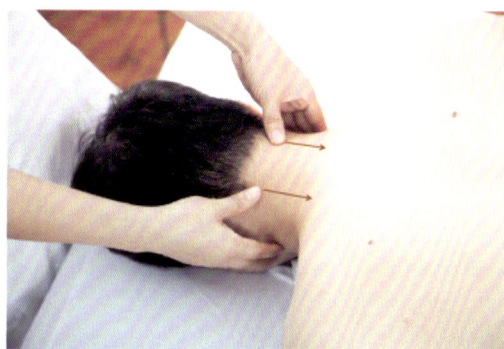

图 8-333 指推颈中线及侧线

2. 肩背及腰骶部推拿

（1）指按锁骨上窝部　术者立于受术者头前，用两手拇指指腹放在受术者两锁骨上窝（缺盆穴处），做顺时针和逆时针方向按揉手法各数遍（图 8-334）。

（2）揉拿肩部　术者双手拇指面分别放在受术者肩背内侧，其他四指放在前面锁骨上部，用两手五指同时做揉拿手法，从肩背内侧揉拿至肩背外侧，反复数遍（图 8-335）。

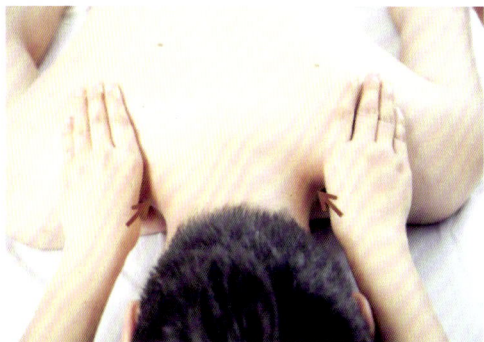

图 8-334 指按锁骨上窝部

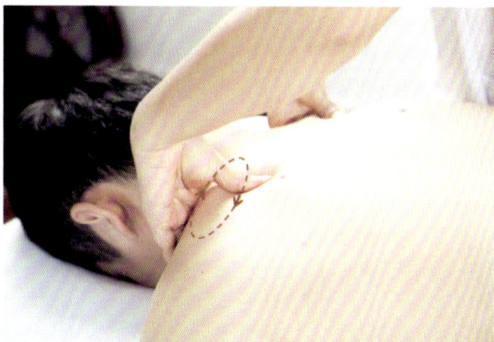

图 8-335 揉拿肩部

（3）指按肩部诸穴　术者用双手拇指指腹同时按揉受术者肩部的肩内陵、肩髃、肩髎、秉风、天宗等穴，每穴各数遍（图 8-336）。

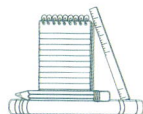

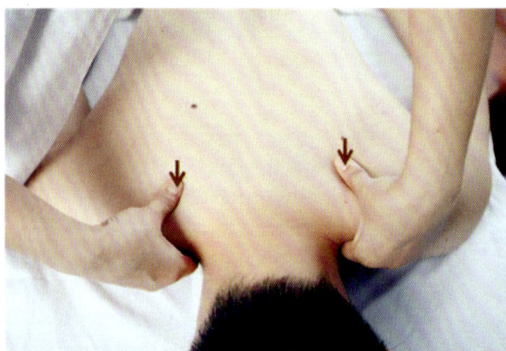

图 8-336　指按肩部诸穴

（4）指按肩胛骨内缘　术者用一手扶住受术者一侧肩部，用另一只手的指面按压受术者肩胛骨内缘，从肩胛骨内上角向下到肩胛骨内下角，反复数遍（图 8-337）。

（5）叠掌横推胸椎　术者两手相叠，横放于受术者背部，沿肋间隙向外侧横推至腋后线，从上到下依次进行，由第 1 胸椎到第 12 胸椎水平，反复操作数遍。做完一侧再横推另一侧（图 8-338）。

（6）指按脊椎正中　术者用一手拇指指腹按压受术者脊椎正中，从大椎开始依次向下按压至第 4 腰椎棘突下的腰阳关穴，反复数遍（图 8-339）。

（7）指按脊椎两侧　术者用两手拇指同时放在受术者脊椎两侧的足太阳膀胱经上，从大杼按压至大肠俞，由上到下，反复数遍（图 8-340）。

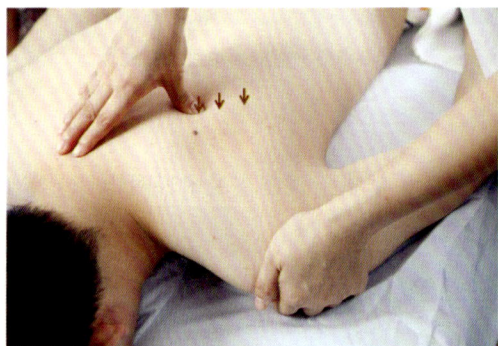

图 8-337　指按肩胛骨内缘

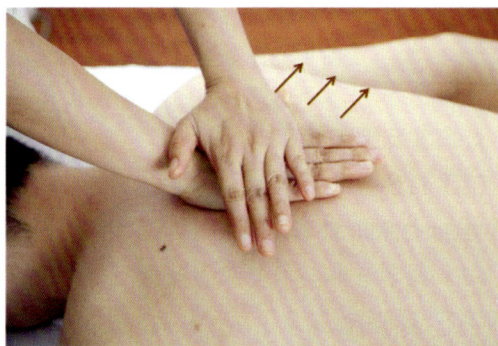

图 8-338　叠掌横推胸椎

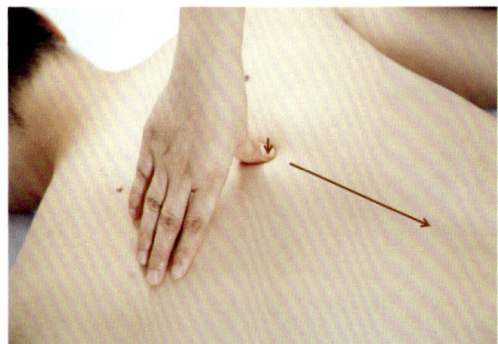

图 8-339　指按脊椎正中

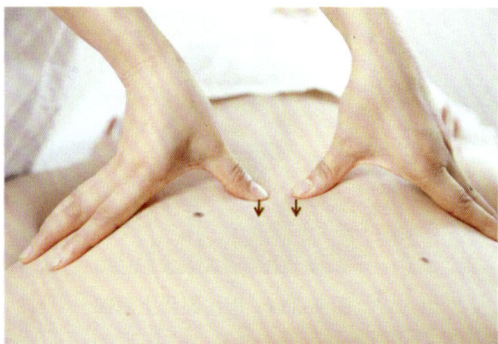

图 8-340　指按脊椎两侧

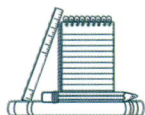

（8）夹按脊椎两侧　术者一手食指和中指张开呈剪刀状放在受术者脊椎两侧（横突处），另一手掌加压于这两手指上，两手同时用力按压，从大椎穴开始，由上向下依次按压至第5腰椎水平，反复数遍（图8–341）。

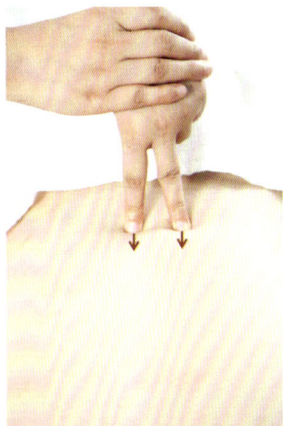

（9）两掌分推背部　术者两前臂交叉，手掌分别放在受术者背部两侧，左手横放右侧，右手横放左侧，指端朝外，两手同时反方向横行推按，从大杼穴起，由上向下按压至第5腰椎水平，反复数遍（图8–342）。

图8–341　夹按脊椎两侧　　　　　　图8–342　两掌分推背部

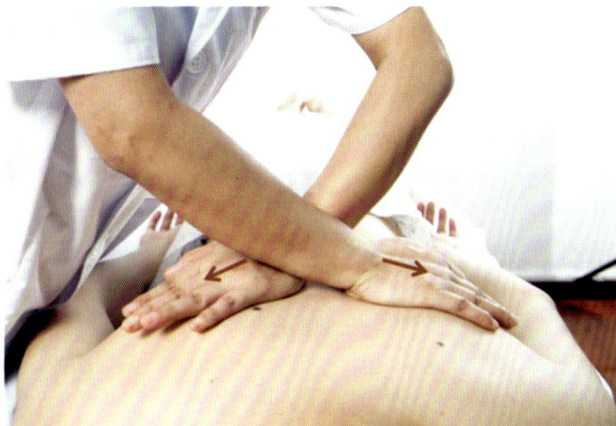

（10）指推脊椎两侧　术者用双手拇指放在受术者脊椎两侧的大杼穴处，向下进行直线推动，到大肠俞穴为止，反复数遍（图8–343）。

（11）双掌拉长背肌　术者一手掌面放在受术者骶骨处，指尖朝下，另一手掌放在第1胸椎处，指尖朝上，同时做相反方向的推压，使其脊柱和肌肉充分伸展拉长，反复数遍（图8–344）。

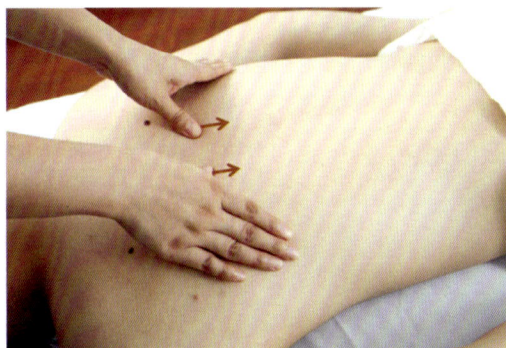

图8–343　指推脊椎两侧　　　　　　图8–344　双掌拉长背肌

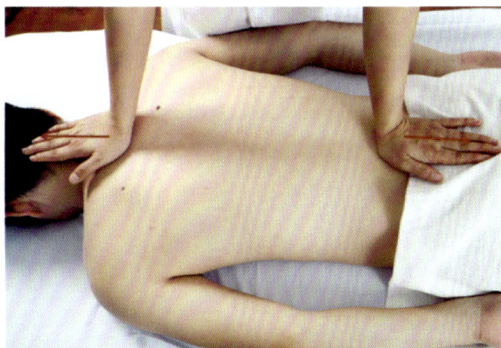

（12）叠掌按压脊椎及两侧　术者双手掌重叠放于受术者第1胸椎处，自上而下逐节按压至第5腰椎处，反复操作数遍。然后用双手掌根放在受术者脊柱一侧肌肉处，从上向下逐步按压，反复操作数遍，先左侧后右侧（图8–345）。

（13）跪压脊椎两侧　术者双膝屈曲并拢，跪压在受术者背部脊柱两侧，两手支撑床面，自大杼穴开始向下跪压至会阳穴，反复数遍（图8–346）。

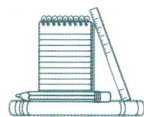

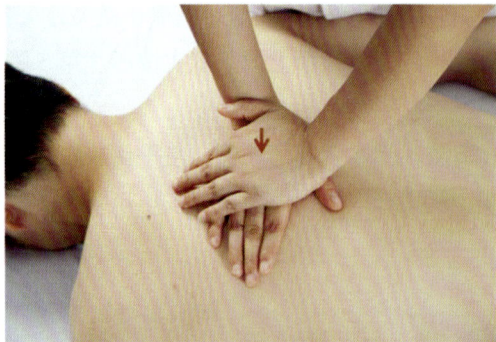

图 8-345   叠掌按压脊椎两侧

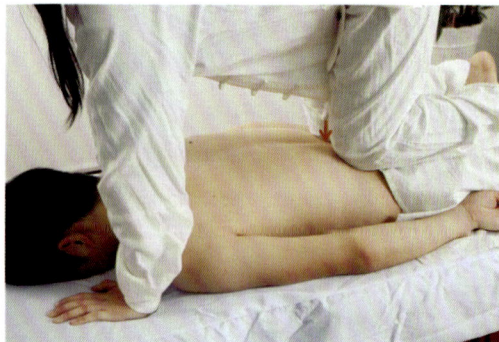

图 8-346   跪压脊椎两侧

（14）叠掌按揉脊椎及两侧   术者两手掌重叠放在受术者脊柱上，自第 1 胸椎至腰骶部做叠掌按揉，反复操作数遍。然后在脊椎两侧肌肉处，也自上而下做叠掌按揉，反复数遍（图 8-347）。

（15）跪压腰臀   术者双膝屈曲并拢，跪压在受术者第 1 腰椎旁开 3 寸肓门处，双手支撑床面，自上而下跪压到臀部环跳穴为止，反复数遍（图 8-348）。

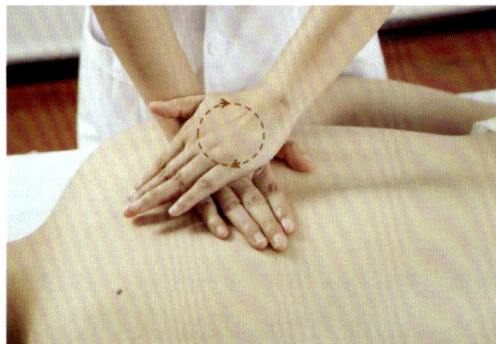

图 8-347   叠掌按揉脊椎及两侧

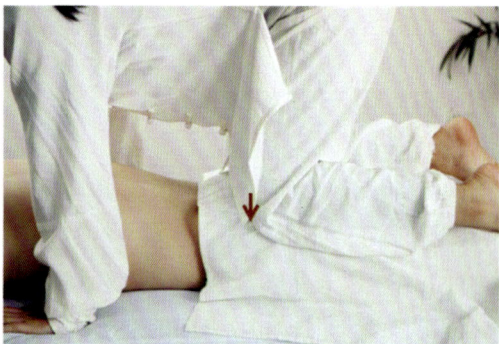

图 8-348   跪压腰臀

（16）双指按揉腰骶   术者用双手拇指放在受术者两侧肾俞穴处按揉数遍，然后从其两侧大肠俞穴按揉到骶尾部两侧，从上到下反复数遍（图 8-349）。

（17）叠掌压腰   术者双手掌重叠放在受术者腰阳关穴，弹压腰部数遍，然后术者保持姿势不变，左右摇晃腰部数遍（图 8-350）。

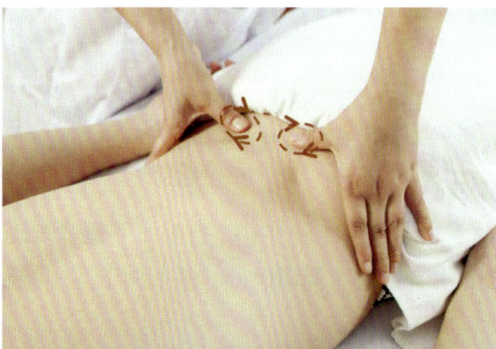

图 8-349   双指按揉腰骶

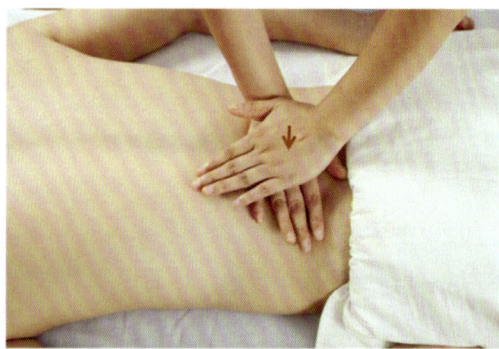

图 8-350   叠掌压腰

（18）两掌挤压腰部   术者两手五指交叉，以两手掌根对称地放在受术者腰椎两侧的肌肉上，相对用力挤压腰部的肌肉，自第 1 腰椎水平开始，向下挤压到第 5 腰椎水平，反复挤压数

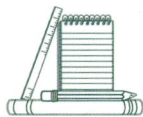

遍（图 8–351）。

（19）叠掌按揉腰骶　术者两手掌重叠放在受术者腰骶部，自上而下做按揉手法，反复数遍（图 8–352）。

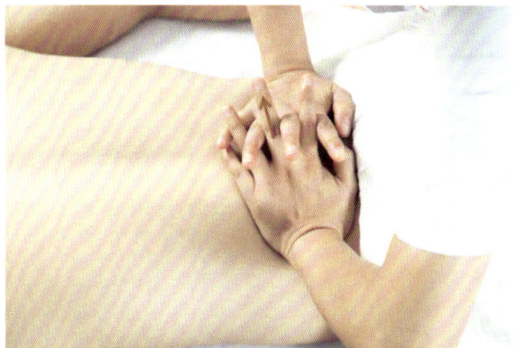

图 8–351　两掌挤压腰部

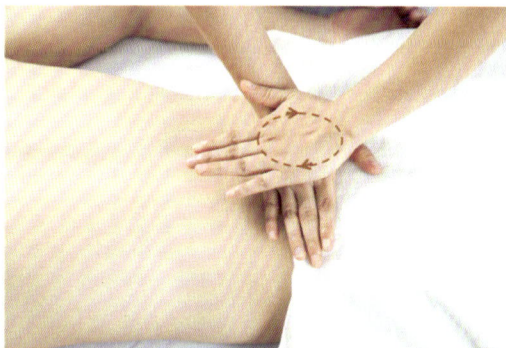

图 8–352　叠掌按揉腰骶

3. 下肢部推拿

（1）跪压大腿后面　术者两膝屈曲，跪压在受术者两大腿后面中线（足太阳膀胱经）上，从承扶穴开始，经殷门穴到委中穴为止，从上到下反复跪压数遍（图 8–353）。

（2）屈膝跟臀相压　术者一手握住受术者一下肢踝部，另一只手放在膝后腘窝处，握踝之手用力屈膝，使足跟向臀部方向相压靠拢，反复操作数遍。两腿交替进行（图 8–354）。

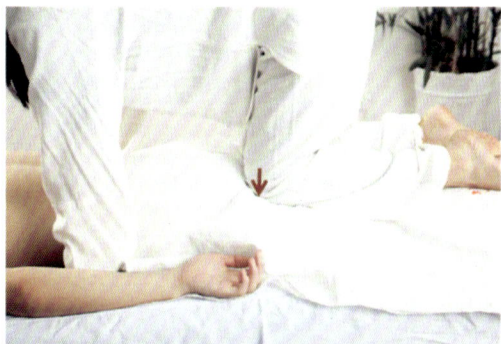

图 8–353　跪压大腿后面

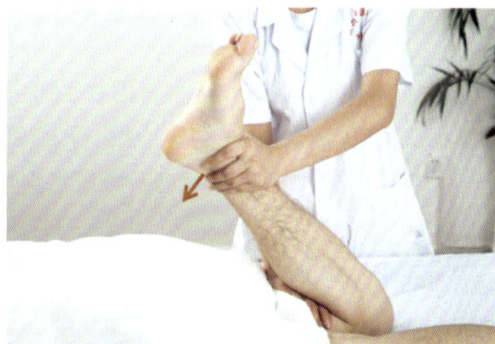

图 8–354　屈膝跟臀相压

（3）屈膝小腿交叉扳压　术者握住受术者两足踝部，使两膝屈曲、两小腿交叉，然后用力向受术者臀部方向扳压数遍。交换受术者两足的位置，同法扳压数遍（图 8–355）。

（4）屈膝小腿侧方扳压　术者用手分别握住受术者两足踝部，使膝部屈曲，然后同时向受术者两腿外侧方向扳压，反复数遍（图 8–356）。

（5）旋转膝部　术者一手握住受术者踝部，另一手扶住其大腿后下端，使膝关节屈曲，然后顺时针和逆时针方向各旋转数遍，做完左侧再做右侧（图 8–357）。

（6）旋髋扳髋　术者用双手环抱住受术者膝部，使髋部做顺时针及逆时针方向旋转运动各数遍，然后抬举下肢，当感觉到抬举不动时，做稍增大幅度的向上扳动髋部，反复扳动数遍（图 8–358）。

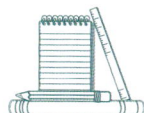

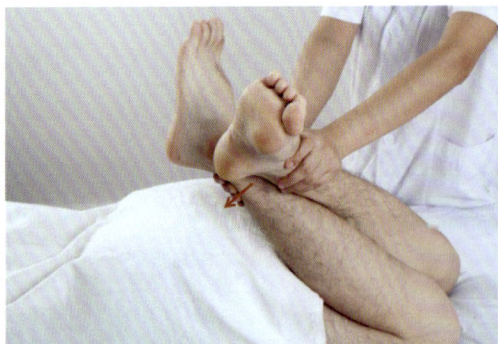

图 8-355 屈膝小腿交叉扳压

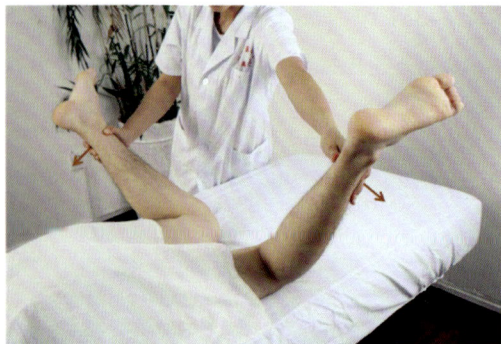

图 8-356 屈膝小腿侧方扳压

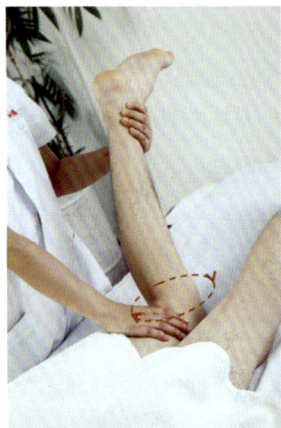

图 8-357 旋转膝部

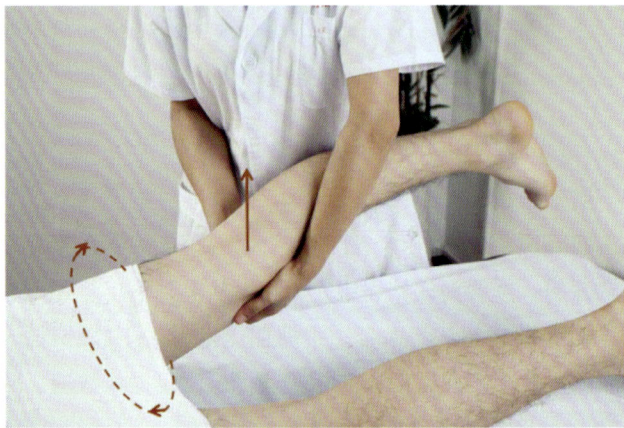

图 8-358 旋髋扳髋

（7）按压下肢后面经穴　术者用双手拇指指腹同时按压受术者双下肢后面足太阳膀胱经上诸穴（承扶、殷门、委中、委阳、承山等），每穴各按压数遍（图 8-359）。

（8）按揉三阴交　术者用双手拇指指腹放在受术者三阴交穴上进行按揉，反复数遍（图 8-360）。

（9）叠掌按压下肢后部　术者双手掌重叠放在受术者大腿后根部，沿后面正中线（足太阳膀胱经），从上到下进行按压，至踝部为止，反复数遍，做完一侧再做另一侧（图 8-361）。

（10）叠掌按压下肢外侧　受术者侧卧，被操作的一侧下肢屈曲，大腿外侧朝上平放在床上，另一侧下肢伸直在下，术者叠掌放在被操作侧下肢的环跳穴上，然后沿下肢外侧的足少阳胆经循行线路自上向下进行按压，到踝部为止，反复数遍。做完一下肢再做另一下肢，方法同前（图 8-362）。

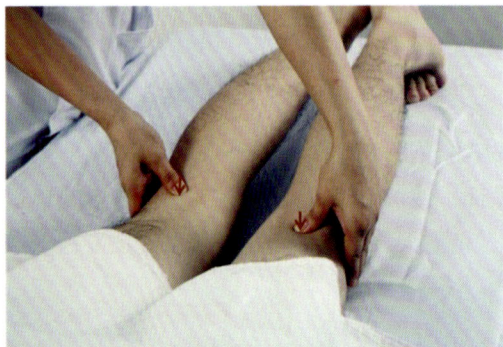

图 8-359 按压下肢后面经穴

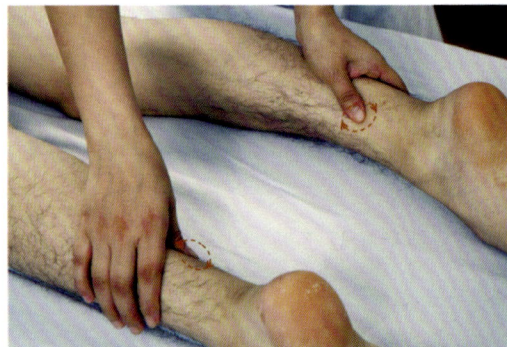

图 8-360 按揉三阴交

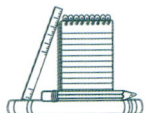

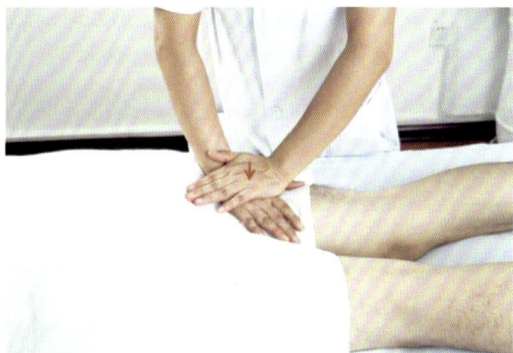

图 8-361　叠掌按压下肢后部

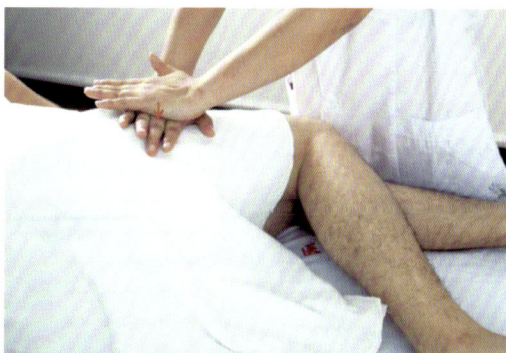

图 8-362　叠掌按压下肢外侧

（11）双掌夹挤小腿　术者双手五指交叉，用掌根相对夹挤受术者小腿后侧肌群，从膝部向踝部，再从踝部向膝部为一遍，反复数遍（图 8-363）。

（12）捏挤下肢后侧　术者两手拇指与其余四指张开，放在受术者大腿后侧，做捏挤动作。从大腿根部开始，到足踝部为止，由上到下反复操作数遍，做完一腿再做另一腿（图 8-364）。

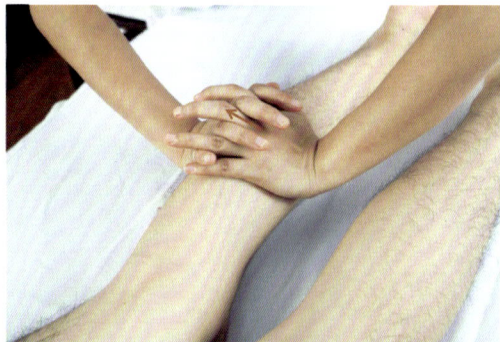

图 8-363　双掌夹挤小腿

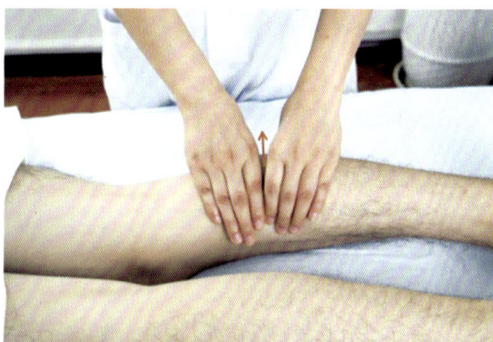

图 8-364　捏挤下肢后侧

（13）捏挤足部两侧　术者一手握住受术者一足踝上，另一手拇指与其余四指张开放在受术者的足部两侧，从足踝两侧开始做捏挤动作，到足趾两侧为止，反复操作数遍，做完一足再做另一足（图 8-365）。

（14）握拳按压足底　术者一手托住受术者足踝前，另一手握拳，用拳面按压受术者足底部，从足跟到足尖部为止，反复按压数遍（图 8-366）。

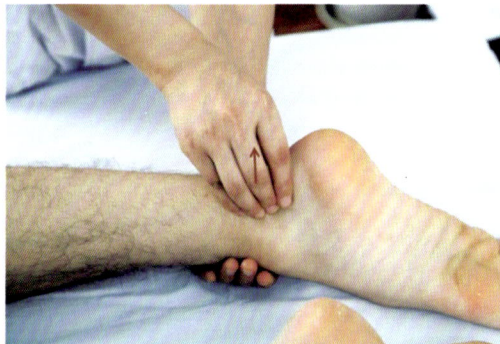

图 8-365　捏挤足部两侧

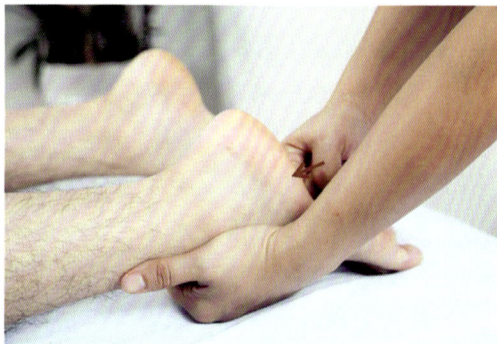

图 8-366　握拳按压足底

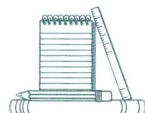

（15）脚踩足底　术者用双脚掌前部从受术者足尖交替踩踏到足跟部，反复操作数遍，然后改用足跟部从受术者足跟部交替踩踏到足尖部，反复数遍（图 8-367）。

（16）踩摇足跟　术者用一脚掌踩压受术者的一足跟部数遍，然后踩压住其足跟部并向左右两侧摇摆数遍，做完一只脚再做另一只（图 8-368）。

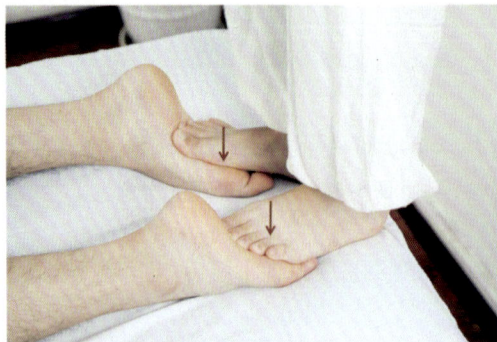

图 8-367　脚踩足底

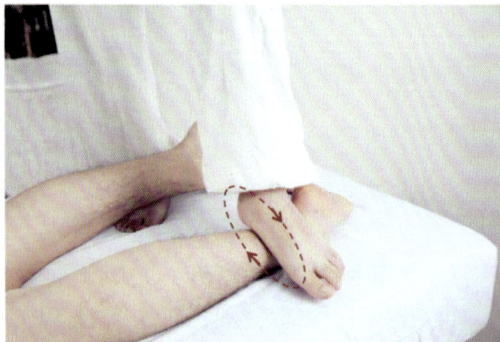

图 8-368　踩摇足跟

（17）指压及揉按涌泉穴　术者一手握住受术者踝上，用另一手拇指按压其涌泉穴数遍，然后顺时针及逆时针方向各揉按涌泉穴数遍（图 8-369）。

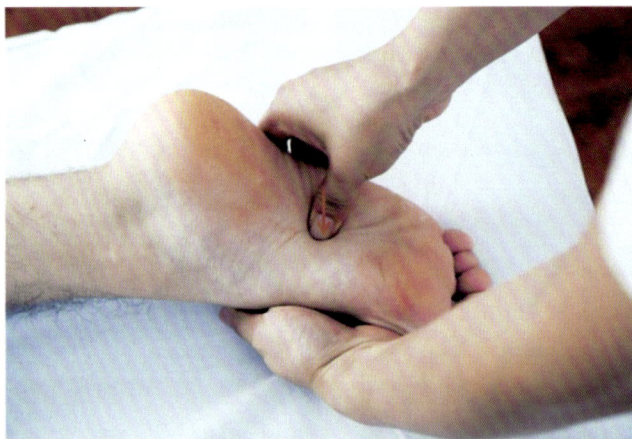

图 8-369　指压及揉按涌泉穴

（二）仰卧位推拿

1. 下肢部推拿

（1）揉压腹股沟　术者双手相互重叠，以掌根放在受术者腹股沟中点处，轻轻地揉动和按压，左右揉压各数遍（图 8-370）。

（2）屈髋及旋髋　术者两手放在受术者两膝上，使其两腿并拢，屈膝屈髋，压向受术者胸前，然后抱住受术者双膝，按顺时针及逆时针方向旋转髋部各数遍（图 8-371）。

（3）按压下肢外侧胆经　受术者的膝关节屈曲，小腿直立于床上，术者用左手扶住其膝关节上方，然后用右手掌根沿受术者下肢外侧足少阳胆经循行线路进行按压，从大腿根部掌压到踝部为止，反复数遍，做完一下肢再做另一下肢（图 8-372）。

（4）按揉大腿内侧脾经　术者一手扶按受术者髂骨前，另一手用掌根部在其大腿内侧的脾经部位进行持续按揉，从上到下依次进行到膝部为止，反复数遍，做完一腿再做另一腿（图 8-373）。

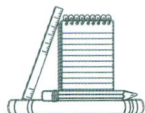

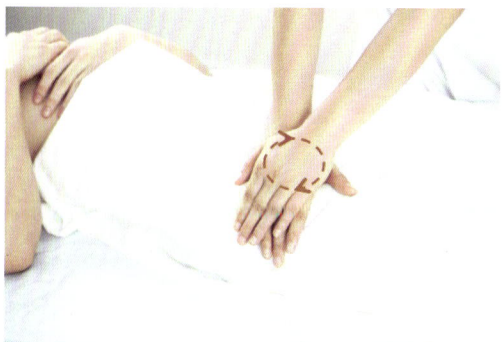

图 8-370　揉压腹股沟

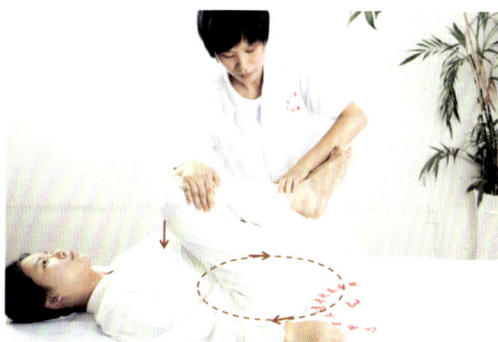

图 8-371　屈髋及旋髋

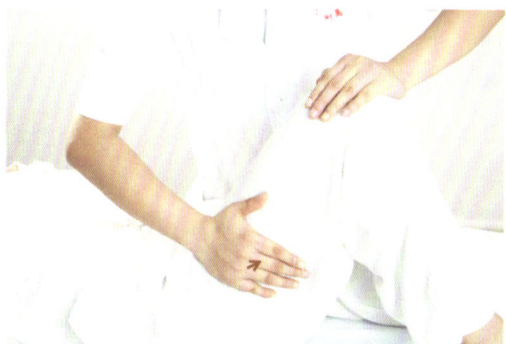

图 8-372　按压下肢外侧胆经

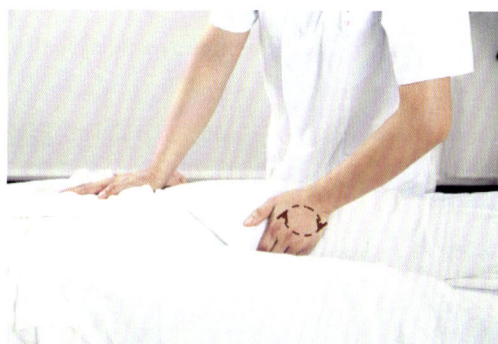

图 8-373　按揉大腿内侧脾经

（5）揉大腿内侧肝经　受术者一侧膝关节屈曲，脚底紧贴另一侧膝关节。术者用一手扶住其膝部以固定该侧下肢，用另一手掌根部从膝内侧向上按揉肝经循行路线，到大腿内侧上部为止，反复数遍，做完一腿再做另一腿（图 8-374）。

（6）按揉下肢内侧肾经　受术者一侧膝关节屈曲，脚底紧贴另一侧膝关节。术者用一手扶住其膝部以固定该侧下肢，用另一手掌根部沿足少阴肾经循行路线进行按揉，从足踝内侧开始，上至大腿根部为止，反复数遍，做完一腿再做另一腿（图 8-375）。

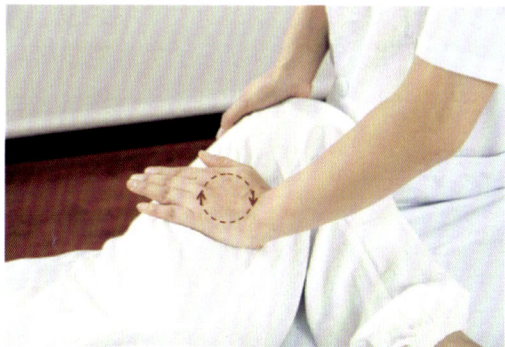

图 8-374　揉大腿内侧肝经

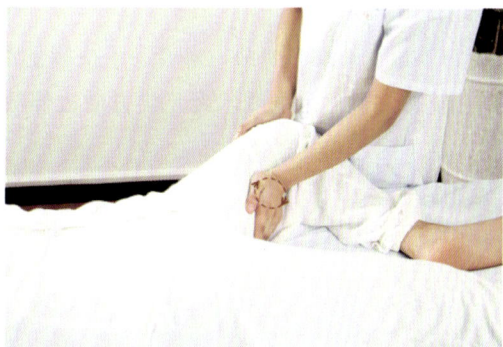

图 8-375　按揉下肢内侧肾经

（7）揉按小腿及膝部主要经穴　术者用拇指和食指指腹揉按受术者小腿及膝部上三阴交、悬钟、丰隆、足三里、阴陵泉、阳陵泉、内外膝眼、血海、梁丘等穴，每穴揉按数遍（图 8-376）。

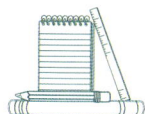

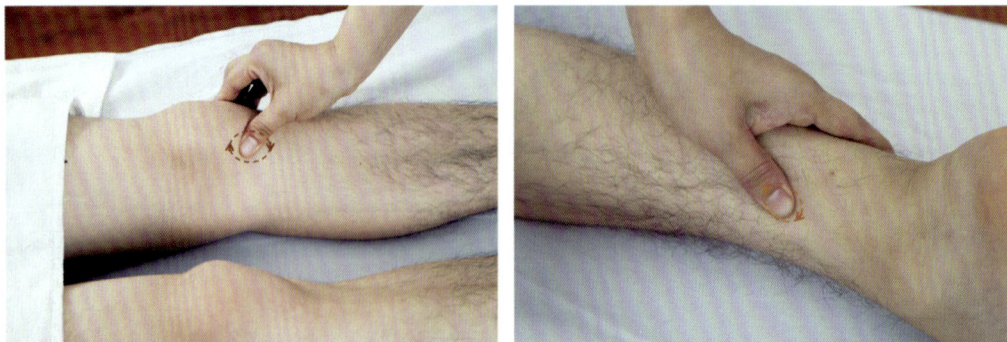

图 8-376　揉按小腿及膝部主要经穴

（8）揉按膝部　术者一手扶住受术者膝上，另一手在其膝关节周围用拇指及食指指腹进行揉按，然后改用掌心盖住膝部，沿顺时针和逆时针方向各揉按数遍，做完一侧下肢再做另一侧（图 8-377）。

（9）侧方扳按踝部　术者双手同时扶握受术者两脚掌前部，先向内侧方扳按，再向外侧方扳按，反复数遍（图 8-378）。

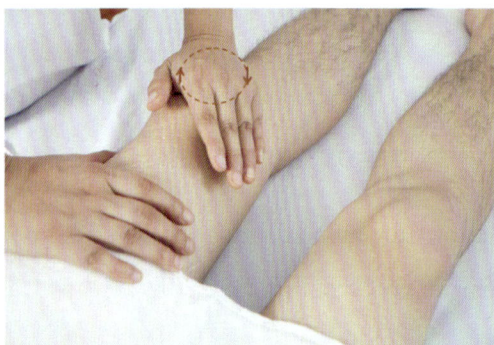

图 8-377　揉按膝部　　　　　　　　　　　图 8-378　侧方扳按踝部

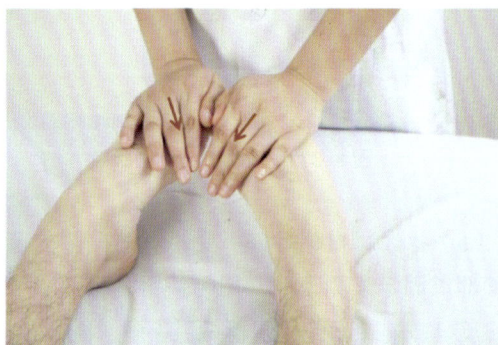

（10）摇踝及扳踝　术者一手握住受术者踝上，另一手握住受术者的脚掌部，顺时针和逆时针方向摇动踝部各数遍，再使足踝部极度屈曲和背伸各数遍，做完一侧踝部，再做另一侧（图 8-379）。

（11）按压足趾间凹陷　术者一手扶握受术者一足踝，用另一只手拇指和食指相对按压其足趾间凹陷数遍，然后向受术者足尖方向拔伸数遍，从蹞趾间开始，至小趾间为止，做完一足再做另一足（图 8-380）。

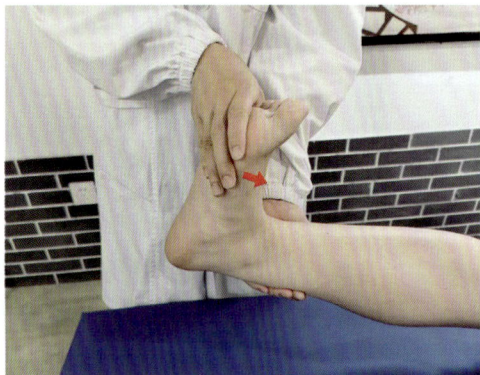

图 8-379　摇踝及扳踝　　　　　　　　　　图 8-380　按压足趾间凹陷部

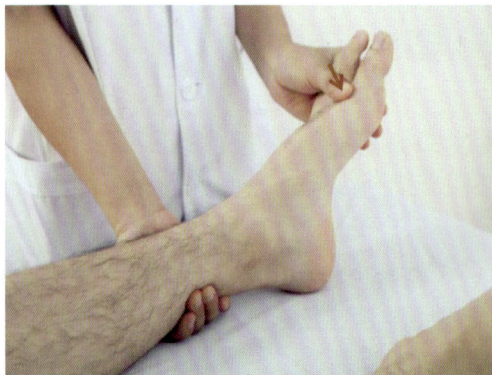

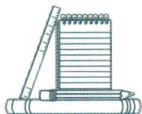

（12）按压外侧足背　术者一手握住受术者足踝，用另一只手拇指和食指、中指相对按压其外侧足背，从足小趾和无名趾间凹陷处沿跖骨间隙向足踝部外侧按压，反复操作数遍，做完一足，再做另一足（图 8-381）。

（13）捻动拔伸足趾关节　术者一手按住受术者踝部，另一手用拇指和食指、中指相对捏住受术者的足趾根部，向足趾端方向做捻动手法数遍，然后再做拔伸牵拉动作，从踇趾开始依次进行到小趾，每趾做数遍，做完一足，再做另一足（图 8-382）。

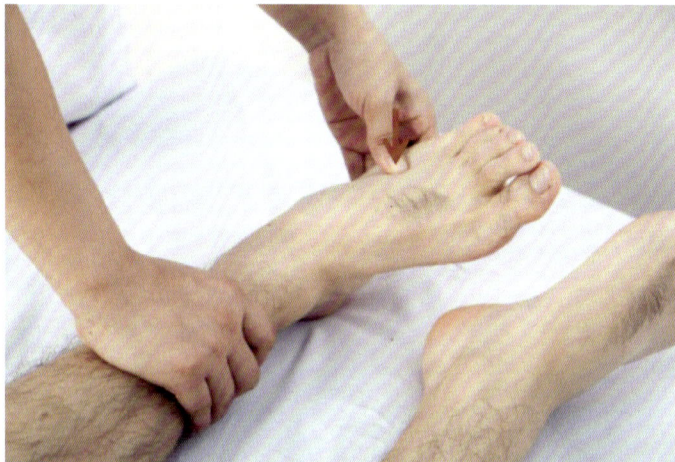

图 8-381　按压外侧足背

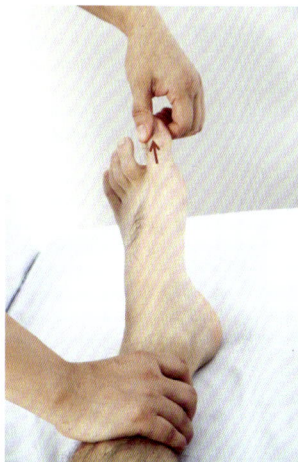

图 8-382　捻动拔伸足趾关节

（14）抖动下肢　术者两手握住受术者两踝，使双下肢抬离床面，然后做上下抖动，反复数遍（图 8-383）。

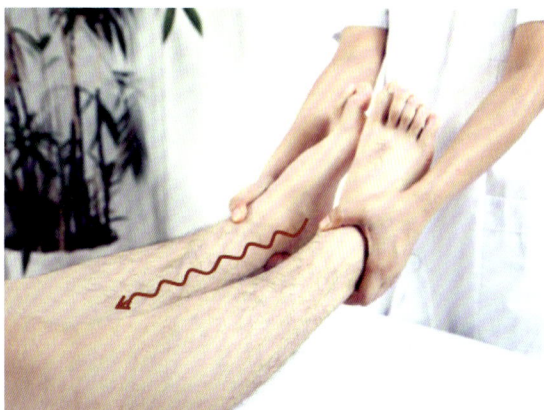

图 8-383　抖动下肢

2. 颈、胸胁及上肢部推拿

（1）抚摸侧颈部　受术者的脸偏向一侧，术者用一手小鱼际部沿其侧颈部做抚摸运动，从上到下反复操作数遍，做完一侧，再做另一侧（图 8-384）。

（2）指压锁骨上部　术者食指、中指、无名指、小指四指并拢呈钩状，放在受术者锁骨上部凹陷处，边按压边移动，由内侧向外侧，反复数遍（图 8-385）。

（3）指压胸前肋间隙　术者一手用食指、中指、无名指和小指指腹放在受术者胸前肋间隙处，从锁骨下开始，由胸骨旁向腋窝侧旁方向行走，逐个肋间隙进行按压，反复数遍（图 8-386）。

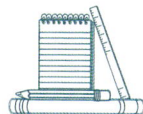

（4）掌按侧胸　受术者上肢外展，术者用一手掌放在肩胛骨下固定，用另一手掌根按压胸前外上方的中府穴和云门穴各数遍，然后改掌根部为侧掌再按压受术者侧胸部，从腋窝处到肋弓下缘为止，反复操作数遍，做完一侧，再做另一侧（图8-387）。

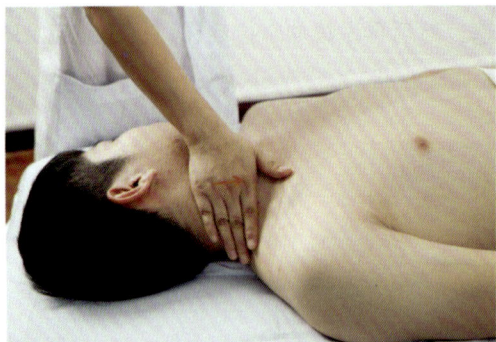

图 8-384　抚摸侧颈部

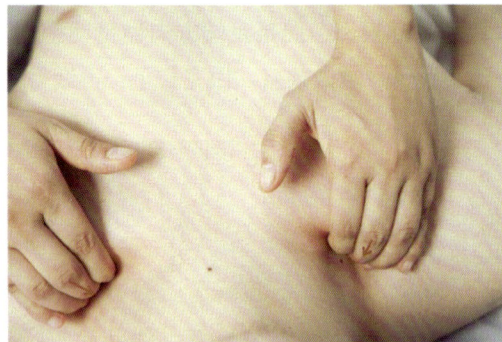

图 8-385　指压锁骨上部

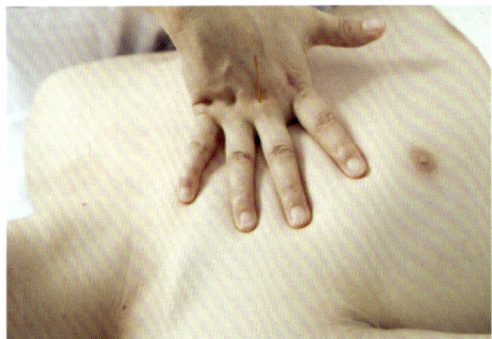

图 8-386　指压胸前肋间隙

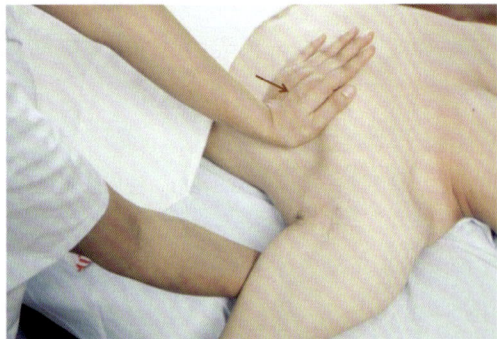

图 8-387　掌按侧胸

（5）按揉肩前部　术者一手掌放在受术者肩胛骨下部固定，另一手掌放在其肩前部，以顺时针和逆时针方向各按揉数遍（图8-388）。

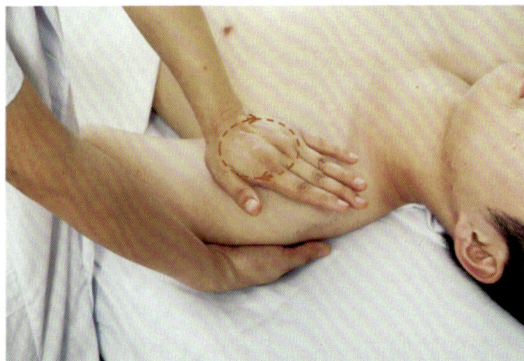

图 8-388　按揉肩前部

（6）按压上肢诸穴　术者一手握住受术者手腕部，另一手拇指指腹和其余四指相握，按压受术者上臂经穴，如肩髃、肩髎、臂臑、天井等穴，每穴各按压数遍（图8-389）。

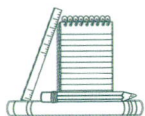

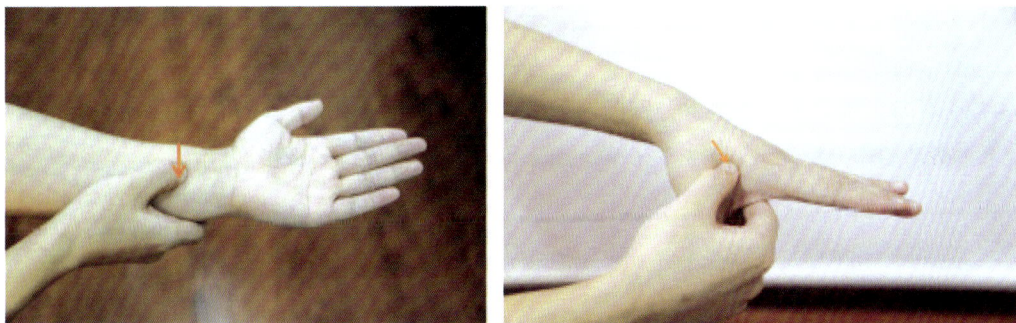

图 8-389　按压上肢诸穴

（7）按压整个手掌　术者一手扶握受术者手掌，掌心朝上，另一手拇指和食指、中指相合，用指腹按压受术者手掌及各掌骨间隙。从腕横纹到掌指横纹，从拇指开始按压，依次食指、中指、无名指、小指，反复按压各数遍，然后按压鱼际、合谷穴各数遍，做完一手掌，再做另一手掌（图 8-390）。

（8）按压手指　术者一手扶住受术者手掌，掌心朝上，另一手拇指与食指相合，按压受术者手指，从指根到指尖，一点一点地移动按压。先由拇指开始，最后按压小指，反复操作数遍，做完一手，再做另一手（图 8-391）。

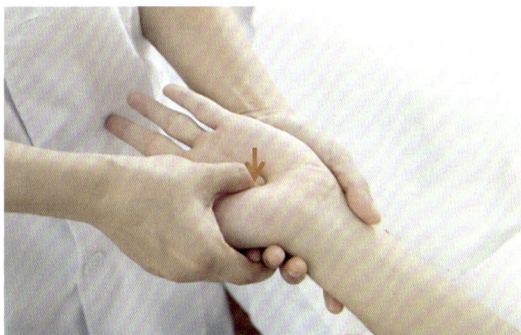

图 8-390　按压整个手掌

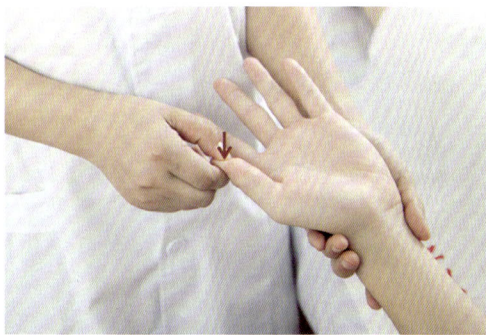

图 8-391　按压手指

（9）捻动并拔伸手指　术者一手握住受术者一手腕，掌心朝上，另一手拇指和食指相对，捻动受术者手指，从指根捻揉至指尖，从拇指开始，到小指为止，反复操作数遍，然后再依次牵拉拔伸各手指，反复数遍（图 8-392）。

（10）拔伸并摇动手腕　术者一手握住受术者手腕，另一手五指分开和受术者该侧上肢手指交叉相握，先做拔伸动作，然后在拔伸牵拉下摇动手腕关节，顺时针和逆时针方向各旋转摇动数遍（图 8-393）。

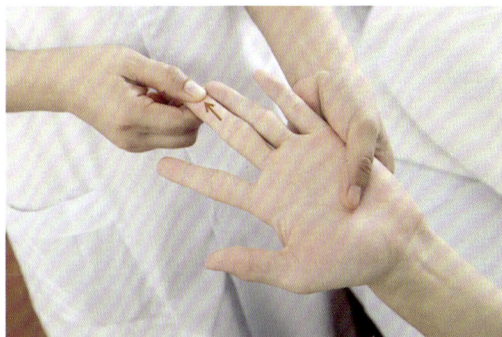

图 8-392　捻动并拔伸手指

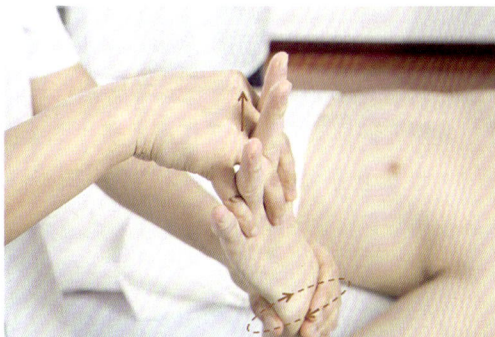

图 8-393　拔伸并摇动手腕

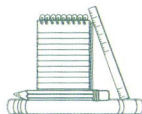

（11）理顺上肢　术者一手握住受术者一侧上肢腕部，另一手拇指与四指相对抓握该侧上肢，从肩部理到腕部，反复操作数遍，做完一侧上肢，再做另一侧（图8-394）。

（12）抖动上肢　术者用两手分别握住受术者一手掌两侧缘，嘱其上肢伸展并自然放松，术者做上下抖动动作，反复数遍，抖完一侧上肢，再抖另一侧（图8-395）。

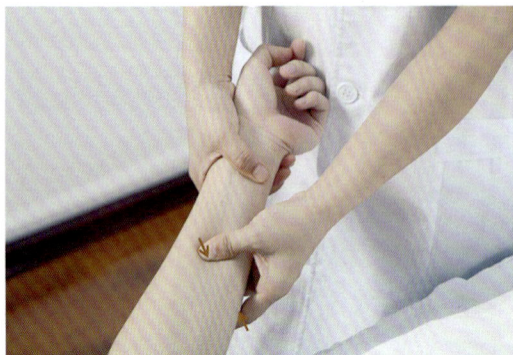

图8-394　理顺上肢　　　　　　　图8-395　抖动上肢

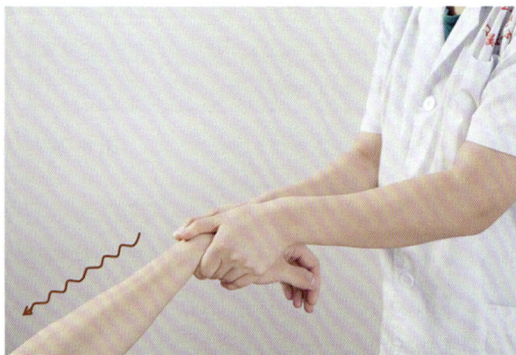

3. 腹部及面部推拿

（1）指压腹部正中线　术者将右手食指、中指、无名指、小指四指并列，指腹平放在受术者腹部鸠尾穴上，指尖方向朝上，左手重叠按压在右手背上，沿腹部正中线，随呼吸按压至耻骨联合处，反复按压数遍（图8-396）。

（2）横推压腹　术者右手伸直全掌横放在受术者腹部上方鸠尾穴处，左手掌重叠放在右手背上，横向推按全腹部，从上到下依次进行，反复操作数遍，先左侧后右侧（图8-397）。

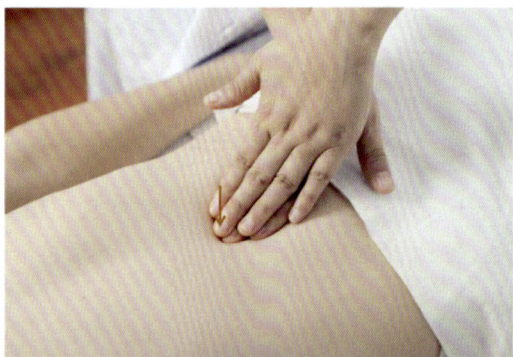

图8-396　指压腹部正中线　　　　　图8-397　横推压腹

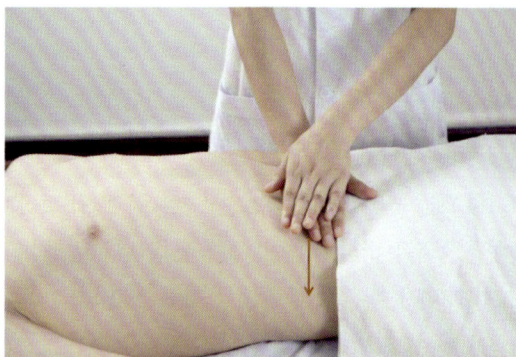

（3）碗状掌压腹　术者两手相重叠，右手在上、左手在下呈碗状，以受术者脐为中心，顺时针和逆时针方向各旋转按压全腹数遍（图8-398）。

（4）按压眼窝周边穴位　术者用双手中指指腹同时按压受术者眼窝周围的攒竹、丝竹空、鱼腰、太阳、四白等穴，每穴按压数遍（图8-399）。

（5）按压鼻旁穴位　术者用双手中指指腹同时按压受术者鼻旁的巨髎、颧髎、迎香等穴，每穴各按压数遍（图8-400）。

（6）按压口唇周围穴位　术者用一手或两手中指指腹按压受术者口唇周边的人中、地仓、承浆等穴，每穴各按压数遍（图8-401）。

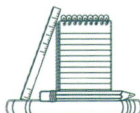

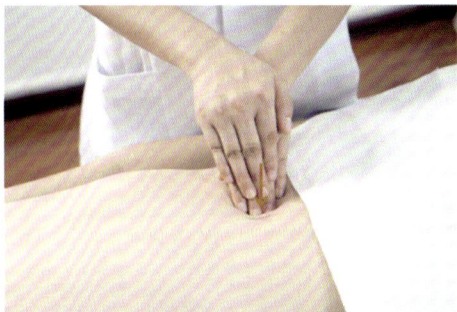

图 8-398 碗状掌压腹

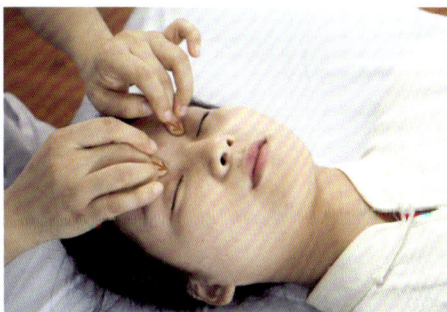

图 8-399 按压眼窝周边穴位

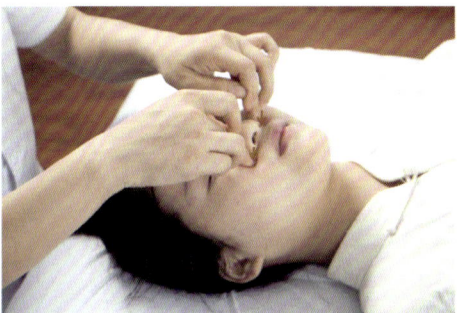

图 8-400 按压鼻旁穴位

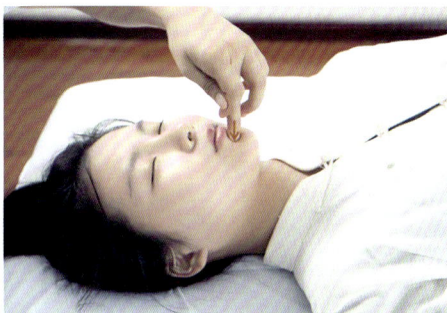

图 8-401 按压口唇周围穴位

（7）按压耳部周围穴位 术者用双手中指指腹或拇指指腹在受术者耳部周围的耳门、听宫、听会上做按压动作，每穴各按压数遍（图 8-402）。

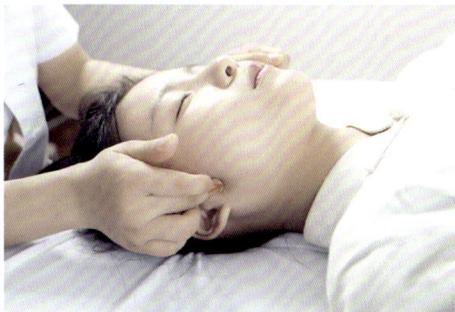

图 8-402 按压耳部周围穴位

复习思考

1. 何谓推拿保健？概述头部推拿保健的基本操作。

2. 足部推拿保健的基本手法有哪些？

3. 叙述美容推拿的基本手法。

4. 简述港式、泰式、日式推拿手法的特点。

5. 请设计一套推拿操作手法进行减肥；在减肥推拿中应注意什么事项？

扫一扫，查阅
复习思考题答案

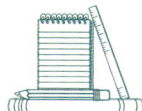

附篇　推拿基本技能训练

项目一　推拿基本技能训练指导

技能训练指导的目的在于加深学生对推拿学基本知识的理解，了解和熟悉中医推拿临床常见病证的诊断和辨证治疗基本程序、原则及方法，为今后参加推拿临床奠定基础。

一、课堂实验指导

【实验要求】熟悉推拿临床常用的体格检查方法，主要是四诊检查法及特殊检查法；掌握推拿的治疗技能，主要是指常用的手法操作、常用的穴位和对推拿常见病证的诊断。

【实验用物】卷尺、量角器、叩诊锤等。

【实验内容】

1. 推拿常用的四诊检查法。

2. 推拿常用特殊检查法（上肢部检查法、下肢部检查法、脊柱部检查法）。

3. 推拿常见病证的诊断。

4. 推拿常用的手法操作（㨰、一指禅推、捏、拿、揉、按、压、扳等）。

5. 推拿常用腧穴的定位、操作方法及临床运用。

【实验方法】

1. 老师示范每次实验内容。

2. 学生每两人为一组，一人扮术者，一人扮患者，互相进行角色模拟操作训练；老师逐组进行观察指导，要求每位同学都亲自动手。

3. 老师随机抽查数组学生进行操作，逐一进行评判并纠正错误。

4. 同学们再次进行相互演练。

5. 实验结束前，由实验小组学生讨论、提问，老师进行归纳总结。

6. 实验结束后，学生按要求完成实验报告。

二、临床见习指导

【见习要求】初步观察和了解中医推拿临床常见病证的临床表现，了解中医推拿临床常见病证的诊断和推拿治疗基本程序、原则及方法。

【见习内容】

1. 中医推拿临床常见病证的临床表现。

2. 推拿临床接诊程序，诊断和推拿治疗的基本原则和方法。

【见习地点】二级甲等以上中医院推拿科病房及推拿科门诊，二级甲等以上综合性医院推拿科病房及其门诊。

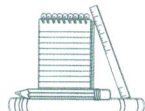

【见习方法】

1. 每6～8人分为一组，指定见习小组长，制定见习计划，明确见习纪律。

2. 印制见习计划（含见习目的要求、见习内容、见习分组、见习时间及地点、见习纪律、带教要求等），与见习医院联系好后，事先发给每位带教老师和见习小组长。

3. 选择住院病例时，学校老师应事先深入病房熟悉病例，联系课堂讲授内容，结合临床选择好典型病例，确定好见习带教老师。

4. 事先交代学生见习目的、见习方法、见习内容、见习时间和地点、见习纪律、分组及小组间轮换方法，要求学生做好见习记录。

5. 在综合性医院见习时，应尽量选择接受中医推拿治疗的临床典型病例，且应以本校授课老师带教为主，或以有带教经验的临床医师为带教老师。带教老师应先熟悉病例资料，并拟出中医推拿诊断和手法治疗的意见，在床边向学生进行讲解及示范操作。

6. 每次见习结束前，应留一定时间让见习小组学生进行讨论、提问，并由带教老师进行归纳小结。

7. 见习结束后应要求学生书写见习体会。

8. 临床见习每次以分散或相对集中安排一个上午为佳，也可根据各校实际情况，采取集中一段时间安排。

9. 有些病证在临床见习期间无法见到或无条件见习时，可借助音像等多媒体教学手段加以弥补。

三、临床实习指导

【实习要求】熟悉中医推拿临床接诊的程序、诊断和辨证治疗的基本原则及方法，为今后进入临床打下基础。

【实习内容】

1. 推拿科常见病证诊断及推拿治疗。

2. 儿科常见病证诊断及推拿治疗。

3. 内科、妇科、五官科等常见病证诊断及推拿治疗。

【实习安排】中医推拿实习课可集中进行或分阶段进行。

【实习方法和目的】学生在门诊和病房的实习中，带教老师应结合典型病例进行示范和讲解，并组织学生进行病例讨论，在带教老师指导下对典型病例进行实际接诊、诊断和治疗，从而逐渐掌握推拿临床常见病证的辨证论治，提高学生临床实践能力。

项目二 《推拿学》基本技能考核方法

一、制定《推拿学》基本技能考核的基本原则

1. 根据《推拿学》教学大纲要求，为实现专业培养目标，达到本课程教学大纲实践技能要求而制定。

2. 考核内容及考核方法参考国家中医执业助理医师实践技能考试大纲。

3. 客观、公平、公正、公开的原则。制定合理的技能评价指标，明确各项技能和评分标准，

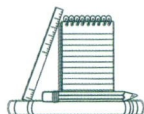

考核病例应随机编号，由学生抽签决定考核内容，考后当场公布考核结果。

4. 实践性原则。重点考核对《推拿学》知识的理解与应用，尽可能结合临床操作实际，突出理论与实践的联系。

5. 科学性原则。病例选择和考核内容应事先周密研究安排，采用临床典型患者及模拟患者考核与笔试相结合的方式。

6. 保护性原则。临床技能考核一定要在保证患者安全前提下进行，不能进行创伤性操作，应注意尊重患者的知情权，保护患者的隐私。

二、考核内容和要求

1. 诊断技能

（1）望、闻、问、切四诊的检查方法及运用技巧。

（2）量诊、神经系统检查法。

（3）推拿常用特殊检查法。

（4）现代临床常见辅助检查法。

（5）常见疾病的西医诊断。

2. 辨证治疗技能（主要为推拿手法操作技能）

（1）根据检查结果运用推拿学理论进行辨证分析的能力。

（2）推拿治法的准确性。

（3）推拿手法的规范性、准确性。

（4）推拿手法的熟练程度。

三、考核方式方法

1. 临床患者或模拟患者考核方法

（1）由若干名老师或有临床带教经验的医师组成考核小组。考前由考核小组在临床医院选择若干典型患者或学校内选择若干模拟患者，并进行编号。由考核小组事先集体讨论确定每位典型病例患者或模拟患者的正确参考答案。

（2）学生随机抽取考核病例。考核小组成员在现场观察学生接诊、问诊和体格检查，进行诊断及手法操作治疗全过程，根据现场具体情况对学生诊治方法和技巧进行评分。

（3）考核时间。疾病诊断30分钟，治疗30分钟。

2. 试题卡考核方法

（1）由若干名老师或有临床带教经验的医师组成考核小组，考核小组根据教学大纲规定的考核病种范围，精心制作若干个病例分析试题卡，并进行编号。

（2）由考生随机抽取一张试题卡，按照试题卡要求在30分钟内用答题纸将答案书写完毕。亦可由考生按照试题卡要求，进行口头回答。

四、考核评分标准

1. 临床患者或模拟患者考核评分标准

（1）问诊（病史采集）10分

1）准确性（4分）

①完全正确4分。②基本准确2～3分。③欠准确1分。④完全错误0分。

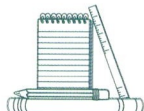

2）完整性（3分）

①完整 3 分。②基本完整 2 分。③欠完整 1 分。④完全错误 0 分。

3）熟练性（3分）

① 10 分钟内完成 3 分。② 10 ～ 15 分钟完成 2 分。③超过 15 分钟完成 1 分。④超过 30 分钟完成 0 分。

（2）望、闻、切诊（体格检查）10分

1）顺序规范性（4分）

①规范 4 分。②基本规范 2 ～ 3 分。③较大错误 1 分。④完全错误 0 分。

2）方法正确性（4分）

①正确 4 分。②基本正确 2 ～ 3 分。③不太正确 1 分。④完全错误 0 分。

3）操作熟练性（2分）

①熟练 2 分。②基本熟练 1 分。③较生疏 0.5 分。④不会操作 0 分。

（3）常用试验检查法（量诊、神经系统检查法及常用特殊检查法）20分

1）完整性（5分）

①完整 5 分。②基本完整 3 ～ 4 分。③欠完整 1 ～ 2 分。④完全错误 0 分。

2）顺序规范性（5分）

①规范 5 分。②基本规范 3 ～ 4 分。③不太规范 1 ～ 2 分。④完全错误 0 分。

3）方法正确性（5分）

①正确 5 分。②基本正确 3 ～ 4 分。③较大错误 1 ～ 2 分。④完全错误 0 分。

4）操作熟练性（5分）

①熟练 5 分。②基本熟练 3 ～ 4 分。③较生疏 1 ～ 2 分。④不会操作 0 分。

（4）现代辅助检查法的运用与技巧（5分）

①完全正确 5 分。②基本正确 3 ～ 4 分。③较大错误 1 ～ 2 分。④完全错误 0 分。

（5）推拿常见疾病的诊断（10分）

①正确 10 分。②基本正确 6 ～ 9 分。③较大错误 1 ～ 5 分。④完全错误 0 分。

（6）治法（5分）

①准确 5 分。②基本准确 3 ～ 4 分。③较大错误 1 ～ 2 分。④完全错误 0 分。

（7）治疗（主要为推拿手法治疗）40分

1）推拿手法的顺序规范性（10分）

①规范 10 分。②基本规范 6 ～ 9 分。③较为凌乱 1 ～ 5 分。④杂乱无序 0 分。

2）推拿手法的准确性（15分）

①准确 15 分。②基本准确 7 ～ 14 分。③错误较大 1 ～ 6 分。④完全错误 0 分。

3）推拿手法的熟练性（15分）

①熟练 15 分。②基本熟练 6 ～ 14 分。③较生疏 1 ～ 5 分。④不会操作 0 分。

2.试题卡考核评分标准

（1）辨证与诊断（50分）

1）辨证辨病依据（20分）

①能正确分析疾病的病因、病性、病位及病机 20 分。②分析基本正确 10 ～ 19 分。③分析有较大错误 1 ～ 9 分。④完全错误 0 分。

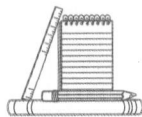

2）西医诊断依据（15分）

①完全正确15分。②基本正确10～14分。③较大错误1～9分。④完全错误0分。

3）中西医诊断（15分）

①完全正确15分。②基本正确10～14分。③较大错误1～9分。④完全错误0分。

（2）辨证治疗（主要为推拿手法治疗，50分）

1）治法（10分）

①完全正确10分。②基本正确6～9分。③较大错误1～5分。④完全错误0分。

2）推拿手法治疗（40分）

①选取手法及操作步骤完全正确40分。②基本正确21～39分。③较大错误10～20分。④完全错误0分。

（3）试题样卡

题卡号：

病例摘要：刘某，男，38岁。因搬重物腰部扭伤后疼痛一周伴右下肢放射痛一天入院。

自诉：一周前由于搬抬重物时扭伤腰部，当即疼痛、腰部活动不利，经休息后缓解。昨天由于过劳致右下肢放射痛、咳嗽、喷嚏时痛甚，不敢弯腰，严重影响生活，遂到我院推拿科治疗。

入院时查体：腰部向右侧弯明显，腰部僵硬、活动障碍，腰部活动度向右侧屈30°、左侧屈10°、前屈30°、后伸30°，腰4～5椎旁右侧压痛明显，叩击痛阳性，直腿抬高试验：右30°（+）左80°（-），右小腿外侧痛觉过敏，屈颈试验（±），挺腹试验（+），屈髋伸膝试验（+）。X线正位片可见腰椎侧凸，腰4～5椎间隙右宽左窄；侧位片显示脊柱腰曲前凸消失，腰4～5椎间隙后宽前窄。

要求回答以下问题。

1.对本病作出诊断（中西医诊断）。

2.提出诊断依据。

3.写出推拿治疗的原则、操作步骤。

附：参考答案及评分标准

1.中西医诊断（15分）

中医诊断：腰痛（气滞血瘀型）。

西医诊断：腰椎间盘突出症（右 $L_4 \sim L_5$）。

2.辨病辨证依据（15分）

患者38岁，男性，腰椎已开始退变，加之外伤及过劳使退变的腰椎间盘纤维环破裂、髓核突出，压迫神经根，故引起腰痛伴右下肢放射痛。本病主要是由于外伤以后筋脉受损，气滞血瘀，经络不通所致。

3.西医诊断依据（20分）

患者有腰部外伤史，主症见腰痛伴右下肢放射痛，查体可见腰椎侧弯，直腿抬高试验、挺腹试验和屈髋伸膝试验阳性。X线片可见腰椎侧凸，腰4～5椎间隙前宽后窄等。

4.治疗原则（10分）

舒通经络、理筋整复。

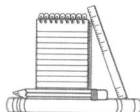

5. 手法（40分）

常用手法：滚法、按法、揉法、捏拿法、拨法、牵引、扳法等手法。

具体步骤：先在腰部病变部位及周围和患侧右下肢部施行滚法、按法、揉法、捏拿法、拨法等推拿理筋手法操作，放松腰部及患侧下肢肌肉等，以舒筋活血、通络止痛；再用牵引及整复手法扳法等手法使突出的髓核少量或部分回纳，从而达到治疗目的。

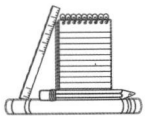

主要参考书目

［1］涂国卿. 中医筋伤［M］. 3 版. 北京：人民卫生出版社，2014.

［2］涂国卿，张建忠. 推拿学［M］. 北京：中国中医药出版社，2018.

［3］严隽陶. 推拿学［M］. 2 版. 北京：中国中医药出版社，2017.

［4］吴云川，孙武权. 推拿学［M］. 3 版. 北京：人民卫生出版社，2021.

［5］房敏，王金贵. 推拿学［M］. 5 版. 北京：中国中医药出版社，2021.

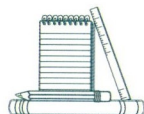

全国中医药行业职业教育"十四五"规划教材

教材目录

注：凡标☆者为"十四五"职业教育国家规划教材。

序号	书名	主编		主编所在单位	
1	医古文	刘庆林	江 琼	湖南中医药高等专科学校	抚州医药学院
2	中医药历史文化基础	金 虹		四川中医药高等专科学校	
3	医学心理学	范国正		娄底职业技术学院	
4	中医适宜技术	肖跃红		南阳医学高等专科学校	
5	中医基础理论	陈建章	王敏勇	抚州医药学院	邢台医学院
6	中医诊断学	王农银	徐宜兵	遵义医药高等专科学校	抚州医药学院
7	中药学	李春巧	林海燕	山东中医药高等专科学校	滨州医学院
8	方剂学	姬水英	张 尹	渭南职业技术学院	保山中医药高等专科学校
9	中医经典选读	许 海	姜 侠	毕节医学高等专科学校	滨州医学院
10	卫生法规	张琳琳	吕 慕	山东中医药高等专科学校	山东医学高等专科学校
11	人体解剖学	杨 岚	赵 永	成都中医药大学	毕节医学高等专科学校
12	生理学	李开明	李新爱	保山中医药高等专科学校	济南护理职业学院
13	病理学	鲜于丽	李小山	湖北中医药高等专科学校	重庆三峡医药高等专科学校
14	药理学	李全斌	卫 昊	湖北中医药高等专科学校	陕西中医药大学
15	诊断学基础	杨 峥	姜旭光	保山中医药高等专科学校	山东中医药高等专科学校
16	中医内科学	王 飞	刘 菁	成都中医药大学	山东中医药高等专科学校
17	西医内科学	张新鹏	施德泉	山东中医药高等专科学校	抚州医药学院
18	中医外科学☆	谭 工	徐迎涛	重庆健康职业学院	山东中医药高等专科学校
19	中医妇科学	周惠芳		南京中医药大学	
20	中医儿科学	孟陆亮	李 昌	渭南职业技术学院	南阳医学高等专科学校
21	西医外科学	王龙梅	熊 炜	山东中医药高等专科学校	湖南中医药高等专科学校
22	针灸学☆	甄德江	张海峡	邢台医学院	渭南职业技术学院
23	推拿学☆	涂国卿	张建忠	抚州医药学院	重庆三峡医药高等专科学校
24	预防医学☆	杨柳清	唐亚丽	重庆三峡医药高等专科学校	广东江门中医药职业学院
25	经络与腧穴	苏绪林		重庆三峡医药高等专科学校	
26	刺法与灸法	王允娜	景 政	甘肃卫生职业学院	山东中医药高等专科学校
27	针灸治疗☆	王德敬	胡 蓉	山东中医药高等专科学校	湖南中医药高等专科学校
28	推拿手法	张光宇	吴 涛	重庆三峡医药高等专科学校	河南推拿职业学院
29	推拿治疗	唐宏亮	汤群珍	广西中医药大学	抚州医药学院

序号	书名	主编		主编所在单位	
30	小儿推拿	吕美珍	张晓哲	山东中医药高等专科学校	邢台医学院
31	中医学基础	李勇华	杨频	重庆三峡医药高等专科学校	甘肃卫生职业学院
32	方剂与中成药☆	王晓戎	张彪	安徽中医药高等专科学校	遵义医药高等专科学校
33	无机化学	叶国华		山东中医药高等专科学校	
34	中药化学技术	方应权	赵斌	重庆三峡医药高等专科学校	广东江门中医药职业学院
35	药用植物学☆	汪荣斌		安徽中医药高等专科学校	
36	中药炮制技术☆	张昌文	丁海军	湖北中医药高等专科学校	甘肃卫生职业学院
37	中药鉴定技术☆	沈力	李明	重庆三峡医药高等专科学校	济南护理职业学院
38	中药制剂技术	吴杰	刘玉玲	南阳医学高等专科学校	娄底职业技术学院
39	中药调剂技术	赵宝林	杨守娟	安徽中医药高等专科学校	山东中医药高等专科学校
40	药事管理与法规	查道成	黄娇	南阳医学高等专科学校	重庆三峡医药高等专科学校
41	临床医学概要	谭芳	向军	娄底职业技术学院	毕节医学高等专科学校
42	康复治疗基础	王磊		南京中医药大学	
43	康复评定技术	林成杰	岳亮	山东中医药高等专科学校	娄底职业技术学院
44	康复心理	彭咏梅		湖南中医药高等专科学校	
45	社区康复	陈丽娟		黑龙江中医药大学佳木斯学院	
46	中医养生康复技术	廖海清	艾瑛	成都中医药大学附属医院针灸学校	抚州医药学院
47	药物应用护理	马瑜红		南阳医学高等专科学校	
48	中医护理	米健国		广东江门中医药职业学院	
49	康复护理	李为华	王建	重庆三峡医药高等专科学校	山东中医药高等专科学校
50	传染病护理☆	汪芝碧	杨蓓蓓	重庆三峡医药高等专科学校	山东中医药高等专科学校
51	急危重症护理☆	邓辉		重庆三峡医药高等专科学校	
52	护理伦理学☆	孙萍	张宝石	重庆三峡医药高等专科学校	黔南民族医学高等专科学校
53	运动保健技术	潘华山		广东食品药品职业学院	
54	中医骨病	王卫国		山东中医药大学	
55	中医骨伤康复技术	王轩		山西卫生健康职业学院	
56	中医学基础	秦生发		广西中医学校	
57	中药学☆	杨静		成都中医药大学附属医院针灸学校	
58	推拿学☆	张美林		成都中医药大学附属医院针灸学校